THE NEW JOY OF SEX

ISBN 978-3-517-08541-8

© der deutschen Erstausgabe 2009 by Südwest Verlag,
einem Unternehmen der Verlagsgruppe Random House GmbH,
81673 München
© der englischen Originalausgabe: Copyright © 2008 Octopus
Publishing Group Ltd
Dieses Buch wurde 2008 erstmals in Großbritannien unter dem Titel
The New Joy of Sex bei Octopus Publishing veröffentlicht.

Die Verwertung der Texte und Bilder, auch auszugsweise, ist ohne
Zustimmung des Verlags urheberrechtswidrig und strafbar. Dies gilt
auch für Vervielfältigungen, Übersetzungen, Mikroverfilmung und
für die Verarbeitung mit elektronischen Systemen.

Fotos: Copyright © 2008 Octopus Publishing Group Ltd
Illustrationen: Russell Faulkner
Umschlaggestaltung: Reinhard Soll
Gestaltung: Tim Foster
Übersetzung: Martin Rometsch
Gesamtproducing: berliner buch.macher

Die Informationen in diesem Buch sind von Autorin und Verlag
sorgfältig erwogen und geprüft, **dennoch kann das Buch nicht den
Rat eines qualifizierten Arztes oder Therapeuten ersetzen und
eine Garantie kann nicht übernommen werden**. Eine Haftung der
Autorin bzw. des Verlags und seiner Beauftragten für Personen-, Sach-
und Vermögensschäden ist ausgeschlossen.

Das Gedicht „ich mag meinen körper, wenn er bei deinem körper ist"
von E.E. Cummings wurde mit freundlicher Erlaubnis des Verlages
Langewiesche-Brandt KG abgedruckt.
E.E. Cummings: Poems Gedichte. Englisch und deutsch. Auswahl, Über-
setzung und Nachwort von Eva Hesse. textura. 1958, 1994 Langewiesche-
Brandt, Ebenhausen bei München.

Printed in Hong Kong

Alex Comfort · Susan Quilliam

THE NEW JOY OF SEX

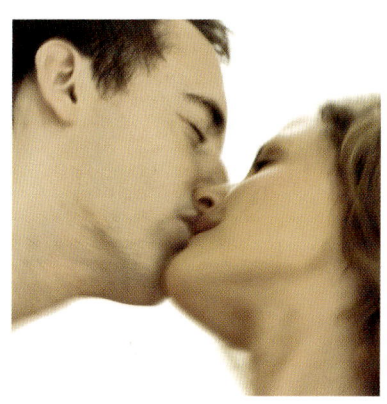

südwest°

Inhalt

Vorwort von Alex Comfort 6 • Vorwort von Susan Quilliam 8 • Sex für Gourmets 24

Zutaten 30

Zärtlichkeit 32 • Nacktheit 35 • Frauen (von ihr für ihn) 36 • Männer (von ihm für sie) 37 • Hormone 40 • Sexuelle Orientierung 41 • Selbstvertrauen 42 • Cassolette 43 • Vulva 46 • Vagina 48 • Klitoris 48 • Schamhügel 49 • Brüste 50 • Brustwarzen 52 • Po 55 • Penis 56 • Größe 60 • Vorhaut 61 • Skrotum 62 • Sperma 62 • Haut 63 • Gleitmittel 65 • Ohrläppchen 65 • Nabel 67 • Achselhöhle 68 • Füße 69 • große Zehe 71 • Haar 72 • Schamhaare 72 • Gesundheit 74 • Alter 76 • Sexkarten 78 • Treue 79 • Kompatibilität 80 • Verlangen 81 • Liebe 84

Aperitifs 86

Richtiger Sex 88 • Essen 90 • Tanzen 93 • Oberschenkelsex 93 • Sex in Kleidern 94 • Safe Sex 96 • Telefonsex 99 • Worte 99 • Moderne Technik 100 • Wie oft? 101 • Prioritäten 101 • Verführung 102 • Baden 103 • Betten 107 • Küsse 109 • Pattes d'araignée 110 • Abreibung 112 • Federn 113 • Aphrodisiaka 114 • Fantasie 115 • Atmung 117 • Zungenbad 120 • Blasen 121 • Bisse 122 • Selbstbefriedigung 124 • Streit 126

Hauptgerichte 128

Stellungen 130 • Handarbeit für sie 133 • Handarbeit für ihn 134 • Mundarbeit für sie 136 • Mundarbeit für ihn 139 • Klitorale Lust 142 • Die »69« 143 • Verhütung 144 • Seine Erektion 148 • Potenz 148 • Penetration 150 • Choreografie 152 • Triggerpunkte 153 • Missionarsstellung 153 • Abwechslung 157 • Die Reiterin 158 • Von vorne 160 • Umkehrung 161 • X-Stellung 165 • Flanquette 166 • Stellungen im Stehen 166

• Von hinten 169 • Postillionage 172 • Analverkehr 173 • Croupade 175 • Cuissade 176 • Stellungen im Knien 179 • Stellungen im Sitzen 179 • Drehstellungen 180 • Wiener Auster 181 • Sex und Schwangerschaft 182 • Die Plateauphase 183 • Sein Orgasmus 184 • Vorzeitige Ejakulation 185 • Saxonus 188 • Pompoir 188 • Ihr Orgasmus 190 • Brücke 191 • CAT 193 • Venus-Schmetterling 194 • Vogelgesang am Morgen 194 • Kleiner Tod 198 • Komm noch mal 199 • Exzesse 201 • Gleichzeitiger Orgasmus 202 • Quickies 202 • Verzögern 204 • Entspannung 205 • Danach 207 • Aufwachen 208

Saucen und Beilagen 210

Zeit zum Spielen 212 • Japanischer Stil 214 • Pferd 214 • Indischer Stil 215 • Jungfräulichkeit 216 • Kleidung 217 • Korsett 220 • G-String 220 • Schuhe 221 • Stiefel 221 • Strümpfe 221 • Ben-Wa-Bälle 224 • Penisring 224 • Gummi 224 • Leder 225 • Striptease 226 • Transvestismus 228 • Eis und Feuer 229 • Körperfarben 229 • Hauthandschuhe und Fingerhüte 230 • Penishüllen 230 • Spiele 230 • Masken 231 • Fetische 232 • Zubehör 233 • Schaukelstühle 237 • Schaukeln 237 • Spaß und Tollerei 238 • Spiegel 241 • Züge, Schiffe, Flugzeuge 242 • Autos 242 • Im Freien 243 • Fernsteuerung 246 • Voyeure 246 • Erotika 247 • Sexshops 249 • Erektionsverstärker 250 • Penispumpen 250 • Penisverlängerung 251 • Karezza 251 • Ligottage 252 • Augenbinden 254 • Ketten 254 • Harnesse 254 • Knebel 256 • Fesseln 256 • Risiken 260 • Ersatzvaginen 261 • Dildos 261 • Vibratoren 262 • Schmerzen 264 • Disziplin 265 • Gruppensex 268 • Langsame Masturbation für ihn 269 • Langsame Masturbation für sie 272 • Freude 274

Bücher & nützliche Anschriften 276 • Rat und Hilfe 280 • Register 282 • Danksagungen 288

Vorwort von Alex Comfort

Ich bin ein Arzt und Humanbiologe, den die Naturgeschichte der menschlichen Sexualität ebenso interessiert wie der Rest unserer Naturgeschichte. Und wie über den Rest der menschlichen Naturgeschichte habe ich über den Sex meine eigene Meinung. Meine Frau ermutigte mich, die Biologie in die Medizin einzubringen, und meine alte medizinische Fakultät besaß kein brauchbares Lehrbuch für eine Vorlesung über menschliche Sexualität.

Joy of Sex (Freude am Sex) wurde geschrieben und – besonders wichtig – illustriert, kurz nachdem eines der albernsten und sonderbarsten Nicht-Gesetze in der westlichen Gesellschaft aufgehoben worden war: der Sexual Official Secrets Act. Die Beschreibung und vor allem die Abbildung dieser äußerst vertrauten und privaten Kategorie von Aktivitäten und von fast allem, was damit zusammenhing, waren mindestens 200 Jahre lang geheim. Als Giulio Romano im 16. Jahrhundert seine folgenschweren klassischen Zeichnungen schuf, die 16 Arten des Liebesaktes zeigten, und Aretino dazu Gedichte schrieb, vertrat ein Kirchenführer die Meinung, der Künstler verdiene es, gekreuzigt zu werden. Die Öffentlichkeit dachte offenbar anders (»Warum«, sagte Aretino, »dürfen wir nicht betrachten, was uns am meisten Freude bereitet?«), und Aretinos *Stellungen* wurden seither verstohlen weitergereicht. Doch noch in den 1950er-Jahren musste man in Großbritannien das Schamhaar wegretuschieren, so dass eine glatte und nichtssagende Fläche entstand. Menschen von heute, die nie eine Unterdrückung sexueller Informationen erlebt haben, können sich das Ausmaß des Wandels nicht vorstellen – es war, als werde der Eiserne Vorhang niedergerissen. Dr. Eustace Chesser, der kurz vor mir über Sex zwischen Liebenden schrieb, wurde wegen seines harmlosen, nicht illustrierten Buches *Liebe ohne Furcht* (erfolglos) angeklagt, und selbst 1972 gab es noch gewisse Befürchtungen, die Gedankenpolizei werde *Joy of Sex* verbieten.

Das Hauptziel der »sexuellen Bibliotherapie« (des Schreibens solcher Bücher) bestand darin, einen Teil des Schadens zu beheben, den Schuldgefühle sowie falsche und fehlende Informationen angerichtet hatten. Diese Art Ermutigung ist immer noch notwendig. Ich habe eine Reihe von Menschen – vor allem ältere Paare – gefragt, ob *Joy of Sex* ihnen etwas Neues vermittelt oder sie ermutigt habe, wenn sie lasen, was sie bereits wussten oder taten oder gerne tun würden. Auf beide Fragen erhielt ich positive Antworten. Heute kann man in demokratischen Ländern fast ohne Einschränkung Bücher lesen und Bilder sehen, bei denen es um sexuelles Verhalten geht; aber es sind mehr als ein paar Jahrzehnte und ein Generationswechsel notwendig, um Jahrhunderte alte Fehlinformation auszumerzen, zumal viele Bücher dieser Art ängstlich oder feindselig oder überspannt sind. Als das Buch zum ersten Mal erschien, machten sich die Leute vielleicht Sorgen, wenn sie dieses oder jenes taten, was es beschrieb; heute machen sie sich möglicherweise Sorgen, wenn sie nicht alles tun. Das können wir nicht ändern. Wir können auch nichts dagegen tun, dass dieselben Leute, die einst wegen sexueller Ängste und Hemmungen zum Arzt gingen, heute an sexueller Überforderung leiden.

VORWORT VON ALEX COMFORT

Das sexuelle Verhalten ändert sich im Laufe der Jahre wohl erstaunlich wenig – sexuelle Revolutionen und moralische Gegenreaktionen beeinflussen hauptsächlich das Ausmaß der Offenheit oder Zurückhaltung hinsichtlich des Privatlebens. Den wichtigsten Beitrag zu jeder sexuellen Revolution in unserer Zeit leistete, was das Verhalten anbelangt, nicht die Offenheit, sondern die Einführung zuverlässiger Verhütungsmittel, die es möglich machen, Fortpflanzung und Lust zu trennen. Der Wert mutiger Bücher, die sexuelle Verhaltensweisen aller Art so umfassend wie möglich erörtern, liegt vor allem darin, dass sie sexuell aktive Leser, die Sex genießen und verantwortungsbewusst damit umgehen wollen, ermutigen und verhindern helfen, dass Ärzte und Berater ihren Patienten und Klienten schaden. Erst vor kurzem, als die Verhaltensforschung die psychoanalytische Theorie ablöste, ist den Beratern klar geworden, dass Sex nicht nur eine wichtige Angelegenheit zwischen Menschen ist, sondern auch ein überaus befriedigendes Spiel. Wir reden Kindern keine Schuldgefühle ein, wenn sie spielen; aber genau das haben wir Erwachsenen angetan und tun es noch. Aber dafür gibt es keinen Grund, sofern ein Spiel nicht feindselig oder grausam ist und niemanden unglücklich macht oder ausgrenzt.

Im Spiel drücken wir auf gesunde Weise aus, dass wir sexuell gleichwertig sind. Das ist einer seiner wichtigsten Aspekte. Dazu gehört, dass beide Geschlechter abwechselnd die Spielregeln bestimmen und dass Sex nicht mehr das ist, was Männer mit Frauen machen und was Frauen eigentlich genießen sollten. Sexuelle Interaktion ist manchmal ein liebevolles Verschmelzen, manchmal eine Situation, in der jeder ein »Sexobjekt« ist. Reife sexuelle Beziehungen setzen voraus, dass die persönlichen und unpersönlichen Aspekte der Erregung nicht geleugnet, sondern ausbalanciert werden. Beide sind unerlässlich und dem Menschen angeboren. Für jeden, dem es an einem dieser Elemente mangelt, ist das Spiel eine Lernmethode: Männer lernen, dass sie nicht mehr alles bestimmen und nicht immer funktionieren müssen; Frauen entdecken, dass sie das Spiel durch Geben und Nehmen beeinflussen können, und nicht indem sie nein sagen. Wenn das gelingt, werden Männer und Frauen die besten Freunde – wie Funken, die sich aneinander entzündet haben.

Dieses Buch hat sich seit seiner ersten Auflage erheblich geändert und wird auch in Zukunft neu bearbeitet werden, wenn das Wissen zunimmt. Was sich nicht ändern wird, ist die zentrale Bedeutung einer furchtlosen, verantwortungsbewussten und glücklichen Sexualität im Leben normaler Menschen. Denn was sie brauchen – in einer Kultur, die in diesem Lebensbereich keine Fertigkeiten durch Zuschauen erwirbt und daher keine Vergleiche ziehen kann –, sind präzise und unverkrampfte Informationen. Die Verfügbarkeit dieses Wissens und der öffentliche Widerstand gegen die wenigen gestörten Leute, die es so lange zensierten, sind ein vorzüglicher Test, der uns zeigt, wie frei und fürsorglich eine Gesellschaft ist. Das spiegelt sich in der inzwischen alten Forderung »Make love not war« wider. Es ist heute ein gesellschaftlich relevanter Test.

Alex Comfort MB, D. Sc, 1991

Vorwort von Susan Quilliam

Ich bin eine Beziehungstherapeutin und Sexologin, die in verschiedenen Expertenrollen ein Leben lang versucht hat, Menschen zu helfen, die ihre seelische und sexuelle Partnerschaft verbessern wollen. Als der Verlag von *Joy of Sex* mich bat, das Buch für das 21. Jahrhundert »neu zu erfinden«, schien sich für mich alles zu erfüllen, wofür ich gearbeitet habe.

Ich erinnere mich noch gut an die Originalausgabe von *Joy of Sex* und an das ehrfürchtige Gekicher, mit dem ich und meine Freunde seine Anregungen lasen, diskutierten und dann in die Tat umsetzten. Ich weiß also aus erster Hand, was sich im Laufe der Jahrzehnte als wahr erwies. *Joy of Sex* ist ein erstaunliches und inspirierendes Kind seiner Zeit, das seine Geburt nicht nur dem sozialen, sondern auch dem politischen Wandel verdankt, der die sexuelle Landschaft für Individuen, Paare und die Gesellschaft dauerhaft umformte. Ein knappes Jahrzehnt vor der Veröffentlichung des Buches 1972 hatte die Pille es den Frauen zum ersten Mal in der Geschichte ermöglicht, über ihre Fruchtbarkeit selbst zu bestimmen. Ihr folgten bessere Bildung für Frauen, Emanzipation, ein stärkerer Glaube an sich selbst und eine Vielzahl von sexuellen und gesellschaftlichen Erleichterungen – zunehmende Toleranz, häufigerer Sex, einfacheres Scheidungsrecht, leichterer Zugang zu Erotika und mehr Rechte für Homosexuelle.

Joy of Sex war nicht nur ein Produkt dieser Revolution, es half auch, sie in Gang zu bringen. Dr. Alex Comfort wollte das erste Buch schreiben, das den Lesern exaktes Wissen über Sexualität vermittelte und ihnen erlaubte, dieses Wissen anzuwenden. Der Text und die Illustrationen sollten den Lesern versichern, dass ihre Sexualität normal war, und ihnen aufzeigen, wie sie ihr sexuelles Menü erweitern konnten. Alex war überaus erfolgreich – bis heute wurden 8,5 Millionen Exemplare von *Joy of Sex* verkauft, und das Buch wurde in 14 Sprachen übersetzt. Mehr noch, es beeinflusste den gesellschaftlichen Wandel Ende des 20. Jahrhunderts erheblich und ist seither ein Synonym für sexuelle Vision.

Warum also neu bearbeiten? Zu Lebzeiten des Autors gab es bereits inhaltliche Veränderungen, und nach seinem Tod im Jahr 2000 war die Ausgabe zum 30-jährigen Jubiläum, herausgegeben von Alex' Sohn Nicholas Comfort, sehr erfolgreich. Doch schon die gesellschaftlichen Veränderungen, die *Joy* selbst bewirkt hat, sprachen dafür, das Buch gründlicher zu aktualisieren. Das war meine Aufgabe – *Joy of Sex* für die moderne Welt neu zu bearbeiten; zu tun, was Alex Comfort selbst tun würde, wenn er heute schriebe.

Der größte Teil des Textes ist gleich geblieben, aber es gibt umfangreiche Ergänzungen. Viele von ihnen dienen der Information. In den letzten Jahren gab es zahllose wissenschaftliche Entdeckungen in der Physiologie, Psychologie, Psychotherapie und Medizin, und das Aufkommen der Sexologie – die auf das Studium sexueller Themen spezialisiert ist – führte zu gründlichen akademischen Forschungen und weckte das Interesse (und das Geschick) eines breiteren Publikums für Sexualität.

VORWORT VON SUSAN QUILLIAM

Neben diesen informatorischen Updates war es häufig notwendig, neue Schwerpunkte zu setzen, die den gesellschaftlichen Wandel widerspiegeln. Eine intime Beziehung ist heute etwas völlig anderes als 1972. Heute erwarten die meisten Menschen, dass Sex Teil jeder liebevollen Partnerschaft ist, dass die Aktivitäten im Schlafzimmer Praktiken einschließen, die früher als abscheulich galten, und dass eine Flut von technischen Neuerungen uns über diese Praktiken informiert und uns oft dazu anregt. Es gilt als selbstverständlich, dass eine Frau genauso das Kommando übernehmen kann wie ein Mann, einer der Gründe dafür, dass der Verlag eine Frau beauftragte, das Buch zu aktualisieren. Zudem wird heute, wenn auch langsam, anerkannt, dass das Sexleben eines Paares sich bis in die späten Jahre erstreckt und an Qualität eher zu- als abnimmt.

Doch all diese positiven Entwicklungen gehen mit einer Welle von Problemen einher, die in den berauschenden Tagen des Jahres 1972 nicht vorhersehbar waren. Sexueller Leistungsdruck, Schuldgefühle nach dem Sex. Wir fürchten, nicht attraktiv genug zu sein, um Sex zu verdienen. Wir zweifeln daran, dass wir oft genug Sex oder guten Sex haben. Hinzu kommen viele unerwünschte Schwangerschaften, Abtreibungen und sexuell übertragene Krankheiten. Im 21. Jahrhundert müssen wir uns in aller Eile an eine Gesellschaft gewöhnen, die angeblich stärker sexualisiert ist als jede vorherige. Aber die Welt da draußen ist wild geworden.

Darum stehen die vielen Änderungen in diesem Buch auf seinem bewährten Fundament: dem absoluten und doch pragmatischen Optimismus rund um die Sexualität und ihren Platz in unserem Leben. Diese positive Einstellung zieht sich wie ein unzerreißbarer roter Faden durch das ursprüngliche Buch: Sex ist gut, und man kann reifen Erwachsenen mit der richtigen Information und Inspiration zutrauen, gut mit ihm umzugehen. Trotz aller Schlagzeilen und Horrorgeschichten teile ich immer noch Alex Comforts feste Überzeugung, dass Sex eine totale Freude sein soll und sein kann.

Es hat mir Spaß gemacht, dieses Buch zu aktualisieren, weil Alex Comforts Werte und Ziele auch meine sind. Auch ich will Wissen verständlich darstellen; zu reifen Entscheidungen ermutigen und die dazu notwendigen Fertigkeiten und Strategien vermitteln; gegen Versuche protestieren, die menschliche Sexualität zu unterdrücken; Sexualität als schönstes aller Spiele des Menschen sehen, das wichtig für die Entwicklung ist, weil es uns hilft, als Menschen und Partner zu wachsen; und vor allem den Menschen nicht nur die Techniken, den Firlefanz und das »Junk Food« der Sexliteratur anzubieten, sondern eine intelligente, wohlüberlegte Behandlung des Themas für »Gourmets«.

Zum Schluss wiederhole ich mit meiner eigenen Stimme Alex Comforts Worte aus seinem allerersten Vorwort. Ich wünsche und hoffe, dass dieses Buch »dem normalen, sexuell aktiven Leser ... nützen wird, der unbedingt Sexualität genießen und dabei zärtlich und verantwortungsbewusst sein will«. Das galt 1972, und es ist heute noch wahr.

Susan Quilliam, 2008

ich mag meinen körper, wenn er bei deinem
körper ist. er ist so ganz was neues.
muskeln besser und nerven mehr.
ich mag deinen körper. ich mag, was er tut,
sein wie und seine weise. mag so gern spüren
deines körpers rückgrat, seine knochen, die bebende
glatt-festigkeit und was ich werde
immer und immer wieder
küssen, ich mag das dies und das an dir,
ich mag, sacht streichelnd, das knistern
deines elektrischen fells und was weichendes
fleisch überkommt .... und augen, große
liebes-krümel,

und womöglich mag ich den reiz

von dir unter mir so neu

e.e. cummings

ins Deutsche übertragen von Eva Hesse

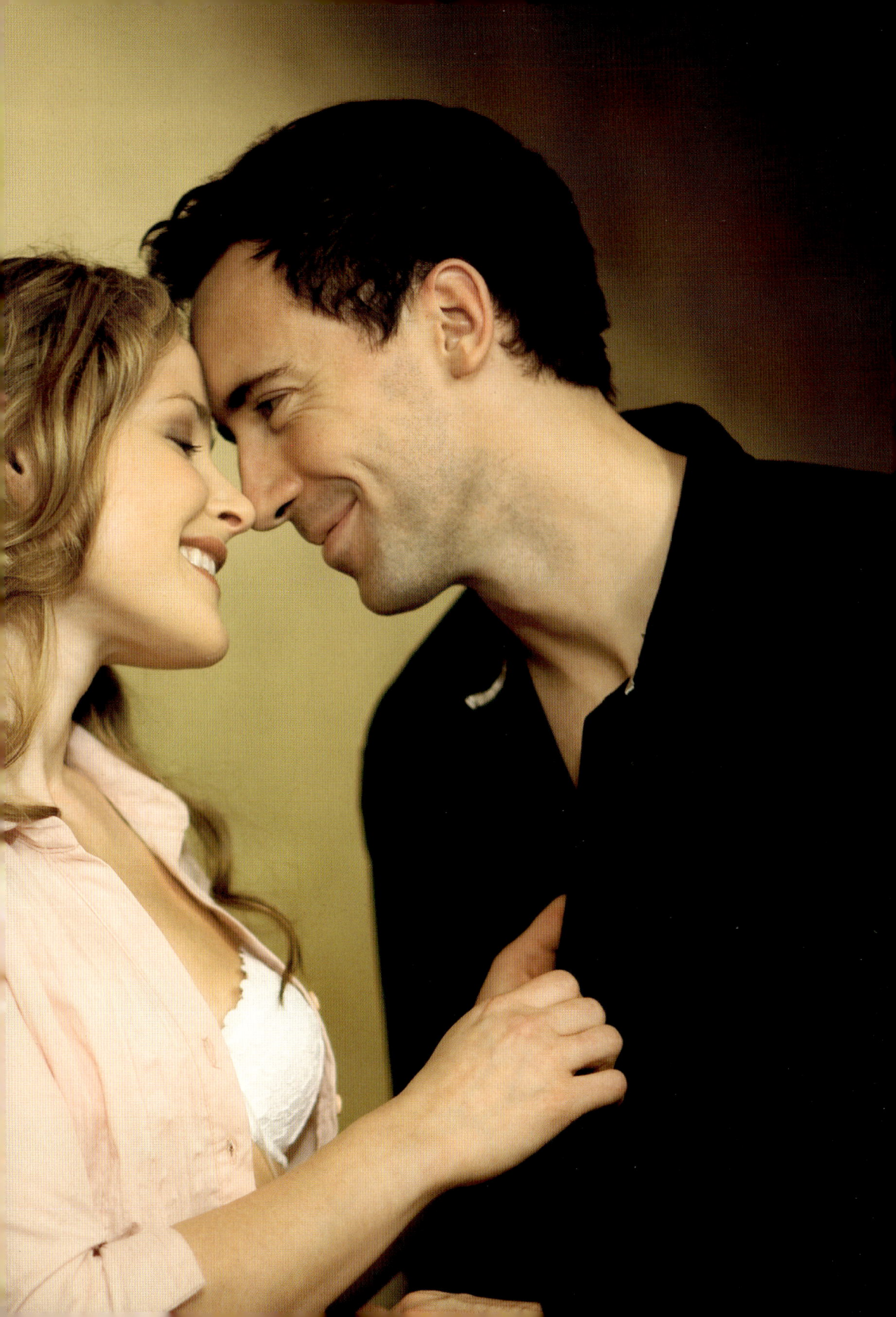

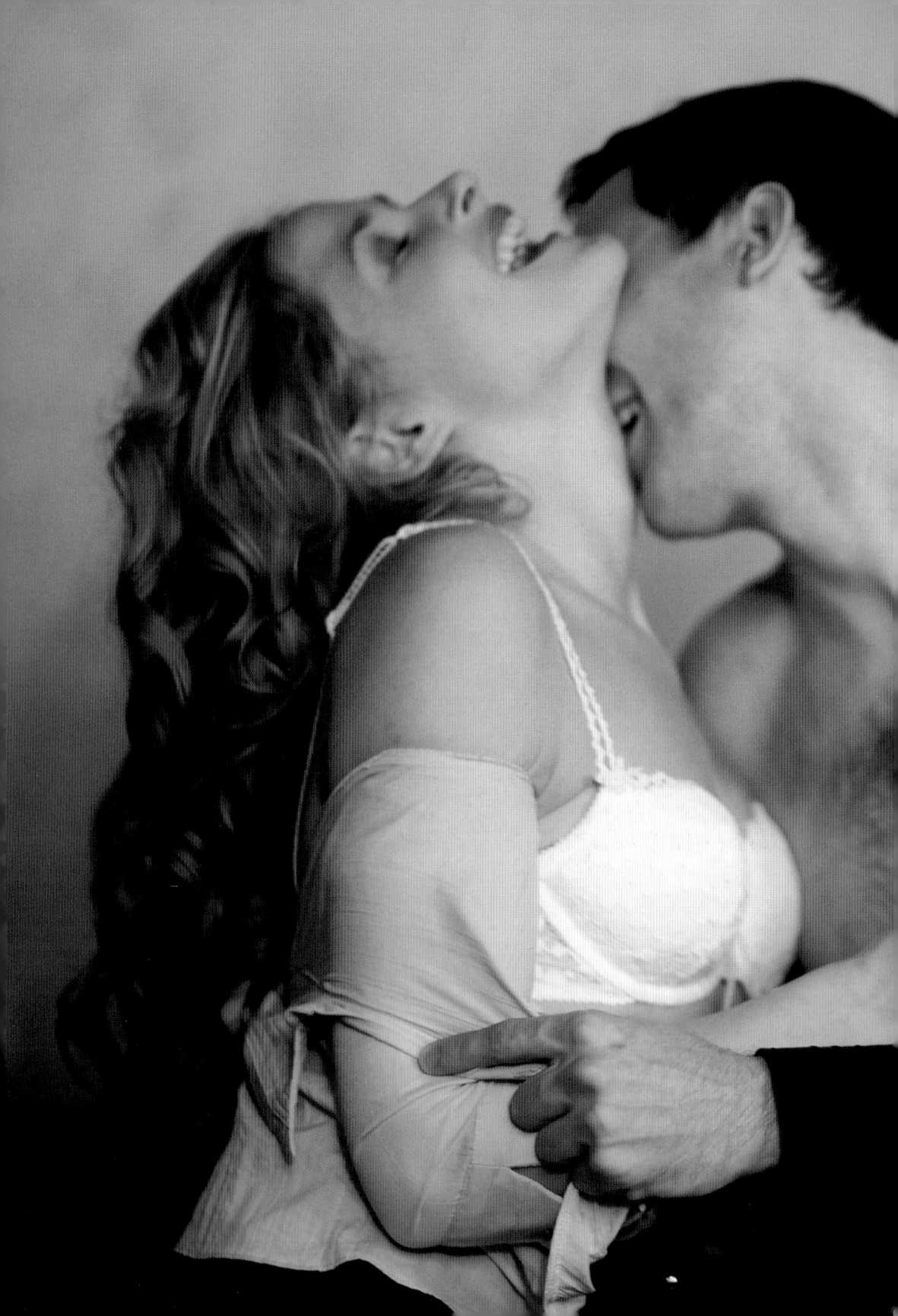

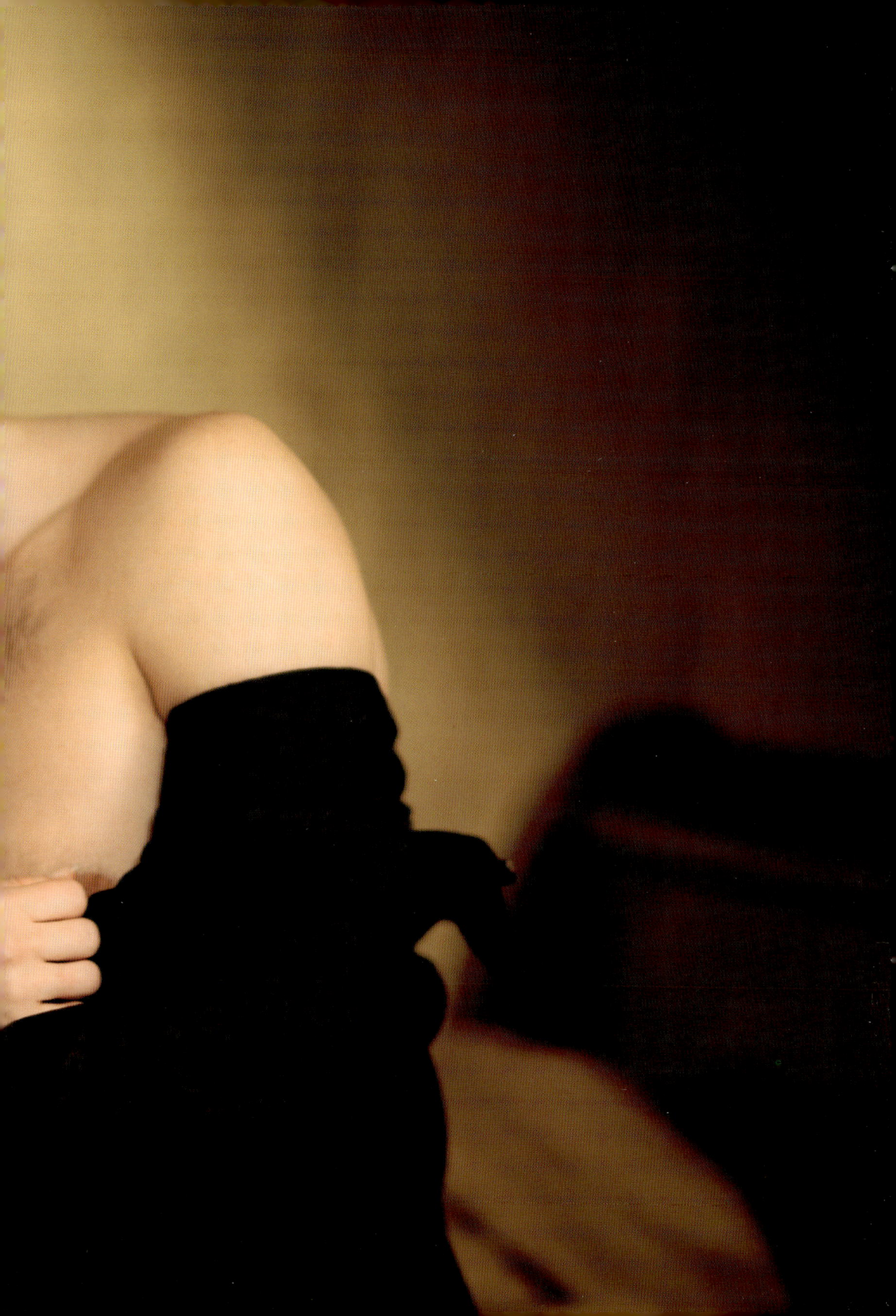

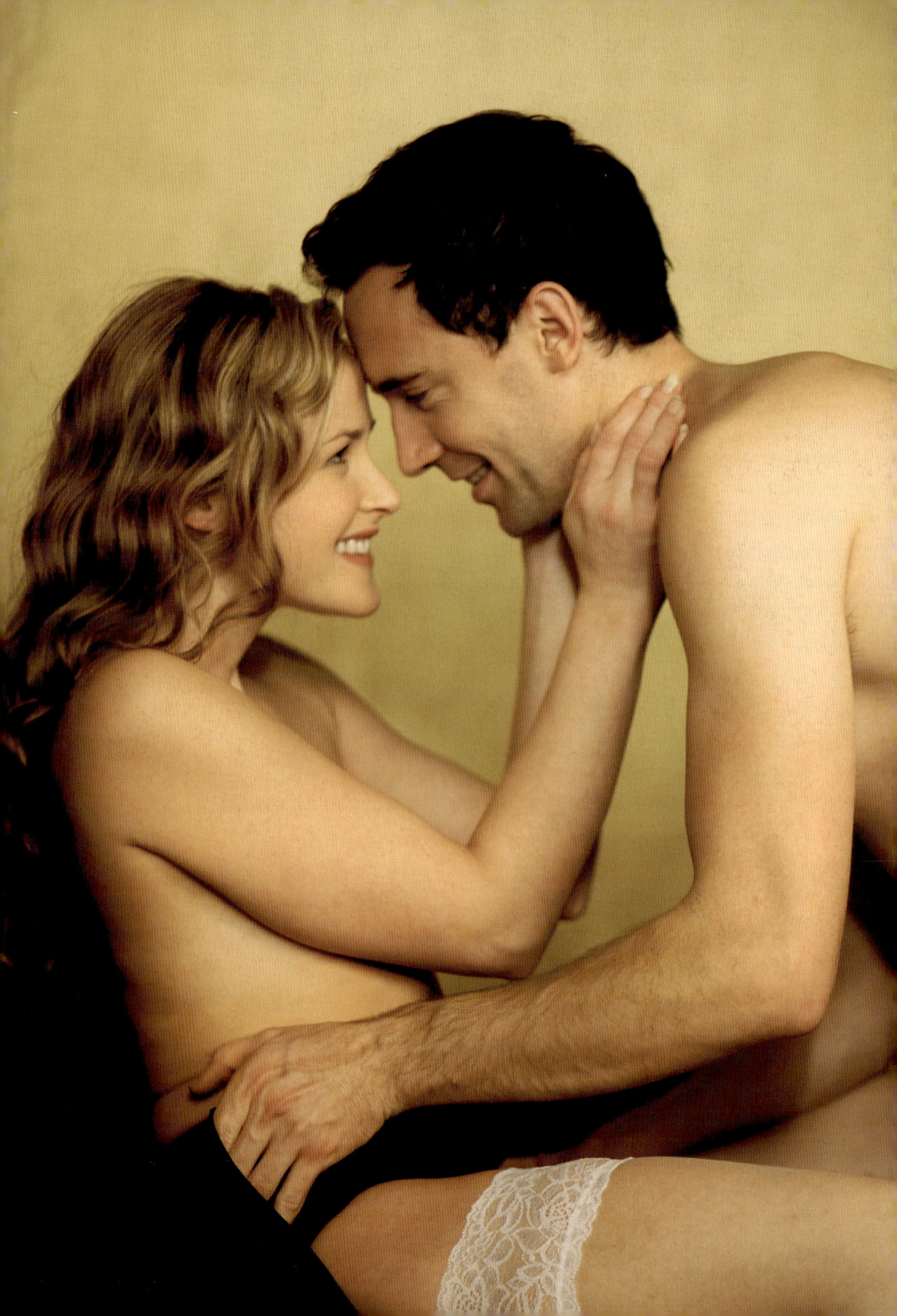

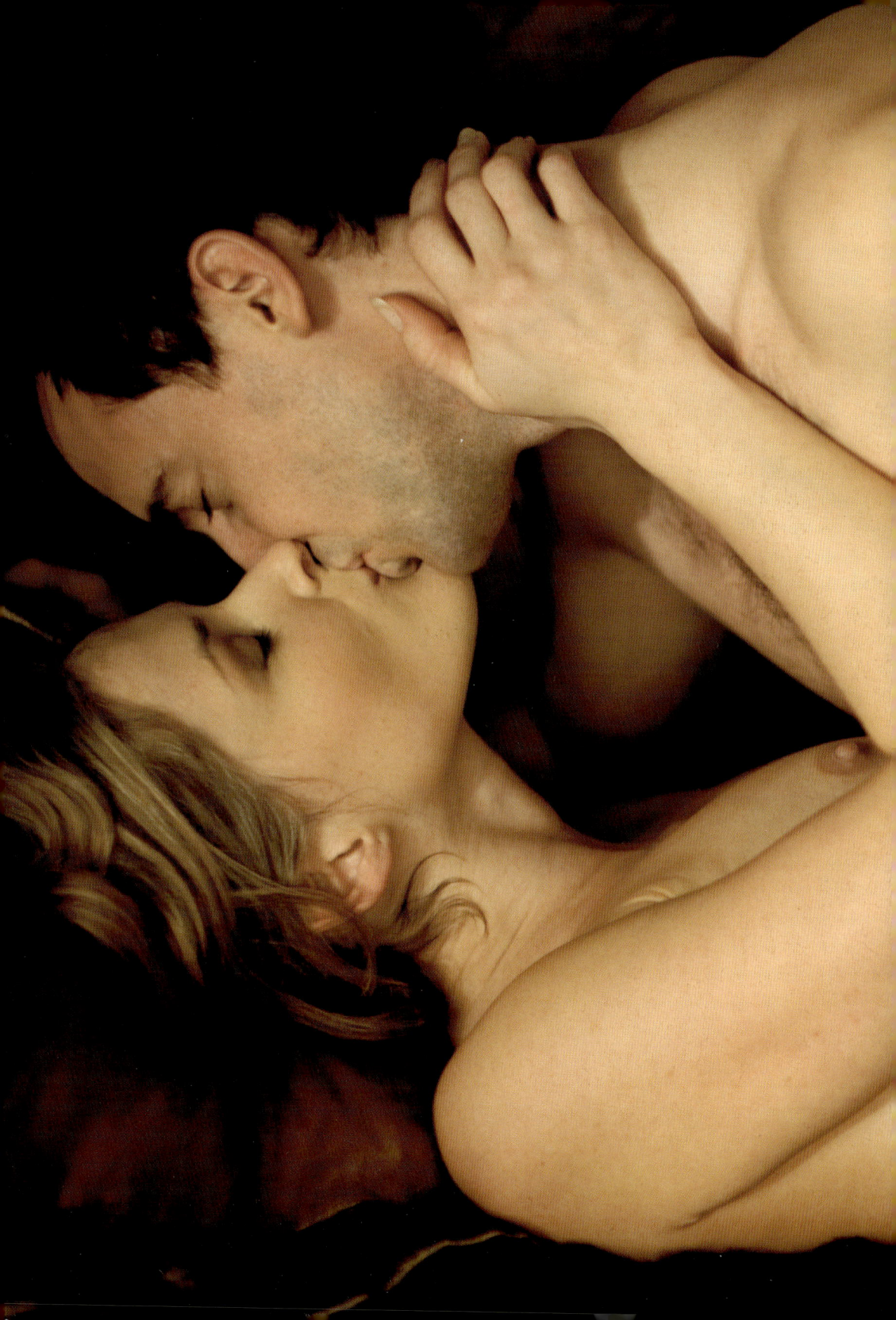

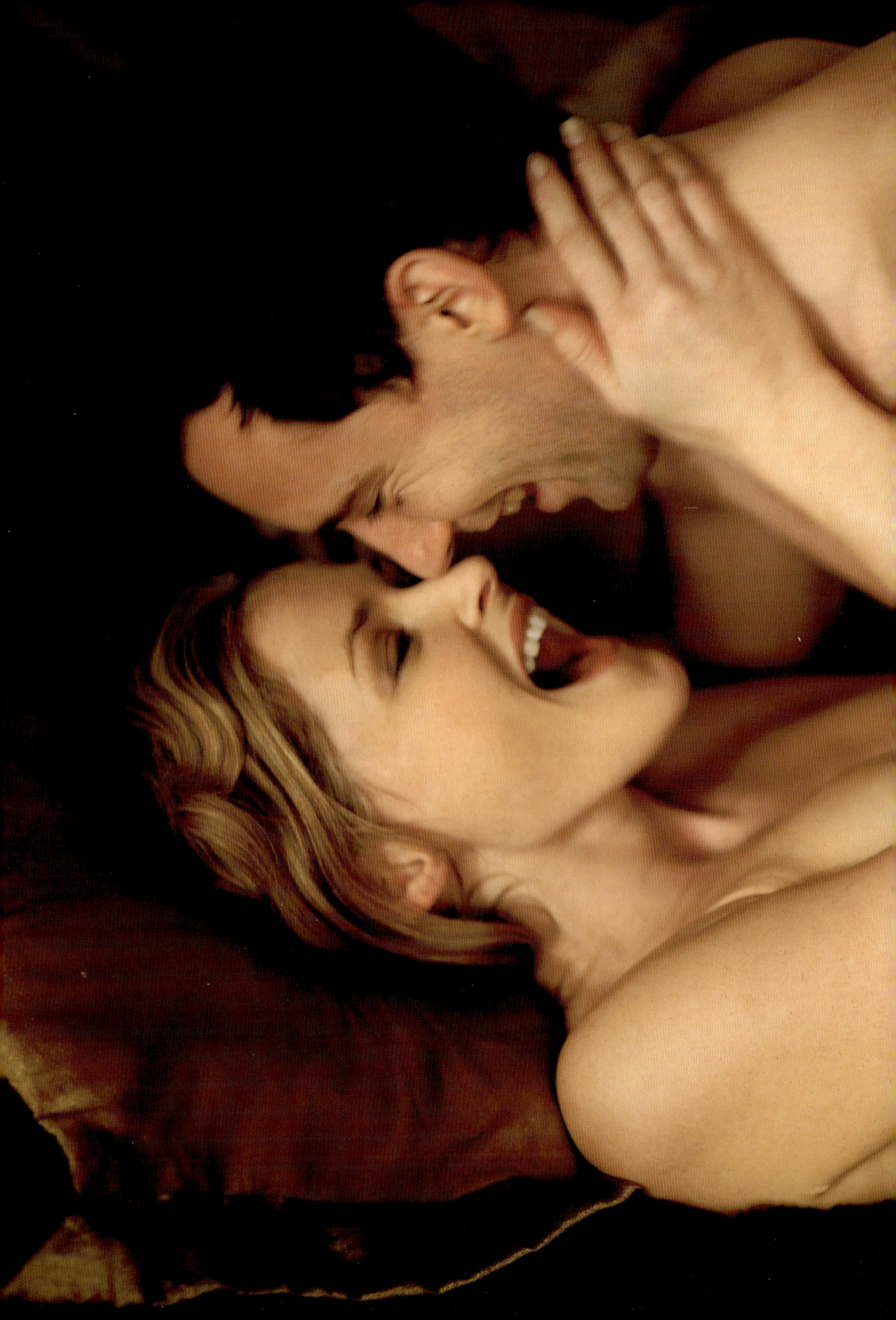

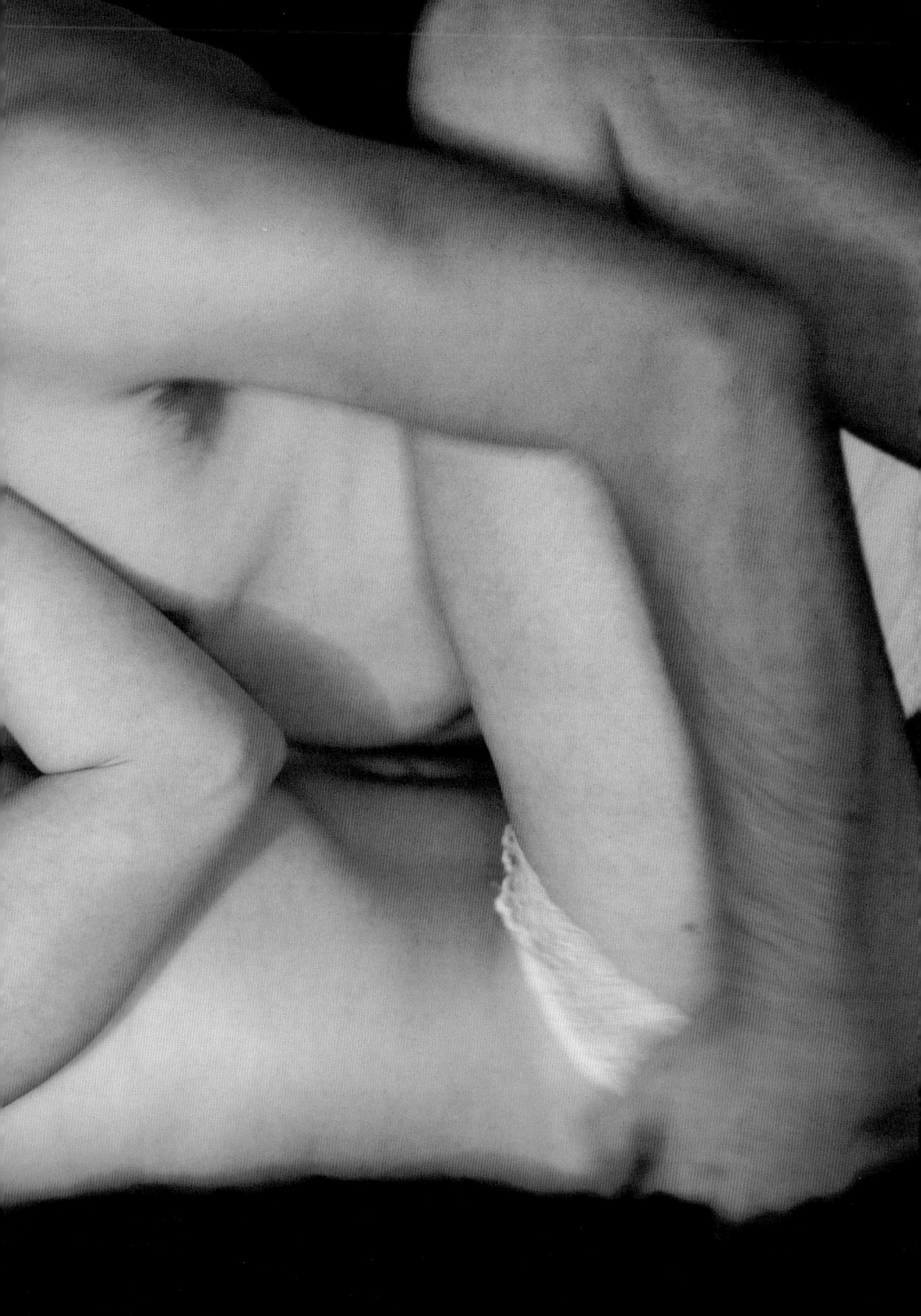

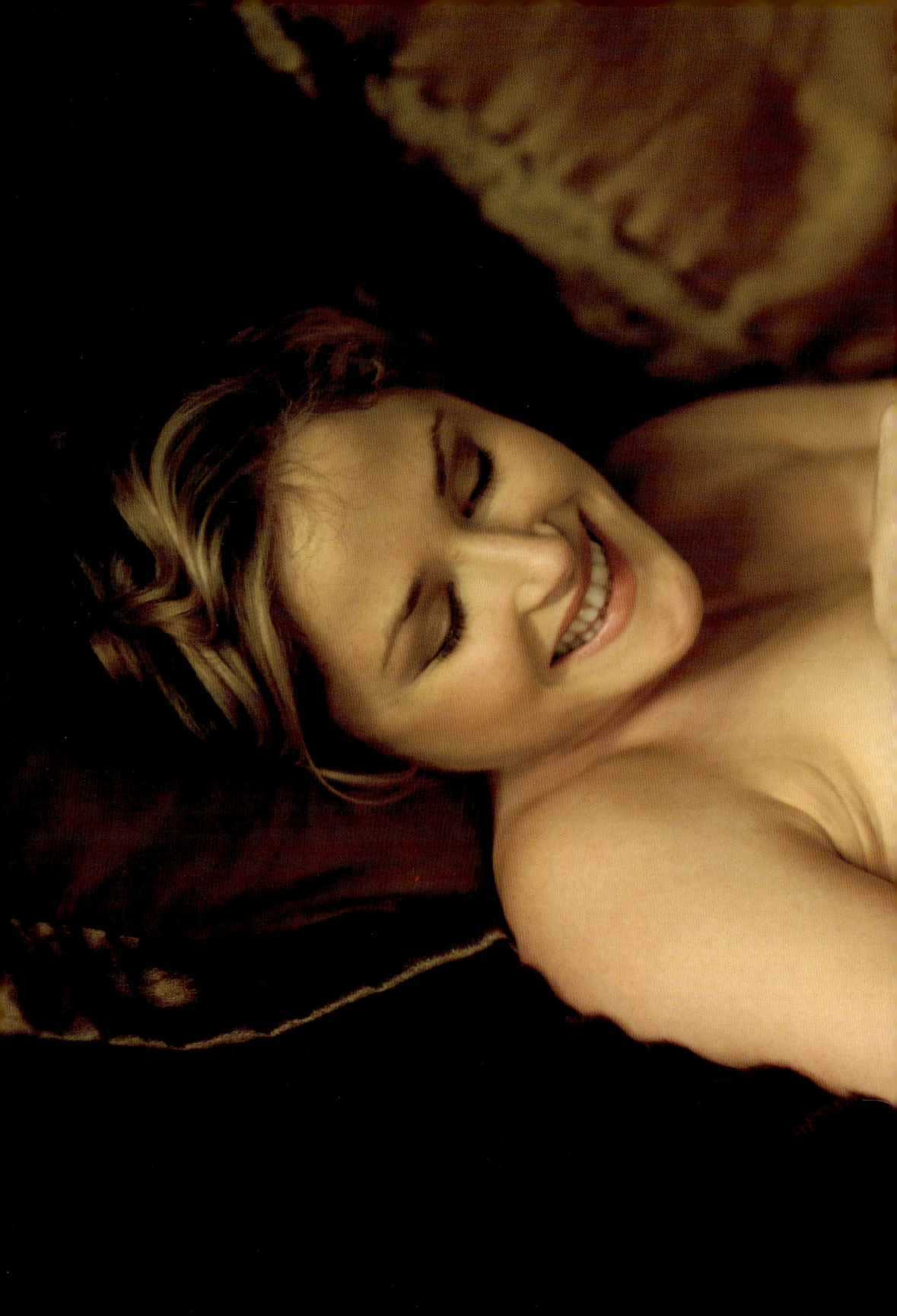

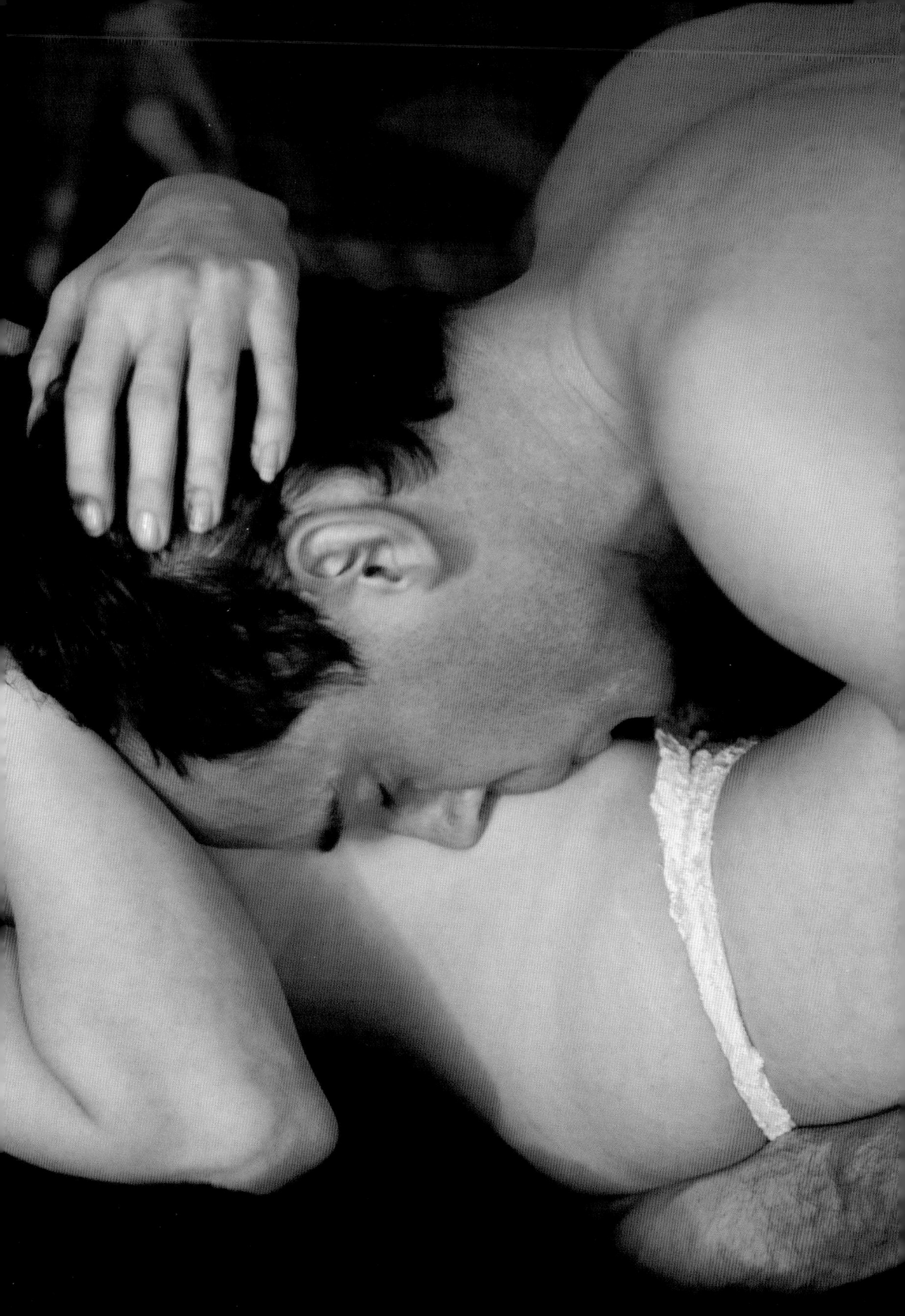

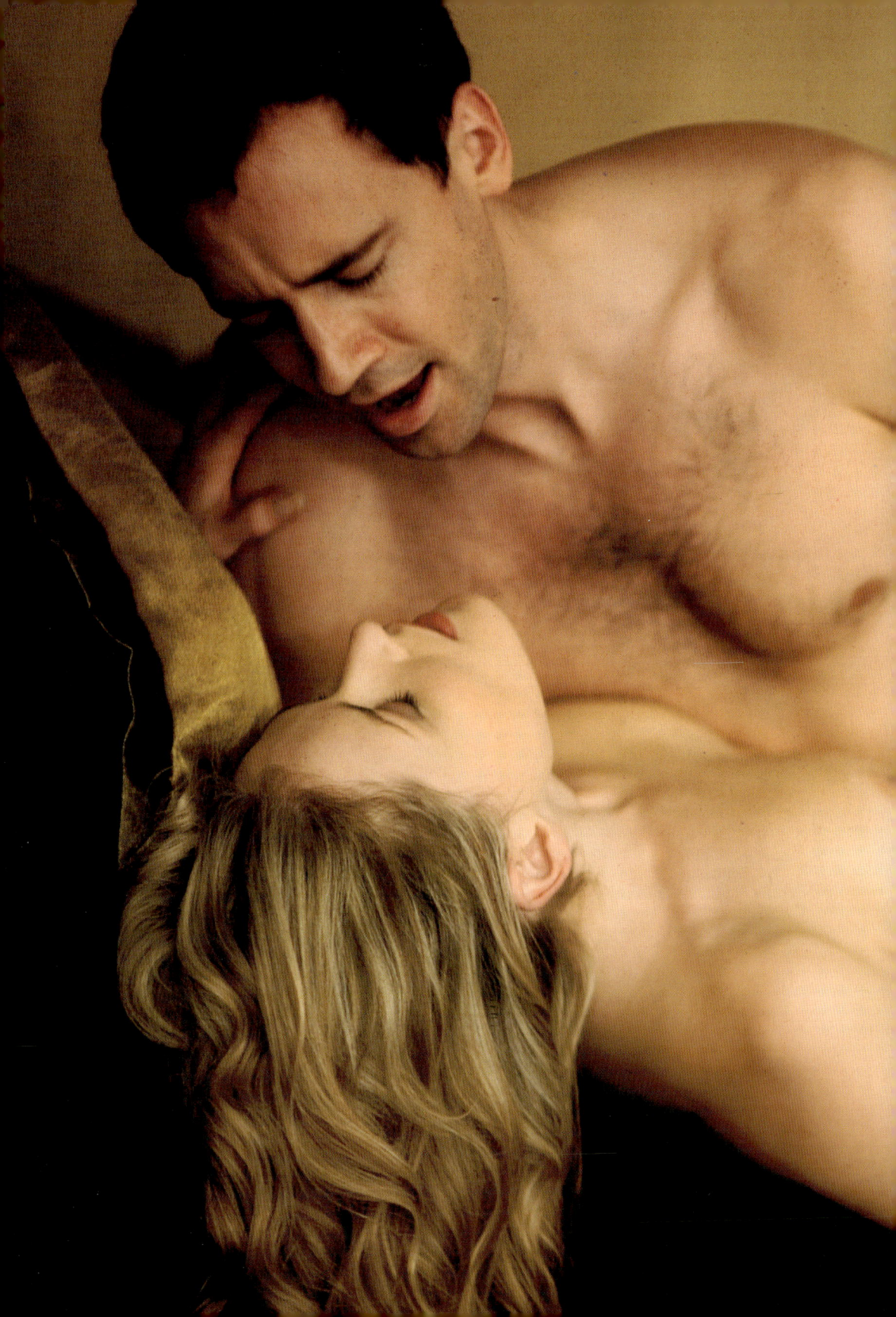

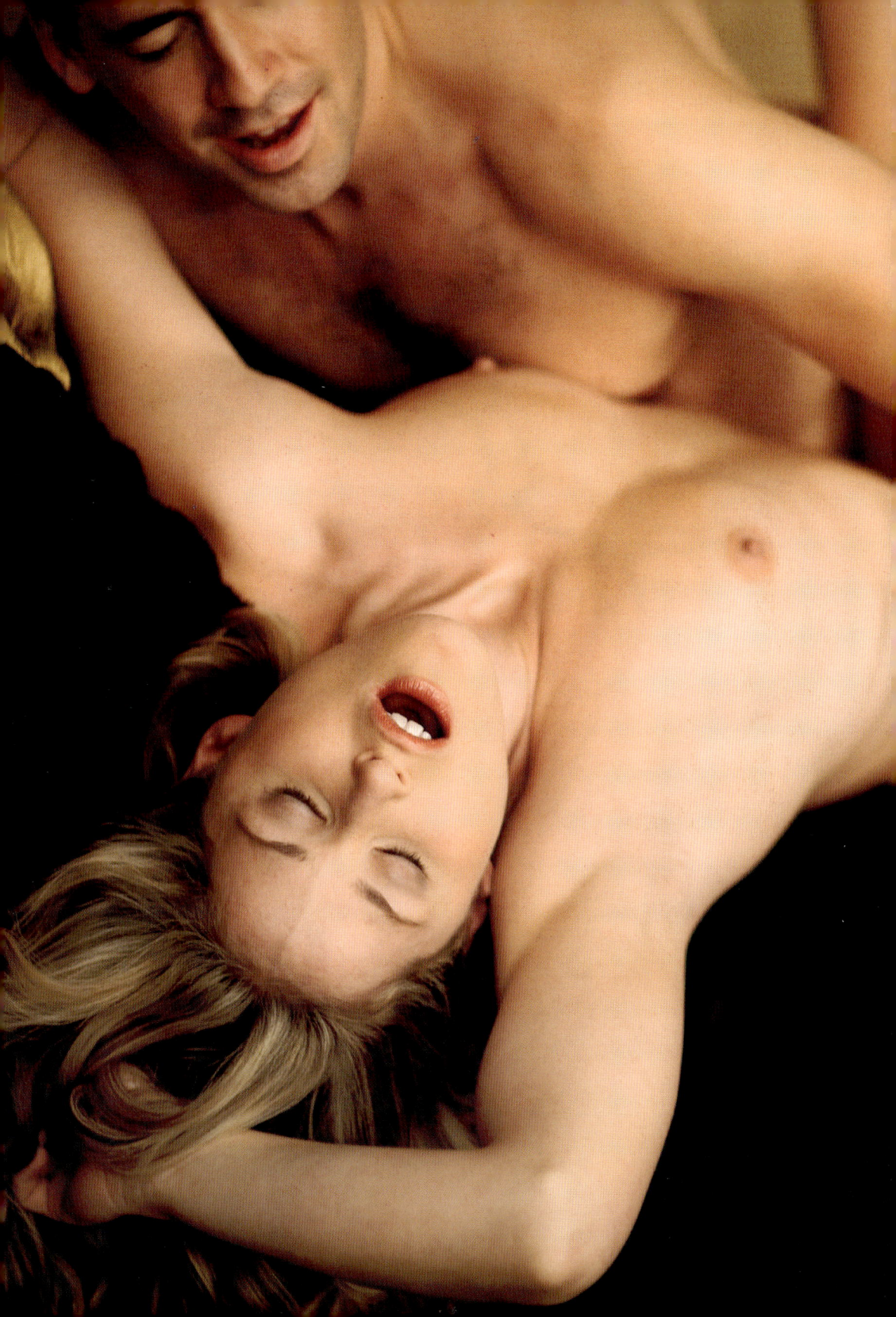

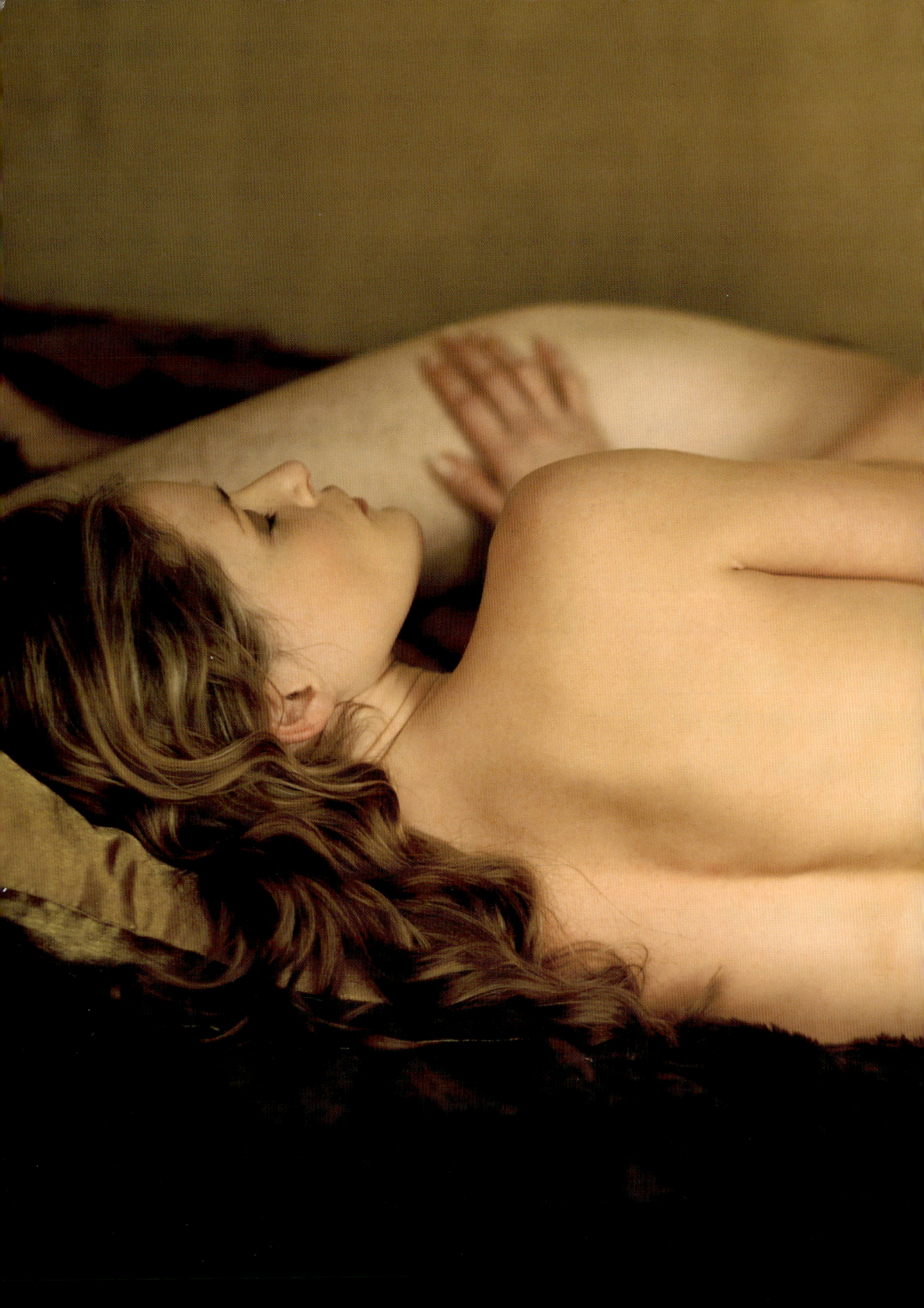

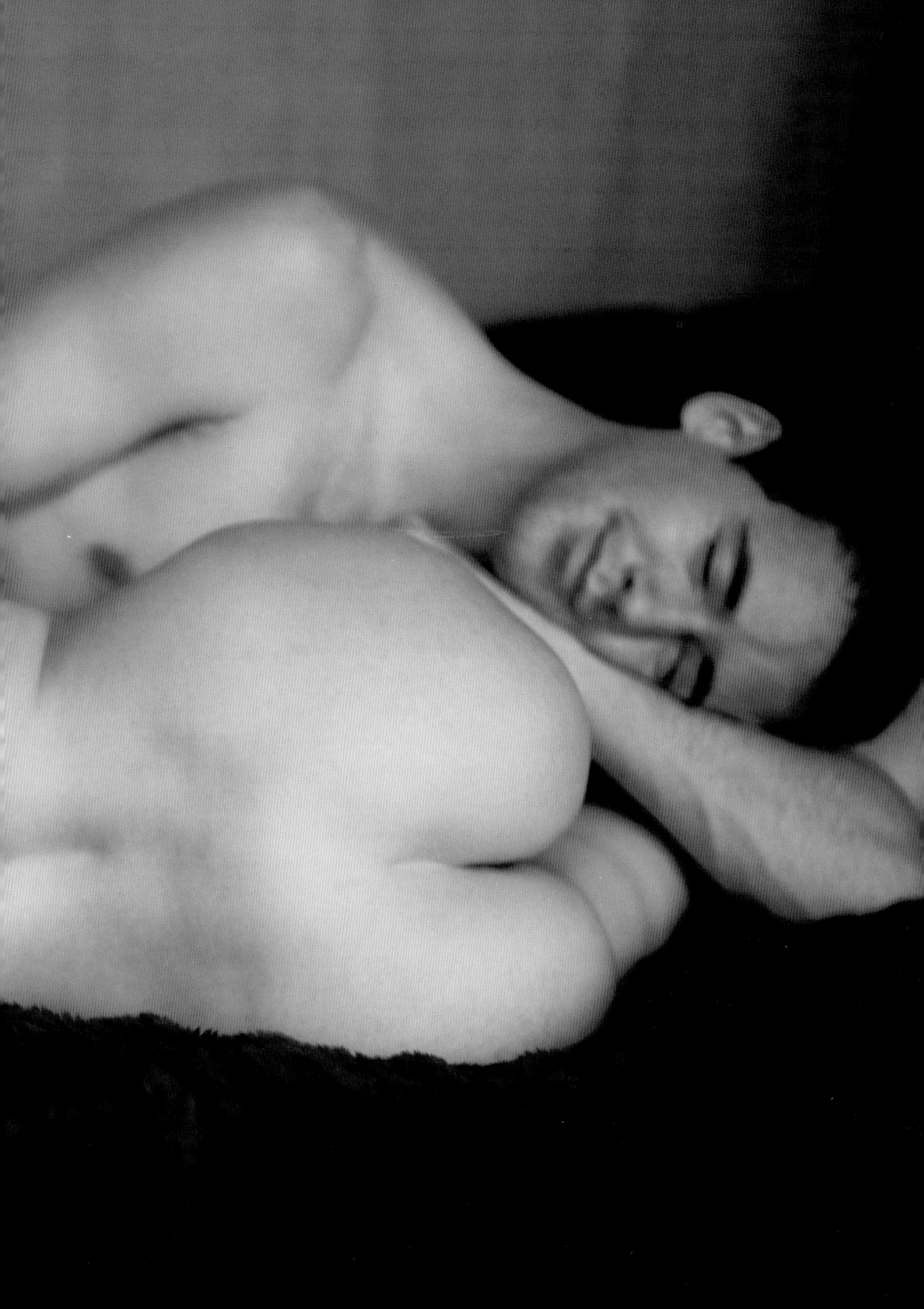

Sex für Gourmets

Liebe ist wie der Gesang etwas, was wir instinktiv erfassen müssen. Andererseits ist der Unterschied zwischen der Pawlowa und dem Palais de Danse oder zwischen der Oper und dem Barbershop-Gesang viel geringer als der Unterschied zwischen dem Sex, wie unsere Großeltern ihn verstanden, und dem Sex, den wir haben können.

Immerhin ist uns das jetzt klar (so dass die meisten Menschen sich heute nicht mehr fragen, ob Sex eine Sünde ist, sondern, ob sie »befriedigt werden« – man kann sich über alles Sorgen machen, wenn man unbedingt will). Und es gibt heute genug Bücher über die Grundlagen. Im Großen und Ganzen ist die Zeit vorbei, als die Leute sich über die Normalität, Möglichkeit und Vielfalt der sexuellen Erfahrung Gedanken machten. Dieses Buch ist ein wenig anders, denn es gibt inzwischen genügend Menschen, die dieses Grundwissen besitzen und sich tieferes Verständnis, klare Ideen und Inspiration wünschen.

Um eine Parallele zu ziehen: Chefkoch wird man nicht von selbst. Man beginnt an einem Punkt, an dem man weiß, wie man Essen zubereitet und genießt. Man wird neugierig und ist bereit, sich beim Kochen Mühe zu geben, Rezeptvorschläge zu lesen und herauszufinden, dass sie mit einer oder zwei Zutaten besser werden. Es ist schwer, Mayonnaise durch Herumprobieren zuzubereiten. So verhält es sich auch mit dem Gourmetsex, wie wir ihn definieren: Er wird leckerer, wenn wir Notizen vergleichen, unsere Fantasie ein wenig nutzen und gewagte oder neue Erfahrungen ausprobieren, obwohl wir mit unserem Sexleben bereits zufrieden sind. Aber wir wollen mehr.

Dieses Buch interessiert wahrscheinlich vier Gruppen von Lesern. Erstens jene, die es nicht mögen, die davon irritiert sind und die lieber bleiben wollen, wie sie sind – sie sollten es weglegen, unsere Entschuldigung annehmen und bleiben, wie sie sind. Zweitens gibt es Leser, denen zwar die Idee gefällt, nicht aber unsere Auswahl von Techniken – denken Sie daran, es ist ein Menü, kein Regelwerk.

Für die dritte und größte Gruppe ist das Buch ein persönliches, für Paare bestimmtes Notizbuch, aus dem sie Ideen schöpfen. In dieser Hinsicht haben wir uns bemüht, sehr offen zu sein. Eines der ursprünglichen Ziele dieses Buches war die Widerlegung der Ansicht, die natürlichen sexuellen Bedürfnisse seien sonderbar oder verrückt. Diese Meinung hat sich gebildet, weil zu wenig diskutiert wurde. Das Schöne am liebevollen Sex ist, dass es keine Regeln gibt, solange man ihn genießt, und dass die Auswahl fast unbe-

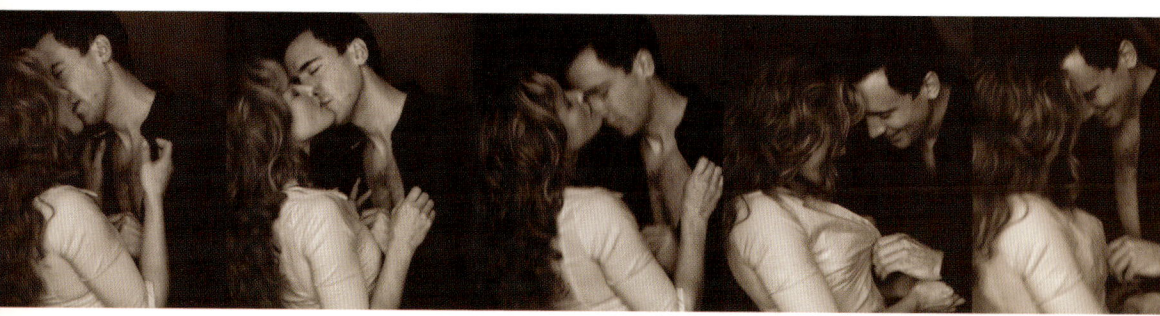

grenzt ist. Allerdings haben wir auf langwierige Diskussionen über sehr spezielle sexuelle Vorlieben verzichtet. Wer ihnen frönt, weiß bereits, was er ausprobieren will.

Die letzte Gruppe von Lesern sind die kühnen Experimentatoren, die dazu neigen, absolut alles zu probieren. Auch sie sollten dieses Buch wie ein Kochbuch lesen – obwohl Sex zwischen Liebenden gesünder ist, weil er nicht zu Dickleibigkeit, Arteriosklerose oder Geschwüren führt. Wenn Sie vernünftige Vorkehrungen treffen, sind Schürfwunden, Nervosität und Enttäuschung das Schlimmste, was Ihnen passieren kann. Man braucht jedoch eine regelmäßige Grundkost aus ruhigem, liebevollem Sex, abends und morgens, um dieses Experimentieren durchzuhalten, einfach deshalb, weil ein Paar im Gegensatz zu einer verbreiteten Meinung umso höhere geplante Gipfel erreicht, je öfter und regelmäßiger es Sex hat.

Eine bestimmte Gruppe von Lesern verdient besondere Erwähnung. Hören Sie nicht auf zu lesen, wenn Sie behindert sind! Eine körperliche Behinderung steht erfüllendem Sex nicht im Weg. Wer Behinderte berät, stellt immer wieder fest, dass die wahre Behinderung kein mechanisches Problem ist, sondern der falsche Glaube, es gäbe nur eine einzige »richtige« oder lustvolle Art von Sex. Am besten dürfte es sein, wenn Sie das Buch mit Ihrem Partner lesen und sich alles notieren, was Sie tun können. Wählen Sie dann etwas aus, was Ihnen gefällt, aber Ihrer Meinung nach etwas zu schwierig für Sie ist, und überlegen Sie, ob Sie es gemeinsam schaffen können. Eine weitere Möglichkeit sind Gespräche mit anderen Paaren, die ein ähnliches Problem haben wie Sie.

Kurz gesagt, wir wenden uns an abenteuerlustige Liebende, die keine Hemmungen haben und herausfinden wollen, wie viel sexuelle Lust sie genießen können. Das bedeutet, dass wir einiges für selbstverständlich halten: nackt Sex zu haben und sich dafür Zeit zu nehmen; die Fähigkeit und die Bereitschaft, sich lange mit Sex zu beschäftigen, gelegentlich einen ganzen Nachmittag lang; Privatsphäre; keine Angst vor Praktiken wie Genitalküssen; kein zwanghaftes Beharren auf einer bestimmten sexuellen Technik auf Kosten aller anderen – und natürlich gegenseitige Liebe.

Wie der Titel andeutet, geht es in diesem Buch sowohl um Sex als auch um Liebe. Auf einer anderen Grundlage bekommen Sie keinen erstklassigen Sex – entweder Sie lieben einander, bevor Sie ihn sich wünschen, oder Sie bekommen ihn und verlieben sich eben deshalb ineinander, oder beides. Ohne Hitze können Sie nicht kochen, und ohne Feedback können Sie keinen Sex haben. Mit Feedback meinen wir die richtige Mischung aus Stop and Go, hart und zärtlich, Anstrengung und Zuneigung. Dafür müssen Sie Einfühlungs-

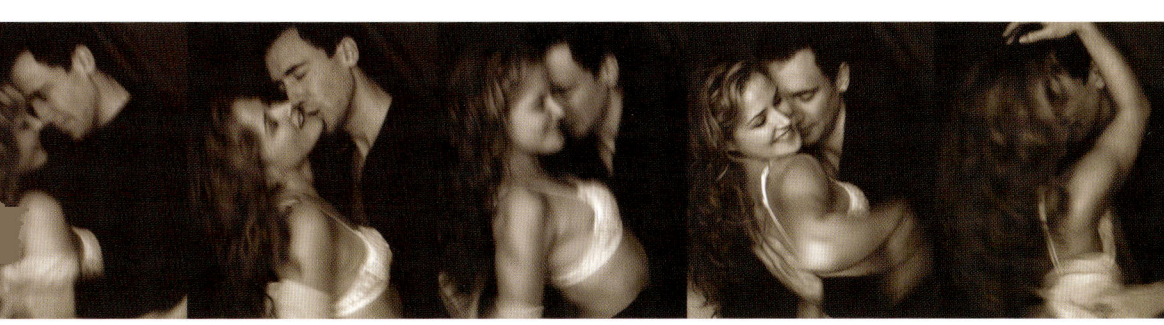

vermögen haben und sich gegenseitig lange kennen. Wer erwartet, das alles beim ersten Versuch mit einem fremden Menschen zu bekommen, ist ein Optimist oder ein Neurotiker – und wenn es klappt, handelt es sich um die sogenannte Liebe auf den ersten Blick, die weder »Fertigkeiten« noch Abwechslung ersetzen können. Außerdem kann man Zärtlichkeit nicht lehren.

Enger körperlicher Kontakt ist der Beginn jedes Liebesaktes. Man hat die Liebe als Harmonie zwischen zwei Seelen und die Berührung zweier Epidermen bezeichnet. Gleichzeitig sollten wir unser Menü planen, damit wir lernen, auch den Rest unserer Ausrüstung zu benutzen. Dazu gehören unser Identitätsgefühl, Spontaneität, Fantasie und so weiter. Zum Glück ist das sexuelle Verhalten des Menschen sehr flexibel (andernfalls wären wir nicht hier) und wie dafür geschaffen, die meisten unserer Bedürfnisse auszudrücken, welche die Gesellschaft oder unsere Erziehung unterdrückt haben.

Wir brauchen kunstvollen Sex. Er hat den Vorteil, dass wir gegenüber anderen nicht zurückhaltender, sondern aufgeschlossener werden. Genau das antworten wir allen, die fürchten, der bewusste Versuch, unser sexuelles Repertoire zu vergrößern, sei »mechanisch« oder ein Ersatz für echte menschliche Beziehungen. So fangen wir vielleicht an, aber das ist eine vorzügliche Methode, um zu lernen, dass wir Menschen sind und als Menschen miteinander umgehen. Es mag andere Möglichkeiten geben, uns gemeinsam voll und ganz auszudrücken, aber viele sind es nicht.

Auf diesen Prämissen beruht dieses Buch. Gewiss, es gibt zwei sexuelle Modi – das Duett und das Solo –, und ein gutes Konzert nutzt beide. Das Duett ist ein gemeinsames Bemühen, den Orgasmus gleichzeitig oder zumindest nacheinander zu erreichen, also die vollständige, nicht technisch geplante Befriedigung. Dafür brauchen wir jedoch Fertigkeiten, und diese können wir aus einem mehr oder weniger geplanten »Liebesspiel« entwickeln, bis wir ganz von selbst das Richtige tun. Dies ist das sexuelle Grundmenü.

Beim Solo hingegen ist ein Partner der Spieler und der andere das Instrument. Der Spieler will dem anderen Lust bereiten, so stark, unerwartet und wild, wie seine Fertigkeiten es erlauben – es soll den anderen umhauen. Der Spieler verliert nicht die Beherrschung, obwohl die Reaktion des Partners ihn enorm erregen kann. Das Instrument lässt sich gehen – wenn das Instrument gut reagiert und der Künstler geschickt ist, spielen beide in einem Konzert –, und wenn beide sich nicht mehr beherrschen können und zum Ensemble werden, umso besser. Alle Elemente der Musik und des Tanzes sind beteiligt – Rhythmus, steigende Spannung, Verführung und sogar Ungestüm. »Ich bin wie ein

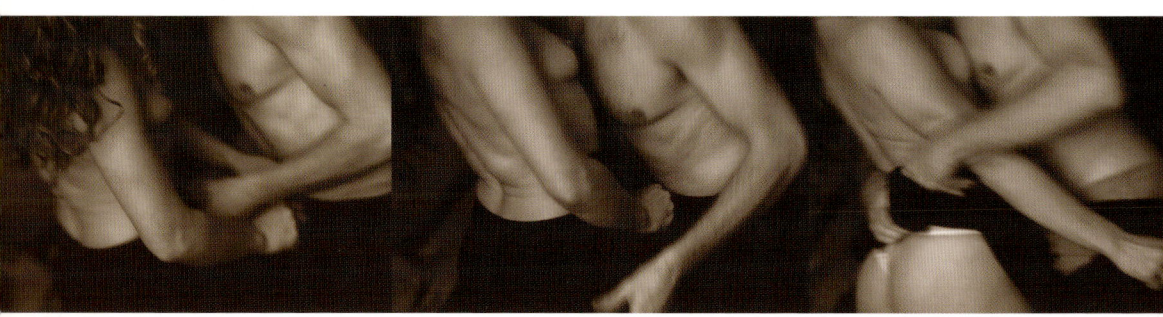

Henker«, sagte die Dame im persischen Gedicht, »doch während er unerträgliche Schmerzen zufügt, lasse ich dich vor Lust sterben.« Zum Solo gehört in der Tat ein Element der Peinigung, und deshalb mögen es manche Paare nicht, während andere es damit übertreiben. Aber kein umfangreicher Liebesakt ist ohne einige Soloeinlagen vollständig.

Die uralte Idee, eine Frau müsse passiv und der Mann aktiv sein, sorgte einst dafür, dass er Solos auf ihr spielte und sich damit brüstete. Alte Handbücher für Ehepaare erhielten diesen Gedanken am Leben. Heute ist die Frau selbst eine Solistin par excellence, sei es, dass sie ihn in Stimmung bringt oder dass sie ihn dominiert und stolz alle ihre Tricks abspult. Solos müssen natürlich vom Geschlechtsakt getrennt sein. Abgesehen davon, dass sie zu ihm überleiten können, gibt es viele Soli beim Koitus – zum Beispiel für Frauen in der Reitstellung –, und gegenseitiges Masturbieren oder genitale Küsse können echte Duette sein. Selbst die ruhigsten Menschen reagieren bisweilen äußerst heftig auf Soli. Wenn der Partner geschickt ist und sich nicht von lautem Kreischen abschrecken lässt, aber weiß, wann er aufhören muss, dann kann eine Frau einen Orgasmus nach dem anderen haben. Und sie kann einen Mann so lange am Rande eines Orgasmus halten, wie er es nach menschlichem Ermessen aushält. Der Solo-Orgasmus, von ihm oder von ihr verabreicht, ist einzigartig – weder stärker noch schwächer als beim Duett, aber anders; nicht so rund, sondern spitzer. Und die meisten Menschen, die beides kennen, wechseln gerne ab. Der Versuch, den Unterschied zu beschreiben, gleicht ein wenig der Beschreibung eines Weines. Aber der Unterschied besteht, und es hängt viel davon ab, beide zu pflegen und abwechselnd anzuwenden.

Höchste Lust muss nicht vielfältig sein; aber oft ist sie es. Wer sich mit einer einzigen Technik begnügt, hat meist Angst. In diesem Buch ziehen wir beispielsweise koitale Stellungen nicht allen anderen vor. Die üblichen Stellungen sind heute den meisten Menschen aus Büchern und von Bildern bekannt, oder sie haben sie selbst ausprobiert. Die extremeren sollten in der Regel spontan sein, aber nur wenige von ihnen haben nennenswerte Vorteile. Das erklärt, warum dieses Buch so viel Wert auf Extras legt – auf »Saucen und Beilagen«. Dennoch, wer wegen eines seelischen Knotens von Saucen und Beilagen leben muss, verpasst den nahrhaftesten Teil der Mahlzeit. Sexuelle Besessenheit gleicht sehr einer Kost, die wegen einer Allergie gegen Rindfleisch nur aus Meerrettichsauce besteht. Andererseits ist die Befürchtung, Meerrettichsauce sei unverdaulich, unnötig und unreif, ebenfalls eine neurotische Störung, nämlich Puritanismus.

Was die sexuelle Freiheit anbelangt, so fehlt immer noch etwas Wesentliches: die Fähigkeit, Sex ohne Scham als Spiel zu nutzen. Früher hatten falsche Vorstellungen von Reife

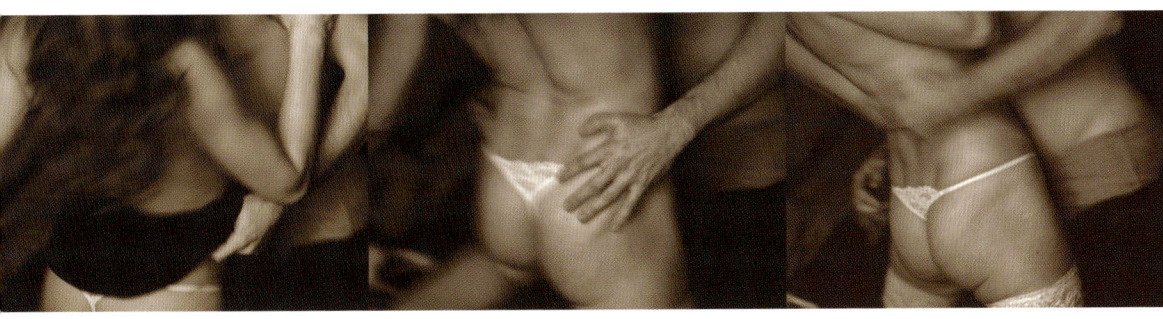

SEX FÜR GOURMETS

fast ebenso viel Schuld an diesem Mangel wie veraltete moralische Grundsätze rund um Normalität und Perversion. Wir alle sind unreif und haben Ängste und Aggressionen. Das koitale Spiel kann wie das Träumen eine programmierte Methode sein, auf akzeptable Weise damit umzugehen, so wie Kinder ihre Ängste und Aggressionen in Spielen ausdrücken. Erwachsene fürchten sich leider davor zu spielen, sich zu verkleiden und in Rollen zu schlüpfen. Das macht sie verlegen: Etwas Schreckliches könnte geschehen. Aber das Bett ist der richtige Ort, um alle Spiele zu spielen, die Sie jemals spielen wollten. Wenn Erwachsene im Umgang mit solchen »unreifen« Bedürfnissen weniger gehemmt wären, gäbe es weniger tief verängstigte Menschen. Wenn es uns gelänge, so verspielt zu sein, wie es für eine umfassende, abenteuerlustige und auf gesunde Weise unreife Einstellung zum Sex zwischen Menschen unerlässlich ist, würden wir ein göttliches Gebot erfüllen; denn das Spielerische ist ein Teil der Liebe, der einen großen Beitrag zum Glück leisten könnte.

Das Hauptgericht bleibt jedoch die liebevolle, ungehemmte sexuelle Lust aller Art – lang, häufig, vielfältig, beide Partner erfüllend, aber nicht so sättigend, dass sie keinen weiteren leichten Gang und nach ein paar Stunden keine weitere Mahlzeit mehr vertragen könnten. Das *pièce de résistance* ist der gute alte Geschlechtsakt von Angesicht zu Angesicht mit gemeinsamem Orgasmus als Abschluss. Er beginnt mit einem ganzen Tag oder einer ganzen Nacht voll schlichter Zärtlichkeit. Andere Formen der körperlichen Liebe sind in unterschiedlicher Weise besonders, und es gibt unendlich viele verschiedene Klangfarben – komplizierte für spezielle Anlässe oder besondere Kniffe, etwa, einen vorzeitigen Orgasmus beim Mann zu verhindern.

Letztlich gibt es nur zwei »Regeln« für guten Sex, abgesehen davon, dass wir nichts tun, was dumm, antisozial oder gefährlich ist. Die eine lautet: »Tu nichts, was dir nicht wirklich Spaß macht.« Die andere lautet: »Entdecke die Bedürfnisse des Partners und sperre dich, wenn irgend möglich, nicht dagegen.« Mit anderen Worten: Eine gute Beziehung mit Geben und Nehmen setzt Kompromisse voraus (wenn Sie eine Show besuchen wollen und beide die gleiche Vorliebe haben – wunderbar; wenn nicht, dann wechseln Sie sich ab und lassen Sie nicht zu, dass ein Partner immer entscheidet). Das kann leichter sein, als es klingt, denn wenn Ihr Partner nicht gerade etwas will, was Sie abscheulich finden, dann sind wahre Liebende nicht nur auf ihre eigene Befriedigung aus, sondern wollen auch erreichen, dass der andere positiv reagiert und befriedigt wird. Die meisten Ehefrauen, die chinesische Gerichte nicht mögen, essen sie gelegentlich, weil es sie freut, wie gut sie ihrem sinophilen Mann schmecken – und umgekehrt.

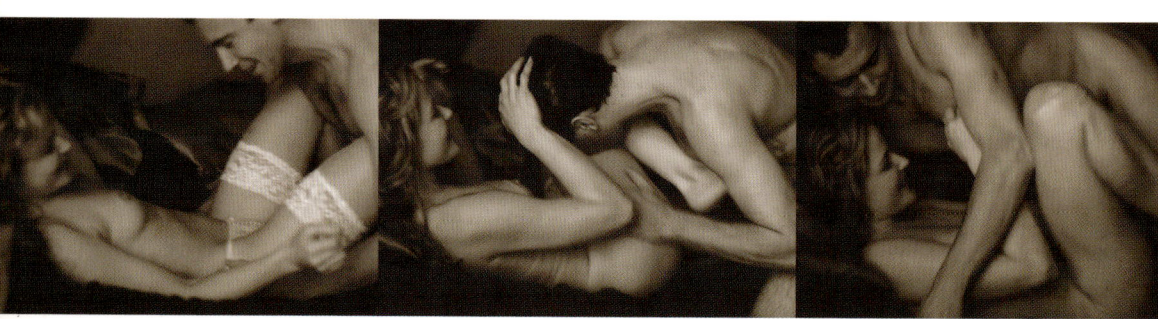

SEX FÜR GOURMETS

Wenn Partner nicht bereit sind, auf spezielle Sexwünsche einzugehen, dann meist nicht deshalb, weil sie es probiert haben und eklig fanden, sondern weil sie die Vielfalt menschlicher Bedürfnisse nicht kennen und weil sie Angst haben, wenn es um Disziplin, nichtgenitale Lust oder Rollenspiele geht. Früher täuschte die gesellschaftliche Mythologie vor, diese Wünsche gäbe es nicht. Wenn eine sexuelle Beziehung dauerhaft sein soll, kann es notwendig sein, eine vollständige Liste jener ungewöhnlichen sexuellen Verhaltensweisen zu lesen, die einige normale Menschen als Beilagen schätzen.

Paare sollten ihre Bedürfnisse und Vorlieben aufeinander abstimmen (allerdings entdeckt man diese nicht von heute auf morgen). Sie werden einige unserer Vorschläge nicht anwenden oder verstehen, wenn Sie sich nicht darauf einlassen. Es ist ein Fehler zu rennen, solange das Gehen eine so bezaubernde und neue Erfahrung ist, und vielleicht sind Sie glückliche Fußgänger, die sich leicht aneinander anpassen können. Ein Umdenken ist jedoch sehr nützlich, wenn Sie in sozialer Hinsicht aneinander gewöhnt sind (sexuelle Bedürfnisse sind nicht die einzigen, die wir miteinander in Einklang bringen müssen, wenn wir zusammen leben wollen) und das Gefühl haben, dass die Oberfläche nachpoliert werden muss. Wenn Sie glauben, sexuelle Beziehungen würden überbewertet, sollten Sie die Oberfläche dennoch frisch polieren, denn Sie haben noch nicht wirklich versucht, ihre sexuelle Ausrüstung ausgiebiger für die totale Kommunikation zu nutzen. Wenn die Oberfläche trüb wird, besteht die traditionelle Methode darin, eine andere Beziehung einzugehen und von vorne zu beginnen und einen ebenso dilettantischen Versuch mit einem anderen zu machen. Aber die Chance ist gering, dass ein zufällig ausgewählter neuer Partner besser zu uns passt. Das ist eine Vergeudung von Gefühlen, und meist machen wir die gleichen Fehler. Eine neue Politur ist viel besser.

Was das praktische Vorgehen anbelangt, empfehlen wir Paaren, entweder gemeinsam das Buch zu lesen oder (vielleicht viel besser) es einzeln zu lesen und Passagen für den Partner zu markieren. Das wirkt Wunder, wenn Sie – was oft der Fall ist – nicht sonderlich gut über sexuelle Bedürfnisse reden können oder fürchten, taktlos zu klingen.

Und zum Schluss: Wenn Sie das Repertoire nicht mögen oder wenn es nicht zu Ihrem passt, dann seien Sie unbesorgt. *Joy of Sex* will Ihre schöpferische Fantasie anregen. Sexbücher können Techniken nur vorschlagen und Sie zum Experimentieren ermutigen. Sie können Ihre eigenen Ideen mit den Worten »wir spielen das so« einleiten und dann nach Ihren Regeln spielen. Aber wenn Sie alle Ihre kreativen sexuellen Fantasien ausprobiert haben, brauchen Sie keine Bücher mehr.

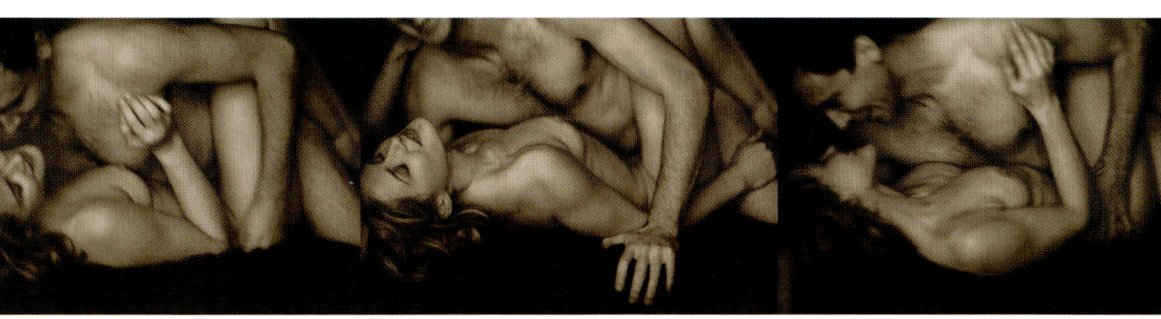

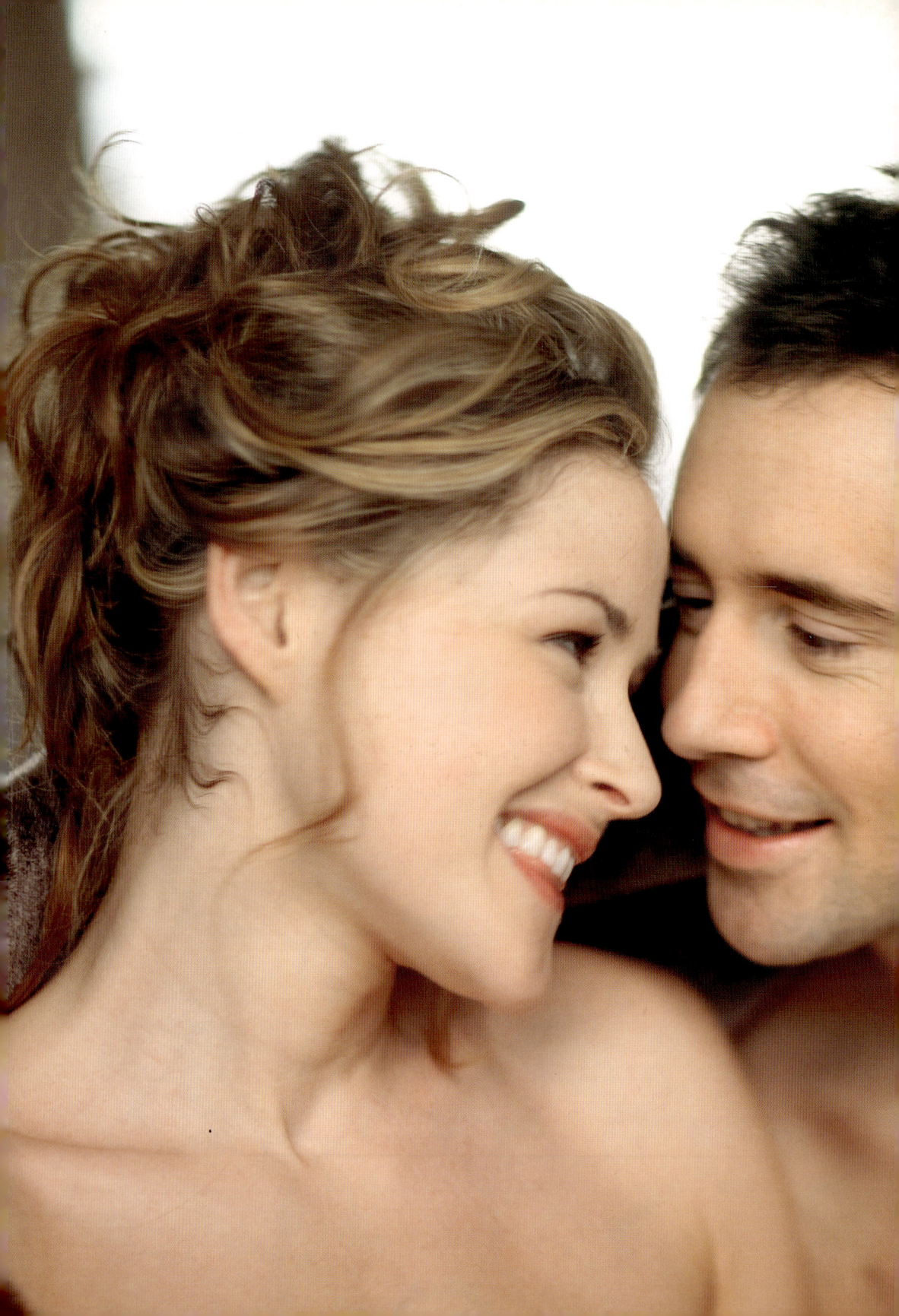

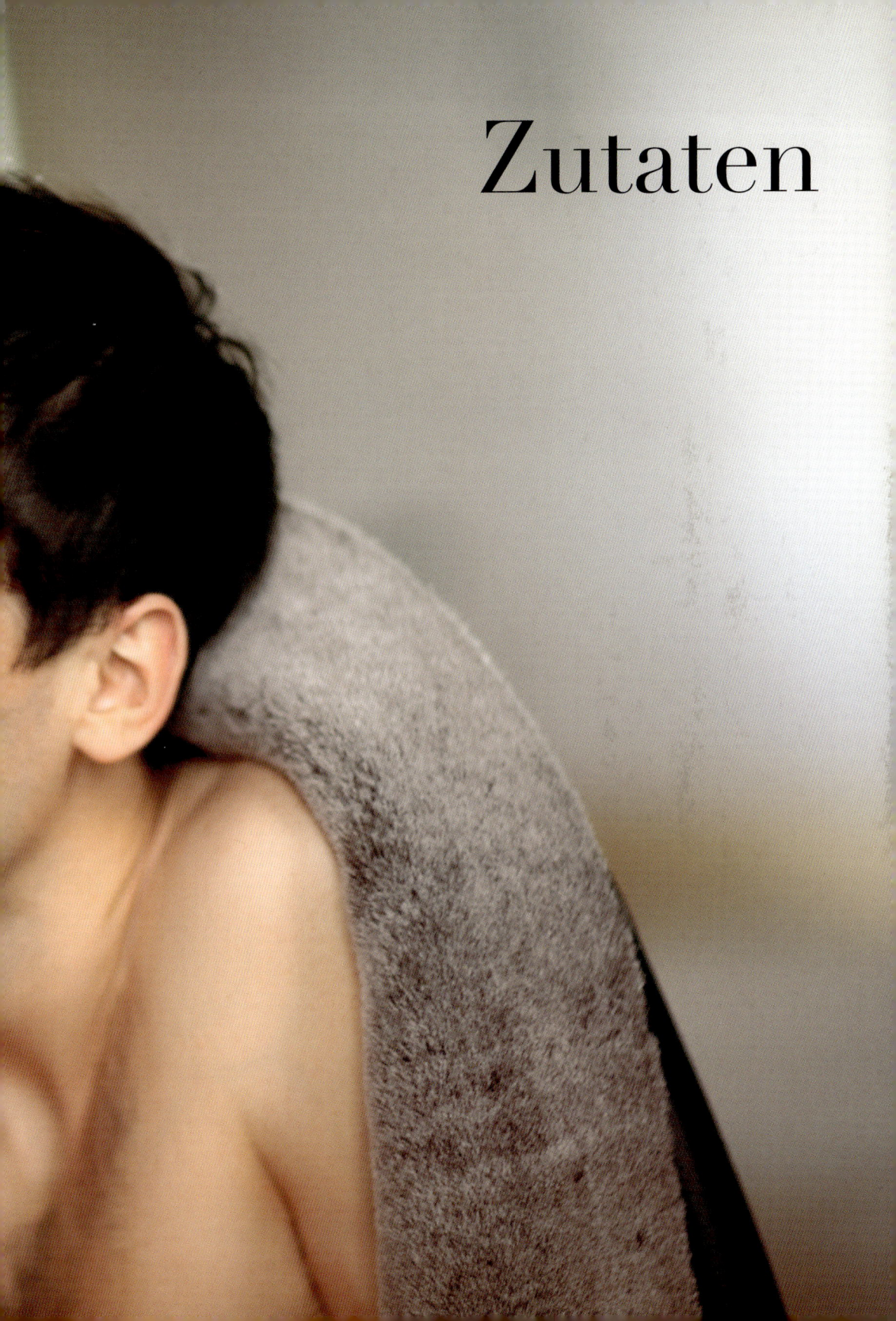

Zärtlichkeit

Davon handelt im Grunde das ganze Buch. Es schließt extrem harte Spiele nicht aus (obwohl viele Leute sie weder brauchen noch wollen), wohl aber Unbeholfenheit, Plumpheit, Sprachlosigkeit, Boshaftigkeit und Disharmonie im Allgemeinen. Die Art und Weise, wie Sie einander berühren, verrät voll und ganz, wie zärtlich Sie sind. Sie setzt im Grunde voraus, dass Ihnen immer bewusst ist, was Ihr Partner fühlt, und dass Sie wissen, wie Sie diese Gefühle sanft, forsch, langsam oder schnell verstärken können. Das alles hängt allein vom Gemütszustand beider Partner ab. Kein wirklich zärtlicher Mensch kann sich hinterher einfach umdrehen und einschlafen.

Viele, wenn nicht die meisten unerfahrenen Männer und manche Frauen sind von Natur aus unbeholfen – mögliche Gründe sind Eile, Nervosität oder die Unfähigkeit zu spüren, was der Partner fühlt. Also packen Sie nicht die Brüste, stecken Sie nicht Finger in die Vagina, verbiegen Sie nicht den Penis, und (das gilt für beide Geschlechter) quetschen Sie keine knochigen Teile Ihres Körpers. Die meisten Frauen sprechen eher auf sehr leichte als auf intensive Stimulation an. Wenn Sie nur über das Schamhaar streichen, erreichen Sie in der Regel viel mehr, als wenn Sie mit der ganzen Hand nach der Vulva greifen. Andererseits sollten Sie keine Angst haben – Sie bestehen beide nicht aus Glas. Frauen üben hingegen oft nicht genug Druck aus, vor allem mit den Händen, wenngleich ganz leichter Druck ein Gefühl eigener Art ist.

Beginnen Sie sehr sanft, streichen Sie über die ganze Haut nach oben. Stimuli werden mit zunehmender sexueller Erregung auf jeden Fall besser vertragen; selbst harte Schläge können dann reizvoll sein (wenn auch nicht für jeden). Diese Schmerzunempfindlichkeit legt sich fast sofort nach dem Orgasmus. Machen Sie also nicht zu lange weiter, und seien Sie besonders zärtlich, wenn er oder sie den Höhepunkt erreicht hat.

Wenn wir Zärtlichkeit lehren könnten, wären große Teile dieses Buches überflüssig. Vielleicht sind Sie wirklich unbeholfen; dann sollten Sie ein wenig mit leblosen Flächen, Kleiderverschlüssen und so weiter üben. Kraft kann heiß machen, aber man drückt sie nicht mit plumpen Händen, erdrückenden Umarmungen und roher Gewalt aus – zumindest nicht am Anfang. Falls es Probleme gibt, denken Sie daran, dass Sie miteinander reden können.

Die meisten Menschen wollen auf keinen Fall mit einem Partner ins Bett gehen, der nicht im Kern zärtlich ist, und die meisten sind glücklich, mit dem Richtigen im Bett zu sein, der obendrein zärtlich ist. Die entscheidende Frage ist, ob Sie den Partner neben sich ertragen können, wenn Sie aufwachen. Wenn Sie sich sogar darüber freuen, können Sie sicher sein, dass Sie es richtig machen.

Zärtlichkeit
Sich ständig der Gefühle des anderen bewusst sein, dann diese Gefühle behutsam, forsch, langsam oder schnell verstärken.

ZUTATEN

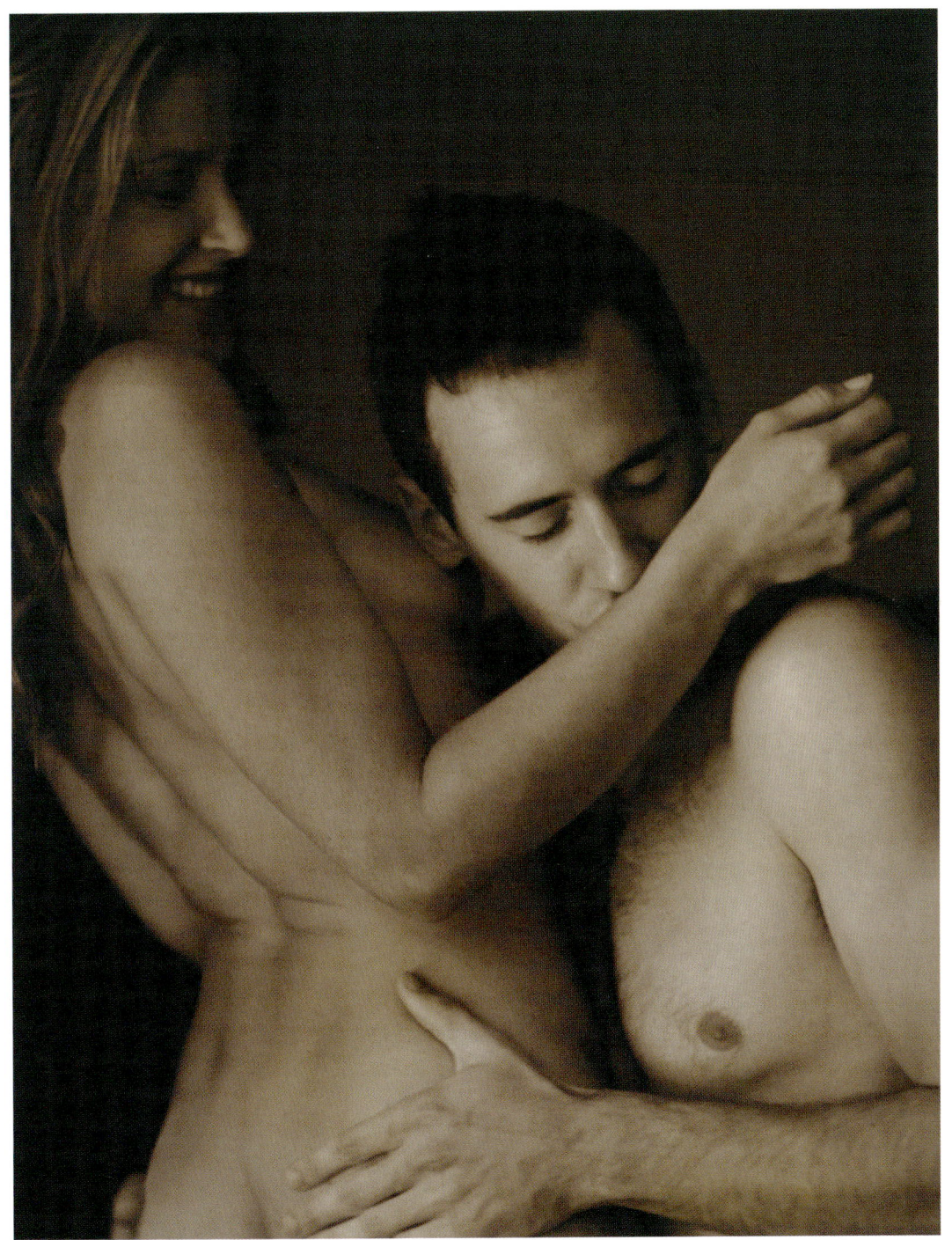

ZUTATEN

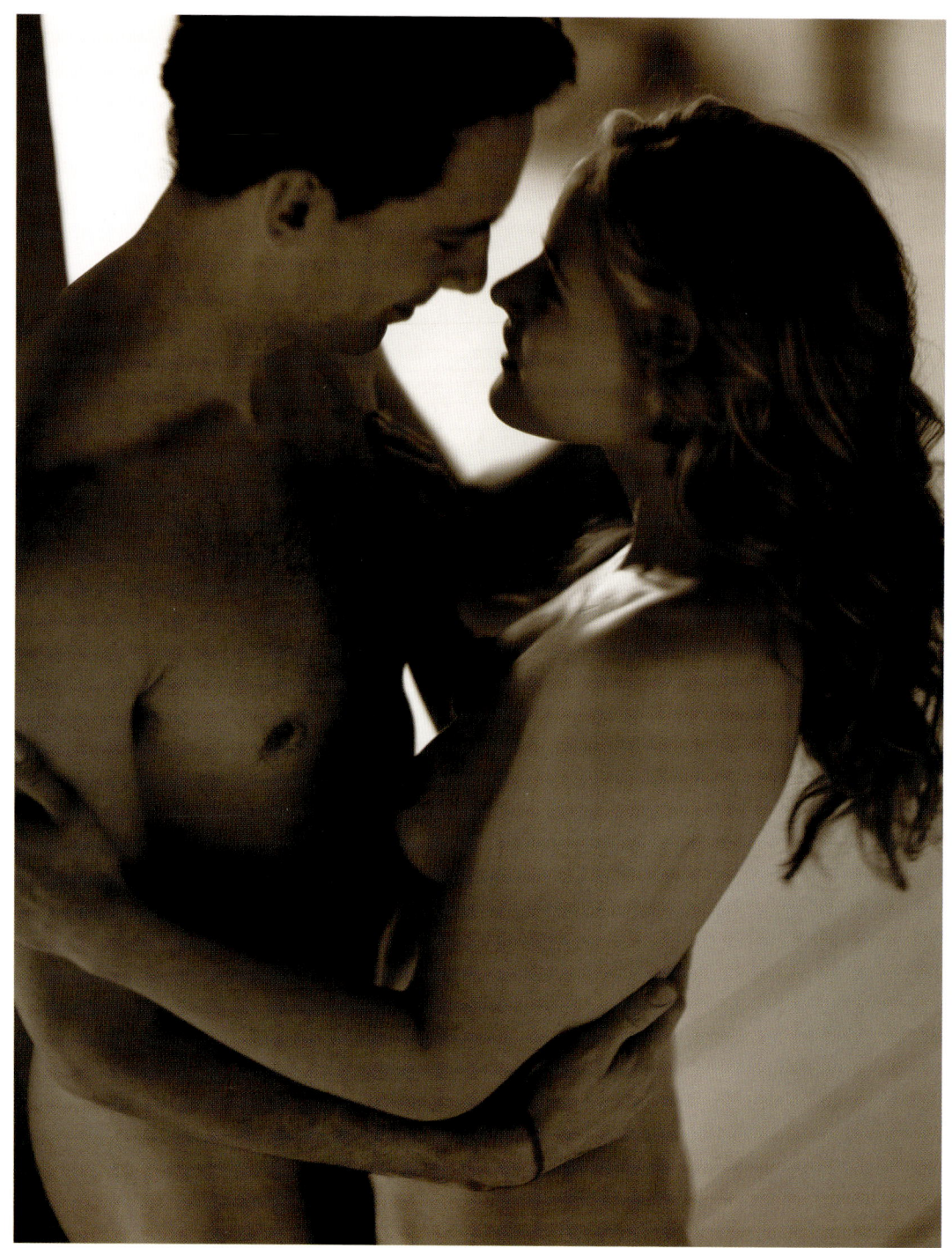

Nacktheit

Der Normalzustand bei Liebenden, die ihre Aufgabe ernst nehmen, zumindest als Mindestvoraussetzung. Im Grunde fangen sie nicht bekleidet an und legen dann ab, was sie müssen, sondern sie beginnen nackt und fügen dann hinzu, was sie brauchen.

Nacktheit bedeutet nicht Schmucklosigkeit. Eine Frau kann alle Kleider ausziehen, aber ihren ganzen Schmuck behalten – wichtig ist nur, dass er nicht kratzt und sich nirgends verfängt (zum Beispiel eine Armbanduhr). Das gilt am Tag; mit dem Schmuck zu schlafen ist schwierig. Wahrscheinlich ist die größere Bedeutung, die der Liebesakt heutzutage hat, der Grund dafür, dass viele Menschen nackt schlafen. Hinterher mag es anders sein; denn warme Körper kleben oft aneinander, und wenn er oder sie etwas Saugfähiges trägt, kann das angenehmer sein.

Früher taten sich Nudisten und Gesundheitsfanatiker zusammen und delektierten sich an einem strengen Programm mit kalten Duschen und hartem Sport. Heute sind wir zum Glück lockerer. Nacktheit ist natürlich, kein Ritual.

Organisierte »Freikörperkultur« ist in den meisten Ländern eine Sache der Familien. Wahrscheinlich ist das eine gute Idee, denn es verstört manche Kinder, die eigenen Eltern nackt zu sehen, und man sollte es nicht übertreiben. Es spricht aber viel dafür, andere Männer und Frauen in zwangloser Nacktheit zu sehen. Wahrscheinlich ist FKK in der Gruppe deshalb so entspannend, weil Reste von Besorgnis über die eigene Attraktivität entfernt werden. Es geht weniger darum, nahtlos braun zu werden. Zudem gibt es Belege dafür, dass Kinder, die unter Nudisten aufgewachsen sind, verantwortungsbewusster mit sexuellen Versuchungen umgehen und Sexpartner sorgfältiger auswählen. Sie finden bestimmt einen FKK-Verein zum Testen. Er verfügt über Einrichtungen, in denen man im Freien nackt sein kann und die zu Hause schwer zu organisieren sind. Sexuelle Avancen sind verpönt, was zu einer fast einzigartigen entspannten Atmosphäre führt.

Nacktheit
Der Normalzustand für Liebende,
die ihr Tun ernst nehmen.

Frauen (von ihr für ihn)

Frauen haben wie Männer direkte körperliche Reaktionen – selbstverständlich. Wissenschaftler haben bewiesen, dass wir so oft und so schnell heiß werden wie Männer. Allerdings sind unsere Auslöser verschieden (Brüste und Haut zuerst, bitte, und nicht sofort die Klitoris begrapschen), und man darf sie nicht vernachlässigen. Für uns ist es wichtig, wer was tut, viel wichtiger als für die meisten Männer. Man kann es nicht sehen, wenn unsere Erregung abflaut, denn wir verlieren keine Erektion. Das verwirrt viele Männer so sehr, dass sie die Dinge überstürzen oder wichtige Schritte auslassen.

Es stimmt nicht, dass Nacktheit, erotische Bilder und so weiter uns nicht erregen – der Unterschied ist wohl, dass sie andere Aspekte nicht überlagern und dass wir sie nicht so leicht von Gefühlen trennen wie ihr. Ein einfaches Beispiel: Du kannst in einer knappen halben Stunde befriedigenden, ja orgiastischen Sex mit einer fast unbekannten Frau haben. Aber glaub bitte nicht, dass das mit einer Frau klappt, die dich liebt, wenn du dich nach dieser halben Stunde umdrehst und sofort einschläfst.

Aber neben diesen Unterschieden gibt es auch Gemeinsamkeiten. Wir sind offenbar nicht so stark wie ihr auf bestimmte sexuelle Reize programmiert; aber wenn wir sehen, dass einer von ihnen bei dem Mann wirkt, den wir lieben, beziehen wir ihn bald in unsere Reaktionen ein. Dank dieser Fähigkeit sind wir aufgeschlossener und experimentierfreudiger.

Wenn wir scheinbar wenig aktiv sind, liegt es oft daran, dass wir fürchten, bei einem bestimmten Mann etwas falsch zu machen, zum Beispiel seinen Penis anfassen, obwohl er sich bemüht, noch nicht zu ejakulieren. Macht den Mund auf, wenn ihr seht, dass wir unsicher sind. Der Penis ist für uns keine »Waffe«, sondern eher ein gemeinsamer Besitz. Was uns anmacht ist weniger seine Größe als seine Persönlichkeit, seine unvorhersehbaren Bewegungen und Stimmungen. Wir mögen es, wenn er eindringt, weil wir uns euch dann nahe fühlen. Aber nehmt es nicht krumm, wenn wir allein dadurch nicht unbedingt zum Orgasmus kommen (siehe »Ihr Orgasmus«, Seite 190–191). Stellt euch darauf ein, anstatt den Mut zu verlieren.

Ebenfalls wichtig ist die Mischung aus Härte und Weichheit. Natürlich ist Kraft reizvoll, aber Plumpheit (zum Beispiel Ellbogen in den Augen oder verdrehte Finger) ist das genaue Gegenteil. Mit plumper Rohheit kommt ihr nicht weit. Ein guter Liebesakt mag zwar bisweilen brutal aussehen, aber das Reizvolle daran sind der gezielte Einsatz der Kraft (nicht große blaue Flecke) und die Fähigkeit, dabei zärtlich zu sein. Manche Leute fragen: »Sanft oder hart?«, aber die Stimmung wechselt so schnell, dass ihr lernen müsst, sie zu erspüren. Es ist tatsächlich möglich – denn einige Männer können es –, an den Gefühlen einer Frau abzulesen, ob das Mischungsverhältnis ausgewogen ist.

Wir sind nicht besessen davon, wer oben sein darf und so weiter; denn mit der Zeit gleicht sich alles aus. Manchmal sind wir froh, die ganze Arbeit euch überlassen zu können; ein andermal wollen wir alles selbst bestimmen und werden dann umso heißer, wenn wir sehen, wie ihr reagiert.

Frauen sind nicht »unterwürfiger« als Männer. Es lag nur am gesellschaftlichen Druck, dass wir früher gekuscht haben. Wenn wir dominant sind, leben wir das im Bett nicht immer mit Peitsche und Sporen aus. Männer haben einen echten Vorteil, wenn es darum geht, spielerische Elemente konstruktiv zu nutzen, und sie können uns helfen mitzuspielen. Da wir alle einige Aggressionen haben, kann guter Sex wild und kraftvoll sein, aber nie grausam.

Was die sexuelle Gleichberechtigung anbelangt, kann kein Mann ein guter Liebhaber sein, ohne die Partnerin als gleichwertigen Menschen zu betrachten. Mehr braucht man zu diesem Thema nicht zu sagen.

Unser Geruchssinn ist schärfer – übersättigt uns also nicht zu früh mit starken männlichen Düften. Kurz vor dem Orgasmus ist die Zeit für vollen Duftkontakt wohl am günstigsten. Unser eigener Geruch erregt uns ebenso sehr wie eurer.

Mit der Zeit lernen wir, dass Männer sehr unterschiedliche Vorstellungen davon haben, was wir mit den Händen und dem Mund für sie tun sollen. Manche mögen es hart, andere wollen es extrem sanft haben, wieder andere liegen in der Mitte. Wir können das nicht wissen, außer wir fragen und bekommen eine Antwort. Darum müsst ihr uns sagen, was ihr mögt; sonst bekommt ihr vielleicht das Gegenteil. Denkt daran, dass wir gerne wissen, wie wir es euch recht machen können.

Manche Männer sind äußerst passiv oder fantasielos oder gehemmt. Seltsamerweise werden wir dann nicht aktiver. Vielleicht spüren wir ein starkes Verlangen und sind gründlich frustriert; aber meist zeigen wir das nicht. Eine Frau ist im Bett nur so gut wie ihr Partner, und, wichtiger noch, sie mag keine langweiligen Männer, nicht nur, weil sie langweilig sind, sondern auch, weil sie weiß, dass sie ebenfalls langweilig war.

Und zum Schluss: Was eine Frau sexuell erregt, muss bei einer anderen nicht die gleiche Wirkung haben. Frauen unterscheiden sich in dieser Hinsicht wohl mehr als Männer, weil ihre erogenen Zonen komplexer sind (Brüste, Haut, Vulva und so weiter). Ihr müsst also immer bereit sein, Neues zu lernen. Das gilt zwar auch für eine Frau, die einen neuen Partner hat, aber vielleicht etwas weniger.

Männer (von ihm für sie)

Wir wünschen uns oft, die Sexualität der Frauen wäre wie unsere, obwohl wir wissen, dass es nicht so ist. Unsere sexuellen Reaktionen sind viel heftiger und automatischer, und sie lassen sich leichter auslösen. Es ist, als werfe man eine Münze in einen Automaten. Deshalb lösen Frauen und gewisse weibliche Körperteile bei uns zwangsläufig sexuelle Reaktionen aus. Das heißt nicht, dass wir eure Kleider, Brüste, Düfte und so weiter mehr lieben als euch – aber wir brauchen das alles, um den Sex in Gang zu bringen und Liebe auszudrücken. Anscheinend könnt ihr das schwer verstehen.

Männer (von ihm für sie)
Die ideale Partnerin hat »die göttliche Gabe der Lüsternheit«.

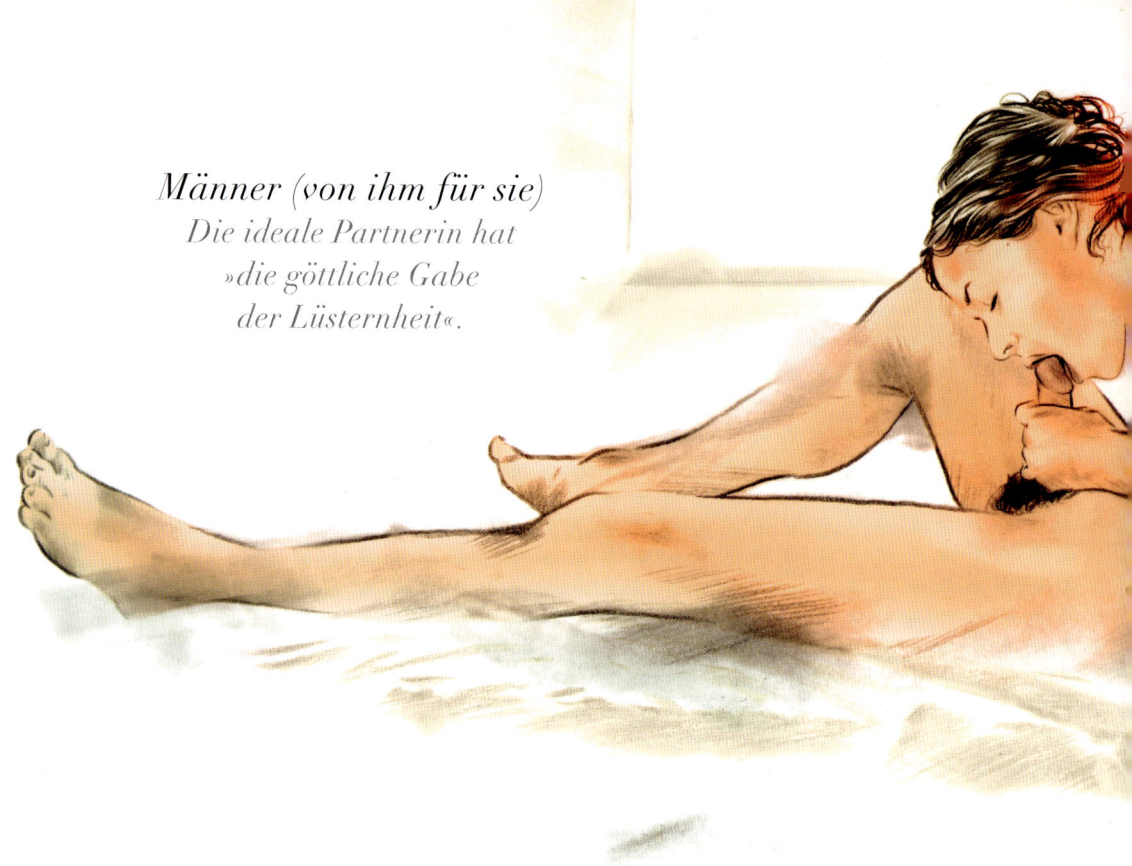

Zweitens: Die meisten, wenn auch nicht alle Empfindungen des Mannes konzentrieren sich in den letzten zweieinhalb Zentimetern seines Penis (aber wenn ihr geschickt seid, könnt ihr uns die typisch weibliche Sensibilität der gesamten Hautfläche beibringen). Anders als bei euch hängt unsere Sexualität von einer Leistung ab: Wir müssen in Stimmung sein, um eine Erektion zu bekommen. Uns kann man nicht einfach »nehmen«. Das ist für Männer sowohl in biologischer als auch in psychologischer Hinsicht wichtig. Sexueller Erfolg steigert unser Selbstwertgefühl. Das erklärt, warum wir so eindeutig peniszentriert sind und den Liebesakt gerne mit Genitalspielen eröffnen, wahrscheinlich ehe ihr dazu bereit seid. Ihr wollt lieber warten, bis ihr in der richtigen Stimmung seid; wir kommen durch genitale Reize in Stimmung.

Diese Reaktionen müsst ihr verstehen, und wir müssen eure verstehen. Wenn Frauen fürchten, zum Sexobjekt zu werden, machen sie einen Fehler. Klar, eine Frau und ihre Körperteile sind Sexobjekte; aber die meisten Männer würden sich freuen, ebenso »stückweise« behandelt zu werden. Was also schätzen wir beim Sex am meisten? Dass ihr unsere Reaktionen intuitiv versteht und aktiv werdet – ihr könnt mit dem Spiel beginnen, den Penis in die Hand nehmen, ihn küssen, bevor wir darum bitten. Seid initiativ, nutzt eure reizende Ausstattung. Es ist schwer, dies einfach auszudrücken. Manche nennen es »die göttliche Gabe der Lüsternheit« – die Kunst zu fühlen, was den Partner heiß macht, und

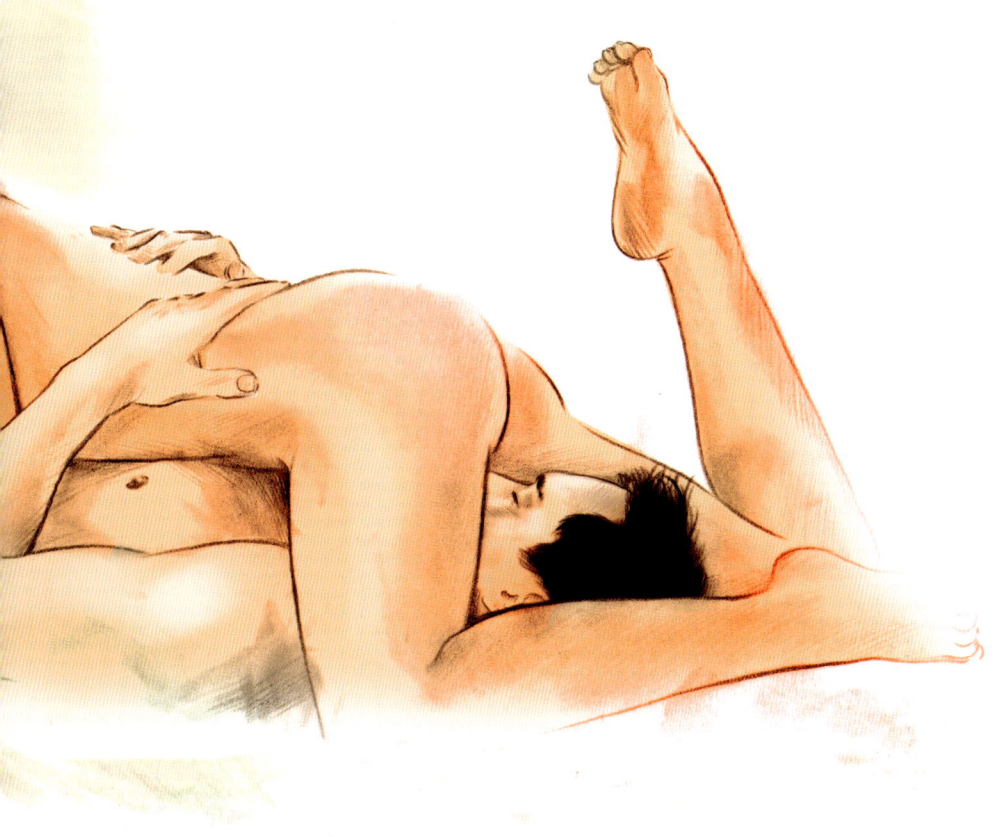

diese Erkenntnis anzuwenden. Hierin unterscheiden sich die beiden Geschlechter; denn unsere Stimuli sind konkret, während ihr mehr auf die Situation und die Atmosphäre reagiert. Denkt auch daran, dass wir es manchmal einfach satt haben, Leistungen zu erbringen, im Leben und im Bett. Wenn ihr die Dinge in die Hand nehmt, ist dies für uns nicht nur das größte Kompliment, sondern zugleich eine Gelegenheit, uns genüsslich zu entspannen. Das Liebeslager ist vielleicht der einzige Ort in unserem Leben, an dem wir umarmt und getröstet werden.

Aber lassen wir unsere persönlichen Schwächen beiseite. Was Männer brauchen, ist das genaue Gegenteil einer Jungfrau oder eines passiven Spielzeugs. Leistungsdruck ist unerwünscht, weil unsere Erregung abflaut, wenn wir uns minderwertig fühlen. Es geht um Geschicklichkeit: Ich kann dich erregen und dabei selbst in Erregung geraten, und auf dieser Basis können wir allein und gemeinsam spielen. Natürlich könnt ihr genauso wenig wie wir beeinflussen, was euch heiß macht; aber es ist hilfreich, wenn ihr gelegentlich wie Männer reagiert – zum Beispiel wenn der Anblick eines Penis, behaarte Haut, ein Mann, der sich auszieht, oder körperbetonte Spiele euch erregen (ja, es ist auch hilfreich, wenn wir ein wenig Sinn für Atmosphäre haben). Die aktive Frau versteht unsere Reaktionen, spielt mit ihnen und lässt ihnen Raum, ohne auf ihre eigenen Reaktionen zu verzichten. Das ist die ideale Partnerin.

Hormone

Sie sind der Treibstoff in der Sexmaschinerie; sie sorgen dafür, dass unser Verlangen, unsere Erregung und unsere Leistungsfähigkeit erhalten bleiben, und sie beflügeln Zuneigung und Liebe. Meist sind sie die Grundlage unserer Stimmung und steigern die authentische sexuelle Energie, die leidenschaftliche Liebespartner erzeugen. Ersetzen können sie diese Energie nicht.

Andererseits haben wir auch Hochs und Tiefs. Der wichtigste sexuelle Treibstoff für sie und für ihn ist Testosteron. Sein Testosteronspiegel ist in den Zwanzigerjahren am höchsten; dann bleibt er einige Zeit mehr oder weniger gleich, sinkt aber im Laufe einer langfristigen Beziehung und steigt in einer neuen. Das ist keine Entschuldigung für Untreue, aber eine mögliche Erklärung dafür, dass Männer in Versuchung geraten. Im Alter sinkt der Spiegel langsam – aber selten so stark, dass es Probleme gibt. Wenn die Erektion schwächer wird, ist das ein Grund zum Handeln, nicht zur Resignation.

Bei der Frau hat Testosteron die gleiche Wirkung. Es stärkt das Verlangen und die Energie. Probieren Sie im letzten Drittel ihres Menstruationszyklus, wenn der Hormonspiegel am höchsten ist, wilderen, kämpferischen Sex. In den Wechseljahren lässt die Östrogenproduktion nach und der Testosteronspiegel bleibt hoch. Das kann zu ihrem Entzücken eine Lust auslösen, die Monate oder Jahre andauert – eine zweite Jugend, die sie voll nutzen kann.

Auch einige andere Treibstoffe sind rühmend zu erwähnen. Oxytocin, das »Schmusehormon«, verbindet die Partner in Liebe und dämpft das Interesse am Sex – ein Grund dafür, dass wir uns nach dem Orgasmus lieber umarmen, als eine zweite Runde zu versuchen. Prolaktin ist das Hormon, das uns mitteilt: »Geschafft, Zeit zum Ausruhen.« Es wird ebenfalls beim Orgasmus freigesetzt und erklärt, warum vor allem Männer nach dem Höhepunkt schläfrig werden. Prolaktin wird auch während des Stillens gebildet – ein weiterer Grund dafür, dass manche Frauen nach der Entbindung keinerlei Interesse am Sex haben. Die Pille, das Stillen und Stress können ihr Hormongleichgewicht stören, und die Folge ist wiederum nachlassendes Verlangen. Aber lassen Sie sich nie entmutigen. Hormone beeinflussen zwar die Stimmung, aber sie können nicht verhindern, dass Sie zur Tat schreiten. Vernunft, Ermutigung, Kommunikation und Sex genügen oft, um Ungleichgewichte zu beheben.

Wir haben diese Informationen vor allem deshalb aufgenommen, weil sie interessant sind und das Verständnis fördern. Alle wahren Liebenden wollen wissen, was unter der Motorhaube vorgeht, damit sie dafür sorgen können, dass das Auto angenehmer summt. Aber im Großen und Ganzen hat das alles keine praktische Bedeutung. Wenn der Motor schwächelt, kann die moderne Medizin immer besser helfen. Gehen Sie zum Arzt.

Sexuelle Orientierung

Mehr Menschen, als wir vielleicht glauben, sind sexuell vielseitig; das heißt, sie reagieren auf beide Geschlechter. Ja, viele merken schon früh im Leben, wie sie beschaffen sind, und bleiben dabei. Aber Heranwachsende experimentieren oft, bevor sie sich festlegen, und Erwachsene träumen. Gleichgeschlechtliche Beziehungen gehören zu den drei häufigsten sexuellen Fantasien der Heterosexuellen, und einige Menschen, von denen man es nicht erwartet hätte – zum Beispiel Hans Christian Andersen –, setzten diese Träume in die Tat um. Die sexuelle Orientierung lässt sich langfristig nicht unterdrücken. Vielleicht mögen Sie beide Geschlechter; wenn nicht, können Sie das uninteressante einfach nicht riechen, und daran ist nichts zu ändern.

Wenn Sie zwar kein starkes und klares Verlangen in eine bestimmte Richtung haben, sondern sich nur gelegentlich Gedanken machen, sind Sie wahrscheinlich nicht homosexuell, sondern neugierig. Falls Sie starkes, klares Verlangen empfinden, dann quälen Sie sich nicht, sondern reden Sie darüber. Rufen Sie eine Schwulen- oder Lesbenhotline an – Sie werden nicht gleich »angeworben«, aber Sie können mit jemandem reden, der sich die gleichen Fragen gestellt hat wie Sie und darauf Antworten gefunden hat. Ihre eigene Antwort, sobald sie gefunden ist, kann Ihr Sexleben und Ihr Leben im Allgemeinen erheblich verändern. Jetzt kann die Leidenschaft fließen, und Praktiken, die Ihnen bisher keinen Spaß machten, sind mit dem anderen Geschlecht vielleicht ganz natürlich und befriedigend. Eigentlich erübrigt sich der Hinweis, dass Sie nur dann Freude am Sex haben, wenn Sie wissen, wer Sie wirklich sind.

Was die politischen Aspekte betrifft, ist das bisher Gesagte zum Glück in den meisten Ländern nicht mehr so problematisch wie damals, als dieses Buch zum ersten Mal erschien. Dennoch ist Homosexualität in den meisten Kulturen immer noch umstritten, und in einigen verstößt sie sogar gegen das weltliche oder kirchliche Gesetz. Wir glauben dagegen, dass die sexuelle Orientierung eines Menschen niemanden etwas angeht. Alle sollten ihren Neigungen frei nachgehen dürfen, ohne deswegen diskriminiert oder bevorzugt zu werden. Wenn Sie das nicht tun, täuschen Sie vor, etwas zu sein, was Sie nicht sind, und vergeuden dabei Ihr Leben. Außerdem vergeuden Sie womöglich das Leben eines Partners, der zwar merkt, dass etwas nicht ganz stimmt, aber nicht genau sagen kann, was es ist. Einerlei, wie Sie ticken, seien Sie ehrlich zu sich und zum Partner, und glauben Sie auf keinen Fall, dass Sie einen Partner von seiner sexuellen Orientierung »heilen« können, indem Sie ihm Ihre aufzwingen.

Dieses Buch wurde für Heteros geschrieben, aber in einer liebevollen Beziehung können Verhaltensweisen aus der gesamten Bandbreite möglicher sexueller Orientierungen ihren Sinn haben. Darum sollten Sie nichts ablehnen (oder verurteilen), was Sie nicht wenigstens einmal probiert haben.

Selbstvertrauen

Es ist natürlich eine sich selbst erfüllende Prophezeiung, dass Sie Sex umso mehr genießen, je selbstsicherer Sie sind. Es geht nicht um Arroganz. Wer sich selbst für einen Traumtyp hält, stößt andere ab, vor allem Frauen, und sei es nur deshalb, weil sie wissen, dass ein Mann mit dieser Einstellung sich nicht die Mühe gemacht hat, genug zu lernen, um im Bett wenigstens mittelmäßig zu sein. Andererseits ist ein Partner, dem es anfangs an Selbstvertrauen mangelt, nur dann ein Genuss, wenn Hege und Pflege ihm eines Tages Sicherheit vermitteln. Dauerhafte und hartnäckige Unsicherheit zehrt im Bett und außerhalb des Bettes an den Kräften.

Aber echtes sexuelles Selbstvertrauen – entspannt, gepaart mit Selbsterkenntnis und der Bereitschaft, Wünsche offen zu äußern und das Kommando zu übernehmen, und unbeeindruckt von Fehlschlägen oder Zurückweisungen – ist das Kennzeichen eines idealen Partners, der sowohl geben als auch nehmen kann und dabei die gleiche Lust empfindet.

Das hat nichts mit dem Aussehen zu tun. Heutzutage fürchten fast alle Frauen und immer mehr Männer, aus diesem Grund verschmäht zu werden. Aber das liegt daran, dass die Medien unser Körperbild manipulieren. Wenn Ihnen Ihr Körper nicht gefällt, sollten Sie Ihre Einstellung ändern, und wenn Ihr Partner Ihren Körper nicht mag, sollten Sie den Partner wechseln. Anmerkung für sie: Fast alle Männer interessieren sich mehr für die Empfindungen und das Gefühl der Akzeptanz, die der Sex hervorruft, als für Ihr Gewicht, Ihre Figur oder die Straffheit Ihres Körpers. Wenn er Sie je in Kleidern umarmt hat, kennt er Ihre Figur bereits, und wenn er eine Erektion bekommt, wenn Sie unbekleidet sind, dann akzeptiert er Ihren Körper nicht nur, sondern hat Lust auf ihn. Anmerkung für ihn: Frauen kümmern sich fast gar nicht um die Figur; also bleiben Sie locker.

Ein Mann kann allerdings aus anderen Gründen unsicher sein. Er muss seine Potenz viel augenscheinlicher beweisen als sie, und Männermagazine haben ihm vielleicht eingeredet, dass er abgelehnt wird, wenn er versagt. Aber es gibt neben der Penetration noch andere Möglichkeiten, die für die meisten Frauen ebenso befriedigend sind, zumindest gelegentlich. Wenn er immer nervös ist, sollte er nur mit einer Partnerin ins Bett gehen, bei der er sich entspannt fühlt, und dann probieren, wie es läuft. Wie bei allen menschlichen Aktivitäten macht Übung den Meister.

Unabhängig von der Figur, der Erfahrung und den Fertigkeiten – oder deren Mangel – ist guter Sex einer der stärksten Förderer des Selbstvertrauens, die es gibt, weil er jeden Partner ins Zentrum der Aufmerksamkeit des anderen rückt. Ehrliche Komplimente, Beweise der Zuneigung und vollständiger Verzicht auf Vergleiche runden die Magie ab. Sie sagt: »Zeig mir, dass du mich attraktiv findest, dann folgt alles andere von selbst.« Er benutzt vielleicht andere Worte, aber im Wesentlichen meint er das Gleiche.

Cassolette

Französisch für »Duftlampe«. Der natürliche Duft einer sauberen Frau ist ihr wichtigster sexueller Aktivposten nach ihrer Schönheit (manche finden ihn noch wichtiger). Er geht vom ganzen Körper aus – Haar, Haut, Brüste, Achselhöhlen, Genitalien und getragene Kleidung. Jede Frau hat ihren eigenen, typischen Duft. Auch Männer haben einen natürlichen Duft, den Frauen wahrnehmen; doch während der Duft einer Frau einen Mann betören kann, nehmen die meisten Frauen nur zur Kenntnis, ob ein Mann richtig oder falsch riecht. Falsch heißt nicht unbedingt unangenehm, sondern eher, dass der Geruch nicht zu ihm passt. Oft nehmen Frauen auch konditionierte Extras wie den »Berufsgeruch« und das Rasierwasser eines Mannes wahr.

Weil der persönliche Duft so wichtig ist, muss sie ihn sorgfältig behüten und lernen, ihn so geschickt wie den Rest des Körpers als Teil ihrer Anziehungskraft zu nutzen. (Wir kennen heute die wissenschaftliche Erklärung: Pheromone, sozusagen biologische Schnellkleber, die uns attraktiv machen, einen potenziellen Partner entspannen und uns in Stimmung bringen. Sie rufen: »Ich bin interessiert ... Ich bin interessant.«) Vor allem der persönliche Duft einer Frau kann eine weitreichende Waffe sein (nichts verführt einen Mann zuverlässiger, und das kann unbewusst geschehen), aber einem Geruchstyp verrät dieser Duft auch, ob sie sexuell erregt ist.

Die Fähigkeit, Gerüche wahrzunehmen, ist bei Männern und Frauen unterschiedlich entwickelt. Frauen haben einen schärferen Geruchssinn, aber Männer reagieren stärker auf Düfte. Ob das angeborene Unterschiede sind – wie die Unfähigkeit, Spargel zu riechen – oder ob es sich um unbewusste Blockaden handelt, ist nicht bekannt. Manche Kinder verstehen den Sinn des Blindekuhspiels nicht, weil sie am Geruch erkennen, wer sie berührt. Manche Frauen riechen sogar, ob sie schwanger sind. Männer können einige Chemikalien, die mit Moschus verwandt sind, nicht riechen, es sei denn, sie haben einen Schuss weiblicher Hormone. Viel mehr Sympathien und Antipathien basieren auf dem Geruch, als unsere Deodorant- und Aftershave-Kultur zugibt. Viele Menschen, besonders Frauen, entscheiden mit der Nase, ob sie mit einem anderen ins Bett gehen.

Es ist traurig, dass unsere Gesellschaft uns konditioniert, Deodorants und Parfüme zu verwenden. Seife und Wasser wären viel besser, obwohl die Unglücklichen, die stark schwitzen, durchaus Probleme haben können. Ein Mund voll Aluminiumchlorid in einer Achselhöhle ist eine der größten Enttäuschungen im Bett, und ein wirklich geruchloser Partner wäre ein anderer Mensch. Wenn der Geruch (und der Geschmack) unangenehm werden, liegt es wahrscheinlich an einer Ernährungsumstellung oder an einer Infektion. Beides kann und sollte schnell behoben werden. Es gibt keine Entschuldigung für schlechten Atem oder einseitigen Knoblauchverzehr. Wenn Sie regelmäßig am Ende eines langen, heißen oder harten Tages Sex haben, können Sie aus dem gemeinsamen Duschen ein Ritual machen. Falls Sie den Duft des Partners längere Zeit als störend empfinden, könnte ein emotionaler Widerwille der Grund sein. Nehmen Sie ihn ernst.

ZUTATEN

Viele Frauen rasieren sich die Achselhaare ab, weil man ihnen einredet, Haarlosigkeit sei sexy. Die Meinungen hierüber sind geteilt – die Mode diktiert, dass Achselhöhlen nackt sein müssen; aber Haare halten unsere Pheromone fest. Das könnte ein Argument für mehr Körperhaare sein; aber die Barthaare des Mannes haben im Alltag nicht die gleiche Bedeutung wie die kleinen Büschel der Frau. Diese sind Antennen und Puderquasten, mit denen sie sich in einem Raum oder beim Liebesakt vorstellt. Die Frau hat diese Haare, um mit ihnen die Lippen eines Mannes zu streifen. Er kann das Gleiche tun, wenn auch zurückhaltender. Wenn Sie die Achselhöhle küssen, haftet der Duft des Partners an Ihnen.

Beginnen Sie beim Genitalkuss mit bedeckten Schamlippen. Danach streichen Sie über die geschlossenen Lippen und öffnen sie dann. Wenn sie seine Genitalien küsst, geht sie genauso vor. Es ist die beste Methode, sich des Partners bewusst zu werden, schon bevor Sie anfangen, einander zu berühren. Sie fühlt sich viel wohler dabei, wenn er klar und deutlich sagt, dass er ihren Duft und Geschmack mag. Viele Frauen leiden, weil sie glauben, ihr natürlicher Geruch, vor allem der Geruch der Vulva, sei zu stark. Dem kann er mehr oder weniger sofort abhelfen, indem er Begeisterung zeigt.

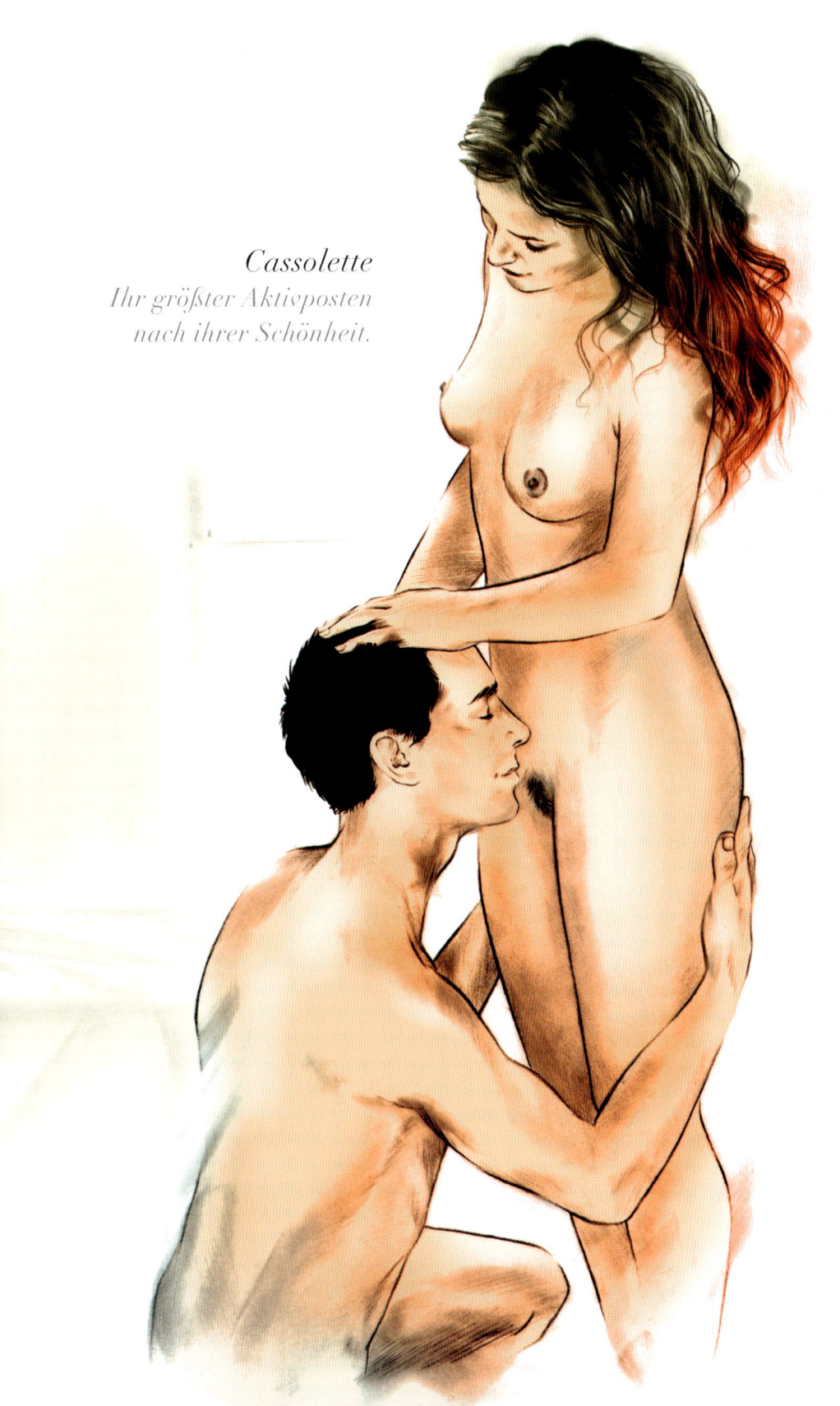

Cassolette
Ihr größter Aktivposten
nach ihrer Schönheit.

Vulva

Ihre äußeren Geschlechtsteile, die dem Skrotum und der Penishaut bei ihm entsprechen und die eine Ausstellung der feministischen Künstlerin Judy Chicago unter dem Titel *The Dinner Party* wunderschön verewigt hat. Dabei symbolisierten 39 Vulva-Bilder von 39 inspirierenden Frauen. Man kann sie streicheln, lutschen, kneifen, lecken, sanft mit einem Vibrator stimulieren. Arbeiten Sie sich an einer Seite nach oben und an der anderen nach unten. Ihr Damm – zwischen After und Vagina – ist ebenso empfindlich wie seiner; stimulieren Sie ihn behutsam mit einer Fingerspitze. Den U–Punkt (*siehe* Triggerpunkte, Seite 153) zwischen Klitoris und Vagina können Sie ebenfalls sanft und kreisförmig drücken. Benutzen Sie dafür einen Fingerknöchel oder die Spitze des Penis (ein schlaffes Glied löst andere Empfindungen aus als ein steifes). Wenn sie nach dem Orgasmus empfindlich ist, hilft ihr das, den nächsten Gipfel zu erklimmen.

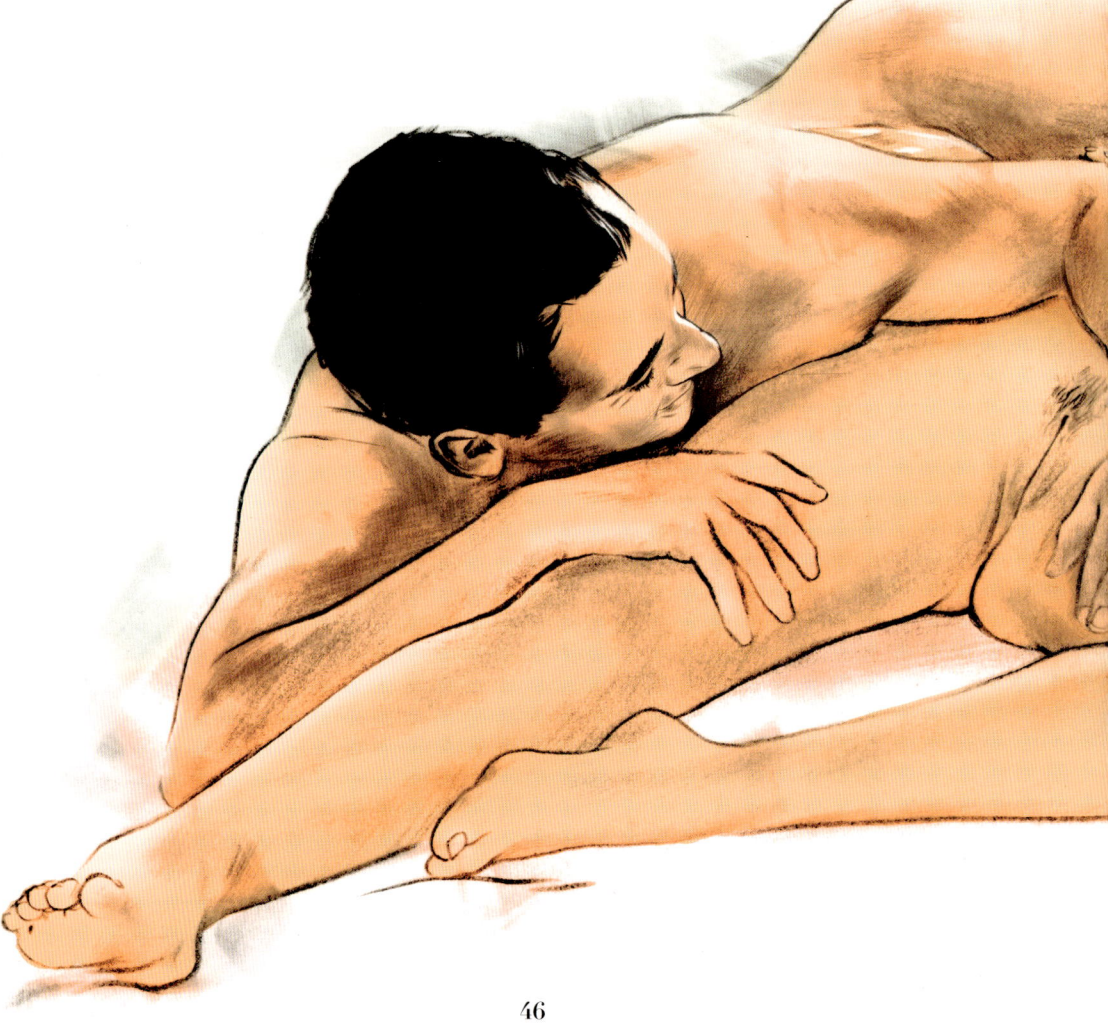

ZUTATEN

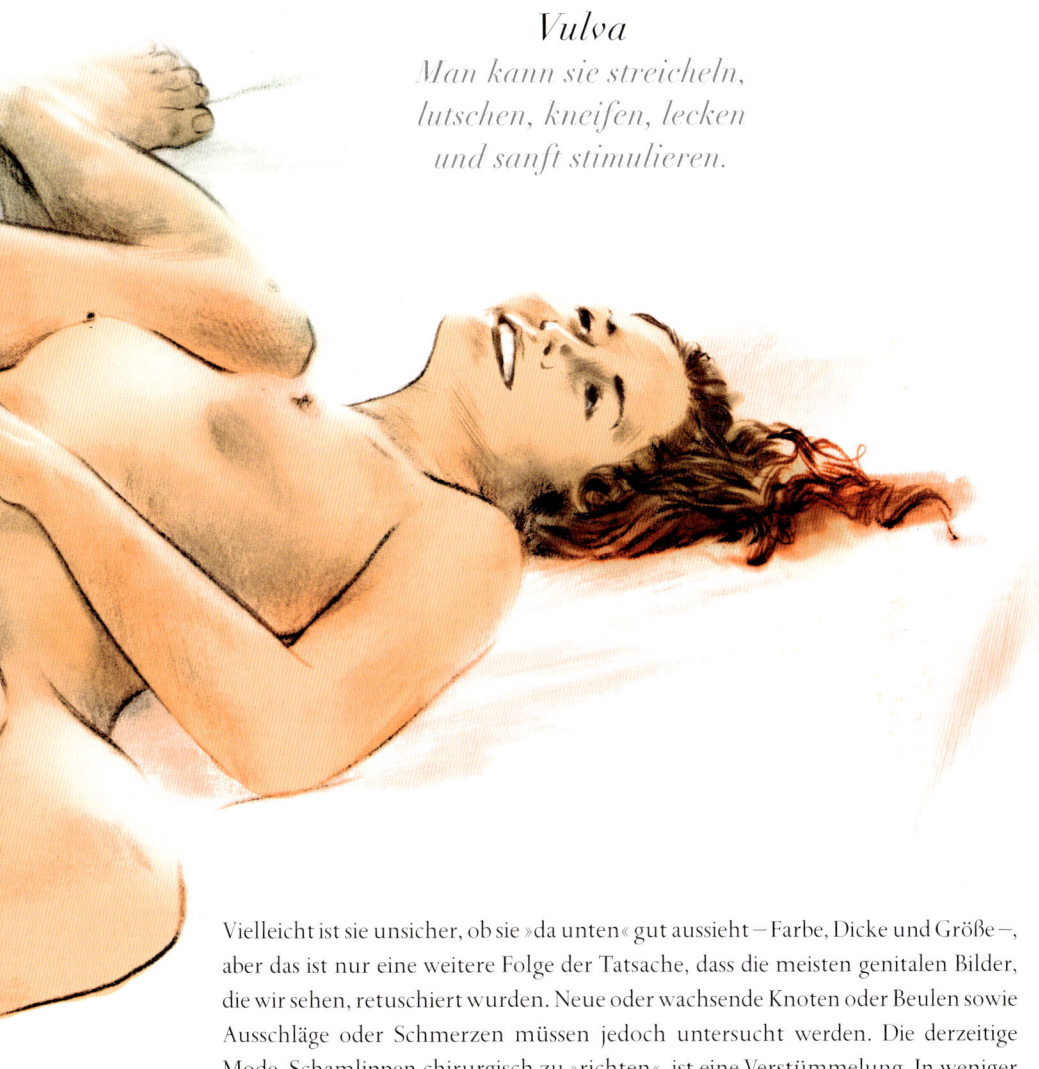

Vulva
*Man kann sie streicheln,
lutschen, kneifen, lecken
und sanft stimulieren.*

Vielleicht ist sie unsicher, ob sie »da unten« gut aussieht – Farbe, Dicke und Größe –, aber das ist nur eine weitere Folge der Tatsache, dass die meisten genitalen Bilder, die wir sehen, retuschiert wurden. Neue oder wachsende Knoten oder Beulen sowie Ausschläge oder Schmerzen müssen jedoch untersucht werden. Die derzeitige Mode, Schamlippen chirurgisch zu »richten«, ist eine Verstümmelung. In weniger primitiven Kulturen tun Frauen das Gegenteil: Sie dehnen die Labien und falten sie dann stolz zu Origami-Figuren.

Vagina

So magisch wie der Penis und für manche Männer ein wenig beängstigend. Zum Glück überleben nur wenige Ängste eine nähere Bekanntschaft; aber diese ist an manchen Komplexen des Mannes schuld. Prüde Leute behandeln die Vagina, als wäre sie radioaktiv. »Jede Magie«, sagte ein Zauberer aus Papua, »strahlt von ihr aus wie ein Finger von einer Hand.« Und wegen dieses Freudschen Wirrwarrs wurden viele Frauen im Laufe der Geschichte herabgesetzt.

Das ist traurig, weil die Vagina für sie ebenso mächtig und verletzlich ist wie der Penis für ihn. Sie ist die Quelle des tröstenden Menstruationsblutes, heftiger Orgasmen, ersehnter Geburten. Theoretisch ist nur das erste Drittel der Vagina wirklich empfindlich; aber als Symbol ihrer Offenheit und Weiblichkeit gehört die ganze Scheide zum Kern ihrer Sexualität.

Normalerweise ist die Vagina nur ein wenig feucht, sonst würden Frauen beim Gehen quietschen. Bei sexueller Erregung wird sie mehr oder weniger nass, und manche Frauen, aber sicherlich nicht alle, ejakulieren sogar beim Orgasmus (*siehe* Triggerpunkte, Seite 153). Abgesehen davon sollten Sie Verfärbungen, Ausflüsse, Ausschläge, Blutungen oder Schmerzen untersuchen lassen, da sie auf Infektionen hindeuten. Denken Sie auch an regelmäßige Abstriche und Impfungen, um sich vor Gebärmutterhalskrebs zu schützen. Der normale Vaginalgeruch ist von Frau zu Frau sehr unterschiedlich und ändert sich auch von Zeit zu Zeit; aber er sollte immer angenehm und sexy sein. Und wie steht es mit der Hygiene? Verzichten Sie auf Spülungen; sie unterdrücken nicht nur gesunde Sekrete, sondern auch die Pheromone, die ihn anlocken. Eine gesunde Vagina reinigt sich selbst.

Einerlei, ob er jemals die Vagina einer Frau genau erforscht hat – mit den Fingern, den Augen und der Zunge –, er sollte unbedingt die seiner Partnerin erforschen. Und sie sollte lernen, mit der Vagina zu küssen – sie hat zwei Münder, er hat nur einen.

Klitoris

In der ersten Auflage dieses Buches hieß es: »Der phallisch gesinnte Mann neigt dazu, zu seiner Beruhigung sofort nach der Klitoris zu tauchen.« Heute wissen wir, dass dieser Mann völlig Recht hat. Klitoris und Penis sind tatsächlich an die Geschlechter angepasste Zwillinge. Forschungen der australischen Urologin Helen O'Connell belegen, dass die durchschnittliche Klitoris – sowohl der sichtbare Teil als auch der viel größere Teil im Becken – ebenso groß ist wie ein schlaffer Penis, aus genau den gleichen Schwellkörpern besteht und einen Schaft wie ein Penis sowie eine winzige Eichel mit Vorhaut besitzt. Obendrein hat das selbstgefällige Ding doppelt so viele Nervenenden wie sein männliches Gegenstück.

Die Gesellschaft hat der Klitoris nie den gleichen symbolischen Wert beigemessen wie dem Penis, sei es aus Unwissenheit, sei es aus Misstrauen. Die besser Informierten wissen hingegen, dass sie die Aufgabe hat, die Vagina zu entflammen, so wie »man brennende Kieferspäne dazu benutzen kann, einen Holzklotz anzuzünden« (Freud). Die Komikerin Carol Leifer drückte es prägnanter aus: »Sex mit einer Frau ist wie der Kauf einer Immobilie: Ort, Ort, Ort« (*siehe* Klitorale Lust, Seite 142). Leider halten es einige Kulturen für notwendig, die Klitoris zu entfernen. Aber auch im Westen wurde die Beschneidung bis vor kurzem durchgeführt, um »Frauenprobleme« zu heilen.

Was ihre Rolle beim Orgasmus betrifft, wäre es gewiss sinnlos, in die »Pro-und-Kontra«-Debatte einzusteigen. Jeder hat das Recht, so viele unterschiedliche Arten von Orgasmen zu erleben, wie er oder sie haben will und haben kann. Aber wir möchten hinzufügen, dass es zwar vielen Frauen schwer fällt, beim Geschlechtsverkehr einen Orgasmus zu erreichen, dass aber nur wenige den Höhepunkt verfehlen, wenn ihre Klitoris stimuliert wird. Diese ist selbstverständlich das einzige menschliche Organ, das allein der Lust dient.

Schamhügel

Das dekorative Fettpolster über dem weiblichen Schambein, das beim Sex in der Missionarsstellung und deren Varianten als Puffer dient und, wichtiger noch, zahlreiche Nervenenden enthält, die Empfindungen an seine Umgebung weiterleiten, wenn es bewegt wird.

Viele Männer, denen man eingebläut hat, unmittelbar die Klitoris zu stimulieren, wissen nicht, dass sie Frauen zum Orgasmus bringen können, wenn sie einfach die Hand auf den Schamhügel legen und ihn kneten oder schütteln, bevor oder während sie – wenn überhaupt – einen Finger in die Vagina einführen (*siehe* Schamhaare, Seite 72–74).

Er kann den Hügel entweder mit der hohlen Hand halten (er passt genau in den Handteller) oder den Handballen darauf legen, während er mit den Fingern die Schamlippen stimuliert. Oder er legt die hohle Hand auf den Hügel und die geschlossenen Labien. Dadurch kann er herausfinden, welche Empfindungen er auslöst, wenn sie mit vollständig geschlossener Vagina auf dem Bett liegt. Auch sie kann seinen Hügel festhalten, die Finger um den Penis kreisen lassen und die andere Hand auf das Skrotum legen. Die Wirkung ist aber meist nicht die Gleiche. Manche Männer finden, dass es nur kitzelt.

Brüste

»Wenn wir in unseren reiferen Jahren etwas sehen, was dem weiblichen Busen ähnelt«, schrieb Erasmus Darwin, »spüren wir einen Funken allgemeinen Entzückens, das offenbar alle unsere Sinne beeinflusst. Wenn das Objekt nicht zu groß ist, spüren wir den Drang, es mit den Lippen zu umfassen, so wie wir als Kleinkinder die Mutterbrust umfasst haben.«

Brüste sind das natürliche zweite Ziel, aber oft das erste, das wir erreichen. Ihre Empfindlichkeit ist bei Männern und Frauen sehr unterschiedlich und richtet sich nach dem körperlichen Zustand und nach der Stimmung. Die Größe hat wie bei den anderen Geschlechtsorganen nichts mit der Sensibilität zu tun; aber wenn sie die Frau unsicher macht, ist fasziniete Aufmerksamkeit ein wirksameres Heilmittel als Chirurgie. Manche Brüste reagieren gar nicht, selbst bei Menschen, die nicht im Geringsten frigide sind. Einige mögen ganz leichte Berührungen, andere lassen sich gerne kräftig kneten (aber es sind empfindliche Gebilde; also bleiben Sie auch dann vernünftig, wenn Sie intensiven Kontakt mögen).

Umrunden Sie die Brustwarzen mit der Zungenspitze oder der Eichel, saugen Sie sacht wie ein Baby daran, kneten Sie die Brüste behutsam mit beiden Händen, beißen Sie sie ganz vorsichtig. Das sind die besten Eröffnungen. Sie kann das Gleiche bei ihm probieren (bei dieser Gelegenheit sollten beide gelegentlich nach verdächtigen Knoten suchen).

Wenn ihre Brüste groß genug sind, um sich zu berühren, können sie einem Paar überraschend viel Freude bereiten. Dies ist eine gute Notlösung, wenn sie gelegentlich keine Lust auf Vaginalverkehr hat. Sie liegt halb flach auf ein paar Kissen, er kniet über ihr (wenn sie Hilfe braucht, berührt er mit einer großen Zehe ihre Klitoris). Seine Vorhaut ist vollständig zurückgezogen. Er oder sie drückt die Brüste aneinander, so dass der Schaft bedeckt ist. Das ist besser, als mit den Brüsten die Eichel zu reiben. Der Penis sollte knapp unter ihrem Kinn herausragen. Dieser Sex zwischen den Brüsten klappt auch in anderen Stellungen: »69«, sie oben (vor allem wenn sie kleine Brüste hat) oder er sitzend und sie kniend. Experimentieren Sie! Wenn sie in dieser Stellung einen Orgasmus bekommt, ist er »rund« wie ein koitaler Höhepunkt, und sie spürt ihn innerlich. Brustorgasmen durch Lecken und Kneten liegen »dazwischen«, was die Empfindungen anbelangt. Mit seiner Ejakulation schenkt er ihr ein »Perlenhalsband«. Er sollte das Sperma gut auf ihren Brüsten verreiben (*siehe* Sperma, Seite 62).

Brüste, Vagina und Klitoris zusammen lassen die Erregung zumindest bei manchen Frauen am schnellsten und stärksten ansteigen. Viele leicht erregbare Frauen haben auch beim Stillen eines Babys ganz besondere Lustgefühle.

Brüste
*In dieser Stellung ist ihr Orgasmus
»rund«, und sie spürt ihn tief im Inneren.*

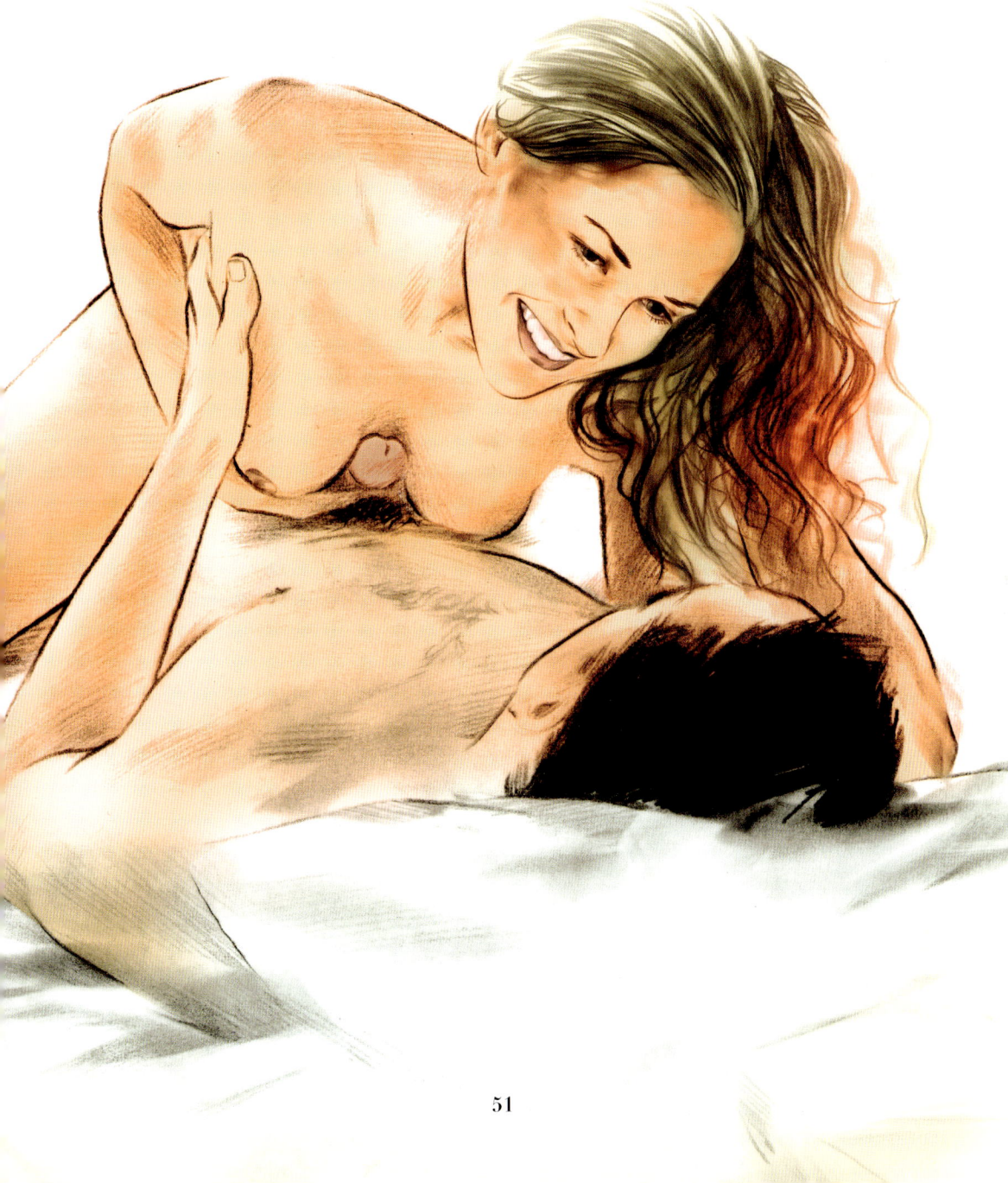

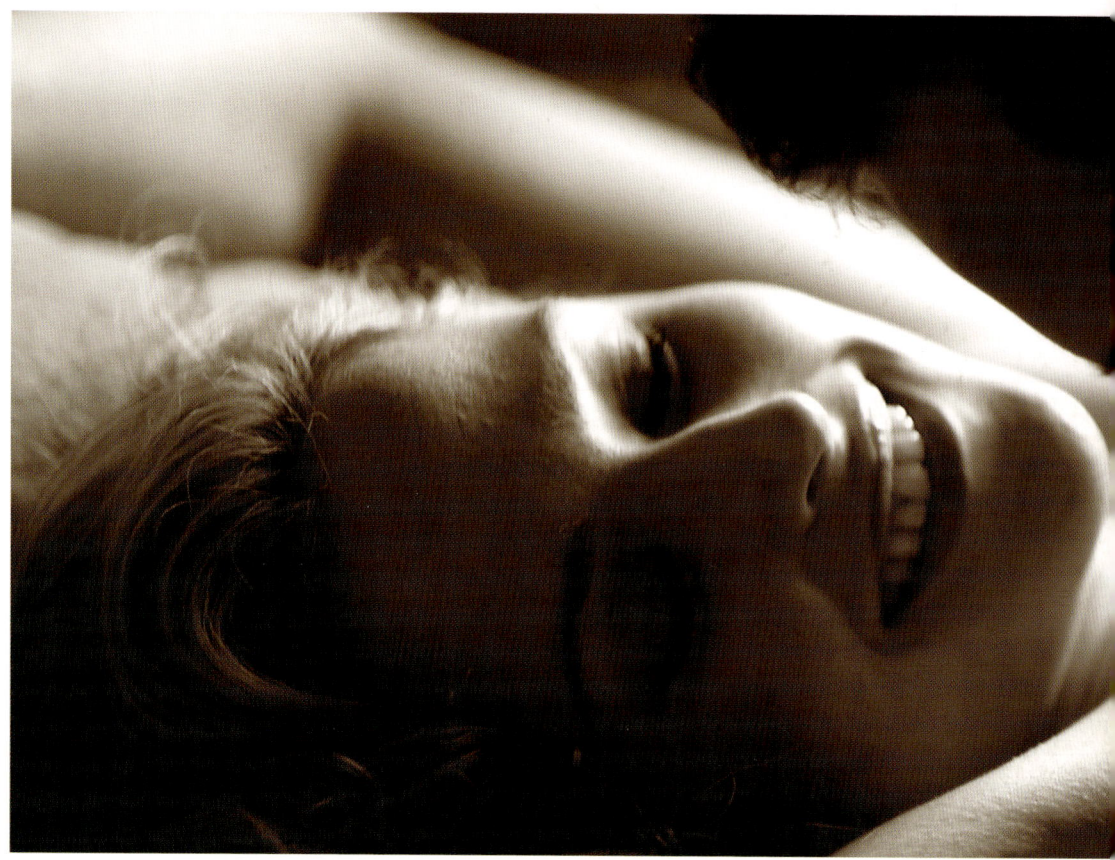

Brustwarzen

Sie sagt: »Anders als beim Mann können die Brustwarzen einer Frau direkt mit der Klitoris und der Vagina verbunden sein. Ein Mann, der geschickt damit umgeht und sich Zeit nimmt, kann alles erreichen. Streicheln mit der Handfläche oder mit den Wimpern, Lecken und lautes Saugen wie ein Baby können Wunder vollbringen. Die Orgasmen, die sie dabei bekommt, sind markerschütternd, ohne sie im Geringsten vom bevorstehenden Geschlechtsverkehr abzulenken. Bitte nimm dir Zeit.« Auch er kann dabei eine sehr spezielle Lust empfinden, besonders, wenn sie Milch absondert.

Bei ihm ist die Wahrscheinlichkeit geringer, dass die Stimulation der Brustwarzen eine Wirkung hat. Nur wenige Männer können einen Nippelorgasmus bekommen. Aber probieren Sie es mit steifen Federn (*siehe* Federn, Seite 113) oder sehr sanftem Reiben mit den Fingerspitzen – die Brustwarzen eines Mannes werden leicht wund.

Wenn keine Wirkung eintritt, kann beharrliche Zuwendung mit der Zeit helfen. Probieren Sie einmal sanfte Kreisbewegungen mit einer Zahnbürste. Es gibt keinen Beweis für die Theorie, dass Koffein die Brustwarzen zeitweilig empfindlich macht; aber ein Versuch

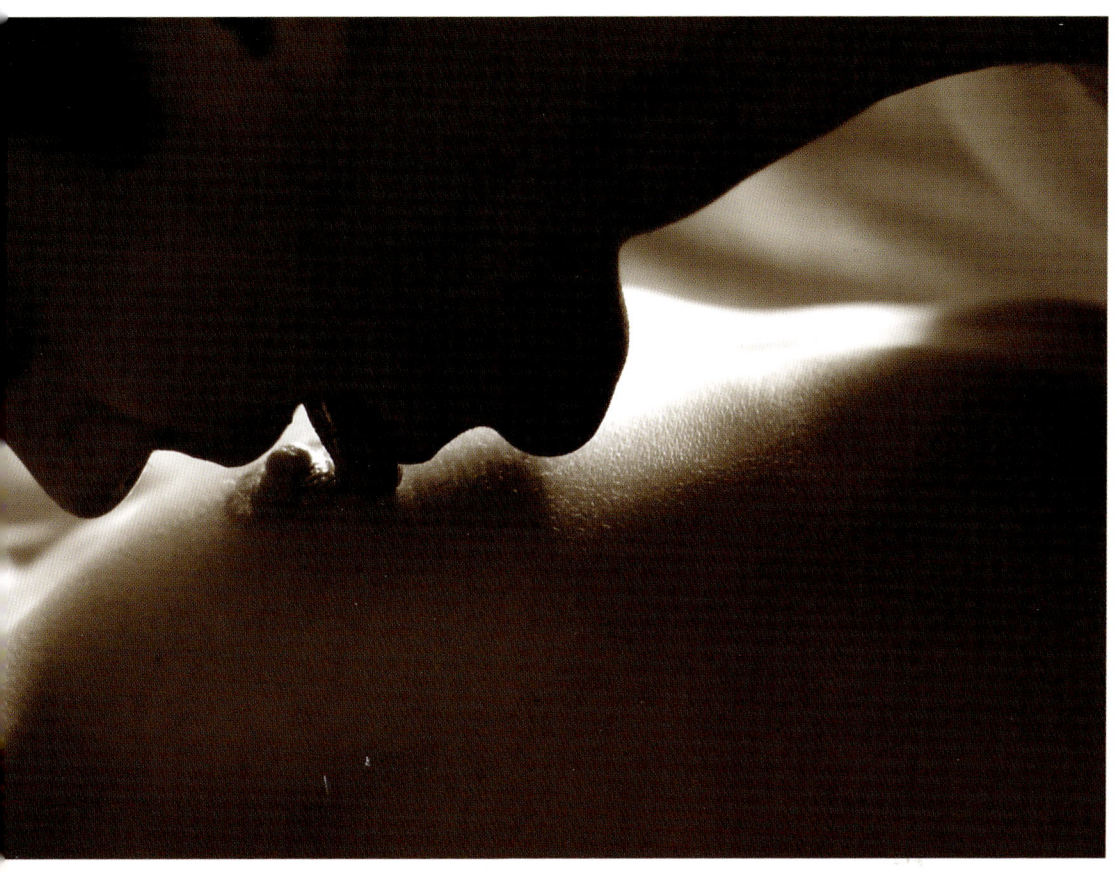

Brustwarzen
Eine direkte Hotline zu ihren empfindlichsten Stellen.

lohnt sich. Hormonelle Schwankungen vor der Menstruation können Sensibilität in Unbehagen verwandeln. Sie und er sollten bei Juckreiz, Schwellungen, Blutungen oder Ausfluss einen Arzt konsultieren.

Wenn ein Partner Schmerzen mag oder diese Möglichkeit testen will, dann kneifen Sie die Brustwarzen zuerst leicht, dann fester (aber nie, wenn sie wund sind, Milch absondern oder frisch durchstochen sind). Das Ziel ist Ausgewogenheit zwischen Schmerz und Lust. Wenn der Druck nachlässt, bleibt der ganze Körper stundenlang schmerzempfindlich. Falls Ihnen das gefällt, probieren Sie Nippelklemmen (nicht Wäscheklammern, weil deren Druck nicht regulierbar ist). Ein an den Brustwarzen miteinander verbundenes Paar löst bei jeder Bewegung ein sanftes Zupfen aus. Kneifen Sie die Brustwarzen nach dem Abnehmen der Klemmen mit den Fingern. Lindern Sie den Druck langsam, damit das Blut allmählich zurückfließt. Übertreiben Sie nicht – 15 Minuten sind genug.

ZUTATEN

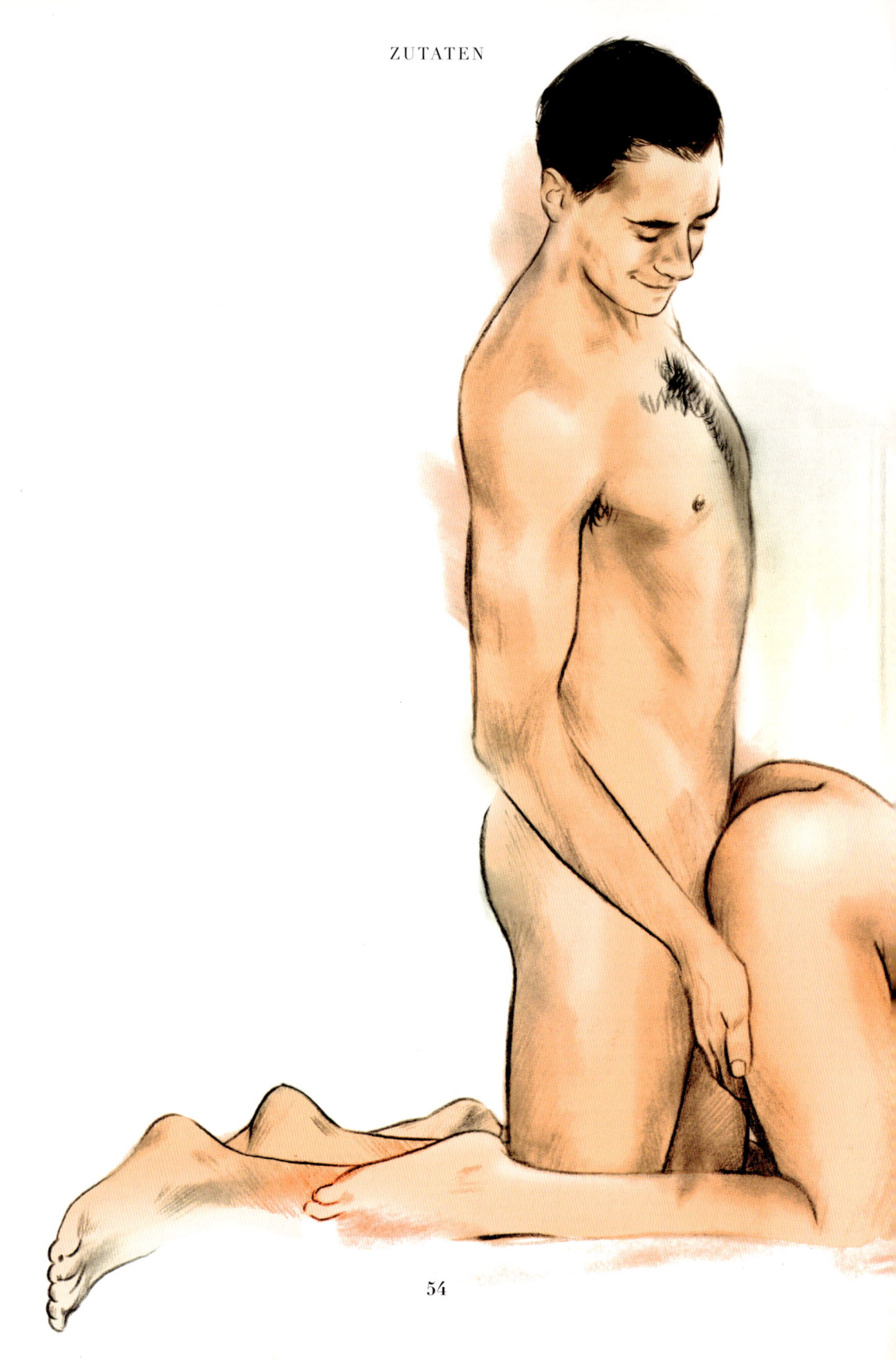

Po

Was sexuelle Reize anbelangt, kommt der Po in verschiedenen Kulturen und bei verschiedenen Individuen gleich nach den Brüsten. Eigentlich ist er bei Primaten sogar die Nummer eins, und die meisten Affen haben ein grellrot gefärbtes Gesäß. Die Neandertaler, die einige der besten Steinzeitfigurinen schufen, schätzten das Hinterteil offenbar auch.

Der Po ist eine wichtige erogene Zone bei beiden Geschlechtern. Er ist jedoch weniger empfindlich als die Brüste, weil er weniger Nervenenden und eine Fettschicht besitzt. Deshalb braucht er eine stärkere Stimulation (Halten, Kneten, Klopfen oder sogar harte Schläge – *siehe* Disziplin, Seite 265–267).

Sex von hinten (*siehe* Von hinten, Seite 169–171) ist ein Vergnügen für sich. Seien Sie aber vorsichtig, wenn sie einen schwachen Rücken hat. Die Muskelkontraktionen beim Koitus stimulieren den Po bei beiden Geschlechtern und in jeder Stellung, besonders wenn Sie die Kehrseite des Partners festhalten, mit jeder Hand eine Backe. Es lohnt sich, diese zusätzlichen Empfindungen bewusst auszulösen. Ein hübscher Po wirkt zudem höchst erotisch, und zwar auf beide Geschlechter in fast gleichem Maße.

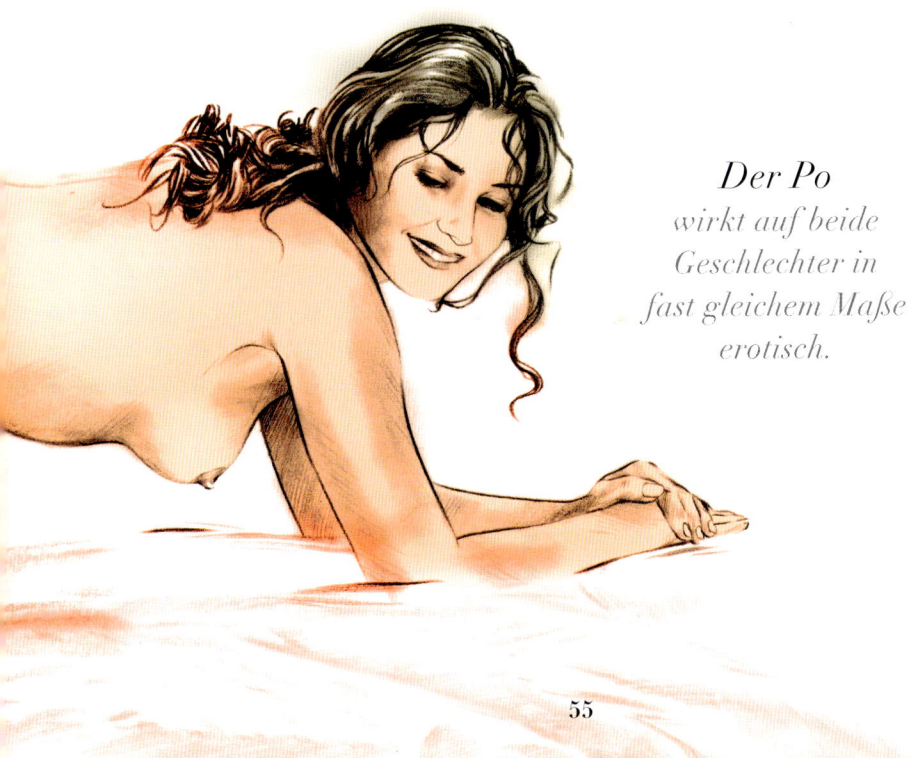

Der Po wirkt auf beide Geschlechter in fast gleichem Maße erotisch.

Penis

Der Penis ist mehr als ein wichtiger männlicher Körperteil. Obwohl man ihn oft ausdrücklich als »Werkzeug« bezeichnet, hat er eine größere symbolische Bedeutung als jedes andere menschliche Organ. Er ist ein Zeichen der Dominanz, und da er einen eigenen Willen hat, besitzt er eine »Persönlichkeit«. Wir können hier nicht auf die ganze Symbolik eingehen; es genügt zu sagen, dass die Partner sie erfahren werden – sie werden feststellen, dass sie den Penis wie eine Art dritten Partner behandeln. Manchmal ist er eine Waffe oder eine Bedrohung, ein andermal etwas, was sie wie Kinder miteinander teilen. Ohne auf die Psychoanalyse oder die Biologie einzugehen, ist es kein schlechtes Zeichen, wenn der Penis beiden Partnern gehört, obwohl er ganz entschieden männlich ist. Auf jeden Fall finden beide Geschlechter seine Struktur, seine Erektionen und so weiter faszinierend – und seinen scheinbar freien Willen ein wenig beängstigend.

Wie um die Vagina ranken sich auch um den Penis Ängste und Mythen, und er ist das Ziel aller Arten von magischen Manipulationen. Nicht selten ist er der Sitz des männlichen Selbstbewusstseins und Identitätsgefühls, so wie Samsons Haar die Quelle seiner Kraft war. Wenn er nicht funktioniert oder, schlimmer noch, wenn sie ihn anschwellen oder schrumpfen lässt, sind die Folgen katastrophal. Das erklärt die irrationale Besessenheit des Mannes von der Größe seines Gliedes. Die Größe hat nicht das Geringste mit der Leistungsfähigkeit beim Sex zu tun und – weil der Orgasmus der Frau nicht von der Tiefe des Eindringens abhängt – auch nicht mit der Fähigkeit, die Partnerin zu befriedigen. Dennoch reizt viele Frauen der Gedanke an einen großen Penis, und einige wenige sagen, dass ein großes Glied ihre Empfindungen steigert (*siehe* Größe, Seite 60–61). Wichtig ist allenfalls die Dicke. Die Größe eines schlaffen Penis lässt nicht auf die Größe des erigierten Penis schließen. Ein Penis, der im Ruhezustand groß ist, schwillt bei der Erektion einfach weniger stark an. Es ist unmöglich, einen Penis künstlich zu vergrößern.

Von wenigen Ausnahmen abgesehen, ist kein Penis zu groß für eine Frau. Immerhin kann die Vagina ein voll ausgetragenes Kind bewältigen. Wenn sein Penis, unabhängig von seiner Länge, an ein Ovar stößt und Schmerzen verursacht, darf er eben nicht so tief eindringen. Eine Frau, die behauptet, sie sei »zu klein« oder »zu eng«, spricht meist vom Ausmaß ihrer Erregung. Sie braucht Zeit, Verständnis und Vorspiel. Die Form variiert ebenfalls – die Eichel kann stumpf oder kegelförmig sein. Das spielt nur insofern eine Rolle, als Kondome mit Reservoir für eine kegelförmige Eichel unbequem sind, weil das Reservoir sie einklemmt.

Frauen, die gelernt haben, Sex wirklich zu genießen, sind meist vom Penis ihres Partners einschließlich seiner Größe fasziniert – so wie Männer von den Brüsten, der Figur, dem Duft und der zarten Haut einer Frau –, und sie lernen, ausgiebig und geschickt mit ihm zu spielen. Einerlei, ob das Glied beschnitten ist oder nicht (*siehe* Vorhaut, Seite 61), es ist ein interessantes Spielzeug, ganz abgesehen von seinem Hauptverwendungszweck. Die Partnerin kann den Penis aus der Hose holen, stimulieren, bis er steif wird, und ihn zum Pulsieren oder Ejakulieren bringen. Das ist ein wichtiger Teil des Zusammenseins, auch für den Mann, denn es stärkt sein Selbstbewusstsein, und gute Hand- und Mundarbeit sind praktisch eine Garantie dafür, dass sie eine gute Sexpartnerin ist.

Wenn er nicht beschnitten ist, muss er die Vorhaut regelmäßig zurückziehen und das Glied reinigen. Lässt die Vorhaut sich nicht vollständig über die Eichel ziehen, sollten Sie einen Arzt konsultieren (er untersucht den Penis mit einem stumpfen Instrument und empfiehlt nicht unbedingt eine Beschneidung). Das Gleiche gilt, wenn die Vorhaut zu eng ist und »klemmt«.

Mit der Zeit entwickelt sich oft eine leichte Asymmetrie. Das schadet nicht, es sei denn, sie ist sehr ausgeprägt oder schmerzhaft; dann sollten Sie zum Arzt gehen. Biegen Sie einen steifen Penis nicht, und verzichten Sie auf Stellungen, in denen er zufällig gewaltsam gebogen werden könnte (das passiert meist, wenn die Frau oben ist, wenn der nahe Orgasmus sie unvorsichtig macht oder wenn er eindringt, ehe das Glied ganz erigiert ist). Es ist möglich, wenn auch schwierig, einen der zwei Schwellkörper zu brechen, die der Schaft enthält. Das ist sehr schmerzhaft und kann dazu führen, dass der Penis künftig bei Erektionen schmerzt oder schief steht. Das normale Glied hält eine raue Behandlung aus, aber nicht das verletzte. (Meiden Sie auch dumme Tricks mit Sauggeräten – *siehe* Penispumpen, Seite 250).

Wunden, Ausfluss, Knoten, Dellen, Blutungen und so weiter deuten auf Krankheiten hin und müssen behandelt werden. Selbst wenn Sie beide nachweislich frei von sexuell übertragbaren Krankheiten sind – andernfalls sind Kondome Pflicht –, sollten Sie auf Oralverkehr mit einem Partner verzichten, der an Lippenherpes leidet, sonst kann sich der Penis oder die Vagina mit Herpes anstecken, der periodisch wiederkehrt und sehr lästig ist.

Wenn die Vorhaut nach dem Masturbieren oder nach längerem Zurückziehen trocken ist, empfehlen wir Speichel als Gleitmittel. Es gibt heute Peniskosmetika zu kaufen, die den Sex angenehmer und intensiver machen. Meiden Sie aber Produkte, von denen behauptet wird, sie könnten Reaktionen verlangsamen oder beschleunigen; sie können ihn und infolgedessen auch sie abstumpfen oder reizen. Wenn er in dieser Hinsicht Probleme hat, sind »Schnellreparaturen« zu empfehlen (*siehe* Vorzeitige Ejakulation, Seite 185, und Potenz, Seite 148–149).

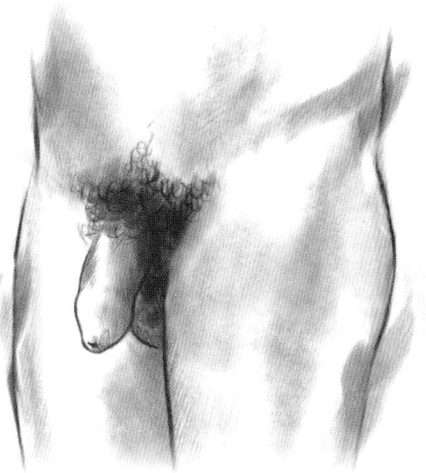

Der Penis
hat eine größere symbolische Bedeutung als jedes andere menschliche Organ.

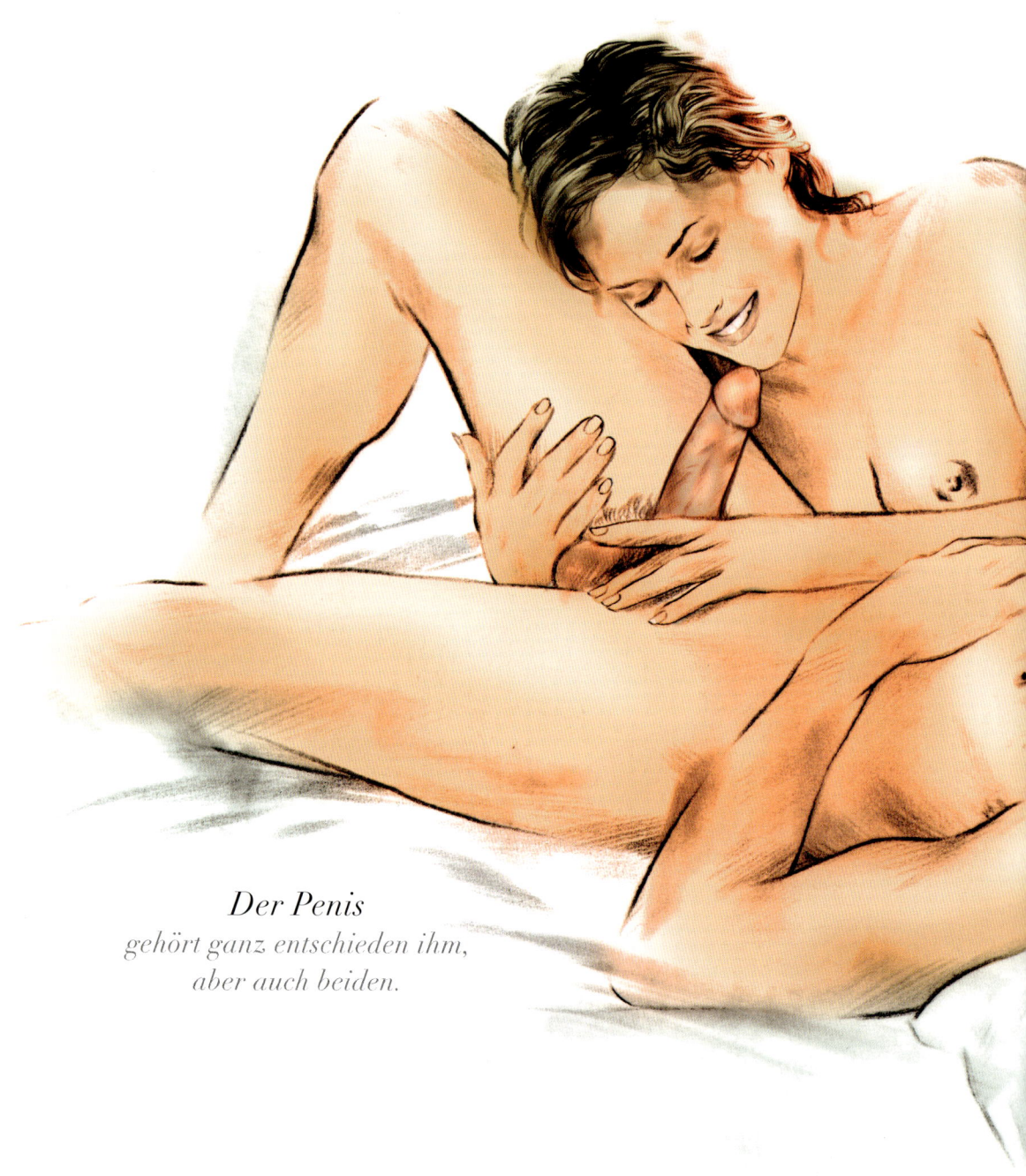

Der Penis
gehört ganz entschieden ihm,
aber auch beiden.

ZUTATEN

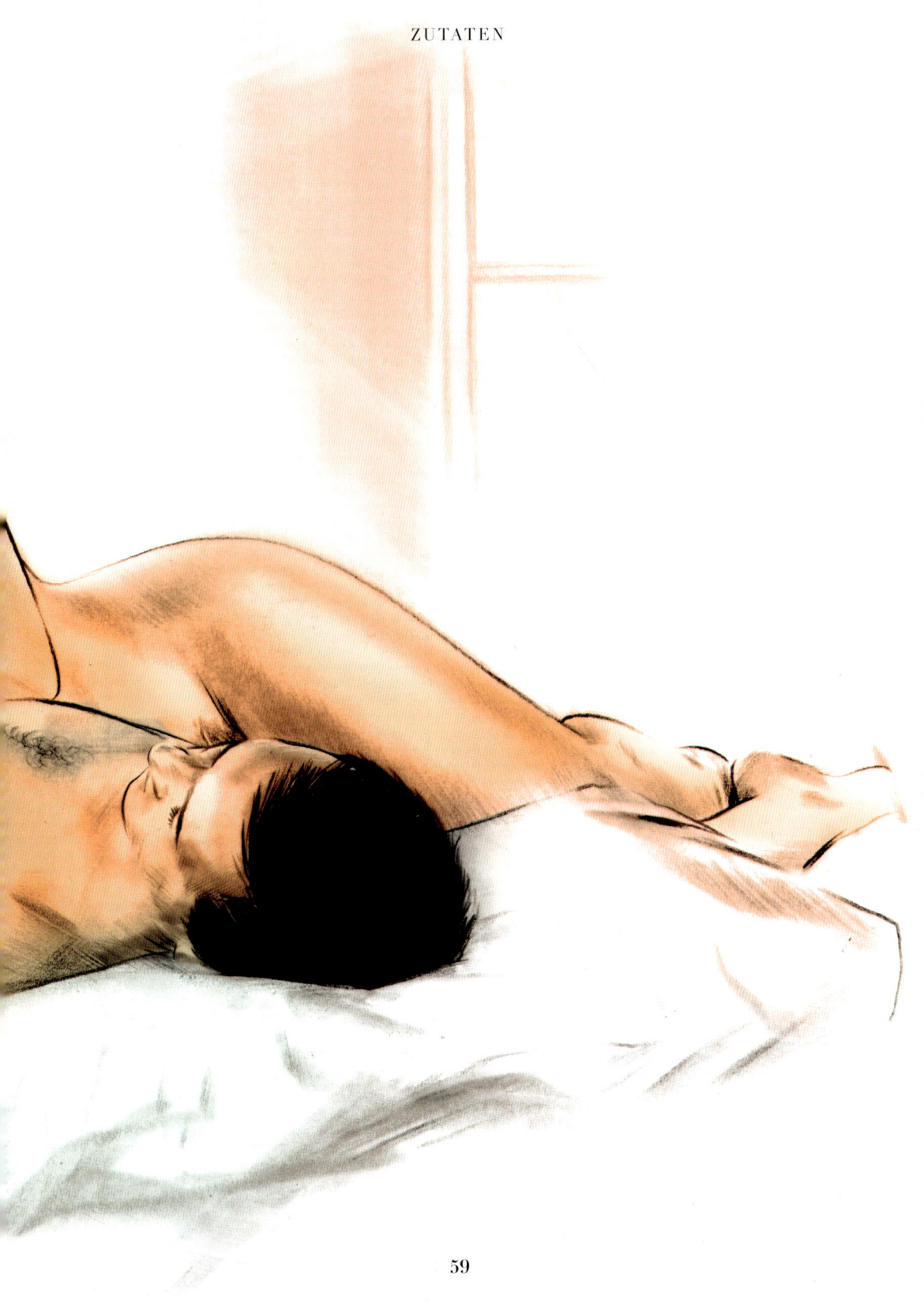

Größe

Für Männer ist die Größe der Genitalien (sie ist ein »Dominanzsignal wie ein Hirschgeweih«) etwa genauso wichtig wie die Brüste und die Figur für Frauen. Das ist jedoch ihre einzige Bedeutung, wenn es um Sex geht. Der durchschnittliche erigierte Penis ist knapp dreizehn Zentimeter lang, der schlaffe zwischen siebeneinhalb und zehn Zentimeter. Aber die Unterschiede sind groß. Ein längerer Penis mag auffallend sein, aber leistungsfähiger ist er nicht, außer als visueller Reiz. Ein kleineres Glied schlägt sich in den meisten Stellungen ebenso wacker, vielleicht sogar besser als ein größeres, weil nur die ersten paar Zentimeter der Vagina empfindlich sind. Die meisten Frauen sind der Meinung, dass nicht die Größe entscheidend ist, sondern die richtige Anwendung.

Die Größe im schlaffen Zustand ist ebenfalls unwichtig. Bei manchen Männern ist vor der Erektion überhaupt kein Schaft zu sehen; dennoch kann das Glied sich zu seiner vollen Größe aufrichten. Das Gleiche gilt für das Gewicht der Hoden: Es ist unterschiedlich wie die Größe der Nase oder des Mundes, hat aber kaum etwas mit der Funktion zu tun. Wenn die Genitalien klein sind, liegt das meist an aktiven Muskeln unter der Haut – nach einem kalten Bad hat selbst der eindrucksvollste Penis nur noch die Größe eines Phallus an einer griechischen Statue.

Deshalb ist es unvernünftig, von der Größe besessen zu sein. Oft halten Männer ihr Glied für klein, weil sie es von oben sehen, während ihnen der Penis anderer Männer, den sie von vorne sehen, groß erscheint. Fallen Sie nicht auf die Werbung mit Lotionen, Arzneien, Dehnübungen oder Operationen herein. Man kann die Größe des Penis nicht zuverlässig und gefahrlos steigern, genauso wenig wie die Körpergröße. Sie sollte lernen, keine Bemerkungen darüber zu machen, es sei denn lobende; und er sollte lernen, nicht unnötig zu grübeln. Wenn ein Penis wirklich zu klein ist, geht das Problem mit erheblichen Verformungen der Eichel einher. Das lässt sich behandeln und kommt selten vor.

Das alles gilt auch für die Größe der Vagina. Nur bei wenigen Frauen ist sie zu klein. Verwenden Sie ein Gleitmittel, verlängern Sie das Vorspiel, warten Sie mit dem Eindringen, bis die Scheide sich im Laufe der Erregung ausgedehnt hat. Solange es nicht weh tut – hören Sie in diesem Fall sofort auf –, beschert eine enge Vagina dem Mann sogar intensivere Empfindungen. Keine Scheide ist zu groß. Wenn sie scheinbar schlaff ist, können Sie in eine Stellung wechseln, bei der die Frau die Schenkel zusammenpresst – am besten klappt es von hinten. Machen Sie Kegelübungen (*siehe* Pompoir-Technik, Seite 188), damit die Muskeln dauerhaft straff bleiben – aber viel Sex wirkt ebenso gut, und sie hat mehr Spaß daran. Abgesehen vom Nähen nach einer Entbindung spiegeln chirurgische Scheidenverengungen meist mangelndes Selbstvertrauen der Frau oder falsche Vorstellungen des Partners wider.

Die Anatomie der Genitalien bestimmt wahrscheinlich, welche Stellungen für ein Paar am besten sind; aber das ist alles. Abgesehen von seltenen Ausnahmen passen alle Männer und Frauen zueinander. Die einzige praktische Ausnahme ist ein sehr großer Penis und eine sehr enge Vagina. In diesem Fall sollte sie beim Reiten vorsichtig sein, sonst könnte das Glied an einen Eierstock stoßen (das fühlt sich ähnlich an wie ein Schlag auf die Hoden). Er darf nicht zu heftig stoßen, außer er weiß, dass sie keine Schmerzen hat. Die Größe anderer Körperteile, zum Beispiel die der Brüste, kann zwar eine erotische Wirkung haben; aber jede Form oder Größe eröffnet sexuelle Chancen, die Sie nutzen sollten.

Vorhaut

Die Beschneidung ist wohl das älteste sexuelle Ritual des Menschen. Sie wird heute noch vorgenommen – aus kulturellen Gründen und angeblich auch der Gesundheit zuliebe. Manche Leute glauben, Gebärmutterhals- und Peniskrebs kämen bei Beschnittenen seltener vor (ein Märchen) oder die Beschneidung verzögere den Orgasmus (dafür gibt es keine Beweise). Wahrscheinlich ist der Unterschied nicht groß, weder beim Masturbieren noch beim Sex, denn dabei wird die Vorhaut ohnehin zurückgezogen. Aber wenn die Vorhaut fehlt, entgehen dem Mann all die Nuancen, die mit bedeckter Eichel möglich sind. Wenn die Partnerin beim Sex die Haut mit der Hand nach unten zieht, fördert dies die Erregung sowohl bei Beschnittenen als auch bei Unbeschnittenen und löst Empfindungen eigener Art aus.

Frauen, die Erfahrung mit beidem haben, sind geteilter Meinung. Manche finden die beschnittene Eichel »gepflegter« und die nicht zurückgezogene Vorhaut sogar unattraktiv, weil sie »feminin« aussehe. Anderen gefällt der Überraschungseffekt beim Zurückziehen. Wenn er nicht beschnitten ist und sie das nicht mag, kann er die Vorhaut zurückziehen. Im umgekehrten Fall gibt es genügend andere Vergnügungen. Wahrscheinlich hat die Vorhaut die Aufgabe, das Immunsystem zu unterstützen und die Eichel zu befeuchten. Dass sie zahlreiche Nervenenden enthält, hat gewiss auch seinen Sinn.

Ein Wort noch zum Frenulum, dem kleinen Bändchen, das die Unterseite der Eichel mit dem Schaft verbindet. Da es empfindlich auf Dehnung reagiert, löst es wahrscheinlich die Empfindungen beim Masturbieren aus. Nach einer Beschneidung kann es sich versteifen, falls es nicht ganz entfernt wird. Wenn es intakt ist, probieren Sie einmal, die mit Gleitmittel eingeriebene Handfläche auf die Eichel zu legen und mit dem Daumen das Bändchen zu massieren oder den kleinen Finger auf dem Frenulum kreisen zu lassen, wobei die Kreise immer kleiner werden. Sie können es auch mit der Zungenspitze stimulieren, während er sich einfach entspannt. Tun Sie das aber nur, wenn er bereit für den Orgasmus ist.

Kurz gesagt, der beschnittene Mann hat keine wesentlichen Nachteile oder Vorteile; aber vielen Menschen ist es lieber, wenn sie ihr Ei mit oder ohne Salz essen können, und darum lassen sie auch ihre Kinder selbst entscheiden.

Skrotum

Im Grunde eine Spermafabrik. Die Hoden produzieren, das Skrotum sorgt für die richtige Temperatur, indem es sich zusammenzieht, wenn es kalt ist, und ausdehnt, wenn es warm ist. Asymmetrie ist kein Grund zur Panik – es ist normal, wenn ein Hoden kleiner ist und der linke etwas tiefer hängt. Lassen Sie aber äußere Knoten oder Schmerzen sofort ärztlich untersuchen. Da die Hoden extrem empfindlich sind, muss man vorsichtig mit ihnen umgehen; schon leichter Druck kann äußerst schmerzhaft sein. Sie dürfen das Skrotum aber sanft mit den Fingern oder mit der Zunge stimulieren oder in der hohlen Hand halten. Oder streichen Sie mit einer Fingerspitze behutsam über die sichtbare Mittellinie und über den Damm zwischen After und Skrotum. Sie kann das Skrotum auch in den Mund nehmen.

Sperma

Ein Liebesakt setzt voraus, dass Sperma ejakuliert wird, zumindest gelegentlich. Spermaflecken in Kleidern oder an Möbeln können Sie mit einer harten Bürste entfernen, sobald das Sperma getrocknet ist. Ein Fleckenmittel, das Blut entfernt, ist ebenfalls geeignet. Wenn er Sperma auf ihre Haut spritzt, kann sie es sanft einreiben. Das Ejakulat wird voluminöser, wenn er etwa eine Stunde vorher fast bis zum Orgasmus masturbiert, um die Sekretion der Prostata anzuregen. Wenn das Sperma schlecht schmeckt, sollte er seine Ernährung umstellen und, falls das nicht hilft, einen Arzt konsultieren – es kann ein Zeichen für Gesundheitsstörungen sein. Vielleicht interessiert es sie, dass ein durchschnittliches Ejakulat etwa fünf Kalorien und eine Prise Vitamin C enthält.

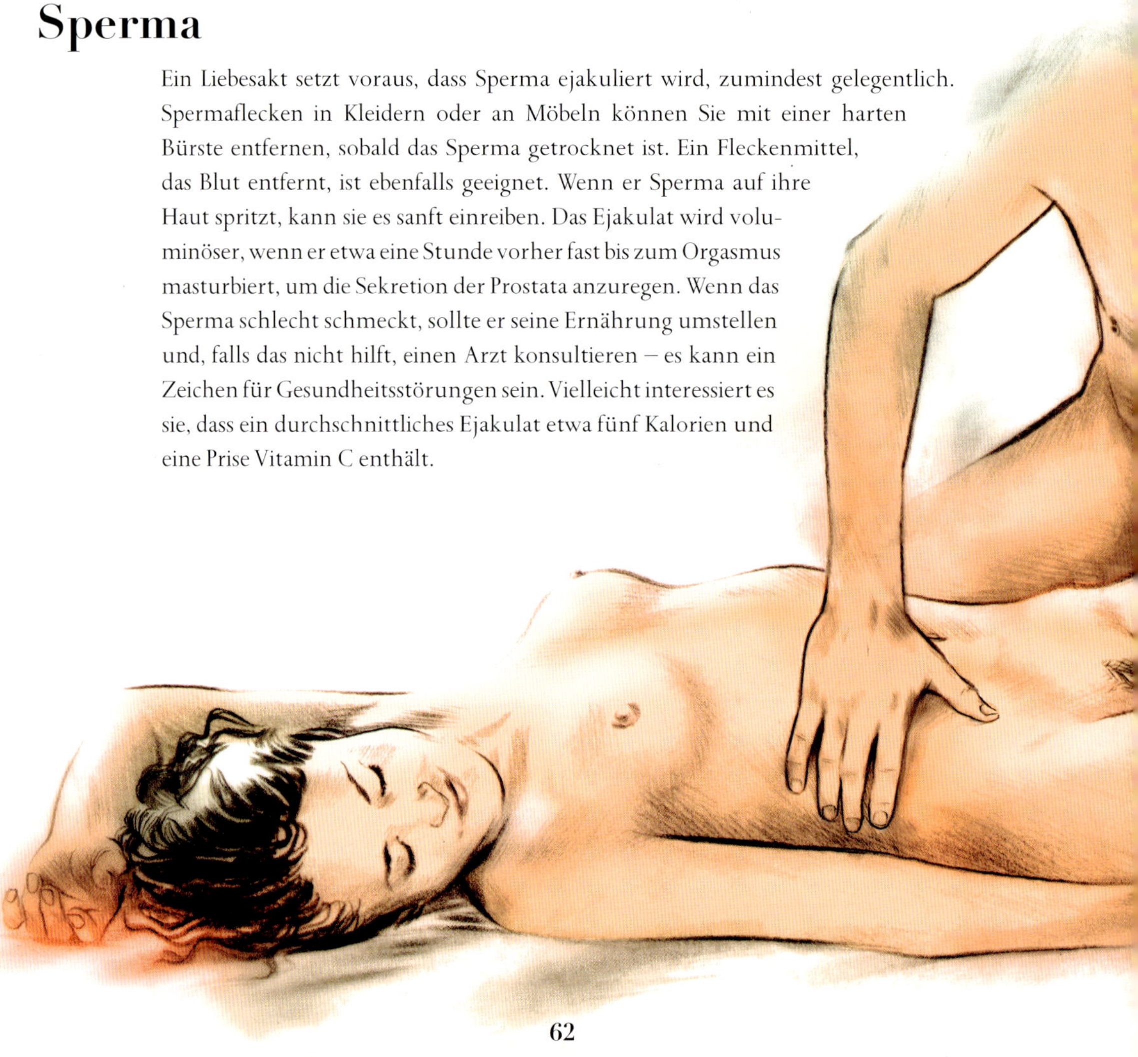

Haut

Sie ist nach den Genitalien unser wichtigstes Geschlechtsorgan. Männer unterschätzen sie, weil sie sich auf den Penis und die Klitoris konzentrieren; Frauen verstehen sie besser. Sie sagt: »Der Geruch und die Textur der Haut haben wahrscheinlich einen größeren Einfluss auf die erotische Attraktivität als jedes andere Merkmal, selbst wenn du dir dessen nicht bewusst bist.«

Die Stimulation der Haut ist bei jeder Art von Sex wichtig. Nicht nur das Gefühl beim Anfassen, sondern auch ihre Kühle, Struktur und Festigkeit können verschiedene sexuelle Empfindungen auslösen. Die sogenannten erogenen Zonen enthalten besonders viele Nervenenden: Lippen, Ohrläppchen, Füße, Po, Brüste und Genitalien. Die Sensibilität ist unterschiedlich, bei beiden Geschlechtern spielt die Stimmung eine Rolle, bei der Frau der Zeitpunkt im Menstruationszyklus. Aber bei manchen Menschen lässt sich die Empfindlichkeit durch Zuwendung steigern. Pelz, Gummi, Leder oder enge Kleider sind ebenfalls hilfreich. Spielen Sie ausgiebig mit diesem stark unterschätzten Teil der sexuellen Reaktion, wenn es Ihnen Spaß macht (*siehe* Pattes d'araignée, Seite 110; Abreibung, Seite 112; und Zungenbad, Seite 120 – nutzen Sie diese Techniken, um Ihre Haut und die des Partners zu trainieren).

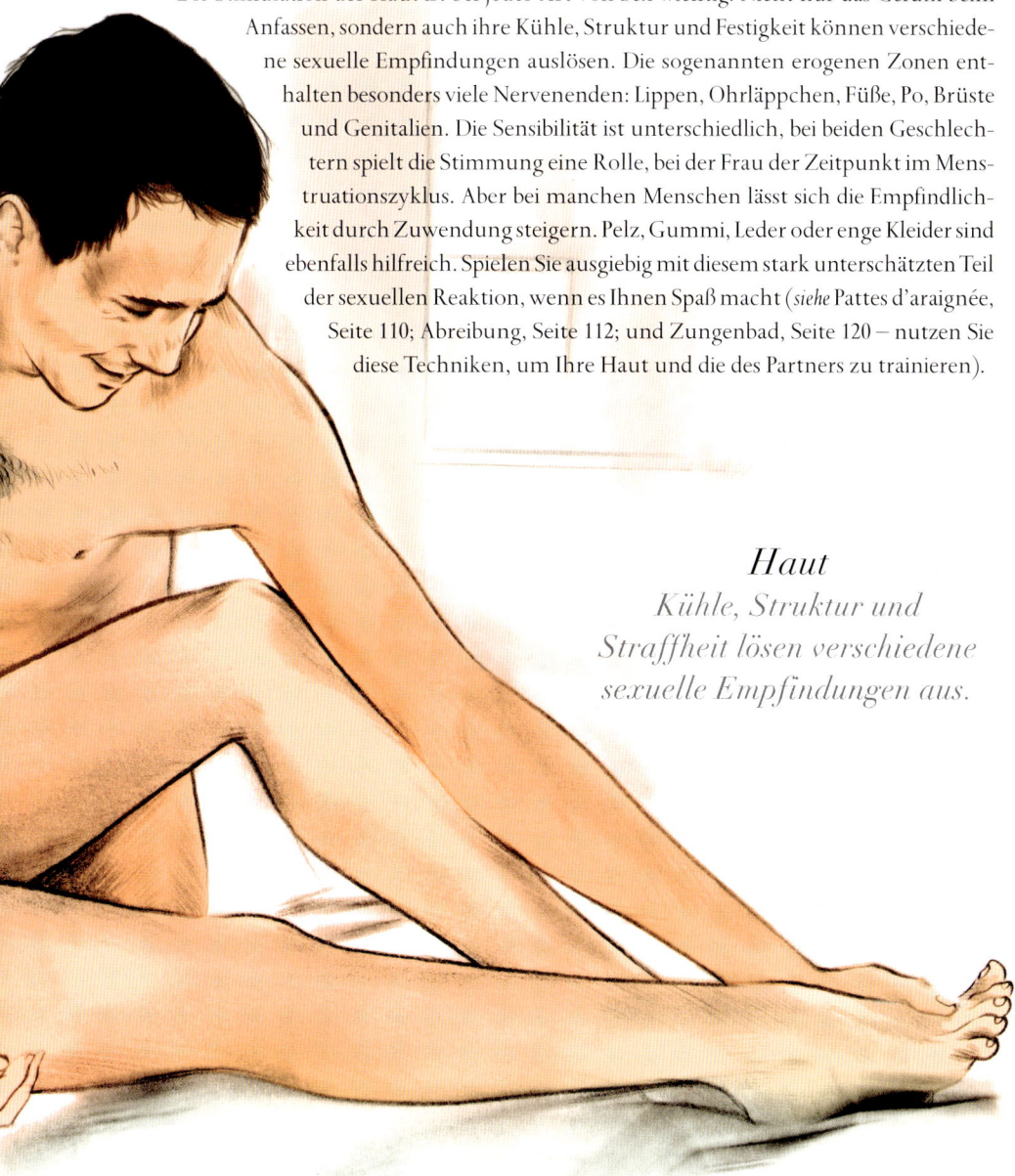

Haut
Kühle, Struktur und Straffheit lösen verschiedene sexuelle Empfindungen aus.

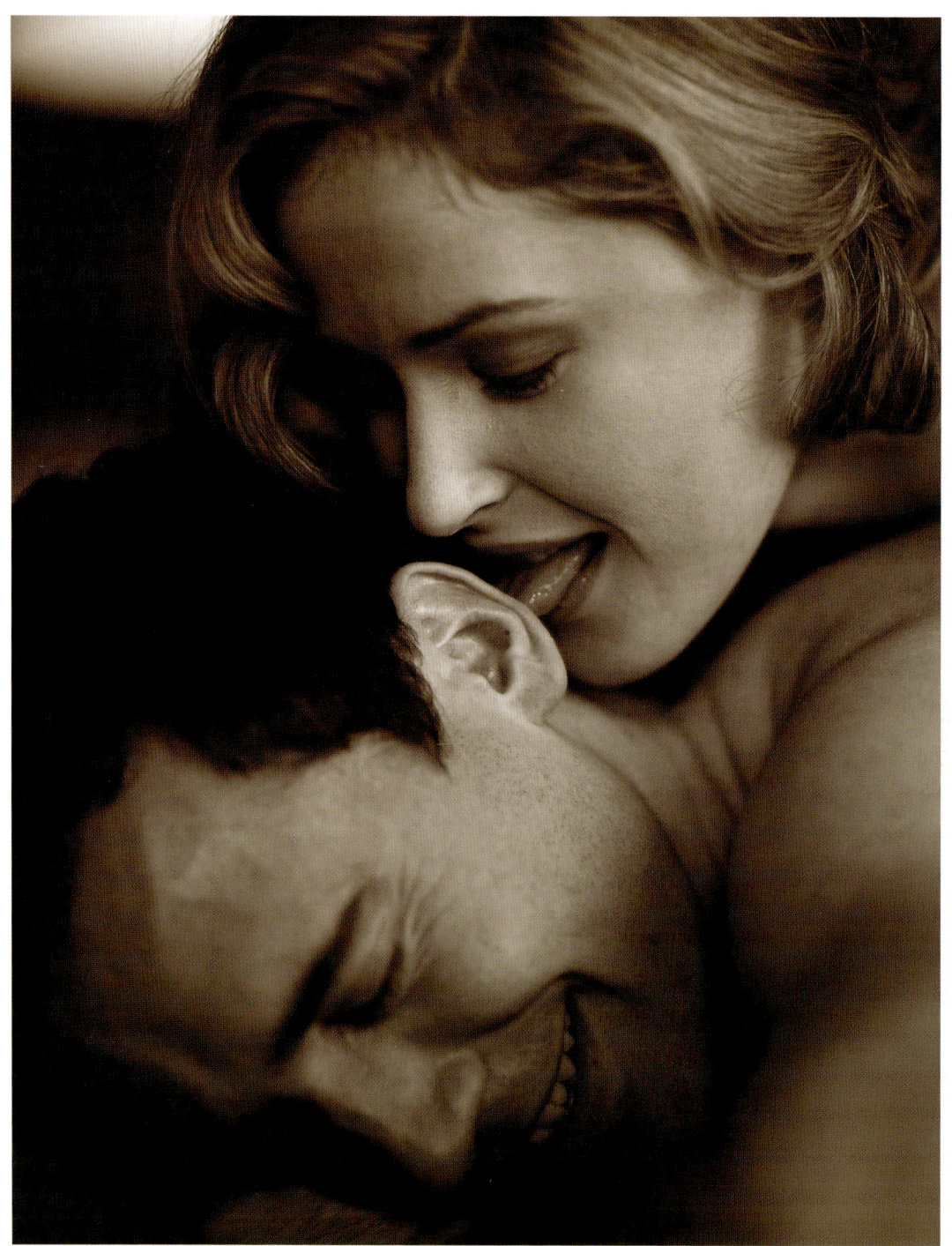

Gleitmittel

Die meisten natürlichen Gleitmittel stammen von ihr. Das männliche Äquivalent greift erst kurz vor dem Orgasmus ein, was viel zu spät ist. Die normale erregte Vagina ist auf optimale Reibung eingestellt; wenn sie zu feucht ist, trocknen Sie sie behutsam mit einem Finger, den Sie in ein Taschentuch gewickelt haben (kein Papiertaschentuch – sonst hört die Suche nach Schnipseln nie auf). Aber versuchen Sie nicht, die Scheide mit Lotionen oder Medikamenten zu trocknen; sie können die Schleimhaut schädigen.

Bei vielen Frauen ist die Vagina zu trocken, wahrscheinlich deshalb, weil sie nicht ausreichend erregt sind. Nehmen Sie sich also mehr Zeit, und geben Sie sich mehr Mühe. Anhaltende Trockenheit kann auf Stress, Infektionen, Medikamente, Depression, hormonelle Schwankungen und bestimmte Krankheiten zurückzuführen sein. Konsultieren Sie einen Arzt.

Wenn Sie mehr Feuchtigkeit brauchen, ist Speichel die beste natürliche Hilfe. Vieles spricht auch für Gleitmittel, die Sie kaufen können und die zusätzliche Empfindungen, Düfte und Aromen versprechen. Denken Sie aber daran, dass ölhaltige Produkte Latexkondome zerstören, dass silikonhaltige das Sexspielzeug aus Silikon beschädigen und dass manche Präparate eine betäubende Wirkung haben. Ein Gleitmittel ist besonders wichtig, wenn er irgendwo eindringt, wo die Natur es nicht vorgesehen hat – Brüste, Achselhöhlen, After.

Ohrläppchen

Dies ist eine unterschätzte erogene Zone, ebenso wie die benachbarten Hautpartien und der Nacken. Der kleine Bereich hinter den Ohren ist durch eine Erregungsleitung mit dem Vagusnerv verbunden. Wie alle nicht-genitalen erogenen Zonen sind auch diese bei Männern weniger empfindlich als bei Frauen, da Männer im wörtlichen und im übertragenen Sinne eine dickere Haut haben. Wenn Ohrläppchen »trainiert« wurden (sanftes Streicheln mit dem Finger, Lutschen und so weiter beim Vorspiel und kurz vor dem Orgasmus, um die Reaktion zu konditionieren), können sie allein einen Orgasmus auslösen. Denken Sie aber daran, dass lautes Atmen manchen Frauen die Stimmung verdirbt (*siehe* Blasen, Seite 121).

Schwere Ohrringe sind hilfreich und können sogar eine dauerhafte unterschwellige Erregung auslösen, vor allem wenn sie so lang sind, dass sie den Hals streifen, sobald sie den Kopf dreht – dies war übrigens die ursprüngliche Aufgabe der großen Ohrringe im Osten und in Spanien, die wie Kronleuchter aussehen.

Ohrläppchen
Wer sie berührt, kann allein dadurch einen Orgasmus auslösen.

ZUTATEN

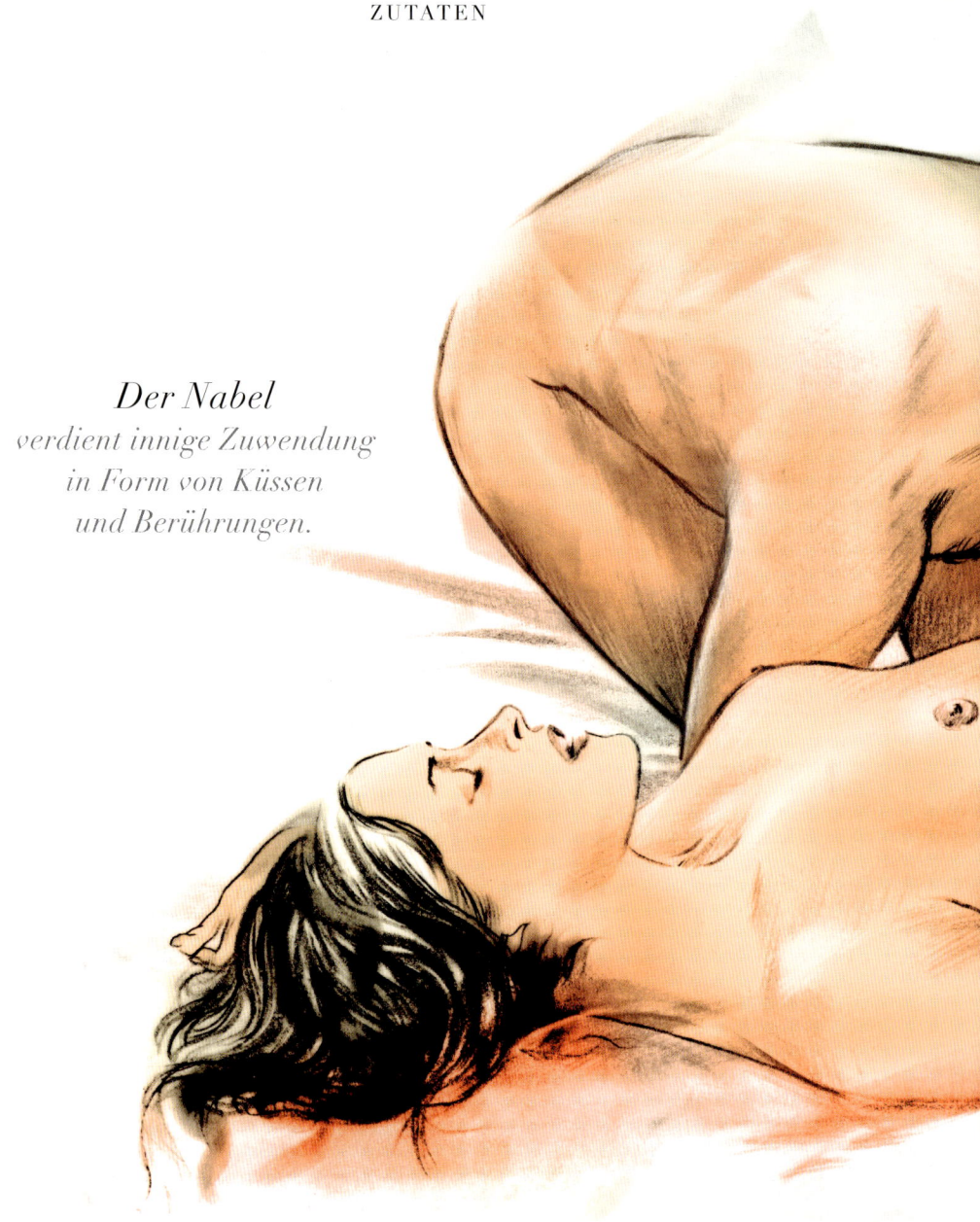

Der Nabel
verdient innige Zuwendung
in Form von Küssen
und Berührungen.

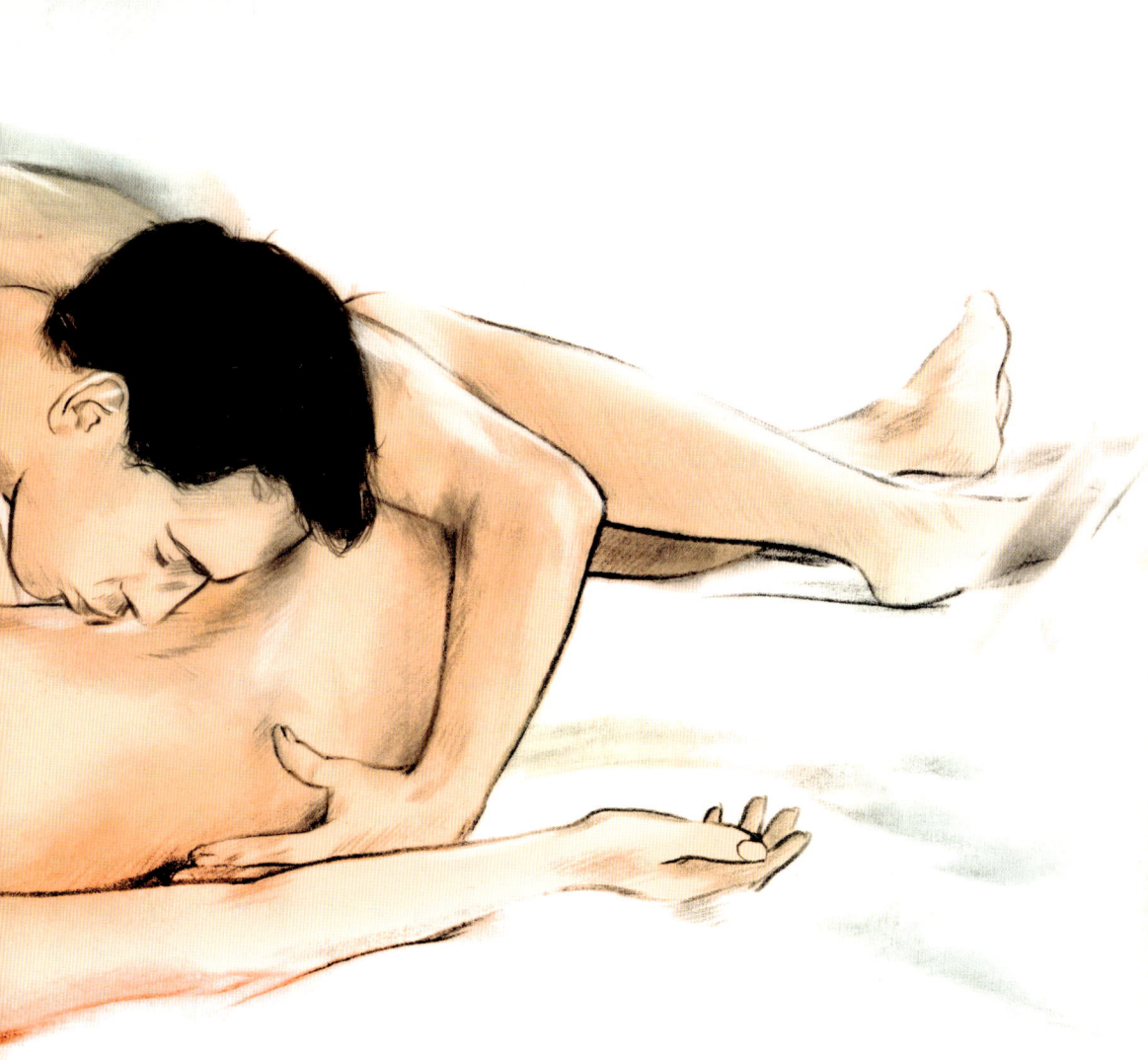

Nabel

Er fasziniert Liebende, wie alle Teile des Körpers. Der Nabel ist nicht nur ein Schmuckstück, sondern löst viele sexuelle Empfindungen aus, die Sie pflegen können. Finger, Zunge, Eichel und große Zehe finden ihn einladend, und beim Küssen oder Streicheln verdient er intensive Zuwendung. (Es gibt Geschichten über naive Paare, die glaubten, dies sei die natürliche Methode, und in der Fantasie vieler Kinder ist das »Sex«). Wenn sie mollig ist, kann sie die Haut an beiden Seiten hochziehen, um Labien zu formen. Ein Finger und die Zungenspitze passen bei beiden Geschlechtern gut in den Nabel.

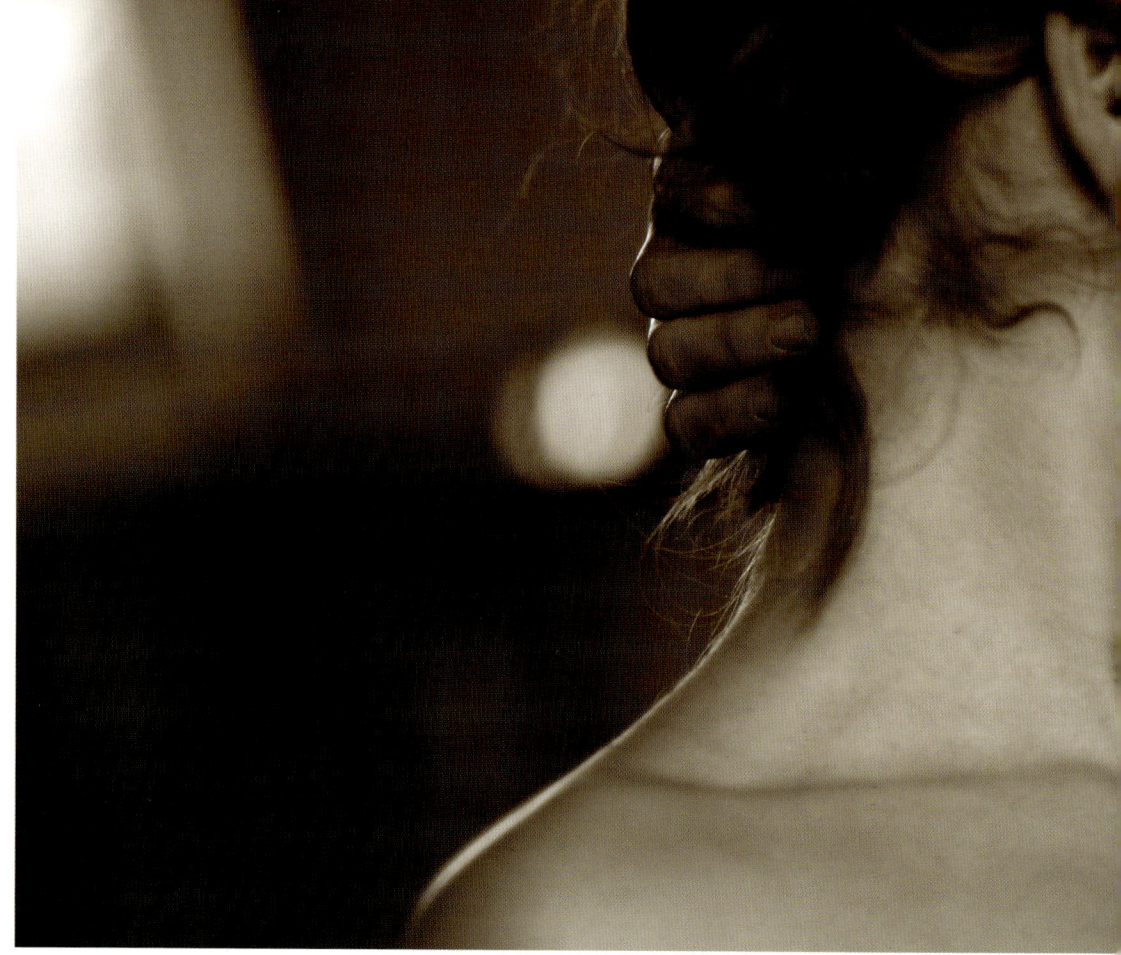

Achselhöhle

Anstatt dem Partner die Hand auf den Mund zu legen, können Sie klassische Stellen küssen, um ihn beim Höhepunkt zum Schweigen zu bringen. Wenn Sie doch die Hand benutzen, streichen Sie damit zuerst über Ihre Achselhöhle und die des Partners. Hier werden die meisten Pheromone gebildet, die nach dem Schwitzen am Achselhaar kleben bleiben und Erregung auslösen (*siehe* Cassolette, Seite 43–45). Deshalb riet die erste Auflage dieses Buches, die Achselhaare »auf keinen Fall zu entfernen«. Heutzutage tun das jedoch fast alle Frauen und manche Männer – die Vorlieben ändern sich eben.

Achselsex eignet sich als gelegentliche Abwechslung. Gehen Sie vor wie beim Sex zwischen den Brüsten (*siehe* Brüste, Seite 50), aber mit dem Penis unter ihrem rechten Arm – so tief, dass nicht die Eichel, sondern der Schaft gerieben wird, wie an jeder Körperstelle ohne Gleitmittel. Sie legt ihm den linken Arm um den Hals, und er hält ihre rechte Hand hinter ihrem Rücken mit seiner Rechten fest. Sie genießt den Druck gegen die Brüste und den Druck seiner großen Zehe an ihrer Klitoris, wenn sie das will (*siehe* Große Zehe, Seite 71). Das ist kein außergewöhnlich guter Trick; aber es lohnt sich, ihn auszuprobieren, sofern Ihnen die Idee gefällt.

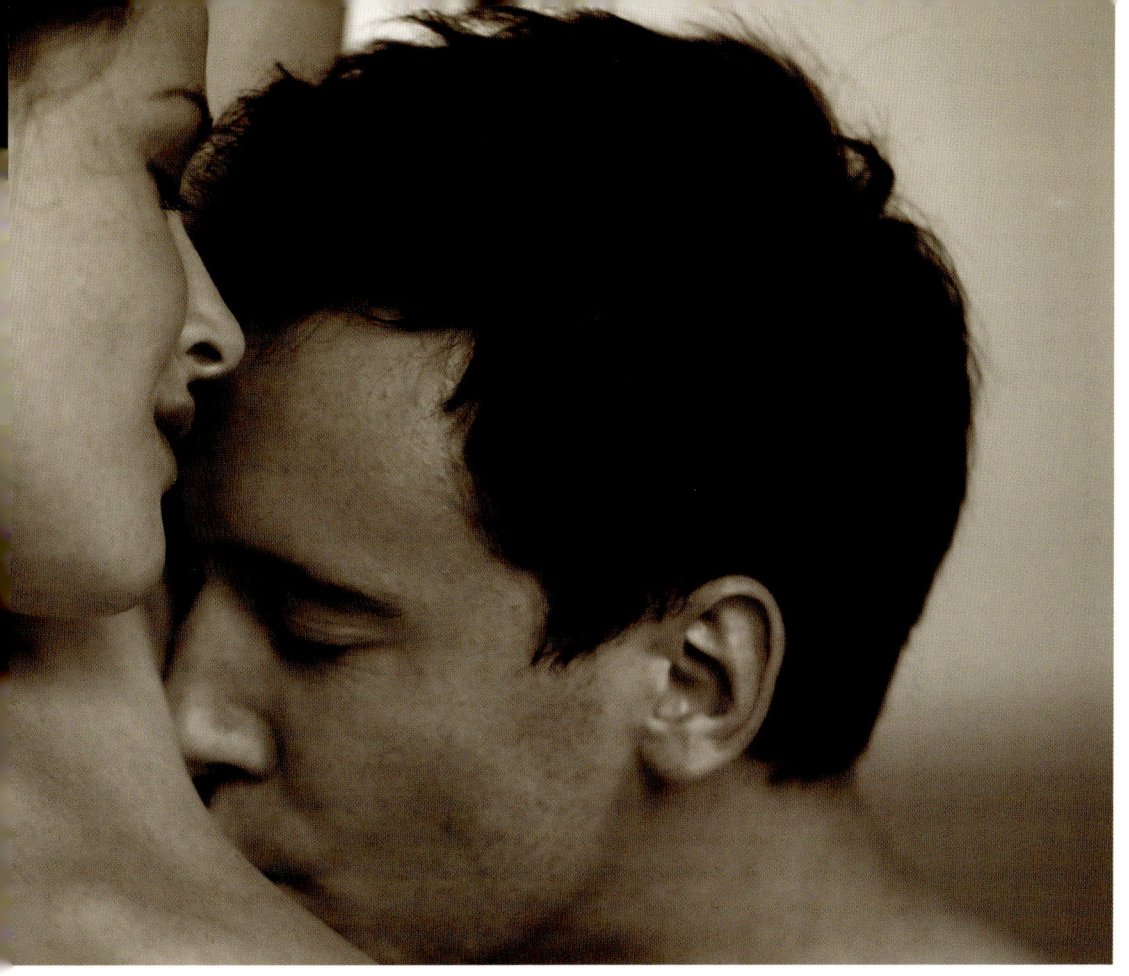

Achselhöhle
Eine klassische Stelle zum Küssen.

Füße

Für manche Menschen sehr attraktiv. Er kann zwischen ihren Fußsohlen einen Orgasmus bekommen, wenn er will. Ihre erotische Sensibilität ist sehr unterschiedlich. Manchmal, wenn Sie nur die Füße erreichen können, sind sie Kanäle der Kommunikation, und die große Zehe ist ein guter Ersatz für den Penis (*siehe* Große Zehe, Seite 71). Manche Menschen drehen fast durch, wenn man sie an den Fußsohlen kitzelt, andere finden es schrecklich; aber es steigert die allgemeine Erregung. Probieren Sie es als Stimulus oder, kurz, um die Wirkung eines Fesselspiels zu testen (*siehe* Ligottage, Seite 252–253, und Fesseln, Seite 256–257). Fester Druck auf die Sohle am Spann wirkt auf die meisten Menschen erotisch, einerlei, wie er verabreicht wird. Aber das gilt für fast jede Berührung, wenn die Frau sie mag – ein Fuß, ein Finger oder ein Ohrläppchen kann bei ihr einen Orgasmus auslösen. Männer reagieren viel schwächer, aber ebenso spontan, wenn sie geschickt ist.

ZUTATEN

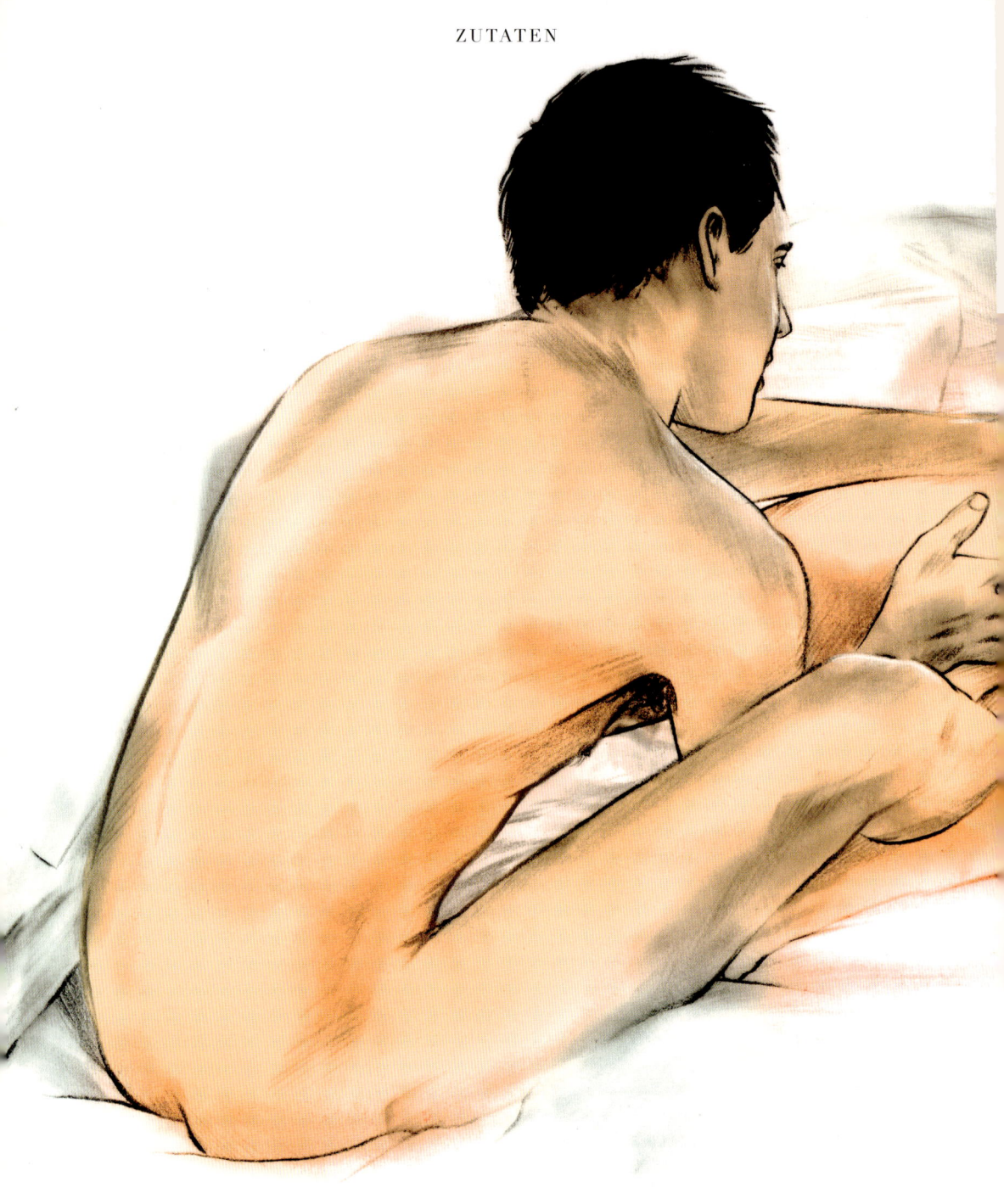

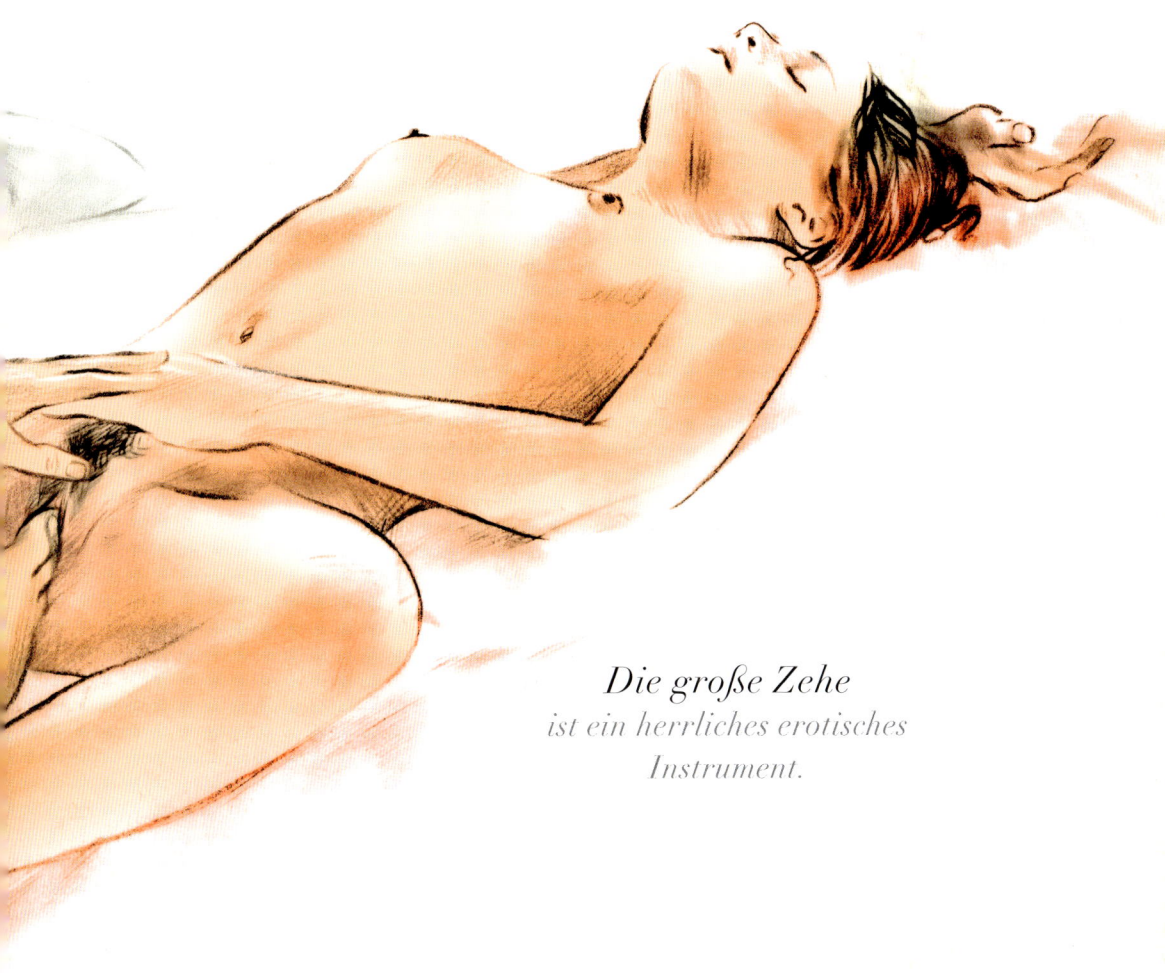

*Die große Zehe
ist ein herrliches erotisches
Instrument.*

Große Zehe

Der Ballen der großen Zehe auf der Klitoris oder der Vulva ist meist ein herrliches erotisches Instrument. Der berühmte Gentleman auf erotischen Stichen, der erfolgreich sechs Frauen beschäftigt, benutzt Zunge, Penis, beide Hände und beide großen Zehen. Er kann die Zehe beim Sex zwischen den Brüsten oder in der Achselhöhle benutzen oder jedes Mal, wenn er sie zwischen die Beine nimmt oder ihr zugewandt auf ihr sitzt, während sie liegt oder sitzt. Natürlich darf der Nagel nicht scharf sein. In einem Restaurant können Sie verstohlen einen Schuh und eine Socke abstreifen, den Fuß ausstrecken und ihr einen fast dauerhaften Orgasmus verschaffen. Dabei befinden sich alle vier Hände gut sichtbar auf dem Tisch, und nichts deutet auf einen Kontakt hin. Dies ist ein Partytrick für Fortgeschrittene, wobei sie vielleicht den Eindruck macht, als wäre sie mehr als ein bisschen abgelenkt.

Haar

Kopfhaar hat viele Freudsche Untertöne. In der antiken Mythologie symbolisiert sie Manneskraft – denken Sie an Samson und Herakles –, und einige dieser sexuellen Assoziationen sind bis heute erhalten geblieben. Da unsere Kultur in der Vergangenheit gelernt hat, langes Haar mit Frauen und kurzes mit männlicher Konformität zu assoziieren, rasteten manche Leute aus, als junge Männer sich dem Klischee widersetzten und ihr Haar lang trugen. Freud glaubte, langes Frauenhaar gäbe dem Mann Selbstvertrauen, weil es ein Ersatz für den Phallus sei, der den Frauen fehle.

Sexspiele mit langem Haar sind dank seiner Struktur etwas Großartiges – Sie können mit den Fingern hindurchfahren, einander damit berühren und es immer wieder als zusätzliches Werkzeug benutzen. Zupfen oder Ziehen, sofern es nicht Teil eines gespielten neckischen Kampfes ist, verdirbt die Stimmung und reißt Sie aus Ihrer sexuellen Trance. Langes Haar oder einen Zopf können Sie zu einer Ersatzvagina zusammenrollen oder als Lasso für den Penis verwenden. Manche Frauen dürften davon jedoch nicht begeistert sein, weil sie keine Lust haben, sich den Kopf zu waschen.

Einige Frauen finden eine gewisse Körperbehaarung bei Männern reizvoll, weil sie maskulin aussieht; andere mögen sie nicht, weil sie animalisch aussieht. Hier gehen die Ansichten offenbar auseinander.

Der Bart des Mannes ist ebenfalls ein Hauptaugenmerk der Konvention. Manchmal trägt ihn jeder, weil die Gesellschaft oder das Brauchtum ihn fordern, und zu anderen Zeiten wird er verboten oder bleibt Seeleuten, Pionieren und schöpferischen Menschen wie Künstlern und Chefköchen vorbehalten. Der Philosoph Schopenhauer, der im 19. Jahrhundert lebte, lehnte Bärte ab, weil es unanständig sei, ein sexuelles Symbol mitten im Gesicht zu tragen. Heute können Sie tun, was Ihnen oder, besser noch, Ihrer Partnerin gefällt.

Schamhaare

Rasieren Sie diese Haare ab, wenn Sie wollen. Manche Leute tun es. Allerdings müssen Sie sich dann eine Zeit lang mit Stoppeln abfinden. Heutzutage verzichten einige Leute auf Schamhaare, weil es Mode ist, vollständig nackt zu sein; andere bevorzugen die Härte des nackten Schamhügels.

Wieder andere finden Schamhaare dekorativ und nützlich. Bürsten Sie die Haare leicht, und lernen Sie, mit ihnen zu streicheln. Man kann sie kämmen, zwirbeln, küssen, festhalten und sogar daran zupfen. Bei Frauen können Sie auf diese Weise den ganzen Schamhügel bewegen und sie sogar zum Orgasmus bringen.

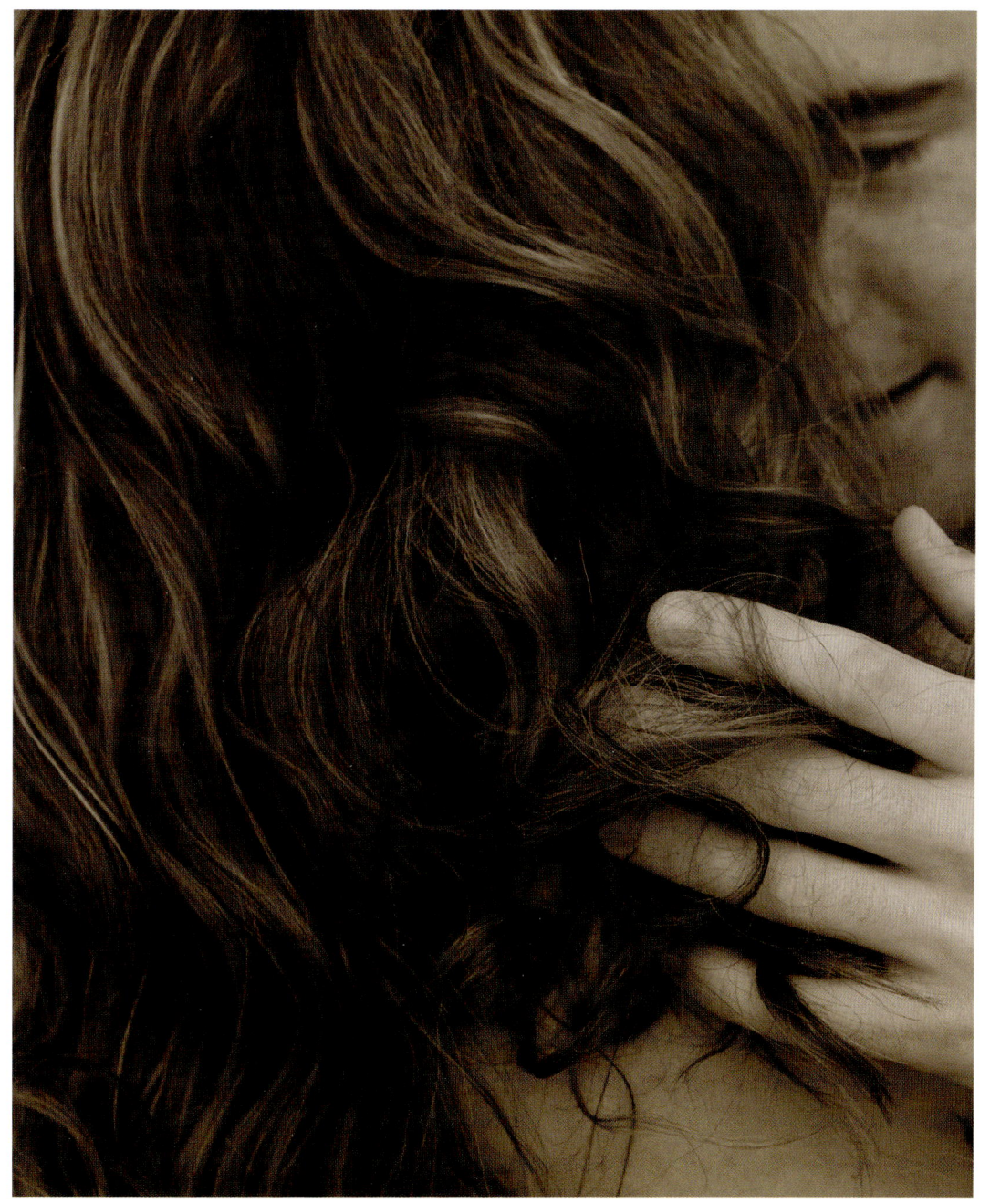

Haar
Berühren Sie es, spielen Sie damit, nutzen Sie es als Lustquelle.

Als Kompromiss kann sie das Schamhaar kreativ stutzen und aus ihm ein Dreieck in der Mitte des Schamhügels formen. An jeder Seite bleibt ein Streifen – *à la brésilienne* – nackt. Haare, die aus dem G-String oder Badeanzug ragen, werden entfernt oder so getrimmt, dass die ganze Vulva sichtbar ist.

Ein erstaunlich hartnäckiges Märchen behauptet, man könne an der Farbe der Schamhaare erkennen, ob eine Blondine ihr Haar gefärbt habe. In Wirklichkeit ist das Schamhaar oft mehrere Farbtöne dunkler als das Kopfhaar und kann bei schwarzhaarigen Frauen fast blau sein.

Männer können das Schamhaar rasieren, wenn es ihnen oder der Partnerin gefällt. Aber es ist schwierig, das Skrotum zu rasieren. Vielleicht muss er den Schaft und die Wurzel des Penis rasieren, um ein Kondom benutzen zu können; andernfalls verfangen sich die Haare womöglich darin und verursachen jähe Schmerzen in einem Moment, den er intensiv genießen sollte.

Gesundheit

Es wäre schön, wenn die Gesellschaft den Zusammenhang zwischen Gesundheit und Sexualität anerkennen würde. Für uns ist es selbstverständlich, dass ein gutes Liebesleben die Gesundheit fördert, obwohl viele Menschen teils aus kulturellen oder religiösen Gründen, teils aus Angst Hemmungen haben, dem Sex die Bedeutung beizumessen, die er verdient. Jeder Mensch, ob gesund oder krank, hat ein Recht auf Sex, wenn er es wünscht. Wer unterstellt, dass Krankheit oder Behinderung diesen Wunsch beseitigt, hält Sex offenbar für eine rein körperliche Angelegenheit und leugnet, dass er mit Zuneigung, Unterstützung und Liebe einhergeht – und, wichtiger noch, dass er ein menschliches Grundbedürfnis ist.

Ja, Krankheiten können den Geschlechtstrieb allzu leicht untergraben. Schon ein kräftiger Schnupfen kann den Sex ans Ende unserer Wunschliste befördern. Wir sollten uns oder den Partner nie unter Druck setzen, wenn wir krank sind. Längerfristig stören uns nicht nur Schmerzen oder Behinderungen, sondern auch Verwundbarkeit und geringe Selbstachtung, vor allem wenn die Genitalien von der Krankheit betroffen sind. Vielleicht fühlen Sie sich so hilflos und abhängig, dass Sex zur Belastung wird, oder Sie sind so wütend auf Ihre Krankheit (oder auf die Gesundheit Ihres Partners), dass Ihnen Intimität unangebracht erscheint. Was Sie nicht brauchen, sind jene Mitmenschen, die Ihr Problem noch verschlimmern, weil sie einfach davon ausgehen, dass Sie kein Verlangen mehr haben – oder es nie hatten. Ein Mensch sein heißt, zumindest potenziell sexuell sein; aber manche Ärzte glauben anscheinend, kranke junge Menschen bräuchten keine Sexualerziehung und erwachsene Kranke bräuchten nie Sex. Beides ist falsch. Jeder hat ein Recht auf liebevollen Sex – auch allein, wenn er keinen Partner hat. Wer an Sex denken kann, ist auch in der Lage, Verlangen zu empfinden. Und wer im Mund, in den Brüsten, in der Klitoris oder im Penis etwas fühlt – oder in seiner Fantasie fühlen kann –, hat zumindest Potenzial für sexuelle Erregung. Jeder, der die Finger, die Zunge oder die Zehen bewegen – oder davon träumen – kann, ist imstande, den Partner zu erregen. Wenn das alles unmöglich ist oder einfach nicht gewünscht wird, vermitteln Umarmungen, Küsse und Händchenhalten ein Gefühl der Verbundenheit, das oft weitgehend für den fehlenden Sex entschädigt.

Wissen ist Macht. Beschaffen Sie sich also möglichst viele Informationen darüber, was Sie (oder Ihr Partner) noch tun können (*siehe auch* Bücher und nützliche Anschriften, Seite 276–279). Was sich jetzt gut anfühlt, fühlte sich vor der Krankheit vielleicht anders an. Geraten Sie nicht in Panik, wenn die Genitalien von der Krankheit betroffen sind. Das Gehirn kann die fehlenden Empfindungen »auffüllen«. Man schätzt, dass über die Hälfte aller Frauen mit Rückenmarksverletzungen durch Hand- oder Mundstimulation einen Orgasmus bekommen können.

Denken Sie praktisch, und werden Sie aktiv. In einer Selbsthilfegruppe finden Sie Ermutigung und Unterstützung. Nutzen Sie die Ressourcen, die Sie noch haben. Wenn Sie müde sind, kann Sex nach dem Aufwachen die Lösung sein. Wenn Sie Schmerzen oder steife Gelenke haben, nehmen Sie ein Schmerzmittel und eine halbe Stunde vor dem Sex ein heißes Bad. Wählen Sie Stellungen, die kranke oder schwache Körperteile entlasten. Wenn sie sein Gewicht nicht tragen kann, nimmt er sie von hinten, und wenn er nicht stoßen kann, setzt sie sich auf ihn. Resignieren Sie nicht, wenn Sie Erektionsstörungen haben, sondern probieren Sie die »kleine blaue Tablette«. Und glauben Sie nicht, dass die Penetration das einzig Wahre ist – wenn die Hände, der Mund oder ein Vibrator ihren Zweck erfüllen, ist alles in Ordnung. Ist das Verlangen gering und der Orgasmus eine hohe Hürde, können Ihre Medikamente die Ursache sein; denn manche dämpfen den Sexualtrieb. Fragen Sie Ihren Arzt, ob er Ihnen ein anderes Mittel verschreiben kann.

Wenn Sie im Krankenhaus oder Pflegeheim sind, sollten Sie um Privatsphäre bitten oder, wenn nötig, fordern. Wenn Sie allein sind oder die Beweglichkeit beider Partner eingeschränkt ist, sind manche Pflegekräfte bereit, Kleider aufzuknöpfen, Gliedmaßen richtig zu lagern und hinterher sauber zu machen – aber das setzt einige Verhandlungskünste voraus.

Zögern Sie nicht, das Thema »Sex« mit Ärzten und Pflegekräften zu besprechen. Denken Sie daran, dass sie die Frage »Ist Sex erlaubt?« schon oft gehört haben. Wenn Sie Ihren Betreuern nicht vertrauen – oder wenn er oder sie Angst vor diesem Thema hat (das kommt vor) –, dann können sie Ihnen nicht helfen, und Sie sollten Ihre Betreuer wechseln. Haken Sie nach, wenn Ihr Arzt Ihnen Sex verbietet. Falls er dabei bleibt, akzeptieren Sie sein Nein nur, wenn er weiß, wie viel die Leidenschaft Ihnen bedeutet. Ein guter Arzt versteht, dass es seinem Patienten schadet, wenn er längere Zeit auf Sex verzichten muss. Noch einmal: Bei den meisten Menschen fördert liebevoller und regelmäßiger Sex die Gesundheit und die Genesung.

Alter

Das Einzige, was das Alter mit der sexuellen Leistungsfähigkeit zu tun hat, ist, dass Sie umso mehr lernen, je länger Sie lieben. Junge Leute (und einige ältere) sind fest davon überzeugt, dass niemand über 50 Sex hat und dass dies auch ziemlich eklig wäre. Unsere Generation ist nicht die Erste, die anderer Ansicht ist, aber vielleicht die Erste, die sich nicht schämen muss, es zuzugeben. Niemand muss im Alter auf seine sexuellen Bedürfnisse oder Fähigkeiten verzichten. Im Gegenteil, das Beste kommt vielleicht noch.

Für Frauen bedeutet das Ende der Ovulation das Ende der Fruchtbarkeit, und das beeinträchtigt bei manchen das Selbstwertgefühl ein wenig. Für andere bedeutet es die totale Freiheit, weil sie keine Angst vor Schwangerschaften haben müssen. Außerdem verfügen sie über größeres sexuelles Wissen und leiden unter hormonellen Schwankungen. Kein Wunder, dass die sexuelle Lust manchen Frauen in einem bestimmten Alter etwas peinlich ist. Denken Sie auch daran, dass die Orgasmusfähigkeit einer Frau im Laufe der Jahre zunimmt.

Was die Beschwerden in den Wechseljahren anbelangt, wird derzeit viel über die Hormonersatztherapie diskutiert. Hier ist das letzte Wort noch nicht gesprochen. Darum sollten Sie nach regelmäßigen Gesprächen mit einem Arzt eine vernünftige Entscheidung treffen. Wenn er von dieser Therapie abrät, gibt es Medikamente und Naturheilmittel für vorübergehende Beschwerden wie Nachtschweiß, Hitzewallungen, vaginale Trockenheit sowie für langfristige Risiken wie Herzkrankheiten und Osteoporose. Sex mit oder ohne Partner ist immer eine Hilfe.

Bei Männern sind die körperlichen Veränderungen zwar weniger drastisch, aber auch sie leiden bisweilen an Krankheiten und machen »männliche Wechseljahre« durch. Gleichzeitig wird ihnen klar, dass sie nie getan haben, wovon sie in ihrer Jugend träumten, und dass es höchste Zeit ist, das nachzuholen. Es kann sein, dass sie unüberlegt um sich schlagen oder sich einfach neue Ziele und Gelegenheiten suchen, ähnlich wie in einer zweiten Jugend. Immer mehr Frauen geht es ähnlich. Das leere Nest kann bei beiden Geschlechtern Angst vor dem Tod auslösen, die dann zahlreiche feuchte Träume in der Lebensmitte hervorruft.

In den ersten sieben Lebensjahrzehnten werden die spontanen Erektionen beim Mann seltener (wenn sie ganz ausbleiben, liegt das wahrscheinlich an einer Krankheit, die sofortige ärztliche Behandlung erfordert). Sie haben seltener Geschlechtsverkehr, und die Ejakulation tritt später ein (was ein Vorteil sein kann). Es ist ratsam, nicht jedes Mal eine Ejakulation anzustreben, damit der Liebesakt länger dauert, ohne die Lust der Partner zu mindern. Aber wenn der Partner hilfsbereit und die Gesundheit ziemlich gut ist und wenn Sie nicht glauben, dass Ihnen der Dampf ausgehen muss, können Sie ein Leben lang sexuell aktiv bleiben.

Wenn diese Aktivität gering ist und beide damit zufrieden sind, schön. Sex ist keine Pflicht. Doch etwa die Hälfte aller Paare über 65 haben regelmäßig Sex. Das ist übrigens ein höherer Prozentsatz als beim Erscheinen der ersten Auflage dieses Buches vor über 35

Jahren. Viele andere hören wegen körperlicher Schwäche oder Beziehungsproblemen auf, nicht wegen sexueller Probleme. Was kann Sie daran hindern, im Alter Sex zu haben? Genau die gleichen Probleme, die Sie am Radfahren hindern: Krankheiten, die Befürchtung, albern auszusehen, kein Fahrrad. Der Unterschied ist, dass Sex selbst dann noch möglich ist, wenn Sie nicht mehr Radfahren können. Glauben Sie also nicht an das Märchen von der nachlassenden Leistungsfähigkeit im Alter; es hat oft kulturelle Gründe. 90 Prozent der Französinnen *d'un certain âge* halten Sex für wichtig. *Vive la France!*

Das Wichtigste ist, nie für längere Zeit auf Sex zu verzichten; sonst wird es womöglich schwer, wieder damit anzufangen. Wenn Sie derzeit keinen Partner haben, sind regelmäßige Soli ratsam. Aber es gibt weitere nützliche Tipps: Lieben Sie sich morgens, wenn sein Testosteronspiegel am höchsten ist. Beheben Sie vaginale Trockenheit mit einer Gleitcreme. Übernehmen Sie als Frau die Initiative und helfen Sie ihm mit der Hand und mit dem Mund. Denken Sie als Mann daran, dass Mund und Hände ebenso viel Lust bereiten können wie der Penis. Und seien Sie beide bereit, zu experimentieren und Ihr Repertoire zu erweitern.

Zwei Warnungen: Hören Sie mit der Verhütung erst auf, wenn sie zwei Jahre lang (unter 50) oder ein Jahr lang (über 50) keine Menstruation mehr hatten. Und vergessen Sie vor allem nicht, sich zu schützen, wenn es irgendwelche Zweifel am sexuellen Lebenslauf gibt. Ein Sechzigjähriger ist sogar gefährlicher als ein Zwanzigjähriger, weil er wahrscheinlich viel mehr Erfahrung hat (*siehe* Safe Sex, Seite 96–98, und Verhütung, Seite 144–145).

Abgesehen von diesen Warnungen gilt: Je älter Sie sind, desto mehr sind Sie zu wahrer Intimität fähig – zu einer Nähe, die nicht auf einer Hormonschwemme beruht, sondern auf Ihrer Fähigkeit, Ihre Unsicherheit zu überwinden und den anderen leidenschaftlich zu begehren. Sie sind selbstsicherer, kenntnisreicher und erfahrener. Sie blicken voll durch. Sie wissen, was Ihnen und dem Partner Spaß macht, oder – wenn Sie erst seit kurzem zusammen sind – finden Sie es heraus. Alter macht geduldig und freundlich; es steigert die Fähigkeit, zu geben und zu nehmen. Und Sex wird mit der Zeit wichtiger, nicht weniger wichtig. Sie haben schon alles ausprobiert und richten sich nun mit den Dingen ein, an denen Ihnen wirklich liegt – gemeinsam. Jetzt, in diesem Augenblick, haben Menschen, die sich zur »älteren Generation« zählen, atemberaubenden und lustvollen Sex.

Sexkarten

Wir alle werden als sexuelle Wesen geboren. Föten haben Erektionen, und Säuglinge, die ein paar Monate alt sind, berühren schon ihre Genitalien. Aber wir sind als sexuelle Wesen nicht alle gleich. Wir könnten John Moneys »Liebeskarte« – unser Idealbild von einem perfekten Partner – in »Sexkarte« umtaufen. Jeder Mensch hat eine andere Sexkarte. Durch frühkindliche Erziehung, gefühlsbeladene Ereignisse, Partnererfahrungen und kulturelle Übergangsriten entwickeln wir ganz individuelle Vorstellungen davon, was ein Sexualpartner tun und wie der Liebesakt aussehen sollte. Wir alle wissen instinktiv, was uns erregt und was uns abstößt. Wir alle kennen unsere Fetische.

Einerseits ist das völlig unwichtig. Eine persönliche Sexkarte sollte unser Selbstwertgefühl oder die Meinung eines Partners nicht beeinflussen. Es spielt keine Rolle, ob wir am Kronleuchter schaukeln können oder nicht, ob jemand zahlreiche Sexpartner gehabt hat oder noch jungfräulich ist.

Andererseits sind Sexkarten enorm wichtig, weil sie unterstreichen, was wir tun und wie wir reagieren. Manchmal sind die Bilder jedoch so verzerrt, dass wir glauben, jeder Mann könne jederzeit eine Erektion bekommen – was nicht stimmt – und guter Sex müsse immer spontan sein – was ebenfalls nicht zutrifft. Zudem sind wir uns unserer Sexkarten oft nicht bewusst. Dann merken wir nicht, dass wir unrealistische oder nutzlose Erwartungen hegen und deshalb immer enttäuscht werden. »Beim Sex«, sagte die Schauspielerin Shirley MacLaine einmal, »geht es fast nie allein um Sex.«

Die Antwort darauf ist Wissen. Es ist nie zu spät herauszufinden, was Sex für Sie bedeutet. Und es ist nie zu früh, die Erwartungen des Partners kennen zu lernen. Wir alle sollten die Sexkarten des Partners erforschen. Das gilt in jeder Beziehung und ist unbedingt notwendig, wenn eine erotische Liaison über die erste Nacht hinausgehen soll. Neigungen, Abneigungen, Hass, Furcht, Vorurteile und Träume – setzen Sie nicht einfach voraus, dass Sie alles über Ihren Partner wissen und dass er alles über Sie weiß. Reden Sie miteinander. Sprechen Sie alles an, ohne sich bedroht zu fühlen, damit Sie Ihre Einstellung und die des Partners verstehen und schätzen lernen.

Wissen ist noch aus anderen Gründen wichtig: Es informiert, verbessert und optimiert die Karten junger, heranwachsender Menschen. Wir wissen heute dank qualifizierter Studien, was Sexualerziehung bewirkt: Jugendliche haben ihren ersten Sex später, sie haben weniger Partner und gehen weniger Risiken ein. Es gibt keine Entschuldigung dafür, Kindern Wissen vorzuenthalten, das nicht nur die Technik, sondern auch die ihnen zugrunde liegenden Gefühle betrifft. In der ersten Auflage dieses Buches hieß es: »Gute Sexualerziehung beginnt damit, die Sittsamkeit der Kinder zu respektieren, ihre Fragen zu beantworten und ihnen zu zeigen, dass Sex für Sie eine Quelle der Lust und etwas Natürliches ist – etwas Privates, aber nicht Geheimes.«

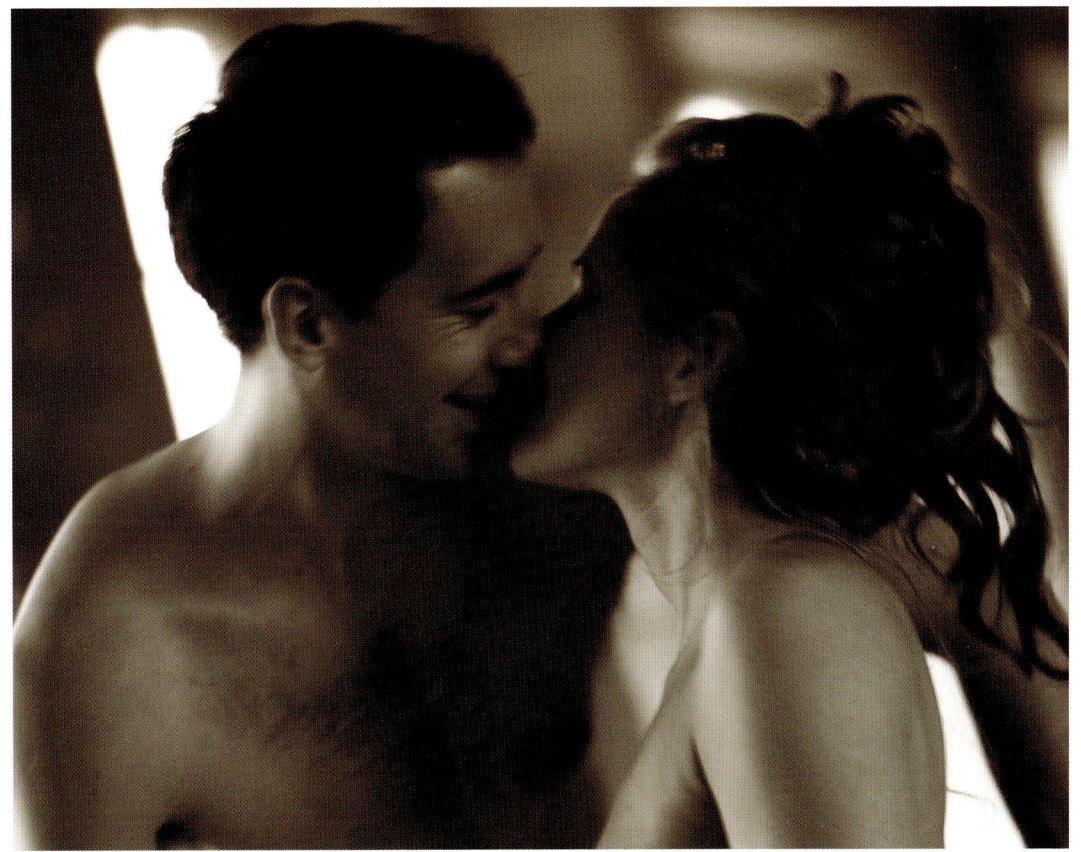

Treue
Liebende müssen herausfinden, was ihnen Treue bedeutet.

Treue

Treue, Untreue, Eifersucht und so weiter. Wir reden hier bewusst nicht über Moral. Tatsache ist, dass sich nur wenige Menschen im Leben mit einem einzigen Sexpartner begnügen, dass Untreue Jahr für Jahr häufiger vorkommt und dass viele Menschen mehrere Beziehungen gleichzeitig haben – siehe die Fernsehserien am frühen Abend und die Liebesnester der reichen Männer. Dennoch haben die meisten von uns monogame, langfristige Beziehungen, zumindest so lange, bis etwas schief geht.

Glauben Sie nicht an das Märchen, dass Männer fremdgehen und Frauen dagegen immun sind – Frauen sind ebenfalls auf Untreue programmiert, und wenn ihre Quoten niedriger sind, ist Mangel an Gelegenheit schuld, nicht der Instinkt. (Außerdem geht es bei den Umfragen meist um Sex, während Frauen eher dazu neigen, sich zu verlieben.)

Es gibt so viele Gründe für Untreue wie Menschen; aber Frauen übertragen ihre Treue in der Regel auf einen anderen Partner, wenn ihre wichtigste Beziehung sie enttäuscht hat, während das Selbstbewusstsein eines Mannes zunimmt, wenn eine solche Beziehung scheitert. Aber es kann durchaus auch umgekehrt sein. Wir wollen daher nicht urteilen, aber vielleicht haben Menschen drei Arten von Bedürfnissen – Sex, Romantik und tiefe Zuneigung – und sind nicht immer in der Lage, sie alle auf Dauer und mit einem Partner zu befriedigen.

Einerlei, wie groß die Versuchung ist, Treue ist nicht nur ein schönes Ideal, sondern auch eine gute Idee. Wir können besser lieben – und besseren Sex haben –, wenn wir weder lügen noch belogen werden. Bewusste Täuschung schadet jeder Beziehung. Das gilt auch für totale Offenheit, deren Ziel es ist, Schuldgefühle zu vermeiden oder den Partner anzugreifen. Das wahre Problem ist, dass eine sexuelle Beziehung für verschiedene Leute und bei verschiedenen Gelegenheiten alles Mögliche sein kann – ein Spiel, aber auch eine vollständige Verschmelzung zweier Persönlichkeiten. Das Leiden beginnt, wenn jeder Partner etwas anderes will.

Es gibt keine einfache Antwort. Jede sexuelle Beziehung setzt Verantwortungsbewusstsein voraus, weil zwei oder mehr Menschen daran beteiligt sind. Alles, was einen Partner sozusagen gewaltsam ausschließt, tut weh; aber um ganze Menschen zu sein, müssen wir irgendwann aufhören, total miteinander zu verschmelzen: »Ich bin ich, und du bist du, und keiner von uns ist auf dieser Welt, um die Erwartungen des anderen zu erfüllen.« Menschen, die sexuell kommunizieren, müssen herausfinden, was ihnen Treue bedeutet. Wir können nur raten, darüber zu reden, damit Sie wenigstens wissen, wo Sie beide stehen.

Noch ein Wort zur Eifersucht. Versuchen Sie nie, dem Partner etwas »heimzuzahlen«, sei es durch Flirten, sei es durch Schlimmeres. Vielleicht gibt ein untreuer Partner vorübergehend klein bei; aber langfristig ist es ein extrem liebloses Verhalten – und obendrein nutzlos. Es lohnt nicht, eine Beziehung aufrechtzuerhalten, die ohne solche Tricks nicht hält. Wenn Sie zu Eifersucht neigen, vor allem wenn Sie verzweifelt unsicher und wenig selbstbewusst sind, sollten Sie sich beraten lassen. Wenn Ihr Partner untreu ist, dann verlassen Sie ihn.

Kompatibilität

Entscheidend ist nicht, ob Sie »verliebt« sind oder ob die »Chemie stimmt«, sondern ob – sofern Sie eine langfristige Bindung anstreben – die Teilchen des Puzzles zueinander passen. Wenn ja, kann keine äußere Kraft Sie erschüttern; wenn nicht, werden Sie immer das Gefühl haben, das etwas fehlt, einerlei, wie gut es Ihnen geht. Es geht um die gleichen Werte und Ziele – und das ist ein Grund dafür, dass »arrangierte« (nicht erzwungene) Ehen oft erfolgreicher sind als die Herzen-und-Blümchen-Variante. Zwei Menschen sehen die

Welt aus dem gleichen Blickwinkel, und darum konzentrieren sie sich nicht so sehr auf den Partner, sondern »schauen zusammen in die gleiche Richtung«, wie der französische Romancier und Flieger Antoine de Saint-Exupéry schrieb. Eine bessere Definition der dauerhaften Liebe lässt sich kaum denken.

Was den Sex anbelangt, so bedeutet der Blick in dieselbe Richtung anfangs, dass die sexuellen Neigungen einander ergänzen. Wenn sie für ihn schwärmt und er für sich selbst, klappt es zumindest im Bett nicht. Außerdem kommt es darauf an, wie wichtig Sex für die Partner ist, was für sie akzeptabel ist (erotische Bilder, Untreue, Fetische und so weiter), wie viel Sex sie haben wollen und wie oft sie ihn brauchen. Ähnlichkeit ist entscheidend, nicht Quantität. Vielleicht genügt es zwei Partnern, wenn sie einmal im Jahr Sex haben, und sie sind danach glücklich miteinander. Wenn Sie in dieser Hinsicht übereinstimmen, wird Ihre Beziehung sehr tief sein.

Wenn sich sexuelle Unvereinbarkeit herausstellt, sobald der erste Liebesrausch vorbei ist, haben Sie wahrscheinlich die Liebe verloren, nicht die Lust. Aber wenn Sie den Sex am Leben erhalten, ist die Gefahr, die Liebe zu verlieren, viel geringer. Das mag sich banal anhören; aber Leidenschaft ist ein Schutzschirm für die ganze Beziehung. Guter Sex beruht nicht nur auf Kompatibilität, er bringt sie auch hervor.

Verlangen

Der Auslöser des Verlangens ist Unsicherheit. Wir wissen nicht, wie der andere reagieren und wie die Geschichte ausgehen wird. Die Möglichkeit, dass wir nicht bekommen, was wir wollen, führt dazu, dass wir wie besessen auf unser Ziel zusteuern. Deshalb gab es die »höfische Liebe« im Mittelalter, deshalb gibt es Dorothy Tennovs »Limerenz«, und deshalb gibt es Romeo und Julia und die Liebeslyrik der modernen Musik. Wenn wir unser Ziel erreichen, bleibt uns nur verwunderte Dankbarkeit.

Gegenseitige Wertschätzung ist notwendig, damit das Verlangen wächst, aber eine langfristige Bindung ist nicht unbedingt erforderlich. Die Zeit ist vorbei, als eine Frau nur dann Lust empfinden durfte, wenn sie einen Ring am Finger trug; aber wenn wir glauben, dass der Mensch, den wir begehren, uns auch am nächsten Morgen noch begehrt, fühlen wir uns sicherer und nehmen einander ernster. Was sich dann entwickelt, ist Thema dieses Buches.

Lässt das Verlangen schon früh nach, liegt es wahrscheinlich daran, dass wir bisweilen das Interesse verlieren, wenn wir haben, was wir haben wollten. In diesem Fall ist es für beide Partner am vernünftigsten, sich zu trennen. Wenn sie einander lieben, ist ein gelegentlicher Hänger jedoch kein Grund zur Panik, zum Rückzug oder zur Untreue; denn niemand hat Lust auf Sex, wenn er todmüde ist, wenn sie eine Entbindung hinter sich hat, wenn die Kinder an die Tür hämmern oder wenn das Paar mitten auf einer belebten Straße

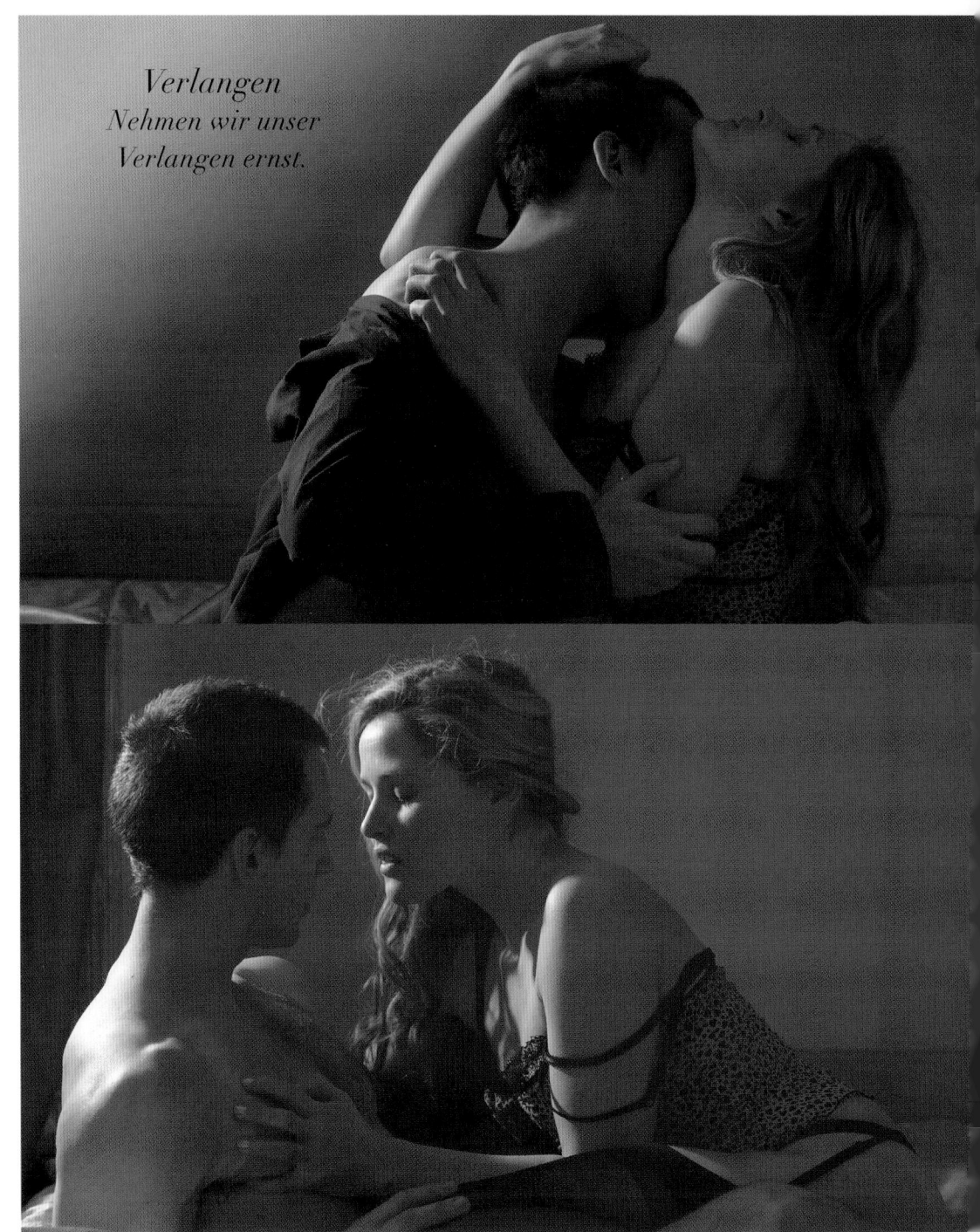

ZUTATEN

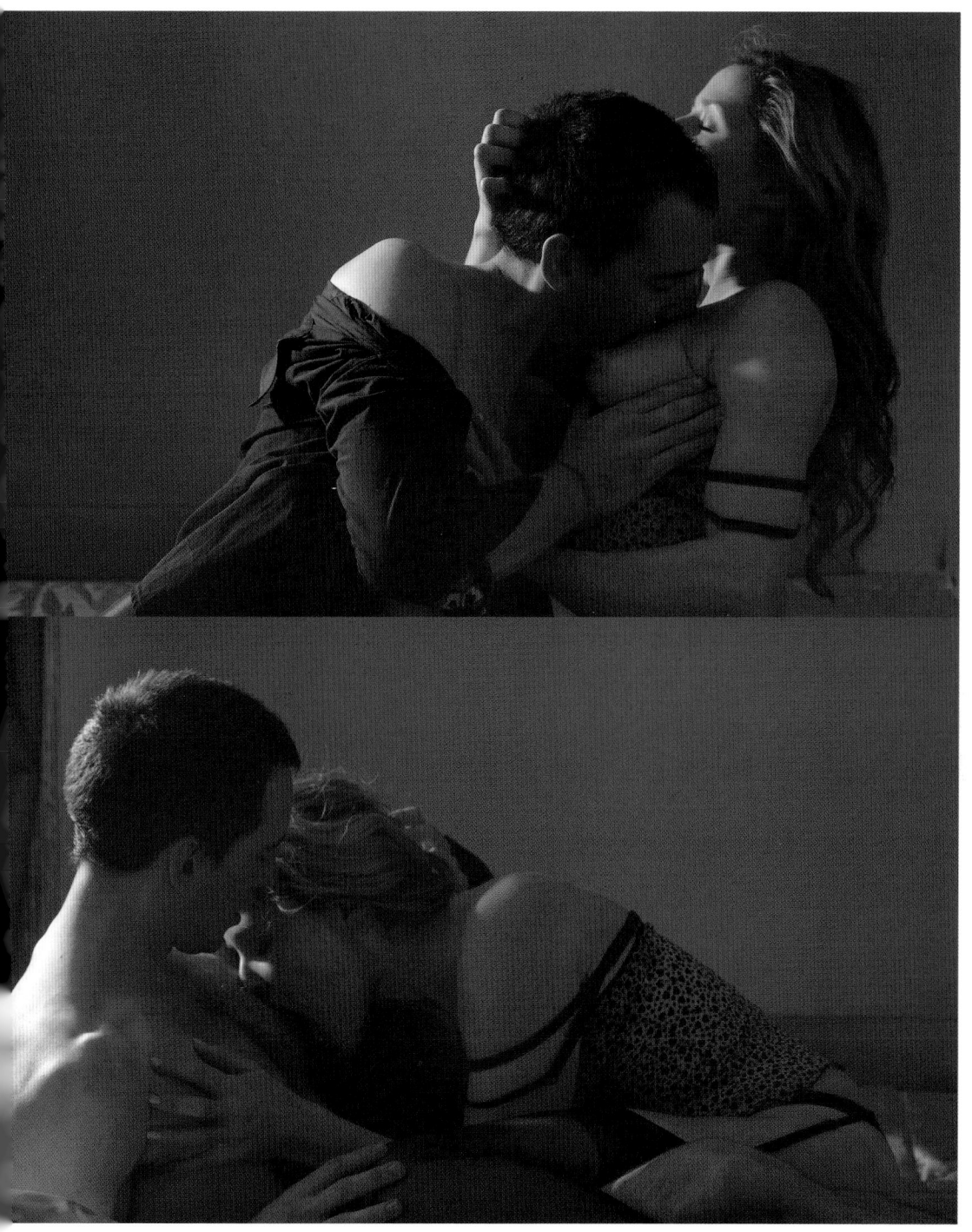

steht. Erlischt das Verlangen vollständig und für immer, sind wahrscheinlich gesundheitliche oder hormonelle Probleme, eine Depression oder eine Beziehungskrise schuld. Dann ist es nicht unloyal, schnurstracks zum Arzt oder zum Beziehungsberater zu gehen (*siehe* Bücher und nützliche Anschriften, Seite 276–279). Wer das Problem zähneknirschend ignoriert – wie Lady Alice Hillingdon mit ihrem Rat »Leg dich zurück und denk an England« –, macht es nur schlimmer, weil die fehlende Befriedigung allmählich zur Gewohnheit wird. Eines Tages bleiben dann nur noch negative Reaktionen übrig, und Sie zucken zurück, wenn der Partner Sie berührt. Also lassen Sie sich *jetzt* helfen.

Neben diesen Situationen ist ein starkes und dauerhaftes Verlangen eine vernünftige Bitte an die Liebesgöttin; aber vernünftige Leute wissen, dass die Götter denen helfen, die sich selbst helfen. Das Verlangen ist am stärksten, wenn es im Bett am besten klappt. Das heißt, beide Partner sollten wissen, wie sie den anderen in Stimmung und mühelos zum Orgasmus bringen. Es spielt keine Rolle, wie viel Lehren und Lernen dafür notwendig ist. Irgendwann sonderten Pawlows Hunde keinen Speichel mehr ab, wenn kein Futter zu sehen war. Deshalb müssen die Mahlzeiten beiden Partnern schmecken, zumindest die meiste Zeit.

Starkes Verlangen ist jedoch mehr als Leidenschaft. Es ist auch eine Emotion – ein Grund dafür, dass der Titel dieses Buches auf beide anspielt. Wenn unsere Lust lebendig bleiben soll, müssen auch unsere Gefühle lebendig bleiben. Wenn Groll und Reizbarkeit zu emotionaler Abstumpfung führen, sind körperliche Abstumpfung und ein Totalverlust der Empfindungsfähigkeit die zwangsläufige Folge. Das heißt nicht, dass Gefühle immer positiv sein müssen. Selbst in den besten Beziehungen kommen »reptilienartige« Reaktionen vor, wie der Sextherapeut David Schnarch schreibt – manchmal fliegen also die Fetzen. Damit die Leidenschaft überlebt, müssen Sie jedoch den Mut haben zu fühlen. Toben Sie, wenn Sie müssen, aber schalten Sie Ihre Gefühle nicht ab.

Denken Sie daran, dass das Verlangen am stärksten ist, wenn es viel Raum hat und ermutigt wird. Wenn Sie einander wollen, dann handeln Sie danach. Ein wirklich engagierter Partner arbeitet an seiner Kunst, weil er weiß, dass Kunst nicht an Wert verliert, wenn man an ihr arbeiten muss. Je mehr Sex Sie haben, desto mehr wollen Sie. Das gilt für Männer trotz ihrer biologischen Grenzen, und es gilt erst recht für Frauen.

Liebe

Wir benutzen dasselbe Wort für die Beziehung zwischen Mann und Frau, Mutter und Kind, Kinder und Eltern sowie Individuum und Menschheit – und das mit Recht, weil diese Beziehungen Teil eines breiten Spektrums sind. Wenn wir über sexuelle Beziehungen sprechen, meinen wir damit jede Beziehung, die von Zärtlichkeit, Respekt und Rücksicht geprägt ist. Manche Partner sind so voneinander abhängig, dass der Tod des einen den anderen jahrelang seelisch verkrüppelt; andere verbringen eine angenehme Nacht miteinander und trennen sich dann gefühlvoll, aber für immer. Auch die Zwischenstufen sind Liebe, und alle sind wertvoll und Teil der menschlichen Erfahrung.

Manche befriedigen die Bedürfnisse eines bestimmten Menschen, manche die eines anderen – oder die Bedürfnisse derselben Person zu verschiedenen Zeiten. Dies ist das eigentliche Problem der Sexualethik und letztlich ein Problem des Selbstverständnisses und der Kommunikation. Setzen Sie nicht voraus, dass andere Menschen die gleiche Vorstellung von Liebe haben wie Sie; und rechnen Sie damit, dass Ihre Vorstellungen und die Ihres Partners sich im Laufe einer Liebesbeziehung ganz unerwartet ändern. Sie kennen sich selbst nicht unbedingt.

Wenn wir einen Menschen lieben, müssen wir diese Risiken eingehen. Sie hängen nicht nur davon ab, ob wir miteinander Sex haben oder nicht, obwohl Sex eine so überwältigende Erfahrung sein kann, dass sie in der Ethik mit Recht eine herausragende Rolle spielt. Manchmal kennen zwei Menschen einander sehr gut, oder sie glauben, sie hätten ihre Probleme durch Gespräche gelöst. Vielleicht stimmt das. Aber selbst dann handelt es sich um eine Erfahrung mit unbestimmtem Ende, sofern sie die Bezeichnung Liebe verdient. Die Gesellschaft versucht, die Zahl der Opfer einzudämmen, indem sie allerlei Moralvorschriften erlässt, die in der Praxis aber nie zu 100 Prozent eingehalten werden. Außerdem sind sie wenig brauchbar, wenn wir die Vorzüge der verschiedenen Beziehungsarten bewerten wollen (siehe Treue, Seite 79–80).

Wenn sexuelle Liebe die höchste aller menschlichen Erfahrungen sein kann – und sie ist es –, muss sie auch ein wenig gefährlich sein. Ihr verdanken wir unsere schönsten und unsere schlimmsten Momente. Insofern gleicht sie dem Bergsteigen – wer zu ängstlich ist, verpasst das ganze Erlebnis, während einigermaßen ausgeglichene und mutige Leute um des Lohnes willen die Risiken in Kauf nehmen und sich darüber im Klaren sind, dass zwischen Kühnheit und Tollkühnheit ein Unterschied besteht. In der Liebe muss außer Ihnen noch ein anderer Risiken eingehen; aber Sie können wenigstens dafür sorgen, dass Sie den Partner nicht ausnutzen oder verletzen. Wenn Sie einen Neuling auf eine Klettertour mitnehmen, lassen Sie ihn nicht auf halbem Weg im Stich, sobald die Lage schwierig wird. Es nützt auch nichts, ihn vorher eine Einwilligungserklärung unterschreiben zu lassen. In der viktorianischen Ära war es verpönt, ein Prolet (eine Person ohne feines oder kultiviertes Benehmen) zu sein, und das hat einiges für sich – gleich ob es eine Frau oder ein Mann ist.

Als dieses Buch zum ersten Mal geschrieben wurde, befand sich die Welt, was die Sexualität anbelangte, im radikalsten Umdenkungsprozess aller Zeiten – und die Folge war eine neue Einstellung zur Liebe. Damals glaubte man, Sex und Liebe ließen sich trennen, und heute kommen rein sexuelle Beziehungen sicherlich häufiger vor. Aber die meisten Menschen brauchen immer noch eine Bindung, damit sie mehr zustande bringen als bloßes Funktionieren. Liebe mag nicht alles sein, was Sie brauchen, aber sie ist unerlässlich für alles, was über die elementarste Befriedigung hinausgeht. Und wenn es in einer Beziehung einmal nicht klappt, kann guter, lustvoller Sex Ihnen aus der Klemme helfen.

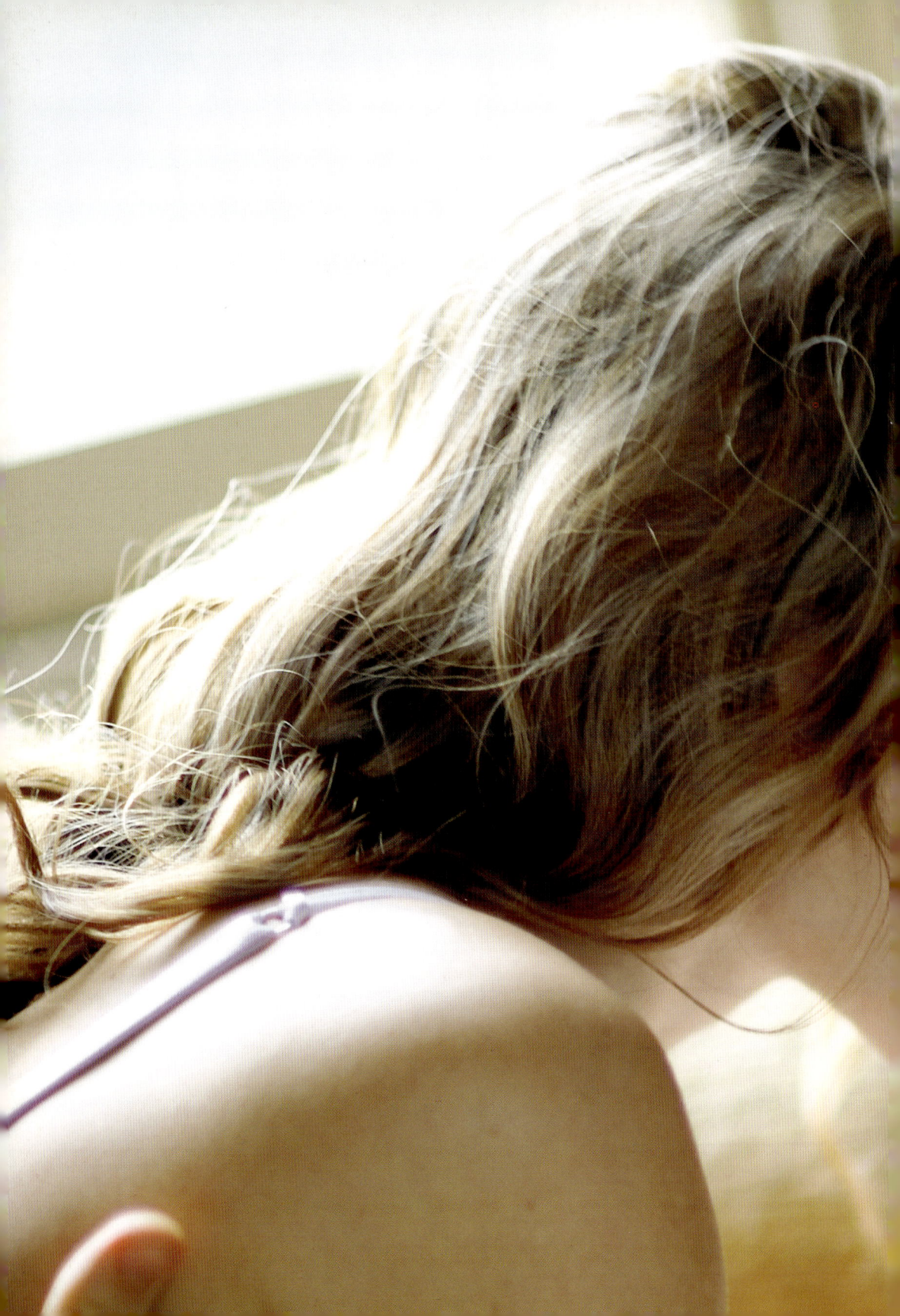

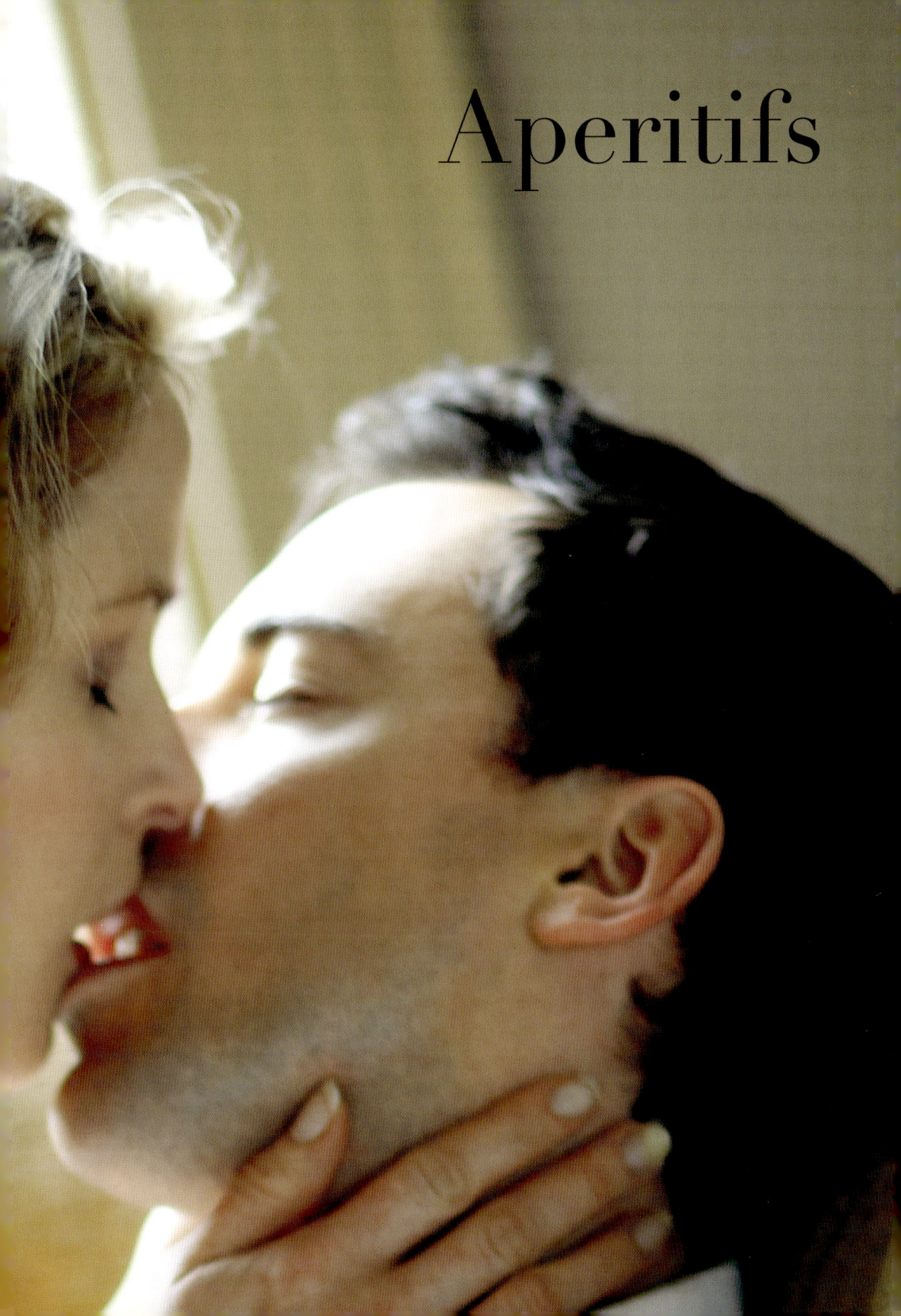

Aperitifs

Richtiger Sex

Die Art von Sex, die unsere Kultur und die meisten Massenmedien nicht als solche erkennt. Nicht nur Geschlechtsverkehr, Masturbation und genitale Küsse sind echter Sex, sondern auch einige andere menschliche Bedürfnisse, die man heutzutage nicht aufregend findet. Zählen wir einige auf: in einer lustvollen, gefährlichen oder einfach nur entspannten Situation zusammen sein; einander berühren, selbst wenn die traditionellen erogenen Zonen nicht einbezogen werden; altmodische Erfahrungen wie Händchenhalten (wenn alles erlaubt ist, haben wir mehr Orgasmen, aber uns entgehen die einfachen

Richtiger Sex
Zärtlichkeit, Berührungen, zusammen sein.

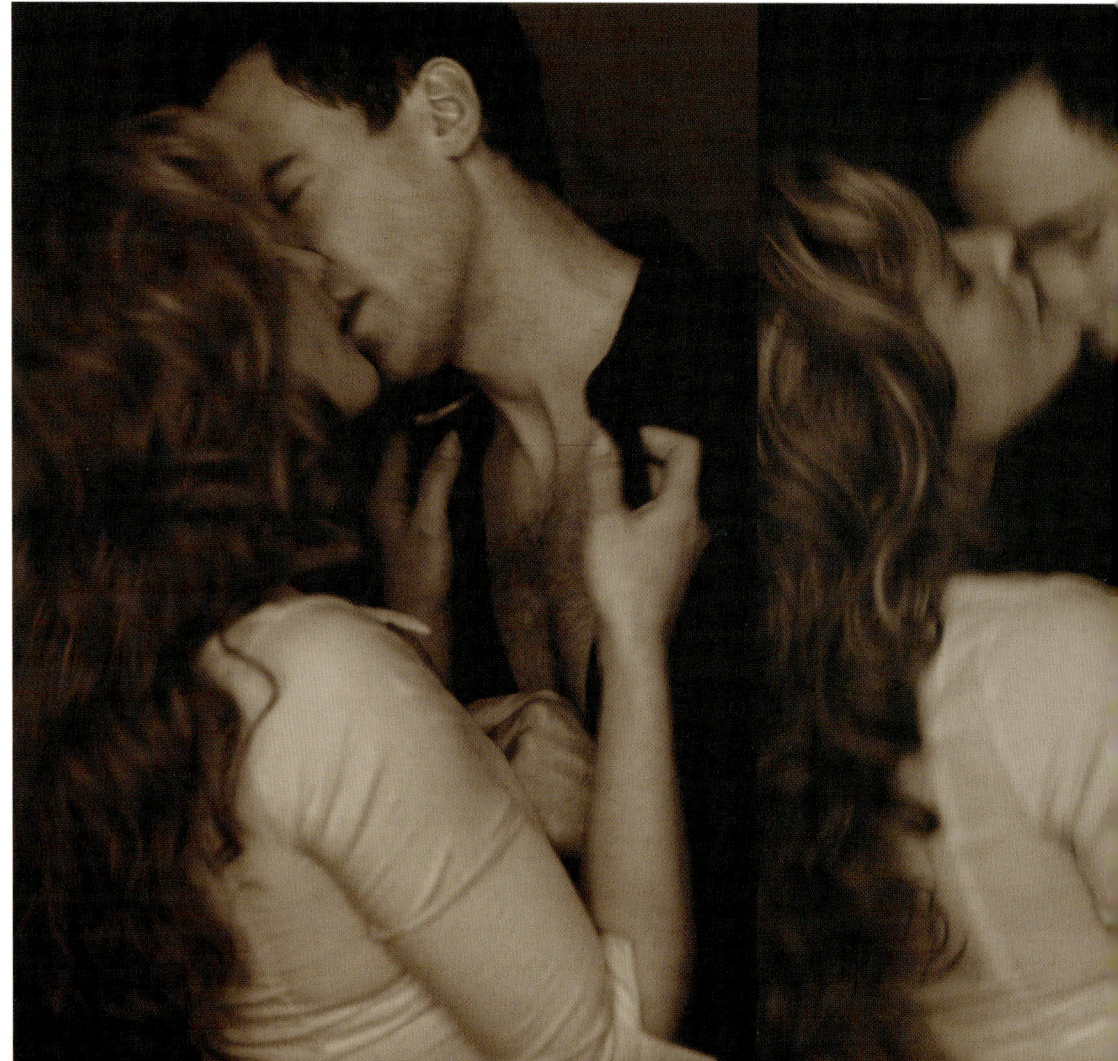

APERITIFS

Freuden: einander ansehen, lächeln, flirten, sich verabreden, küssen und einander eng umarmen. Das sind die Elemente einer Beziehung, die vaginabesessene Männer für kitschig halten); miteinander schlafen, sogar ohne und vor allem nach dem Geschlechtsakt.

Die meisten Frauen wissen das alles, aber aus Angst, zu sentimental zu erscheinen, reden sie mit Männern nicht darüber. Männer trauen sich ihrerseits nicht, ihre Vorliebe für Spielzeug oder S/M einzugestehen. Lassen Sie sich nicht einreden, Sex sei allein das, was Ihre Tante als Sex bezeichnet. Das muss in einem ausführlichen Buch über Sexualität gesagt werden, sofern es Ihnen um Liebe geht und nicht um einen olympischen Fünfkampf. Menschen in unserem Kulturkreis, die auf olympiareife Leistungen stehen, haben wenig Freude an den sanfteren Optionen, es sei denn, sie merken mit der Zeit, wie wichtig diese sind.

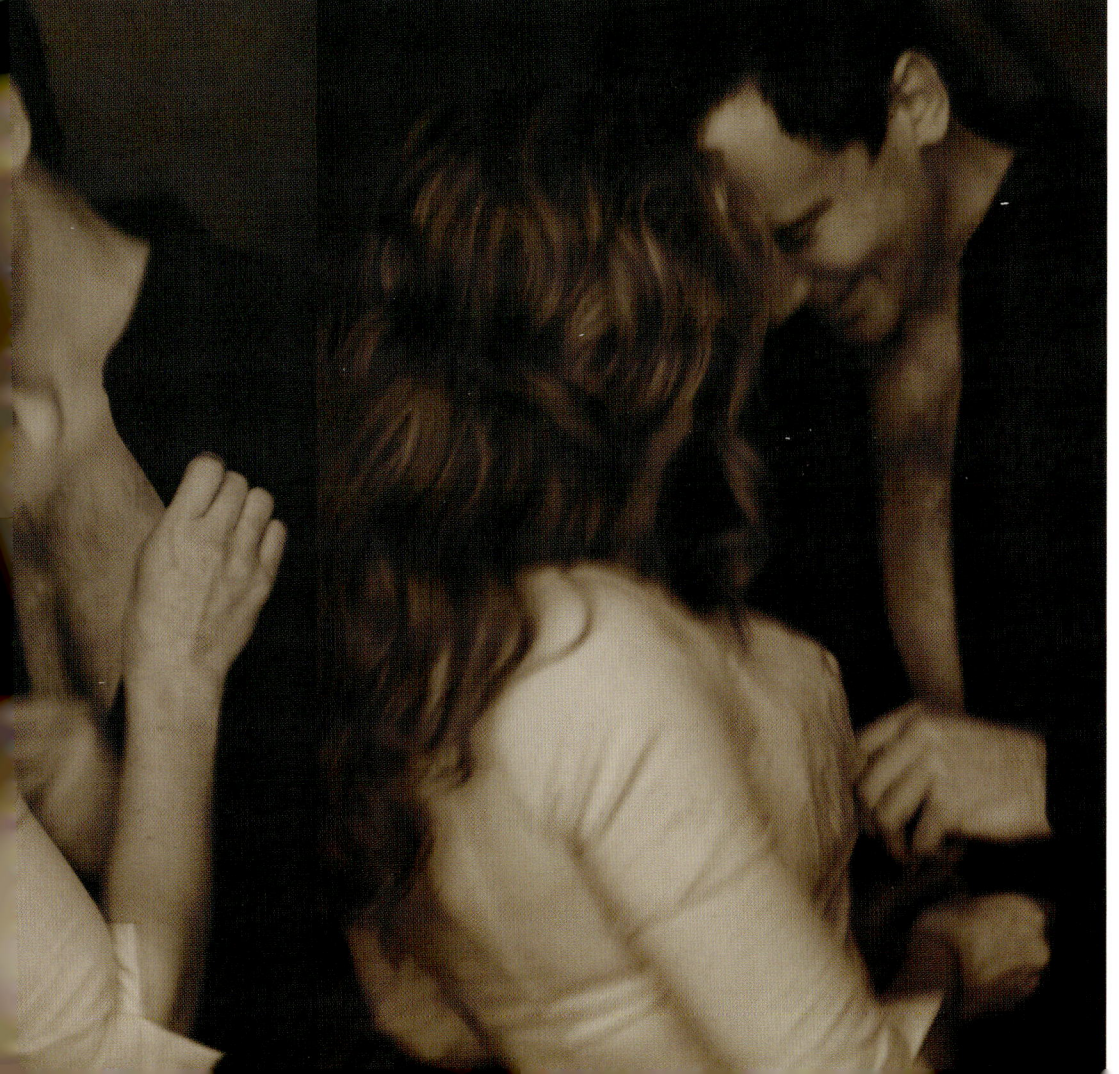

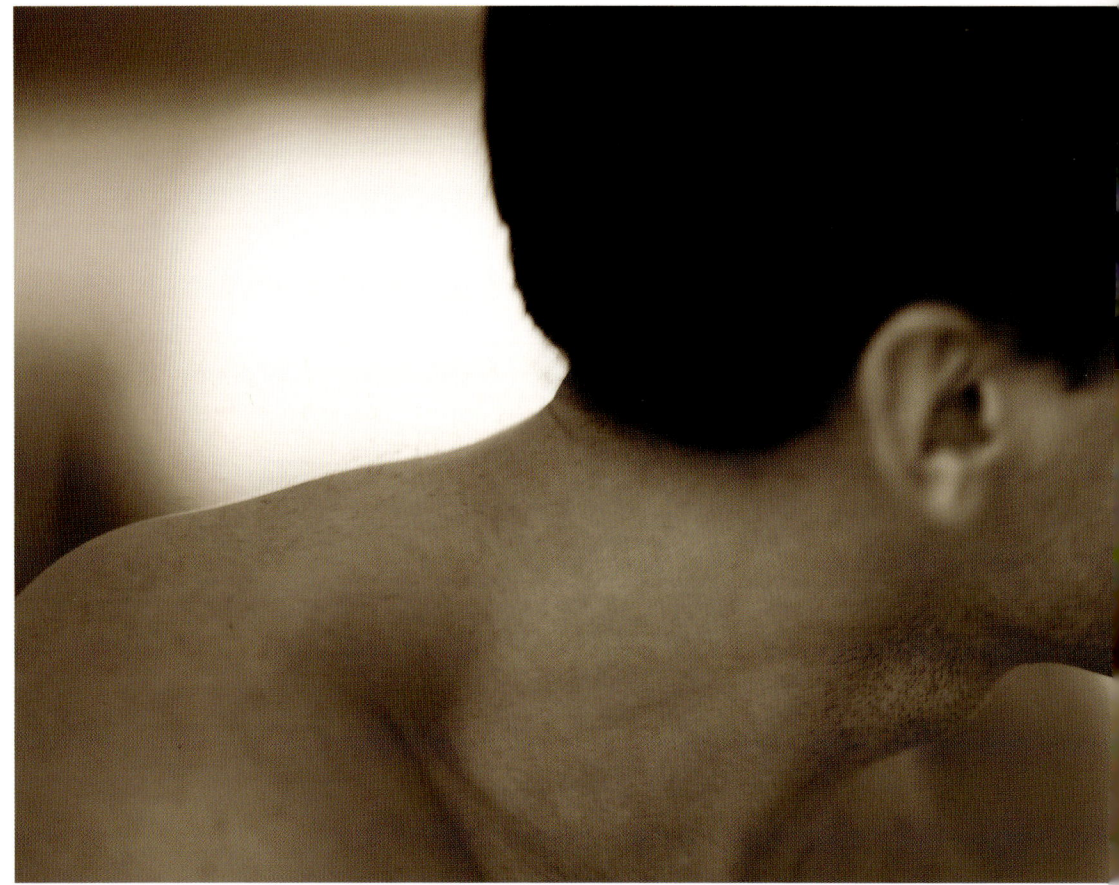

Essen

Das Abendessen ist ein traditionelles Präludium zum Sex. In Frankreich und in Österreich mietete man einst ein Hotelzimmer ohne Griff an der Außenseite der Tür. Andererseits behauptet ein französisches Sprichwort, wenn Liebe und Verdauung miteinander ins Bett gingen, sei ein Schlaganfall die Folge. Das stimmt nicht ganz. Allerdings ist der Zeitpunkt gleich nach einer schweren Mahlzeit nicht ideal – Ihr Partner kann dadurch leicht krank werden, vor allem eine Frau, wenn sie unten liegt.

Ein Essen kann ein erotisches Erlebnis für sich sein. Wenn Sie einen Beweis dafür brauchen, wie eine Frau einen Mann erregen kann, indem sie, einer Kannibalin gleich, eine Hühnerkeule oder eine Birne »auf« ihm isst, dann schauen Sie sich die hübsche Burleske im Film *Tom Jones* (1963) oder die unerhört sinnlichen Äquivalente in *Tampopo* und *9 1/2 Wochen* an.

Eine Mahlzeit *à deux* ist selbstverständlich eine direkte Überleitung zum Liebesspiel (*siehe* Große Zehe, Seite 71, und Fernsteuerung, Seite 246). Aber trinken Sie nicht zu viel Alkohol. Neuere Studien belegen, dass er Hemmungen beseitigt und die Euphorie steigert,

APERITIFS

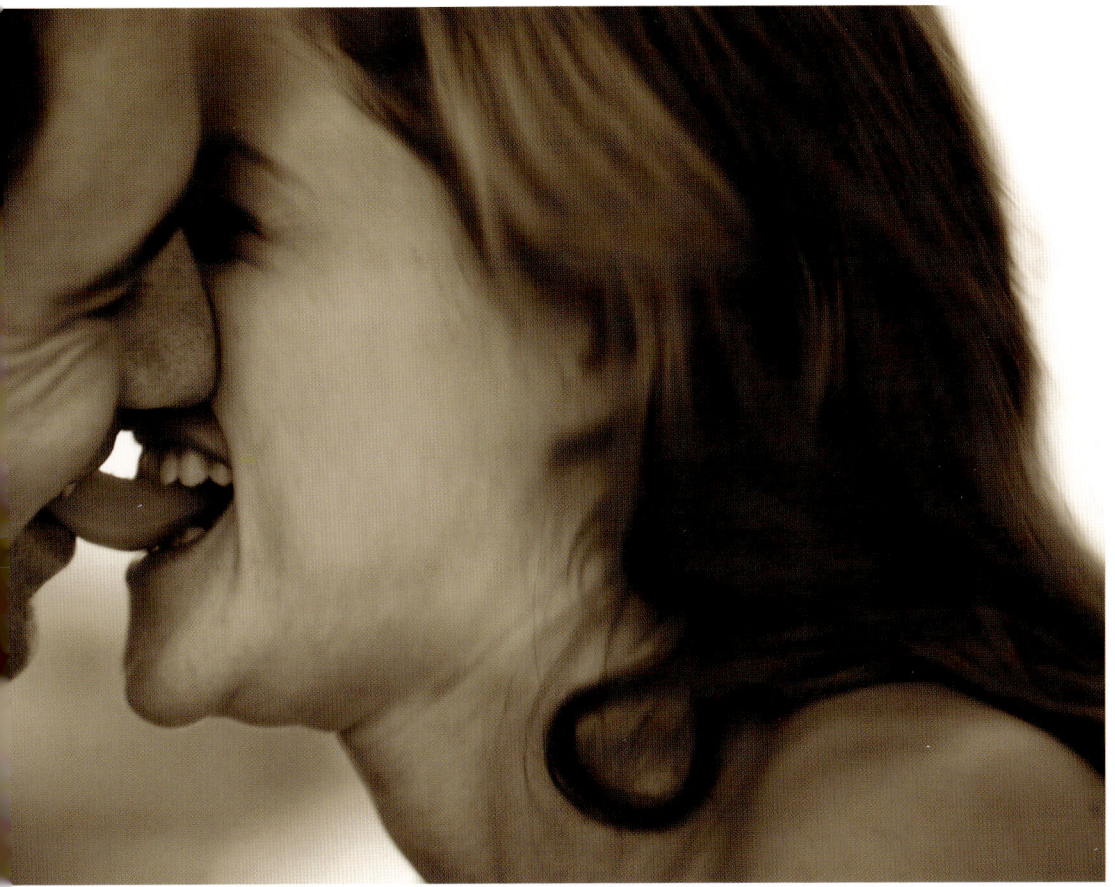

Essen
Eine Mahlzeit kann ein erotisches Erlebnis für sich sein.

vor allem bei Frauen; aber er ist auch die häufigste Ursache von Erektionsstörungen. Wenn es Ihnen ernst ist mit dem Sex, sollten Sie eine Vorliebe für Mineralwasser entwickeln.

Bei den alten Griechen und Römern harmonierten Liebe und Essen. Sie ruhten dabei gemeinsam auf einem Sofa oder fütterten einander (das tun Geishas heute noch). Manche Menschen haben Spaß an kulinarischen Sexspielen (Eiscreme auf der Haut, Weinbeeren in der Scheide und so weiter). Das ist großartig, wenn Sie ab und zu in die orale Phase zurückfallen, aber schlampig in einer normalen Wohnung. Seien Sie vorsichtig mit zuckerhaltigen Speisen (sie können Hefepilzinfektionen auslösen) und mit fetthaltigen Speisen (sie können Kondome auflösen). Die meisten Partner mit Privatsphäre essen gerne nackt zusammen und sehen dann weiter.

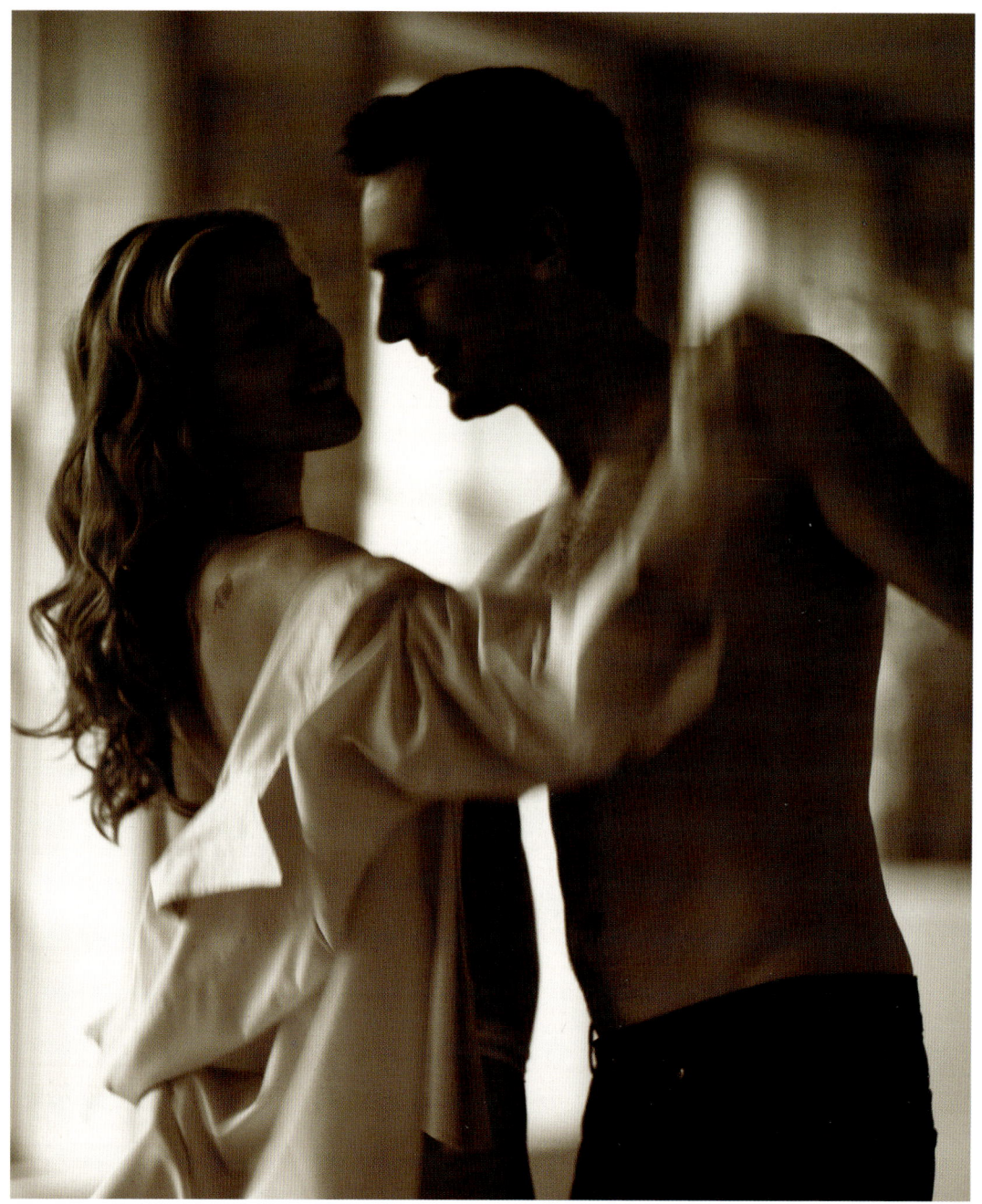

Tanzen
Gute Liebespaare tanzen auch gut miteinander.

Tanzen

Wenn Paare tanzen, sieht das immer nach Geschlechtsverkehr aus. Insofern hatten die Puritaner völlig recht. Die Tänze ohne Körperkontakt sind entstanden, weil wir heute keinen gesellschaftlichen Vorwand mehr brauchen, um einander zu umarmen. Aber als Stimulans setzt der Tanz keinerlei Berührung voraus – die meisten modernen Tänze sind viel erotischer als eine enge Umklammerung, weil man den Partner dabei beobachten kann. Diese Art Tanz ist bestenfalls einfacher Geschlechtsverkehr per Fernsteuerung (*siehe* Fernsteuerung, Seite 246).

Die meisten guten Liebespaare tanzen auch gut miteinander. Sie können öffentlich oder zu Hause tanzen, bekleidet oder nackt. Einander beim Tanzen auszuziehen ist besonders reizvoll. Warten Sie mit dem Geschlechtsverkehr, tanzen Sie, bis seine Erektion unerträglich und sie dem Orgasmus nahe ist, weil der Rhythmus, der Anblick und der Duft der Einzeltänzer beide erregt hat. Selbst dann brauchen Sie nicht aufzuhören.

Die meisten Paare können nach dem Eindringen weitertanzen, entweder in der Umarmung oder im Limbostil, nur durch den Penis verbunden, sofern sie die richtige Größe haben. Das bedeutet leider, dass die Frau mindestens so groß sein muss wie der Mann, obwohl sie ja meist kleiner ist. Andernfalls muss er die Knie beugen, was anstrengend ist. Wenn die beiden mit dem Penis in der Vagina tanzen können und wenn sie klein ist, dann kann er sie hochheben, bis beide eine der indischen Standstellungen einnehmen. Sie schlingt die Beine um seine Taille und die Arme um seinen Hals, und das Spiel geht weiter. Falls sie dafür zu schwer ist, dreht sie sich um und bückt sich, so dass er von hinten eindringen kann, ohne mit dem Tanzen aufzuhören.

Es ist ganz natürlich, einander beim Tanzen zu verführen oder zu ermutigen. Als man noch formell tanzte, wünschten sich die Männer, dass die Frauen leicht erreichbare Brüste auf dem Rücken hätten; aber das wäre zu einfach gewesen. Sanfter Druck, Rhythmus, visuelle Eindrücke und Düfte sowie die Kenntnis von Fernsteuerungsmethoden genügen, um den Tanz zu seinem erotischen Abschluss zu bringen.

Oberschenkelsex

Noch ein Trick – wie der Sex in Kleidern, *siehe* Seite 94–95) –, um die Jungfräulichkeit zu bewahren, eine Schwangerschaft zu verhindern und so weiter. Er wurde bei den alten Kulturen angewandt, denen Jungfräulichkeit etwas bedeutete und die keine Verhütungsmittel hatten, und er wird in modernen Kulturen benutzt, die für Enthaltsamkeit vor der Ehe eintreten. Für uns ist er ein Ersatz.

Diese Technik wird von vorne oder hinten angewandt oder in jeder anderen Stellung, in der sie die Oberschenkel zusammenpressen kann. Er schiebt den Penis so zwischen ihre Schenkel und Schamlippen, dass die Eichel ein gutes Stück von der Vagina entfernt ist. Dann drückt sie fest zu. Sie hat dabei ganz besondere Empfindungen – manchmal deutlicher als beim Eindringen. Es ist also einen Versuch wert. Da wir heute Kondome und andere Verhütungsmittel sowie Safe Sex haben, müssen wir nicht so sehr auf Techniken achten wie unsere Vorfahren, die unbedingt verhindern mussten, dass Sperma in die Vagina gelangte. Er kann diese Technik vorsichtig von hinten anwenden, wobei die Eichel sogar auf der Klitoris liegt. Das Resultat ist erstaunlich. Eine gute Variante während der Menstruation, wenn die Vagina wund ist oder wenn er wenigstens ein paar Mal stoßen will, bevor er wie üblich eindringt.

Sex in Kleidern

Im Grunde ein intensives Petting: Sie behält den Slip oder Stringtanga an, er macht die gleichen Bewegungen wie beim normalen Geschlechtsverkehr, soweit die Kleidung es zulässt. Eine beliebte ethnologische Variante, besonders für den Sex vor der Ehe, die im Nie-

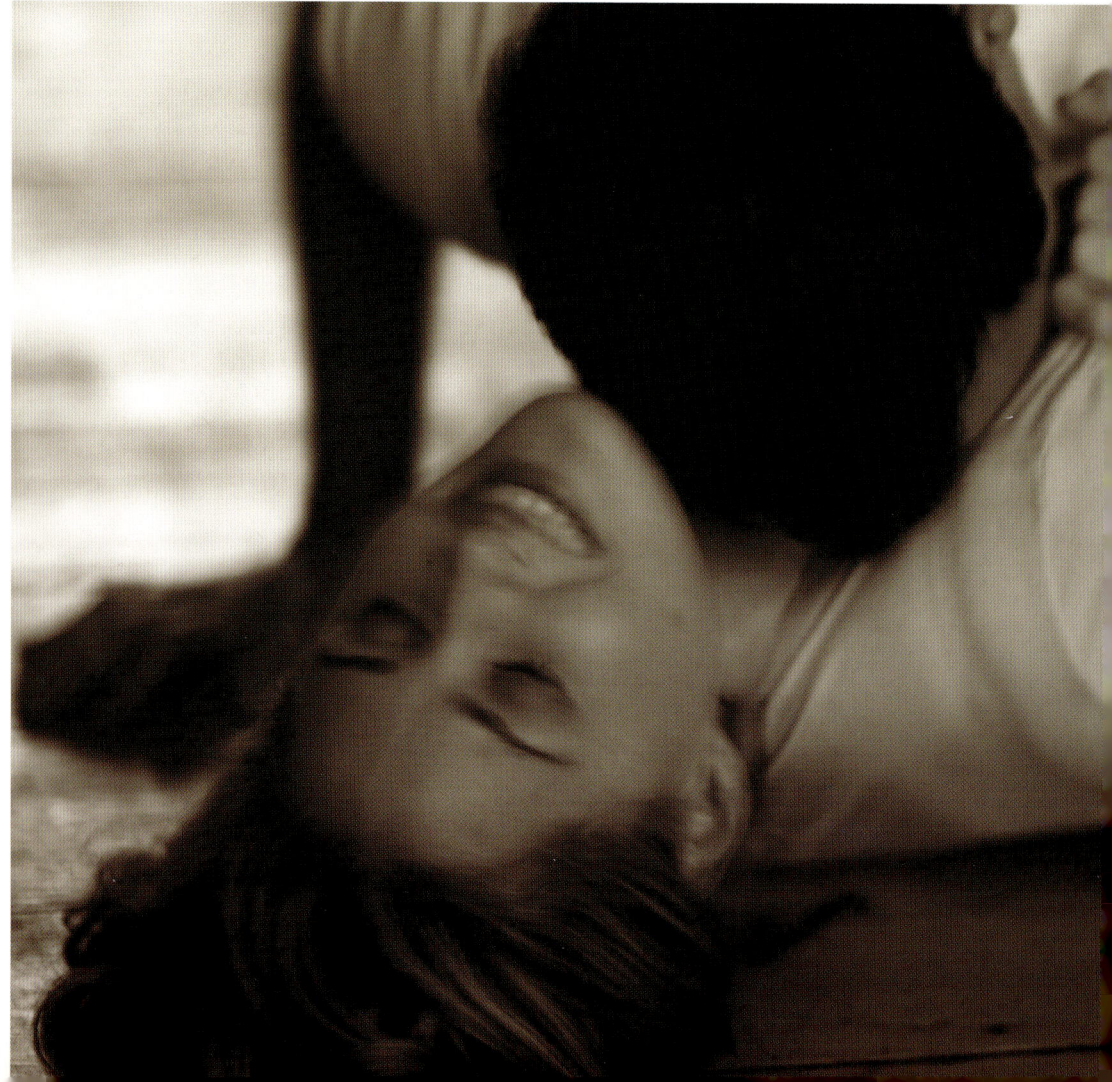

derländischen *droogneuken* heißt, während viele andere Kulturen dafür seltsamerweise kein Wort haben.

Kein zuverlässiges Verhütungsmittel, sofern die Ejakulation nur zwischen den Schenkeln erfolgt und die Eichel nicht in die Nähe der Vulva kommt (das gilt mit oder ohne Kleidung). Manche mögen diese Technik als Appetitanreger oder während der Menstruation. Wenn er sie zu lange anwendet oder gestärkte Kleidung (z. B. aus Jeansstoff) trägt, drohen Schürfwunden. Übertreiben Sie also nicht. Viele Frauen bekommen dabei einen ordentlichen Orgasmus.

Sex in Kleidern
erlaubt alle Bewegungen des normalen Geschlechtsverkehrs.

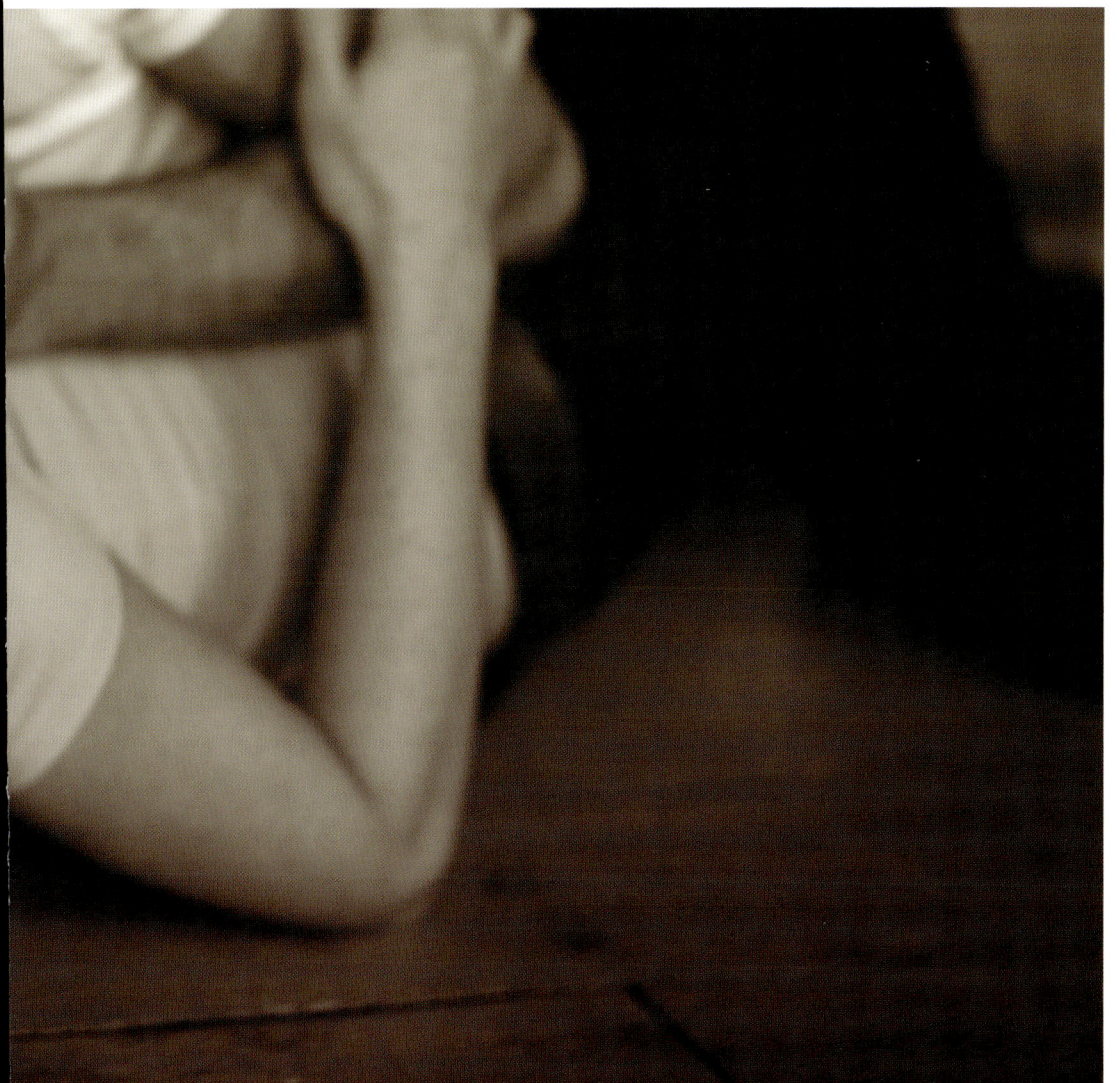

Safe Sex

Zum Glück ist eine HIV-Infektion heute nicht mehr unbedingt tödlich. Aber in einigen Ländern ist sie immer noch ein Todesurteil, und es gibt mehr Opfer sexuell übertragbarer Krankheiten denn je. Sorglosigkeit ist also nicht angebracht.

Es gibt viele Risiken. Gonorrhö und Syphilis wüten immer noch unter uns, und Syphilis ist wegen resistenter Erreger schwerer zu heilen. Hinzu kommen Herpes, Trichomoniasis, bakterielle Vaginose, Soor, Virenhepatitis, Filzläuse, Krätze, AIDS, Papillome (Warzengeschwülste) und Chlamydia. Wir wissen heute, dass das Papillomvirus an vielen Fällen von Gebärmutterhalskrebs schuld ist und dass Chlamydia zu Unfruchtbarkeit führen kann (*siehe* Bücher und nützliche Anschriften, Seite 276–279). Aus all diesen Gründen sollten Sie die folgenden Regeln beachten.

• Alter, Geschlecht oder sexuelle Erfahrung schützen nicht vor Risiken. Als klar wurde, dass AIDS die Bevölkerung der Industrieländer nicht dezimieren würde, setzte sich der arrogante Glaube durch, Schutzmaßnahmen seien nicht unbedingt notwendig (dass die Menschen in den Entwicklungsländern schwer unter AIDS leiden, wird sorglos ignoriert). Jeden Tag erkranken über eine Million Menschen an einer sexuell übertragenen Infektion. Das ist nicht nur ein Problem der Jungen und sexuell Aktiven, die oft gut informiert und vorsichtig sind. Viele ältere Partner – frisch geschieden und überzeugt davon, dass ihre Gruppe ungefährdet ist – sind es nicht.

• Der Austausch von Körperflüssigkeiten ist riskant. Denken Sie an Speichel, Blut, Urin, Stuhl, Sperma und Vaginalsekrete. Bei der Penetration ist die Gefahr am größten; aber auch Kratzen und Beißen, das die Haut verletzt, ist gefährlich, ebenso Oralsex. Ja, Oralsex ist ein Risikofaktor, den alle ignorieren, weil es scheinbar zimperlich ist, den Partner durch ein Kondom zu lecken. Dennoch sind Infektionen sehr wohl möglich, und für Frauen ist das Risiko besonders groß.

• Die wichtigsten Schutzmaßnahmen sind das Kondom (für Männer und Frauen), das Kofferdam (Lecktuch) und der medizinische Handschuh. Man benutzt sie für den Geschlechtsakt sowie für Analsex, Sexspielzeug und Oralsex. Wir wollen nicht behaupten, der Liebesakt werde durch Latex schöner; aber manchmal müssen Sie einfach tun, was letztlich notwendig ist.

• Wahrscheinlich wissen Sie, wie man mit Kondomen umgeht. Trotzdem wollen wir die Regeln wiederholen: nicht in die Sonne legen, nicht nach Ablauf des Verfallsdatums verwenden, jedes Mal ein neues benutzen, auf Risse und Löcher prüfen, vom Anfang bis zum Ende des sexuellen Kontaktes an Ort und Stelle lassen und die »Pille danach« einnehmen, wenn ein Kondom reißt. Und beherzigen Sie vor allem das Motto der britischen Soldaten im Zweiten Weltkrieg: »Streif es über, bevor du es reinsteckst.«

APERITIFS

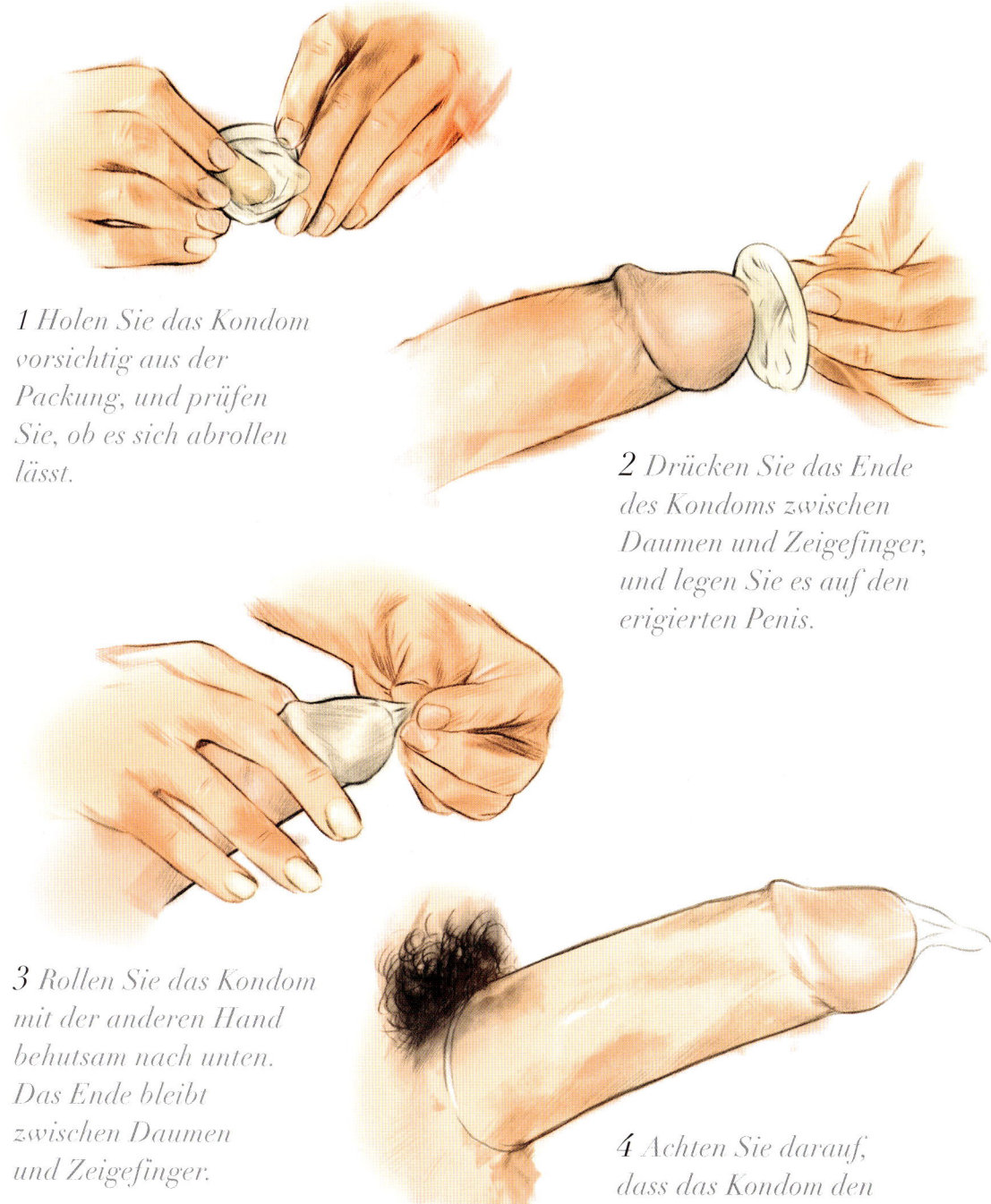

1 Holen Sie das Kondom vorsichtig aus der Packung, und prüfen Sie, ob es sich abrollen lässt.

2 Drücken Sie das Ende des Kondoms zwischen Daumen und Zeigefinger, und legen Sie es auf den erigierten Penis.

3 Rollen Sie das Kondom mit der anderen Hand behutsam nach unten. Das Ende bleibt zwischen Daumen und Zeigefinger.

4 Achten Sie darauf, dass das Kondom den ganzen Penis umhüllt.

- Der Kondomtest ist eine gute Methode, um herauszufinden, ob Sie einen anständigen, vernünftigen Partner haben. Wenn Ihre neue Liebe Safe Sex ablehnt, liegen Sie mit einem dummen, verantwortungslosen und gefühllosen Menschen im Bett.

- Wenn aus Ihrer neuen Beziehung eine dauerhafte und hingebungsvolle Liebe geworden ist, sollten Sie sich einem AIDS-Test unterziehen, bevor Sie zu ungeschütztem Sex übergehen, und einander dann treu bleiben. Ist so ein Test unromantisch? Ja, aber Sie müssen realistisch sein. Selbst wenn Ihr Partner nur einen einzigen anderen Partner hatte und dieser wiederum nur einen einzigen Partner hatte und so weiter, sind Sie möglicherweise das letzte Glied in einer Kette von noch nicht nachgewiesenen und unbekannten Infektionen. Wenn Sie einander lieben, ist der Test die beste Möglichkeit, dies zu beweisen. Und wenn Sie einander nicht lieben, sollten Sie erst recht misstrauisch sein.

- Wenn Sie einander noch nicht lange kennen und Sexspielzeug benutzen wollen, dann streifen Sie vorher ein Kondom darüber. Reinigen Sie es hinterher mit sauberen antibakteriellen Wischtüchern oder Reinigungstupfern, die für diesen Zweck in Sexshops verkauft werden.

- Achten Sie ständig auf ungewöhnliche Symptome: Juckreiz, Ausschlag, Knoten, Warzen, Ausfluss, Fieber, Drüsenschwellungen, Unterleibsschmerzen und Blutungen sowie Schmerzen beim Sex, beim Urinieren oder beim Stuhlgang.

- Gehen Sie sofort zum Arzt, wenn Sie eines dieser Symptome haben. Ärzte und Klinikpersonal haben schon alles gesehen. Die meisten Infektionen kann man, wenn sie früh erkannt werden, mit Antibiotika behandeln. Ausnahmen sind Herpesviren, einige Hepatitisviren und das HIV, die wir ein Leben lang behalten (siehe Bücher und nützliche Anschriften, Seite 276–279). Wenn Sie an einer sexuell übertragenen Krankheit leiden oder sich möglicherweise angesteckt haben, dann informieren Sie Ihren Partner und fragen Sie einen Arzt, ob Sie auch frühere Partner unterrichten müssen.

- Regelmäßige medizinische Untersuchungen sind selbst dann ratsam, wenn Sie beide treu sind. Manche sexuell übertragbaren Krankheiten sind inaktiv. Außerdem können Sie natürlich nie ganz sicher sein, ob der Partner treu ist.

Telefonsex

Hier geht es nicht um Telefonsex, für den man bezahlen muss – er gehört wohl kaum in ein Buch wie dieses –, sondern um liebevolle Anmache zwischen zwei Menschen, die einander wirklich kennen. Die Grenzen – nur Laute, keine visuellen Eindrücke, keine Berührungen – können getrennte Partner vor Sehnsucht verrückt machen, aber auch die Hauptattraktion sein. Die Welt versinkt, und alles, was bleibt, ist reine Lust und zwei Stimmen.

Wenn Sie einander nur hören, müssen Sie mehr sagen und genau beschreiben, was Sie tun. Mit der Zeit entwickelt sich ein Code, der Stimmungswechsel oder Bewegungen enthüllt. Die lautere Stimme oder die schnellere Atmung verrät, wann Sie schneller oder langsamer werden, wann der Orgasmus beginnt. Lieblingsworte und -sätze lösen Erinnerungen und Fantasien aus. Schaffen Sie ein Szenario, erzählen Sie abwechselnd eine Geschichte, stellen Sie intime Fragen, und geben Sie die Antworten, gestehen Sie Ihre Lust oder Ihre Liebe. Bei ihr sind Finger, Vibrator und Laute oft genug. Wenn er visuelle Eindrücke braucht, stellt sie sich vor einen Spiegel und beschreibt, was sie sieht (*siehe* Spiegel, Seite 241).

Erteilen Sie Befehle, sobald Ihre Erregungskurven synchron verlaufen. Es ist besonders erregend, aus der Ferne dirigiert zu werden: »Stopp ... Weiter ... Pause«, während Sie gegen die Versuchung ankämpfen, sich einfach gehen zu lassen. Und es ist überaus lustvoll zu wissen, dass Ihr Partner nur wegen Ihrer Anweisungen erregt ist und genau das tut, was Sie befehlen. Auch Sie sollten sieden, wenn Sie das Sagen haben. Dann können Sie dem Partner, der dem Gipfel nahe ist, die Erlaubnis geben, ihn zu erklimmen, und sich dann sofort anschließen.

Worte

»Bei Frauen ... befindet sich der G-Punkt in den Ohren«, sagte die Autorin Isabel Allende. Aber die richtigen Töne können auch sein Blut zum Kochen bringen. Wichtig ist ein gemeinsames Vokabular. Geschmäcker sind individuell sehr verschieden und kaum verhandelbar. Was Sie erregend finden, hält Ihr Partner vielleicht für geschmacklos, gefühlskalt oder aggressiv.

Flüstern Sie einem neuen Partner etwas zu, oder probieren Sie beim alten Partner ein neues Wort aus, und warten Sie auf die Reaktion. Wenn er zurückschreckt, benutzen Sie das Wort nicht mehr. Falls Sie es abstoßend finden, sagen Sie es dem Partner und suchen Sie mit ihm nach Alternativen. In der englischen Sprache gibt es mehr als 250 Worte für Penis und 200 für Klitoris – und auch in der deutschen gibt es Variationen. Wenn Ihnen keines gefällt, dann nehmen Sie sich ein Beispiel an dem Paar in *Lady Chatterleys Liebhaber* und taufen Sie John Thomas und Lady Jane (so heißen die männlichen und weiblichen Genitalien im englischen Slang) selbst.

Wenn Sie nicht gerne frivol reden, sich aber umstellen wollen, dann üben Sie mit Schlüsselsätzen, während Sie allein masturbieren. Falls Sie schmutzige Worte überhaupt nicht mögen, entspannen Sie sich; es ist keine Pflicht.

Moderne Technik

Hat einen schlechten Ruf wegen der Suchtgefahr, den Cyber-Affären und so weiter. Aber geben Sie nicht dem neuen Medium die Schuld; seine Chancen sind größer als seine Risiken, und außerdem hat jede neue Entwicklung ihre Vor- und Nachteile. Solange Sie das Internet nicht als Schlupfwinkel benutzen, um echten Beziehungen aus dem Weg zu gehen, ist die Technik aus den gleichen Gründen nützlich wie Telefonsex (*siehe* Seite 99), denn sie eröffnet uns neue Blickwinkel und neue Möglichkeiten. In einer Welt, in der die Liebe manchmal gezwungen ist, Ozeane zu überspannen, besteht für das Internet sogar ein Bedarf.

Offensichtlich ist das Internet eine wichtige Quelle der Inspiration und der Ideen. Man findet dort erotische Bilder und Filme, Hotlines, Online-Beratung sowie Websites für jeden Geschmack und einige, von denen Sie nicht einmal geträumt haben. Besonders charmant ist die Website, die Ihnen erklärt, wie Sie aus Melonen, Ballons und leeren Plastikflaschen Ihr eigenes Sexspielzeug machen können. Die Zahl der erotischen Websites nimmt so schnell zu, dass es sinnlos wäre, eine Aufzählung zu versuchen. Surfen Sie einfach.

In diesem Buch geht es nicht darum, wie Sie einen Sexpartner finden. Darum wollen wir uns mit den üblichen Warnungen begnügen. Einerlei, wie nahe Sie sich jemandem fühlen, den Sie in einem Internet-Chatroom getroffen haben, denken Sie daran, dass Sie ihn oder sie nicht wirklich kennen. Verraten Sie keine Einzelheiten, treffen Sie sich mit niemandem ohne Sicherheitsvorkehrungen, und nehmen Sie es nicht persönlich, wenn die Chemie bei der Begegnung nicht stimmt oder wenn Ihre Online-Bekanntschaft wegläuft. Seriöse Websites für Partnersuchende weisen auf all das hin – lesen Sie, lernen Sie, und denken Sie daran, dass das Internet seiner Natur nach sehr schnell eine falsche Intimität erzeugt, die Ihr Urteil trüben kann.

Andererseits ist Sex im Internet der ultimative Safe Sex – es gibt keinen Austausch von Körperflüssigkeiten. Sie können Texte, E-Mails, Webcams und Teledildonics benutzen, um einander während eines Arbeitstages und vor einem langen Liebesspiel am Abend heiß zu machen, um längere Trennungen besser zu verkraften oder um gefährliche oder unrealistische Fantasien ohne Risiko auszuleben. Bei Texten und E-Mails ist die Beschreibung entscheidend – wo Sie sind, was Sie anhaben, was Sie mit sich selbst tun, was Sie gerne mit dem Partner tun würden. Machen Sie sich keine Sorgen wegen Ihrer Rechtschreibung oder Grammatik; sie sind unwichtig, und es wirkt abschreckend, wenn Sie zu großen Wert auf sprachliche Finesse legen. Außerdem halten andere Sie womöglich für spießig. Seien Sie aber auch zurückhaltend mit schmutzigen Worten – schwarz auf weiß können sie grob oder albern klingen. Beschreiben Sie einfach von Minute zu Minute, was passiert, was Sie tun, sich vorstellen, wünschen und vor allem fühlen.

Die Antworten kommen vielleicht nicht sofort. Überbrücken Sie also die Pausen. Vor allem Frauen müssen lernen, auch in den Pausen erregt zu bleiben, bis der Höhepunkt nahe ist. Hier erweisen sich Vibratoren als hilfreich.

Wie oft?

Richtig ist, was Ihnen beiden gefällt. Sie können nicht »zu viel Sex« haben (*siehe* Exzesse, Seite 201), abgesehen davon, dass die Zeugungsfähigkeit des Mannes durch zu viele Ejakulationen zeitweilig abnimmt. Außerdem sollten Sie nicht im Terminkalender festlegen, wann Sie Sex haben. Zwei oder drei Mal in der Woche ist der statistische Durchschnitt. Neue Paare lieben einander viel öfter, ältere Paare meist seltener. Manche legen Wert auf Regelmäßigkeit, andere planen von Zeit zu Zeit aufregende Wochenenden.

Menschen, die unbedingt genitale Orgasmen haben wollen, haben meist weniger Höhepunkte als jene, die einander auch oral, mit den Händen oder auf andere Weise befriedigen und so die Zahl der Orgasmen steigern, die ein Mann an einem Abend normalerweise erreichen kann. Stellen Sie anhand Ihrer Reaktionen Ihr eigenes Programm zusammen. Wenn ein Partner mehr braucht, gibt es genügend Hilfsmittel, um seine Bedürfnisse zu befriedigen und den Ihren anzupassen.

Mit dem Alter lässt das Interesse am Sex oft nach (*siehe* Alter, Seite 76–77). Aber Sie können sich in jedem Alter bei besonderen Gelegenheiten selbst überraschen. Nehmen Sie die Häufigkeit Ihrer sexuellen Begegnungen nicht zu wichtig, und geraten Sie nicht in Panik, wenn Sie die neuste Umfrage lesen – viele Teilnehmer neigen zu Übertreibungen. Es ist normal, dass Sie oder Ihr Partner manchmal einfach keine Lust haben. Mögliche Gründe sind private oder beruflich Überlastung, Müdigkeit oder wichtige Ereignisse des Lebens wie Geburt oder Tod. Zwingen Sie sich oder Ihrem Partner keinen Zeitplan auf. Und wenn es nicht klappt, dann prüfen Sie, ob körperliche Beschwerden, Medikamente, Erschöpfung, Stress und so weiter die Ursache sind. Wenn nicht, kommen auch Wut oder Groll in Frage. Sie sind kein Versager, wenn Sie fachkundige Hilfe in Anspruch nehmen (*siehe* Bücher und nützliche Anschriften, Seite 276–279).

Prioritäten

Kein Problem am Anfang einer Beziehung, solange Sex uns wichtiger ist als alles andere. Mit der Zeit werden andere Dinge wichtiger. Das Kinsey-Institut hat festgestellt, dass Frauen heute seltener Sex haben als in den 50er-Jahren, weil sie so wenig Freizeit haben. Das dürfte vielen von uns bekannt vorkommen.

Der Beschluss, dem Sex Vorrang einzuräumen, kann Schuldgefühle auslösen, weil wir andere Pflichten nicht zugunsten der Lust vernachlässigen wollen. Aber wenn Sie erkannt haben, dass Sex kein Laster, sondern eine Notwendigkeit ist, wird alles leichter. Führen Sie ein Tagebuch, um herauszufinden, was Sie streichen oder aufschieben können. Planen Sie einen Abend pro Woche und ein Wochenende pro Monat ein. Nehmen Sie sich nur vor, zu reden, einander zu umarmen und zusammen zu sein. Dann kommt der Sex von selbst, wenn er kommen soll.

Mit Kindern wird die Sache schwieriger und wichtiger. Schwierig, weil es umständlich ist, Sex im Familienleben unterzubringen, und wichtig, weil er notwendig ist, um der Liebe Nahrung zu geben und die Familie zusammenzuhalten. Sie können den Sex nicht aufschieben, bis die Kinder erwachsen sind, und wenn Sie es versuchen, verlässt die Beziehung womöglich gemeinsam mit dem Nachwuchs das Haus – oder schon früher. Handeln Sie also jetzt. Kleinen Kindern sollten Sie aus Sicherheitsgründen nicht verbieten, Ihr Schlafzimmer zu betreten. Stecken Sie sie pünktlich ins Bett, und kaufen Sie einen Babymonitor. Wenn Sie ältere Kinder haben, schließen Sie die Schlafzimmertür ab und erklären unmissverständlich, wann Sie nicht gestört werden dürfen. Bleiben Sie ruhig, wenn Sie in flagranti ertappt werden. Kinder fangen Ihre Emotionen auf und reagieren gelassen, wenn Sie sich ganz ungeniert benehmen. Vielleicht können Sie Ihre Kinder auch bei Großeltern, Freunden oder Babysittern unterbringen, damit Sie viel Zeit für sich haben. Gewissensbisse brauchen Sie deswegen nicht zu haben, denn Sex macht Sie zu besseren Eltern.

Verführung

In seiner traditionellen Bedeutung – »Jemanden zu etwas bringen, was ihm oder ihr wahrscheinlich Leid tun wird« – verheißt dieses Wort nichts Gutes. Der berüchtigte Casanova benutzte Verführung, Druck und Zwang, aber auch er wurde verführt, unter Druck gesetzt und gezwungen. Manchmal bedauerte er seine Affären nicht nur, sondern verabscheute sie sogar.

»Jemanden zum Sex verlocken, wenn beide Lust haben«, hört sich viel besser an. In diesem Fall sind Sie auch bereit, sich Mühe zu geben. Aufmerksamkeiten, Komplimente, klare Absichten, leichte Berührungen, ein Reizen und Geizen, ein Partner, der wirbt, und einer, der es wert ist, umworben zu werden – das alles wirkt äußerst überzeugend.

In einer festen Beziehung sollten Sie immer versuchen, auf eine Verführung zu reagieren. Männer haben hier weniger Freiheit: Wenn sie nicht wollen, können sie oft nicht. Doch weder er noch sie lässt sich verführen, wenn ein wichtiger Termin drängt oder ein Kind kreischt, obwohl beide auch dann Zuneigung und offene Arme anbieten können. Seien Sie wenigstens bereit, ein paar Minuten zu streicheln und zu küssen, um zu prüfen, ob der Körper darauf anspricht. Oft tut er es auch dann, wenn Sie es nicht für möglich halten. Fügen wir hinzu, dass Sex weder eine Pflicht noch ein Recht ist und dass beide Partner auch ein Nein akzeptieren sollten.

In einer neuen oder potenziellen Beziehung läuft das Spiel anders. Die Regeln sind in jeder Kultur unterschiedlich, aber im Allgemeinen sollten Sie Ja sagen, wenn Sie wollen und – wichtiger noch – wenn Sie sicher sind, dass Sie sich mit dieser Entscheidung auch am Morgen danach und in nüchternem Zustand noch wohl fühlen werden. Sagen Sie nie Ja, wenn Sie nicht bei klarem Verstand sind (Alkohol, Drogen, emotionale Erpressung), weil Sie Schuldgefühle haben oder sich verpflichtet fühlen oder wenn Safe Sex nicht möglich ist. Wenn ein neuer Partner auf Sex besteht, obwohl Sie noch warten wollen, ist ihm seine Lust wichtiger als Ihre Gefühle – also taugt er nicht für Sie. Das alles gilt für ihn und für sie gleichermaßen. Sagen Sie klipp und klar Nein, und trauen Sie Ihrem Instinkt.

Ein paar charmante Websites über die »Kunst der Verführung« sind in Wirklichkeit Trainingskurse – meist für Männer –, die Ihnen beibringen, wie Sie geselliger werden, wie Sie herausfinden, was eine Frau will, und wie Sie ihr genau das, was sie will, auf zärtliche Weise geben. Die Folge dieser Ausbildung ist wahrscheinlich, dass Sie bindungsfähiger und dadurch erfolgreicher werden. Natürlich gibt es auch abstoßende Websites und Bücher für ihn und für sie, die von »Opfer« oder »Beute« sprechen und zu Manipulationen raten: »Sorge dafür, dass sie sich unsicher fühlt« oder »Ruf nicht an, lass ihn zappeln«. Das ist Missbrauch.

Der Barfußarzt rät stattdessen: »Zeige dein Verlangen bescheiden und zuversichtlich, dann lass es los und warte.« Das würde den meisten Menschen helfen.

Baden

Ein gemeinsames Bad ist ein natürlicher Bestandteil des Sexlebens und ein wundervolles Vorspiel oder Schlussstück. Ein ganz gewöhnliches Bad hat seinen eigenen Reiz, sofern sich niemand an den Hahn lehnen muss. Seifen Sie einander ein (aber spülen Sie die Seife vor dem Eindringen ab, um keine Allergien – vor allem bei ihr – auszulösen), und trocknen Sie einander ab. Solche »Hautspiele« führen ganz von selbst zu etwas Schönerem. Nach dem Sex ermöglicht das gemeinsame Bad eine natürliche, sanfte Rückkehr in den Alltag. Es gibt heute luxuriöse, große Badewannen und Whirlpools sowie heiße Bäder im Freien, die man das ganze Jahr über genießen kann.

Auch unter der Dusche ist ein Koitus möglich und lustvoll, wenn die Körpergrößen es erlauben. Eine Kopfbrause ist in den meisten Häusern und Hotels oft die einzige geeignete Stelle, an die man den Partner fesseln kann. Ziehen Sie aber nicht am Duschkopf – er kann kein Gewicht tragen. Schlauchduschen bieten zusätzliche Möglichkeiten für die Stimulation mit Wasser. Zielen Sie damit aber nicht in die Vagina, denn Wasser oder Luft unter Druck kann innere Schäden hervorrufen.

Keine Badewanne zu Hause oder im Hotel ist so groß, dass Sie sich darin lieben können, ohne die Ellbogen zu malträtieren. Abgesehen vom Neuigkeitswert spricht ohnehin nicht viel dafür. Es geht besser, wenn sie oben ist. Wenn nur ein Partner in der Wanne liegt, kann der andere wasserfestes Sexspielzeug benutzen.

Sex und Baden im Freien ist etwas anderes. Beachten Sie aber die Sitten und Gesetze des Landes. Geschlechtsverkehr im Wasser hat den Vorteil, dass die Partner gewichtslos sind und zu schweben glauben. Eine Frau, die für all diese indischen Kletter- und Stand-Stellungen zu schwer ist, wird im Wasser fast schwerelos und kann Positionen einnehmen, die selbst Akrobaten überfordern würden. Auch das Meer am Abend ist einen Versuch wert, sofern es warm genug ist. An einem sanft abfallenden Strand haben Sie selbst am Tag genügend Privatsphäre und können sogar voll bekleidet wieder auftauchen. Zuschauer werden glauben, Sie hätten jemanden gerettet. Ein Schwimmbecken hat praktische Stufen und Haltegriffe.

Wasser verhindert zwar nicht die Reibung, aber es ist ziemlich kühl. Deshalb braucht selbst ein sehr erregter Mann vielleicht eine kräftige Stimulation, damit sein Penis erigiert. Es ist ratsam, erst einzudringen und dann ins Wasser zu gehen, sofern das möglich ist. Wenn nicht, sollte die Frau vorher ein Diaphragma einführen, da Meerwasser und chloriertes Wasser die Schleimhäute reizen. An einem einsamen Strand können Sie in der Brandung sofort loslegen, wenn es Sie nicht stört, dass Sie anschließend noch tagelang Sand am Körper entdecken. Eine schwimmende Matratze ist ein gutes Wasserbett, von dem man aber leicht herunterrutscht, wenn man nicht ständig aufpasst.

Wir kennen Leute, die den Geschlechtsakt schwimmend oder gar beim Tauchen vollziehen, aber uns fehlen die praktischen Details. Wenn der Unterwassersex mehr sein soll als ein flüchtiger Kontakt, brauchen Sie eine Menge Luft, weil Sie vor dem Orgasmus heftig atmen.

Leider ist Sex im Wasser nicht unbedingt Safe Sex. Kondome können herunterrutschen oder vom Wasser, von der Wärme oder von Chemikalien beschädigt werden. Spermizide werden womöglich fortgespült, und wasserlösliche Gleitmittel lösen sich auf. Um eine dieser Techniken ohne Bedenken genießen zu können, müssen beide Partner frei von Infektionen sein und ein sicheres Verhütungsmittel anwenden.

Ein Bad
ist ein wundervolles Vorspiel oder Schlussstück.

APERITIFS

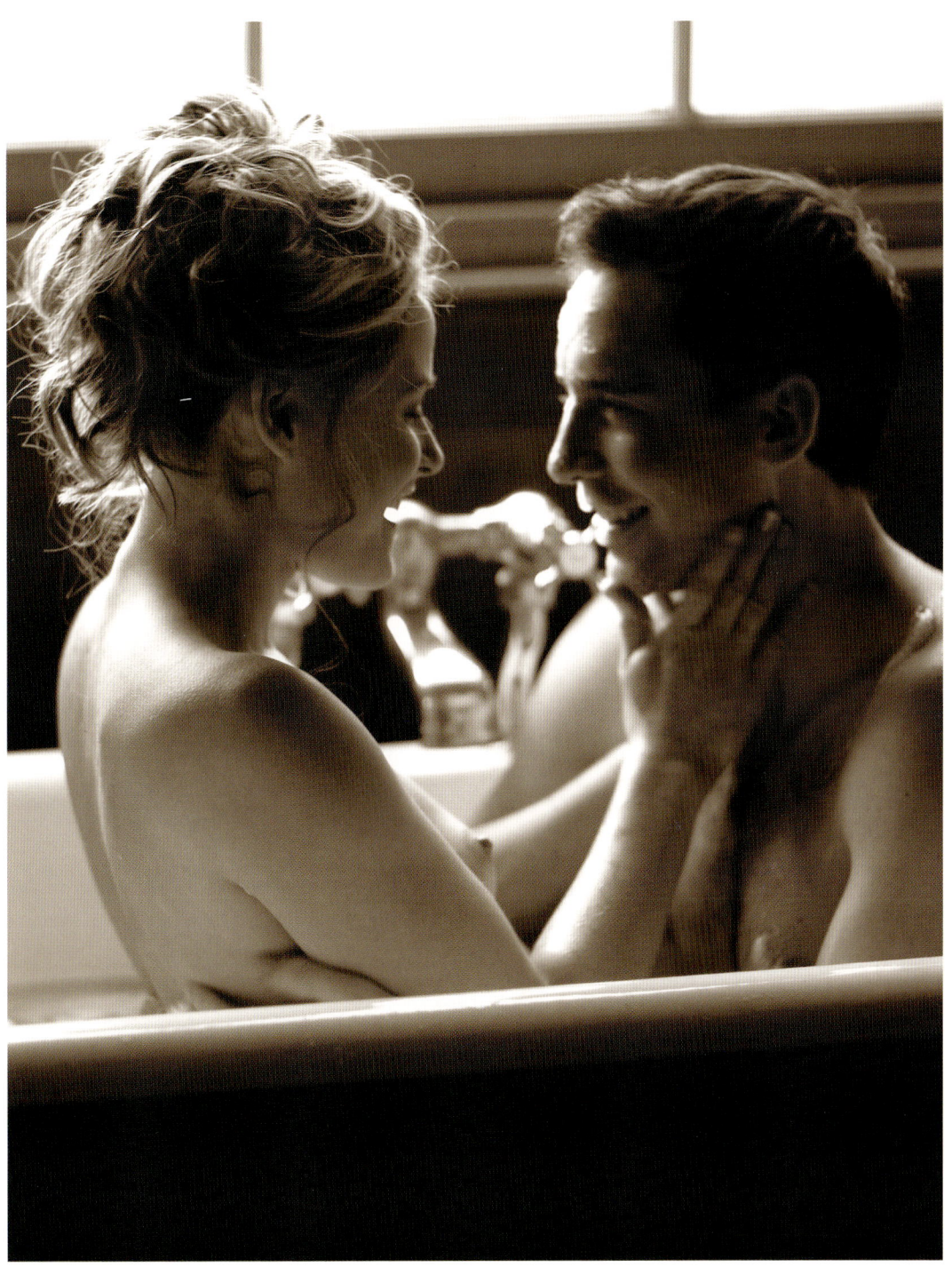

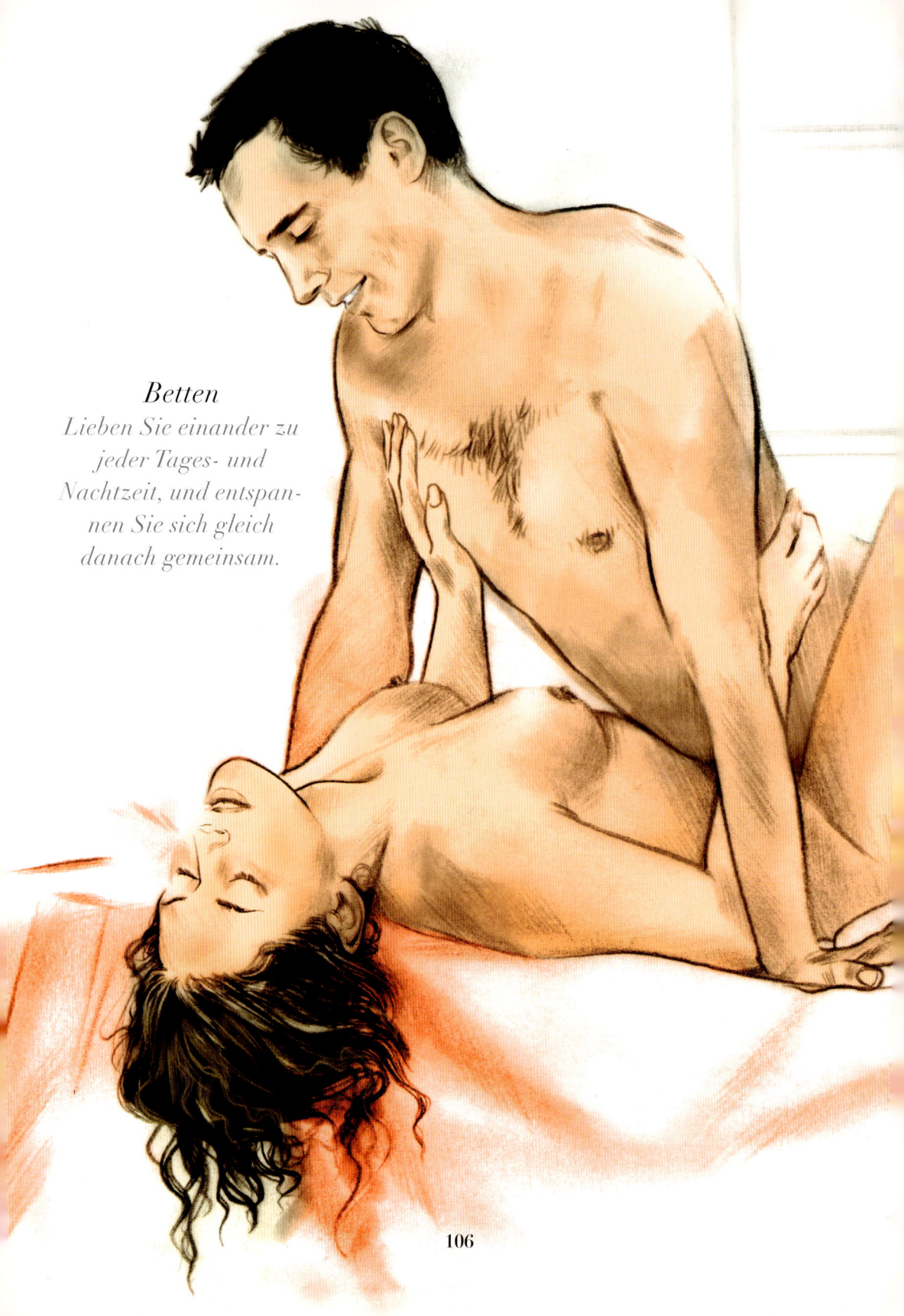

Betten

Immer noch der wichtigste häusliche Ausrüstungsgegenstand, wenn es um Sex geht. Wirklich leidenschaftlicher Sex bezieht irgendwann fast jedes Möbelstück im Haus mit ein, zumindest zum Experimentieren; aber das Bett ist am gebräuchlichsten. Die meisten Betten auf dem Markt werden von Leuten entworfen, die glauben, dass man in diesen Möbeln nur schläft. Das Problem ist, dass die ideale Fläche für die meisten Arten von Sex so hart sein muss, dass sie zum Schlafen zu unbequem wäre. Eine mögliche Lösung wären zwei Betten, eines für den Sex und eines zum Schlafen. Aber das ist teuer, und zudem stört die Notwendigkeit, das Bett zu wechseln, den schönsten Teil des Abends: die totale Entspannung nach dem Sex. Riesige oder runde Betten sehen zwar verführerisch aus, haben jedoch gegenüber einem normalen Doppelbett keine echten Vorteile.

Bevor wir ein Gütesiegel ausstellen, sind ein paar Punkte zu beachten. Erstens muss die Höhe stimmen, weil Sie nicht nur die Oberfläche, sondern auch die Kanten des Bettes benutzen. Die Matratze sollte genau die gleiche Höhe haben wie das Schambein des Mannes, damit er von vorne und von hinten in die Partnerin eindringen kann. Für einige Techniken, vor allem für Fesselspiele (falls Sie die mögen), sind Bettpfosten notwendig.

Am besten geeignet sind hohe Pfosten, ähnlich wie jene, die an antiken Betten den Baldachin trugen. Ein Fußbrett ist in diesem Fall überflüssig, damit sie sich nach vorne oder rücklings über das Ende des Bettes beugen kann (*siehe* Ligottage, Seite 252–253, und Fesseln, Seite 256–257). Massive alte Bettrahmen haben große Vorteile, weil sie nicht knarren oder zusammenbrechen. Die Matratze muss so hart sein, wie Sie es gerade noch aushalten, um gut schlafen zu können. Ein Doppelbett ist unerlässlich; alles andere verdirbt die wichtigste erotische Freude am gemeinsamen Leben und Schlafen: das Privileg, einander zu jeder Tages- und Nachtzeit lieben zu können, wenn beide Lust haben, und sich gleich danach gemeinsam zu entspannen. Wenn Sie Platz haben, sollten Sie auch ein Einzelbett bereithalten für den Fall, dass ein Partner krank wird und sich allein wohler fühlt. Zusammengeschobene Einzelbetten haben in einer guten sexuellen Partnerschaft keine Berechtigung.

Außer dem Bett brauchen Sie vier Kissen, zwei sehr harte, die Sie unter den Po schieben können, und zwei weiche, um darauf zu schlafen. Das Zimmer muss das ganze Jahr über warm sein – warm genug, um im Schlaf nicht zu frösteln. Außerdem sollten Sie ohne Bettwäsche schlafen können, wenn Sie das wollen. Eine Steppdecke ist in der Regel am besten, weil sie sich mit Ihnen bewegt und Sie nicht einengt. Wasserbetten, die uns heute an

APERITIFS

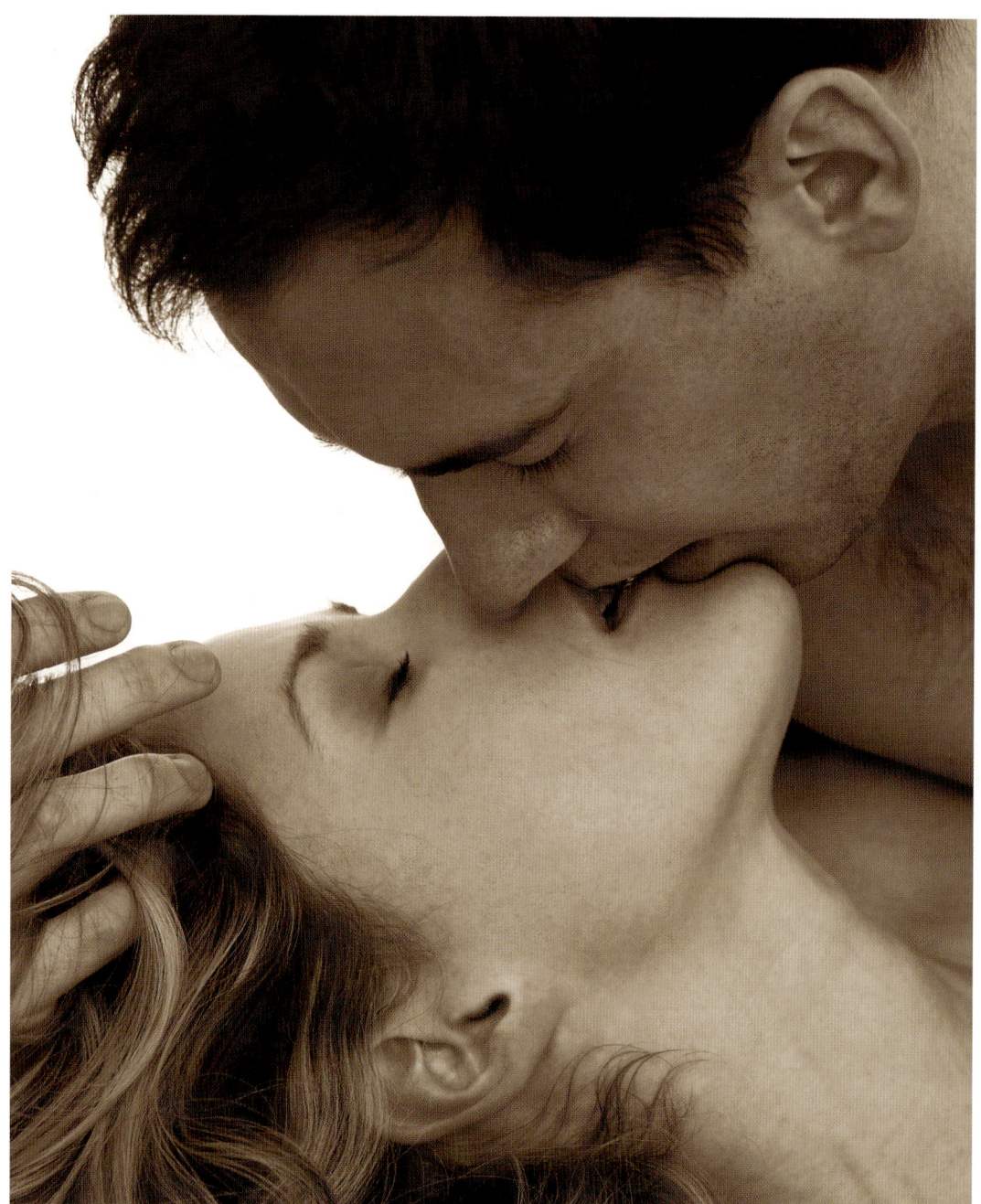

Küsse
Eine leichte Berührung oder eine zweite Penetration.

Glamour und Lavalampen erinnern und nur noch selten anzutreffen sind, lösen ungewöhnliche Empfindungen aus und haben eine natürliche Schwingungsfrequenz, die ansteckend wirkt – man muss sich in ihrem Rhythmus bewegen, aber das kann durchaus stimulierend sein.

Küsse

Einerseits muss man sie niemandem beibringen; andererseits sind manche Leute so scharf auf Genitalsex, dass sie nicht ans Küssen denken (*siehe* Richtiger Sex, Seite 88–89). Lippen- und Zungenküsse bereichern den Sex enorm, wenn die Partner einander zugewandt sind. Brustküsse sind unentbehrlich, wenn der Frau nicht eine ganze Bandbreite von Gefühlen entgehen soll. Genitale Küsse (*siehe* Mundarbeit, Seite 136–141) sind eine Zärtlichkeit eigener Art. Sie können den ganzen Körper küssen, mit den Lippen, der Zunge, dem Penis, den Labien oder den Wimpern. Küsse mit dem Mund können eine leichte Berührung sein, aber – *à la cannibale* – auch Blutergüsse zurücklassen.

Viele Leute behalten während des ganzen Geschlechtsaktes den Mundkontakt bei und bevorzugen daher Stellungen, bei denen sie einander zugewandt sind. Der tiefe Zungenkuss kann eine zweite Penetration sein, bei der er genau den Rhythmus des Penis imitiert. Oder sie dringt mit der Zunge in ihn ein, um den Rhythmus vorzugeben. Selbst ohne Eindringen schätzen manche Partner die Zungenschlacht, die Minuten oder sogar Stunden dauern und ihr mehrere Orgasmen verschaffen kann. Diese Art des nicht-genitalen, intensiven Pettings heißt *Maraîchignage*. Wenn Sie allein sind, küssen Sie anschließend die Brüste und machen von dort aus weiter.

Auch ein Blumenteppich ist eine Freude. Bedecken Sie jeden Zentimeter ihres Körpers mit leichten Küssen, dicht nebeneinander. Dann kann sie sich revanchieren und die Stellen, die sie geküsst hat, mit Lippenstift markieren. Von da ist es nur ein kurzer Weg zum Küssen mit der Zungenspitze (*siehe* Zungenbad, Seite 120). Im Gegensatz zu ihm hat sie zwei Münder zum Küssen, und manche Frauen nutzen sie überaus geschickt. Die Wimpern können Sie benutzen, um die Brustwarzen, die Lippen, die Eichel und die Haut zu küssen.

Wenn er nicht wenigstens den Mund, die Schultern, den Hals, die Brüste, die Achselhöhlen, die Finger, die Handflächen, die Zehen, die Fußsohlen, den Nabel, die Genitalien und die Ohrläppchen der Partnerin geküsst hat, dann hat er sie nicht wirklich geküsst. Es ist leicht, die Lücken der Vollständigkeit halber zu füllen, und es ist ein bewegendes Kompliment. Und es gibt keinen Grund, warum sie nicht das Gleiche für ihn tun sollte.

Ein guter Kuss mit dem Mund sollte den Empfänger atemlos machen, aber nicht halb ohnmächtig (ein Luftweg muss offen bleiben). Niemand mag es, wenn die Nase gequetscht wird. Putzen Sie sich vor dem Sex die Zähne; und wenn Sie Whisky trinken oder Knoblauch essen wollen, sollten Sie es gemeinsam tun.

Pattes d'araignée

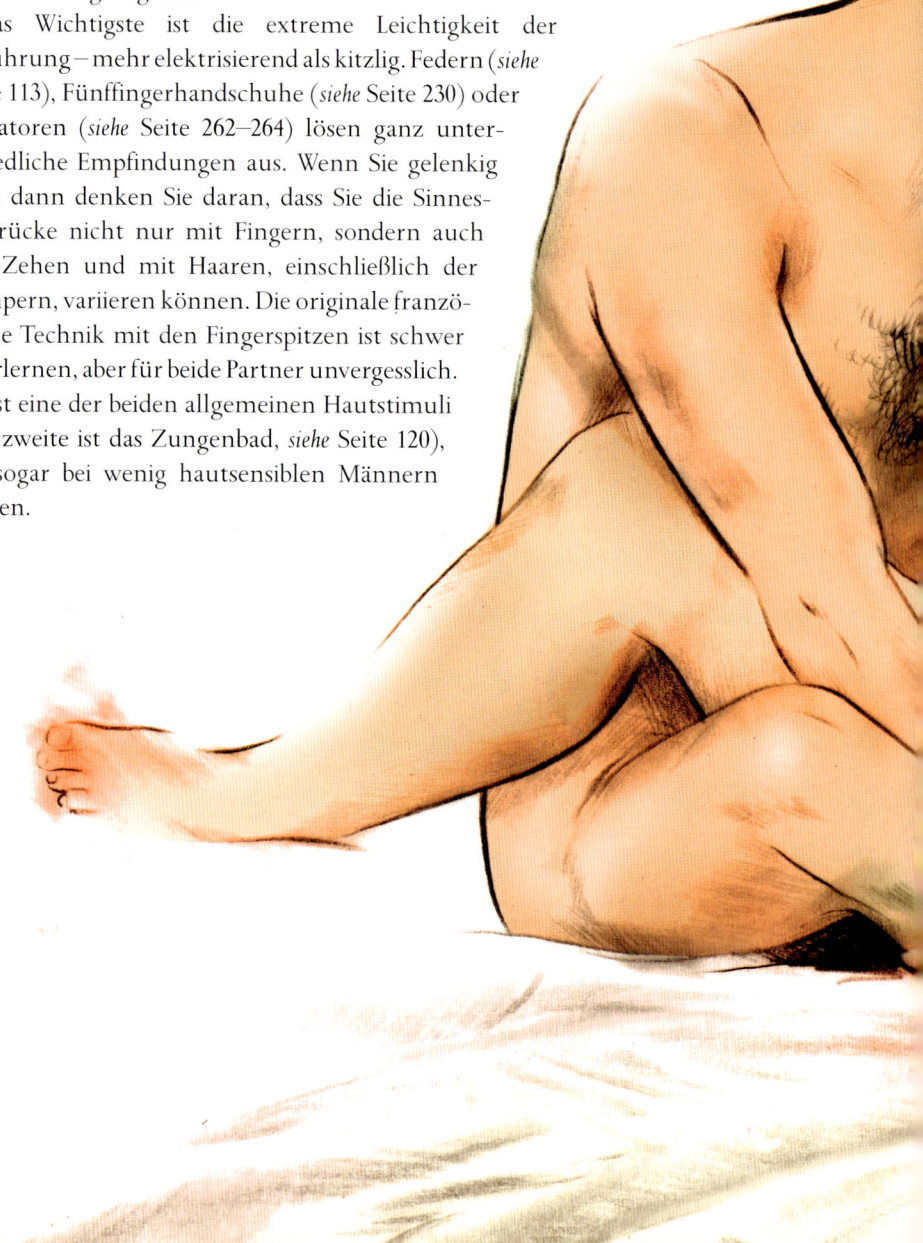

Wörtlich übersetzt: »Spinnenbeine«, der französische Ausdruck für eine kitzelnde erotische Massage mit den Fingerkuppen. Berühren Sie die Haut nur ganz zart, und versuchen Sie, dabei mehr die fast unsichtbaren Härchen zu stimulieren, nicht an den Genitalien, sondern an allen anderen empfindlichen Stellen: Brustwarzen und Umgebung, Hals, Brust, Bauch, Innenseiten der Arme und Oberschenkel, Achselhöhlen, Kreuz, Fußsohlen, Handflächen, Skrotum und Damm. Benutzen Sie beide Hände; massieren Sie stetig mit der einen Hand, und starten Sie mit der anderen Überraschungsangriffe.

Das Wichtigste ist die extreme Leichtigkeit der Berührung – mehr elektrisierend als kitzlig. Federn (*siehe* Seite 113), Fünffingerhandschuhe (*siehe* Seite 230) oder Vibratoren (*siehe* Seite 262–264) lösen ganz unterschiedliche Empfindungen aus. Wenn Sie gelenkig sind, dann denken Sie daran, dass Sie die Sinneseindrücke nicht nur mit Fingern, sondern auch mit Zehen und mit Haaren, einschließlich der Wimpern, variieren können. Die originale französische Technik mit den Fingerspitzen ist schwer zu erlernen, aber für beide Partner unvergesslich. Sie ist eine der beiden allgemeinen Hautstimuli (das zweite ist das Zungenbad, *siehe* Seite 120), die sogar bei wenig hautsensiblen Männern wirken.

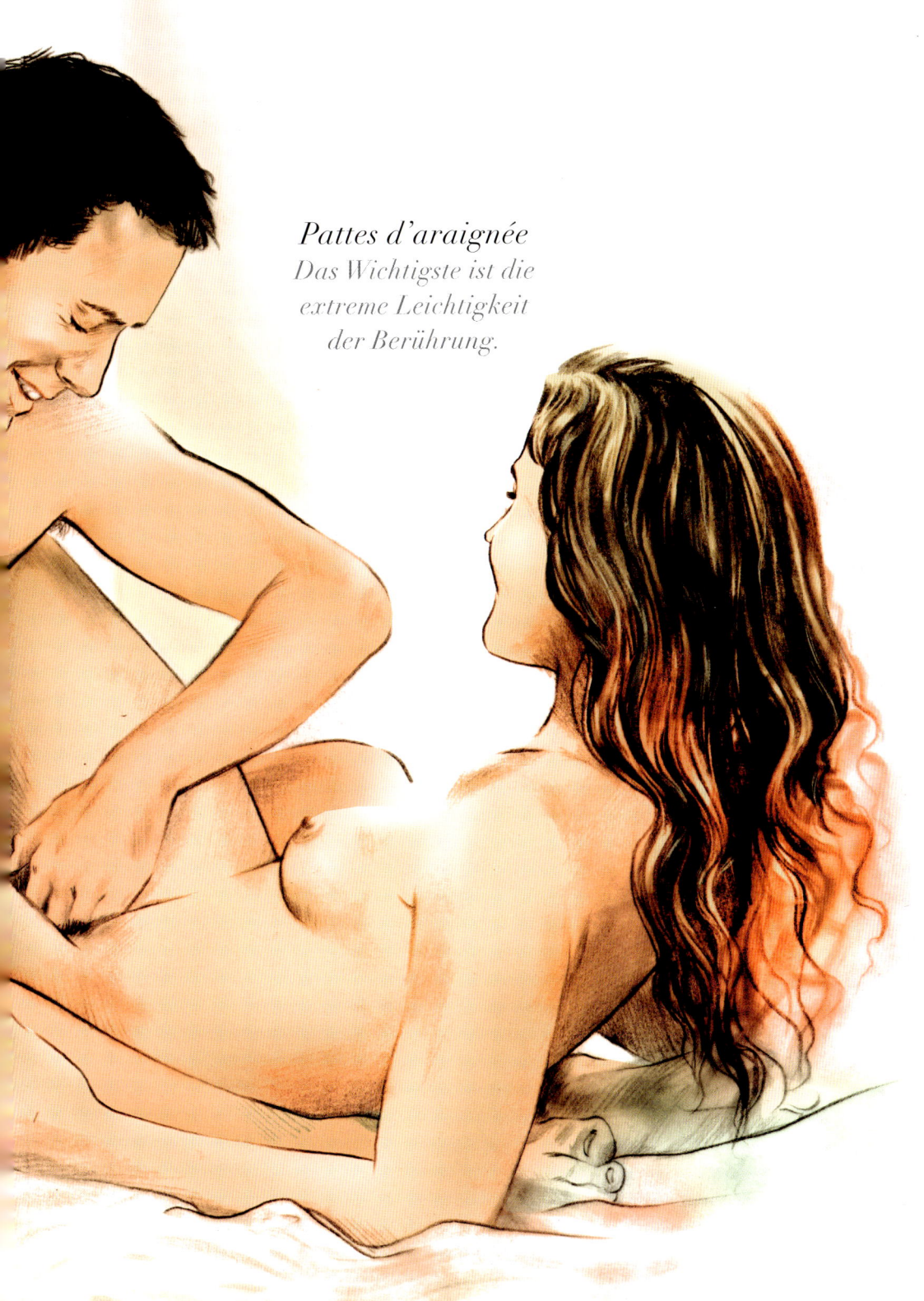

Pattes d'araignée
Das Wichtigste ist die extreme Leichtigkeit der Berührung.

Abreibung

Die ursprüngliche Bedeutung von »Shampoo« ist: sanfte, knetende Massage des ganzen Körpers. Sie ist viel angenehmer, wenn Sie einander mit einem Massageöl einreiben, das Kondome nicht angreift. Setzen Sie sich auf eine Unterlage, die fettig werden darf, und reiben Sie einander abwechselnd ein. (Meiden Sie verletzliche Stellen wie Narben und Entzündungen, und üben Sie nie starken Druck auf Organe aus, auch nicht auf Knochen, die dicht unter der Haut liegen. Sie knetet seine Muskeln gleichzeitig mit den Fingern und einem Vibrator, wenn er das mag. Er konzentriert sich auf ihre Brüste, ihren Po, ihre Leisten und ihren Hals. Üben Sie tüchtig, denn es lohnt sich, diese Empfindungen zu pflegen.

Federn

Probieren Sie weiche Federn für die Erotik und härtere für die Erregung.

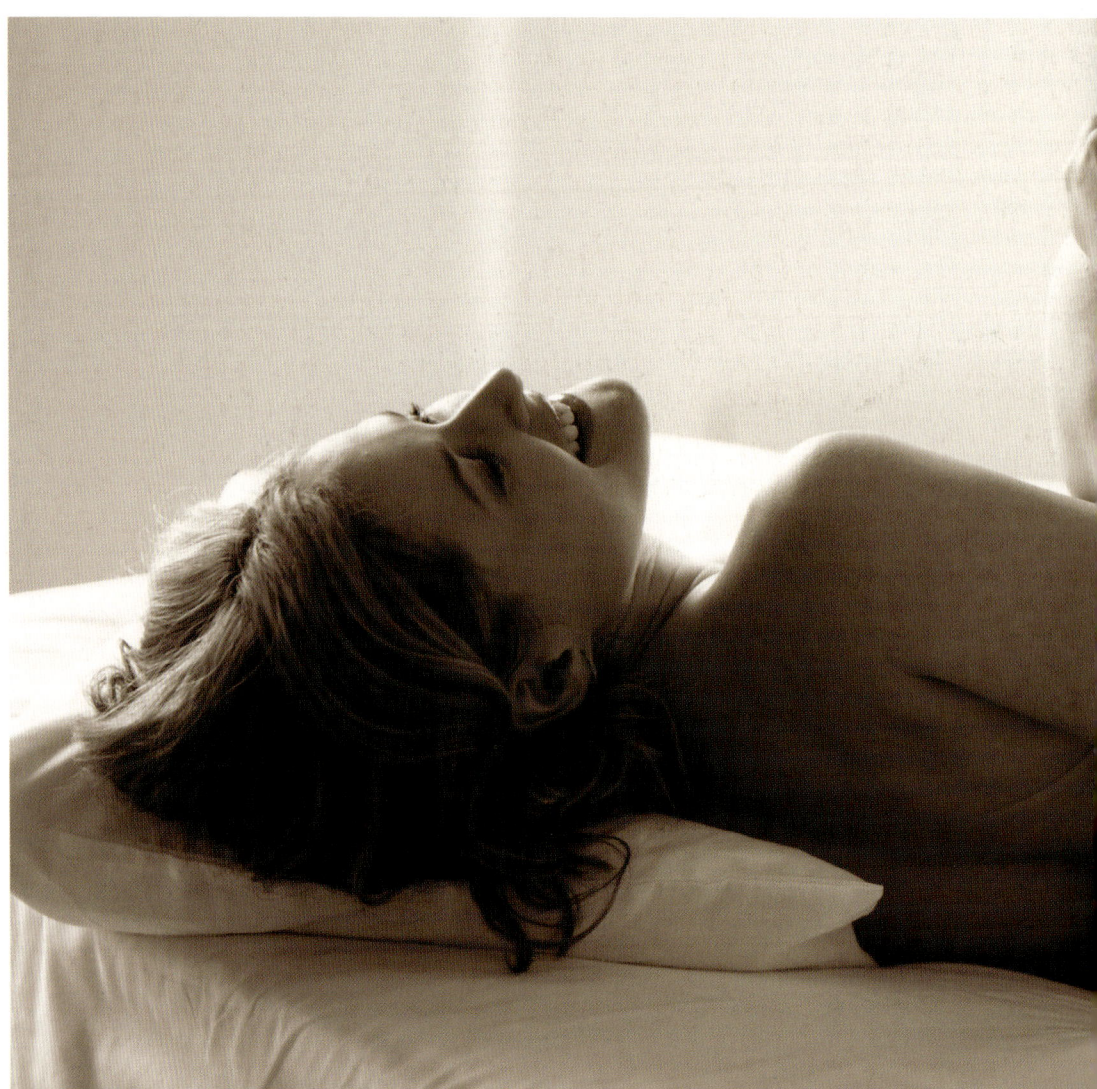

Das endet immer mit genitaler Handarbeit, dann folgen der Geschlechtsakt und zum Schluss das gemeinsame Bad. Sperma wäre das ideale Gleitmittel; doch leider kommt es zu spät und zu spärlich. Aber eine Lotion ist ein brauchbarer Ersatz für diese besondere erotische Fantasie.

Federn

Manche empfehlen sie für die Stimulation der Haut (Brüste, Genitalien, Handflächen, Fußsohlen und ganzer Körper). Probieren Sie weiche Federn, zum Beispiel eine Pfauenfeder, für die Erotik und steife, harte für die Erregung. In Sexshops gibt es auch »Federmopps« zu kaufen (*siehe* Pattes d'araignée, Seite 110).

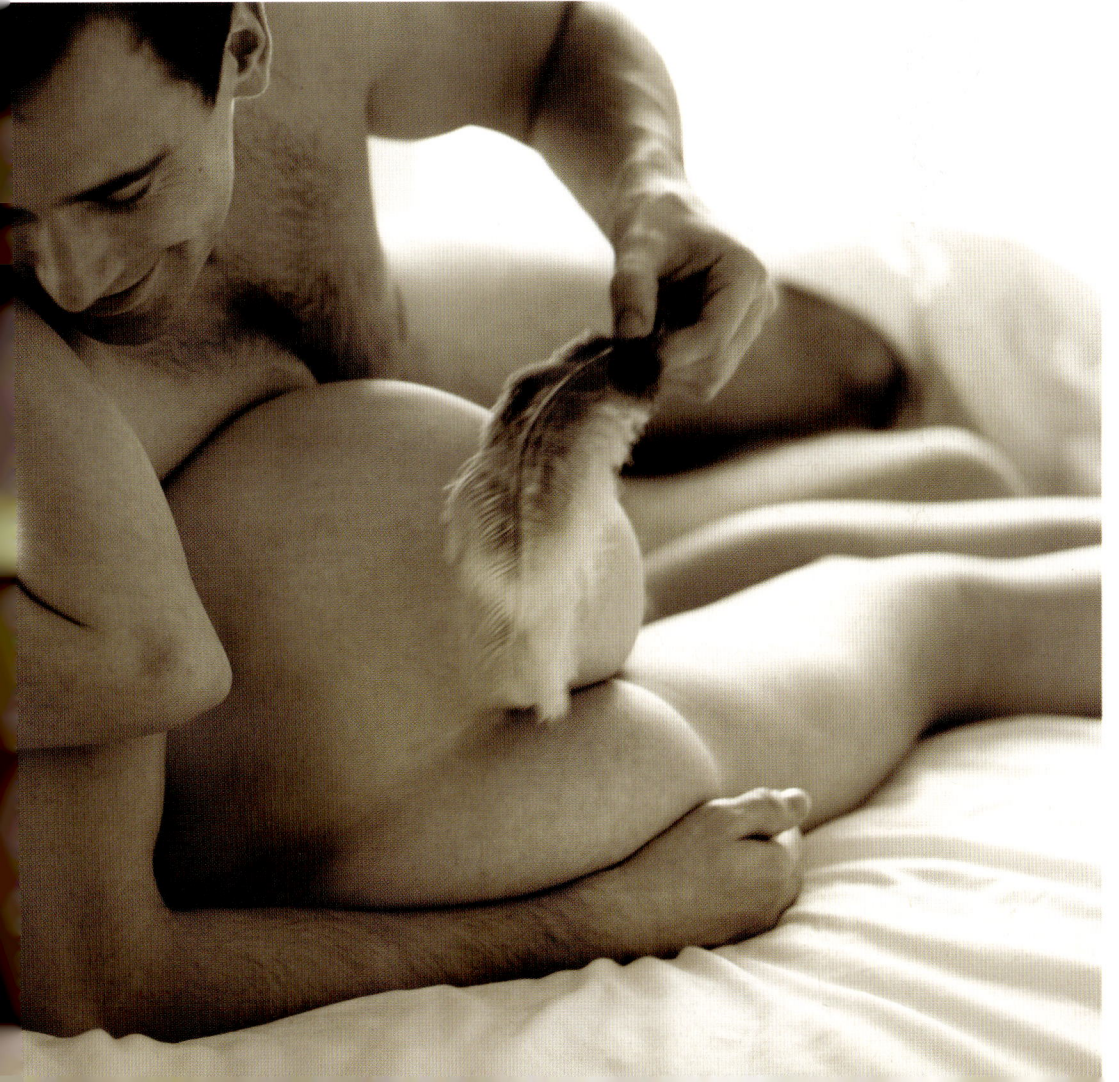

Aphrodisiaka

Aus der Geschichte und aus Großstadtmythen kennen wir unzählige Aphrodisiaka, die entweder Symbolwert haben (zum Beispiel phallischer Spargel), aufregend riechen (Fisch, frisch geerntete Tomaten, die sexy duften) oder durch Magie wirken (brasilianische Frauen gießen angeblich Kaffee durch ihre Slips und lassen ihre Freunde davon trinken). Das *Kamasutra* empfiehlt würzige Speisen. Casanova schwor auf Austern, und der aztekische König Montezuma behauptete, er könne seinen Harem befriedigen, weil er täglich 50 Tassen heiße Schokolade trinke.

Eine verständliche Besessenheit. Verlangen ist so wichtig und fehlendes Verlangen ist so niederschmetternd, dass die Menschen verzweifelt nach Mitteln suchen, es zu wecken und zu steuern. Bis vor kurzem war das ein Traum, denn die aktiven Bestandteile der berühmtesten Aphrodisiaka, auch der Schokolade, sind so schwach, dass sie kaum wirken; und jene, die durch Übererregung wirken – etwa die traditionelle Spanische Fliege und Amylnitrat, ihr modernes Gegenstück –, sind lebensgefährlich.

Deshalb schulden wir der modernen Pharmakologie großen Dank. Testosteron für beide, Dopamin für sie, demnächst ein Nasenspray, der Gehirnrezeptoren aktiviert – das soll genügen. Die Landschaft wird sich verändern, noch bevor dieses Buch gedruckt wird. Besonders faszinierend ist das Antidepressivum, das bei Versuchspersonen jedes Mal, wenn sie gähnten, einen Orgasmus auslöste – aber sehr praktisch ist das nicht, wenn man häufig müde oder gelangweilt ist.

Die Wissenschaft entdeckt allmählich, dass auch Gefühle Aphrodisiaka sein können. Zwar lähmen schwärende Wut und echte Furcht das Verlangen, aber in milder Form können beide das Gegenteil bewirken. Deshalb hüpfen Paare nach einem Streit ins Bett, und deshalb ist ausgefallener Sex so erregend: Ungewissheit erzeugt Leidenschaft, und »gefahrlose« Angst macht heiß. Erstaunlicherweise hat Kummer eine ähnliche Wirkung. Wenn Sie nach einem Trauerfall Sex haben, sind Sie weder herzlos noch ein Außenseiter, sondern Sie bejahen das Leben auf die natürlichste Weise, die es gibt.

Die meisten Partner befolgen einfach den Rat des Euripides und trinken ein wenig Wein, um feucht und entspannt zu werden, und dazu essen sie, was ihnen mundet. Denn dies ist das wahre Geheimnis: Aphrodisiaka wirken im Wesentlichen, weil wir daran glauben. Wenn Kaviar, Champagner und Erdbeeren Sie in Stimmung bringen, dann sind sie wirksam. Wenn Hamburger und Chips für Sie zur »Nacht der Nächte« gehören, helfen sie ebenfalls. Aber kein Wundermittel kann so viel bewirken wie »die Zeit, der Ort und die Geliebte«.

Fantasie

Die Realität ist, dass die meisten Menschen fantasieren – 90 Prozent der Frauen und fast 100 Prozent der Männer. Psychologen sprechen von einer Brücke zwischen verbotenen Wünschen und unserer sozial angepassten und zivilisierten Seite. Das Kind spielt, liebt, rebelliert, verletzt und wird verletzt; aber es ist nicht in Gefahr und bleibt »gut«. Physiologen sagen, dass Fantasien körperliche Reaktionen ankurbeln. Die Neigung zum Fantasieren könnte mit Testosteron zusammenhängen, was auch den Unterschied zwischen den Geschlechtern erklären würde. Aber nehmen Sie diesen Unterschied nicht zu ernst. Manche Männer fantasieren kaum, schon gar nicht unter Stress, während manche Frauen mit Fantasien Orgasmen auslösen.

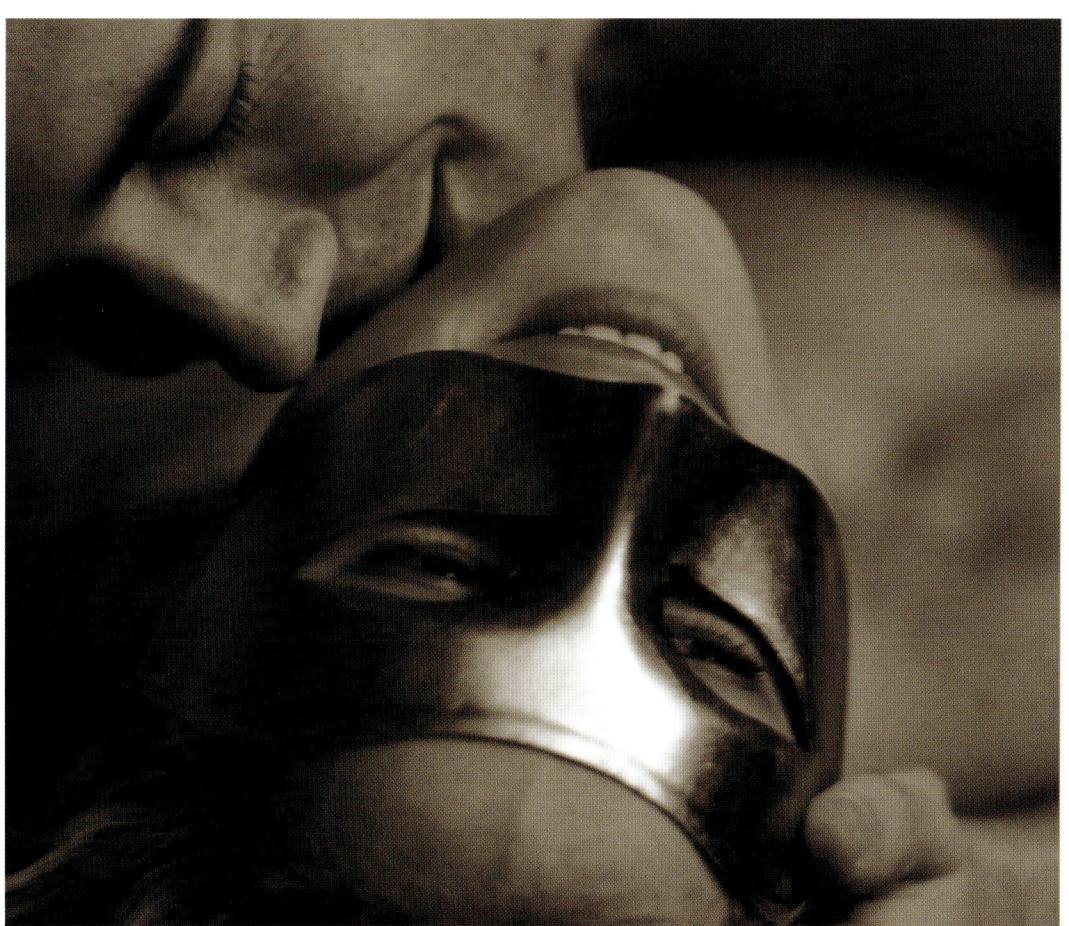

Fantasie
Wenn der Geist träumt, reagiert der Körper.

Einige Mythen wollen wir hier und jetzt widerlegen. Fantasie ist kein Refugium derjenigen, die zu wenig oder gar keinen Sex bekommen. Je leichter erregbar und erfahrener wir sind, desto häufiger träumen wir. Vielleicht machen uns manche Träume nervös, aber wir brauchen keine Angst vor ihnen zu haben, denn wir träumen fast nie, um Fantasien in die Tat umzusetzen, sondern gerade deshalb, weil wir das nie tun werden. (Nächtliche Träume, die viel Furcht erregender sind, weil wir sie überhaupt nicht beeinflussen können, sind ebenfalls kein Grund zur Sorge.) Wir wollen lediglich unseren eigenen Film drehen und in die Rolle des Stars schlüpfen, der verehrt und begehrt wird, Sex mit Leuten hat, die normalerweise unerreichbar sind, und Verbotenes tut – und das alles mitten auf der Straße, auf einem Wolkenkratzer, mit einer ganzen Fußballmannschaft oder mit allen Cheerleadern. Wir wissen, dass es nie passieren wird, und das ist das Entscheidende und Beruhigende.

Sie wissen nicht, wie Sie anfangen sollen, obwohl die Idee Ihnen gefällt? Vielleicht wollen Sie unbedingt »kreativ« sein. Bleiben Sie locker – Sie wollen keinen Oscar gewinnen, und letztlich beginnt jede Fantasie im wirklichen Leben. Nutzen Sie eine starke persönliche Erinnerung oder ein erotisches Video als Ausgangspunkt; durchleben Sie die Erinnerung neu, oder schauen Sie das Video noch einmal an, und machen Sie daraus Ihre Wunschfantasie. Frauen spinnen daraus meist eine Geschichte, Männer bevorzugen einzelne Szenen, oft mit verschiedenen Partnerinnen. Wichtig ist, dass Sie den »Film« einfach abspulen, ohne zu zögern. Sie haben alles im Griff.

Sie müssen einander nichts erzählen. Wenn Sie allerdings schweigen, weil Sie Schuldgefühle haben, sollten Sie wenigstens mit einem Therapeuten reden. Falls eine Fantasie des Partners Sie ernsthaft beunruhigt, sind Gespräch und Veränderungen angebracht, denn niemand darf andere dazu drängen, etwas zu akzeptieren, was sie verabscheuen. Partner ohne Hemmungen unterhalten sich über ihre Fantasien (probieren Sie freies Assoziieren kurz vor dem Orgasmus, wenn Sie schüchtern sind). Wirklich kommunikative Partner suchen nach solchen Fantasien und servieren sie unangekündigt – eine umfassendere Kommunikation gibt es nicht. Die Idee gefällt vielleicht nicht beiden Partnern gleichermaßen, wohl aber die Reaktion darauf. Sagen Sie beispielsweise nacheinander einen frivolen Satz, und bauen Sie darauf eine Geschichte auf. Geben Sie einander Hausaufgaben, etwa einen »Aufsatz« als Vorspiel für das nächste Mal. Bitten Sie Ihren Partner, Ihnen das Kleidungsstück zu nennen (oder zu geben), in dem er Sie am liebsten sehen würde, wenn Sie sich treffen, um der Liebe zu frönen. Nach ein paar heftigen gemeinsamen Orgasmen werden Sie alle Fantasien austauschen, abgesehen von den seltsamsten.

Der Gedanke, Fantasien als nächsten Schritt in die Tat umzusetzen, ist verlockend. Aber Sie dürfen die Brücke zwischen Traum und Wirklichkeit nicht unbedacht überqueren. Der Sinn des Tagträumens besteht ja gerade darin, dass Sie mit Recht Angst davor haben, gewisse Fantasien auszuleben. Das kalte Tageslicht kann vor allem »Mitspieler« zur Bedrohung machen. Wenn Sie also von einem Dreier träumen, schließen Sie am besten die Augen und tun so, als gehörten die Hände des Partners jemand anderem. Das ist viel sicherer als eine Massenszene (*siehe* Gruppensex, Seite 268–269).

Rollenspiele sind etwas anderes und eher akzeptabel, weil Sie alles im Griff haben. In der Privatsphäre des eigenen Zimmers – mit oder ohne ein paar strategische Requisiten – können Sie den Herrn, die Herrin, den stattlichen Arzt oder das reizende Mädchen vom Lande spielen. Er kann ein türkischer Sultan sein, dessen auserwählte Konkubine nackt ins Schlafzimmer kommt, im Dunkeln unter die Decke am Fußende des Bettes schlüpft und sich hinauf an seine Seite windet, um ihn zu erfreuen. Sie kann aber auch Gulbeyaz sein, die Gemahlin des Sultans in Byrons *Don Juan*, die ihren Favoriten empfängt. Wechseln Sie einander ab.

Atmung

Nicht nur ein Ritual – obwohl das Kamasutra großen Wert darauf legt –, sondern eine Möglichkeit, sich gemeinsam auf den Sex vorzubereiten. Atmen Sie stehend, sitzend oder liegend Bauch an Bauch, bis Sie synchron atmen. Dann atmen Sie allmählich langsamer, bis die Atmung tief und regelmäßig wird. (Wenn Sie Mundgeruch haben, verzichten Sie auf gewürzte Speisen und Zigaretten. Falls das nicht hilft, gehen Sie zum Zahnarzt.)

Um die Erregung zu steigern, stellen Sie sich beim Einatmen vor, dass die Luft durchs Schädeldach strömt. Dann atmen Sie hörbar aus und schieben dabei das Becken ein wenig nach vorne, indem Sie die Beckenbodenmuskeln nach oben ziehen (*siehe* Pompoir, Seite 188). Diese »Feueratmung« (eine Tantra-Übung) baut vor dem Koitus schnell sexuelle Energie auf und hilft Ihnen beim Geschlechtsakt, sich gemeinsam zu bewegen.

Nutzen Sie die Atmung auch, um den Orgasmus zu timen. Er kann langsam und stetig durch die Nase in den Bauch atmen, um seinen Körper auszutricksen und länger durchzuhalten. Sobald er für den Höhepunkt bereit ist, geht er zu einer kurzen, heftigen Mundatmung über. Auch ihr hilft ein Trick, wenn es ihr schwer fällt, den Orgasmus zu erreichen: Sie beobachtet, was sie tut, und tut dann das Gegenteil. Sie hält also den Atem an, anstatt auszuatmen, oder umgekehrt.

Manche werden erregt, wenn sie bewusst nicht atmen. Wenn Sie den Sauerstoff verknappen, wird Adrenalin ausgeschüttet, das Empfindungen verstärkt. Die Eskimos kannten diesen Trick schon vor langer Zeit, die französischen Fremdenlegionäre brachten ihn aus ihren Kriegen in Indochina nach Europa mit. Vielleicht hören Sie im Augenblick des Orgasmus bereits spontan zu atmen auf. Um diese Reaktion bewusst nachzuahmen, halten Sie einfach den Atem an, sobald der Orgasmus unausweichlich ist (*siehe* Plateauphase, Seite 183). Blockieren Sie aber nicht die Atemwege des Partners, selbst wenn er darum bittet. Die Atemnot im erotischen Filmklassiker *Ai no Corrida* mag sinnlich aussehen – aber der Mann stirbt daran. Begnügen Sie sich lieber damit, den Kopf beim Sex nach unten hängen zu lassen (*siehe* Umkehrung, Seite 161).

APERITIFS

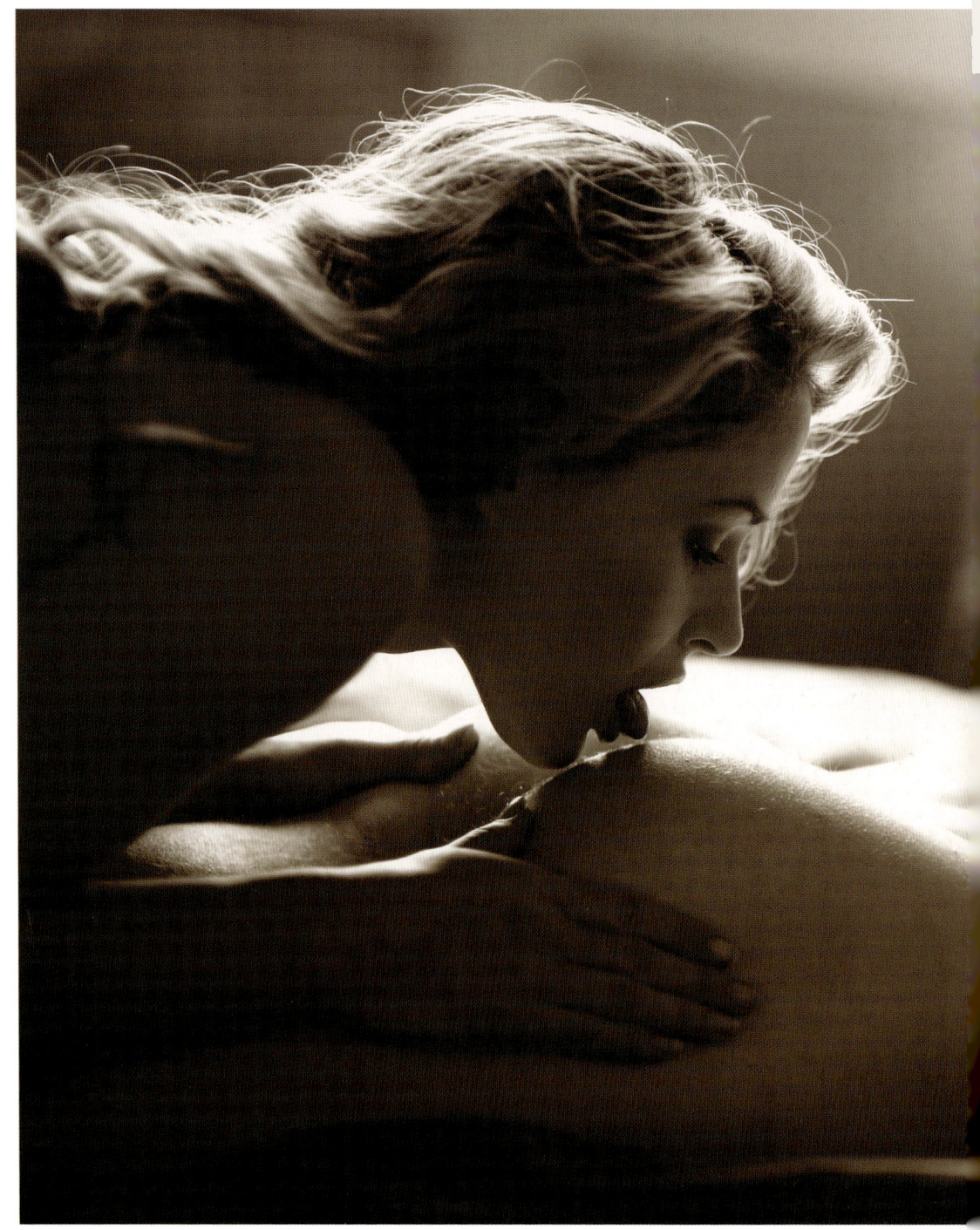

APERITIFS

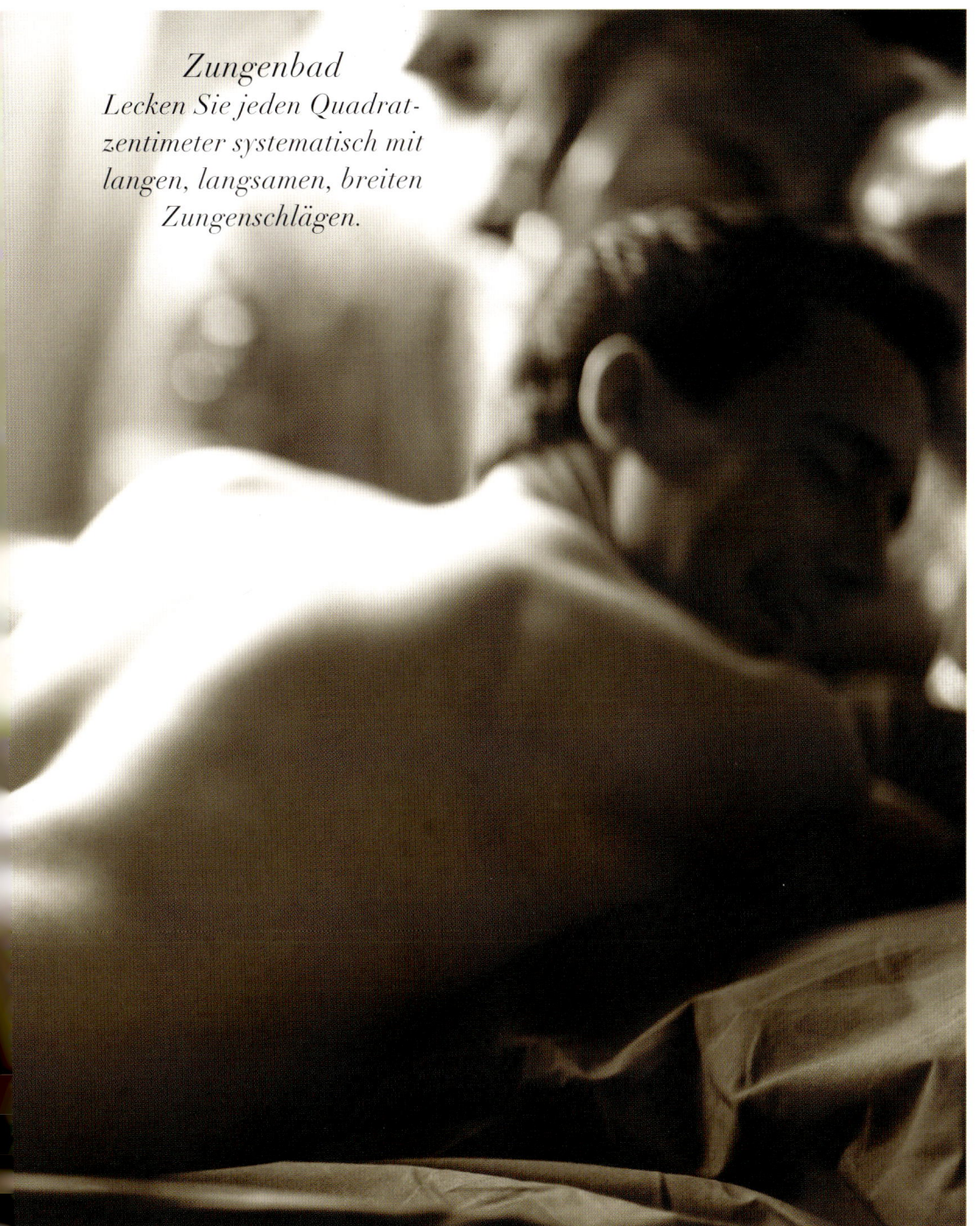

Zungenbad
Lecken Sie jeden Quadratzentimeter systematisch mit langen, langsamen, breiten Zungenschlägen.

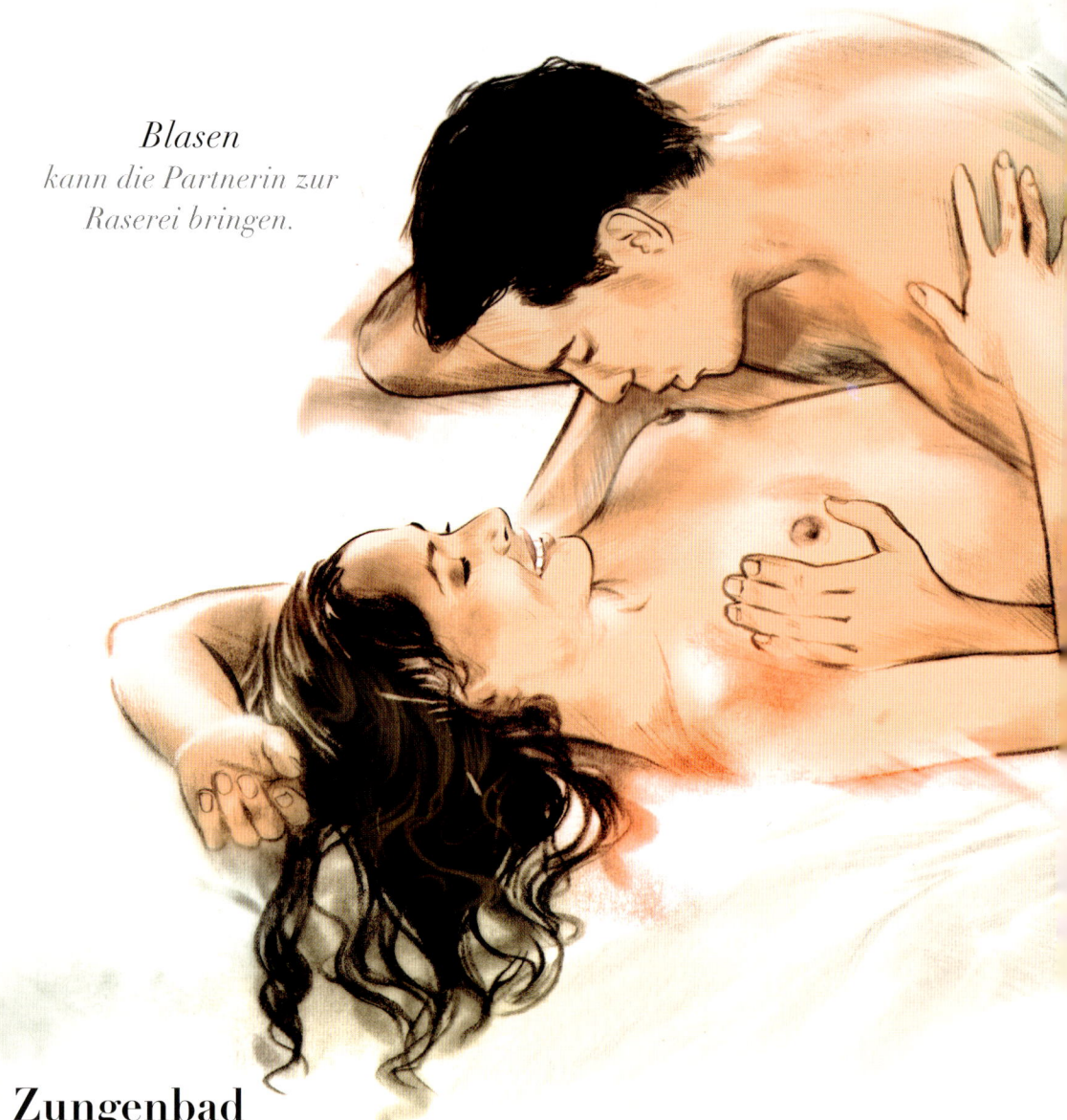

Blasen
kann die Partnerin zur
Raserei bringen.

Zungenbad

Lecken Sie jeden Quadratzentimeter der Partnerin – gefesselt, wenn sie das mag – systematisch mit langen, langsamen, breiten Zungenschlägen. Halten Sie ein Glas Wasser bereit, um den Mund zu befeuchten, oder beißen Sie leicht auf die Zunge, damit Speichel fließt. Fangen Sie hinten an; dann dreht sie sich um, und Sie baden ihre Vorderseite. Danach können Sie zum Koitus oder zur Hand- und Mundarbeit übergehen. Wenn sie ihm ein Zungenbad spendiert, ist er frei oder gefesselt. Anschließend streicht sie mit ihrer offenen Vulva langsam und ebenso systematisch über die gesamte Hautfläche. Dann stimuliert sie ihn gemächlich oder reitet auf ihm. Das alles gehört angeblich zur Masche der Frau beim traditionellen kroatischen Geschlechtsverkehr. Natürlich können Sie auch bestimmte Körperteile in gleicher Weise verwöhnen.

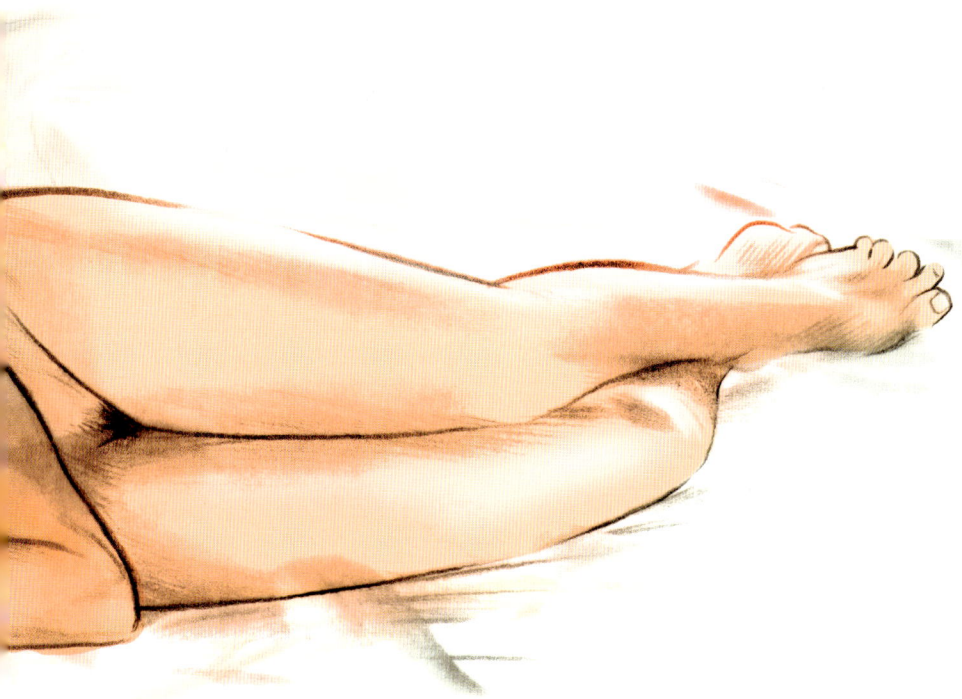

Blasen

Nicht im umgangssprachlichen Sinn (*siehe* Mundarbeit, Seite 136–141), sondern ganz einfach ein Luftstrom auf die (am besten vorher befeuchtete) Haut eines Körperteils, entweder aus dem Mund oder aus einem Föhn mit abgeschalteter Hitze. Eine erogene Zone befeuchten Sie am besten mit der Zunge; aber Sie können auch anfangen, wenn der Partner eben geduscht oder gebadet hat. Für umfangreichere Aktionen verwenden Sie eine Lotion oder Wasser aus einem feinen Vernebler, wie man ihn für Zimmerpflanzen benutzt. Eine Alternative sind prickelnde Cremes und Sprays, die in den meisten Sexshops erhältlich sind.

An einer empfindlichen Stelle löst die Luft ein Gefühl aus, das Männern und Frauen den Verstand rauben kann. Experimentieren Sie in kleinem Umfang mit natürlichen Mitteln (Speichel und Atem). An den Ohrläppchen atmen Sie nicht aus, sondern ein, damit der Partner nicht taub wird. An allen anderen Stellen atmen Sie gleichmäßig und stetig aus, wobei die Lippen etwa zweieinhalb Zentimeter von der Haut entfernt sind. Dies ist die natürliche Fortsetzung des Zungenbades (siehe gegenüber). Für eine größere Aktion benutzen Sie den Föhn – die Wirkung ist viel heftiger als bei den üblichen Federspielen, außer an den Handflächen und Fußsohlen. Sie können auch beide Techniken verbinden, indem Sie ein paar Federn mit Fäden an der Düse des Föhns befestigen (*siehe* Federn, Seite 113). Verwenden Sie aber nie ein starkes Gebläse (siehe Penispumpen, Seite 250, und Risiken, Seite 260–261), und blasen Sie nie in die Vagina oder in eine andere Körperöffnung mit Ausnahme des Mundes.

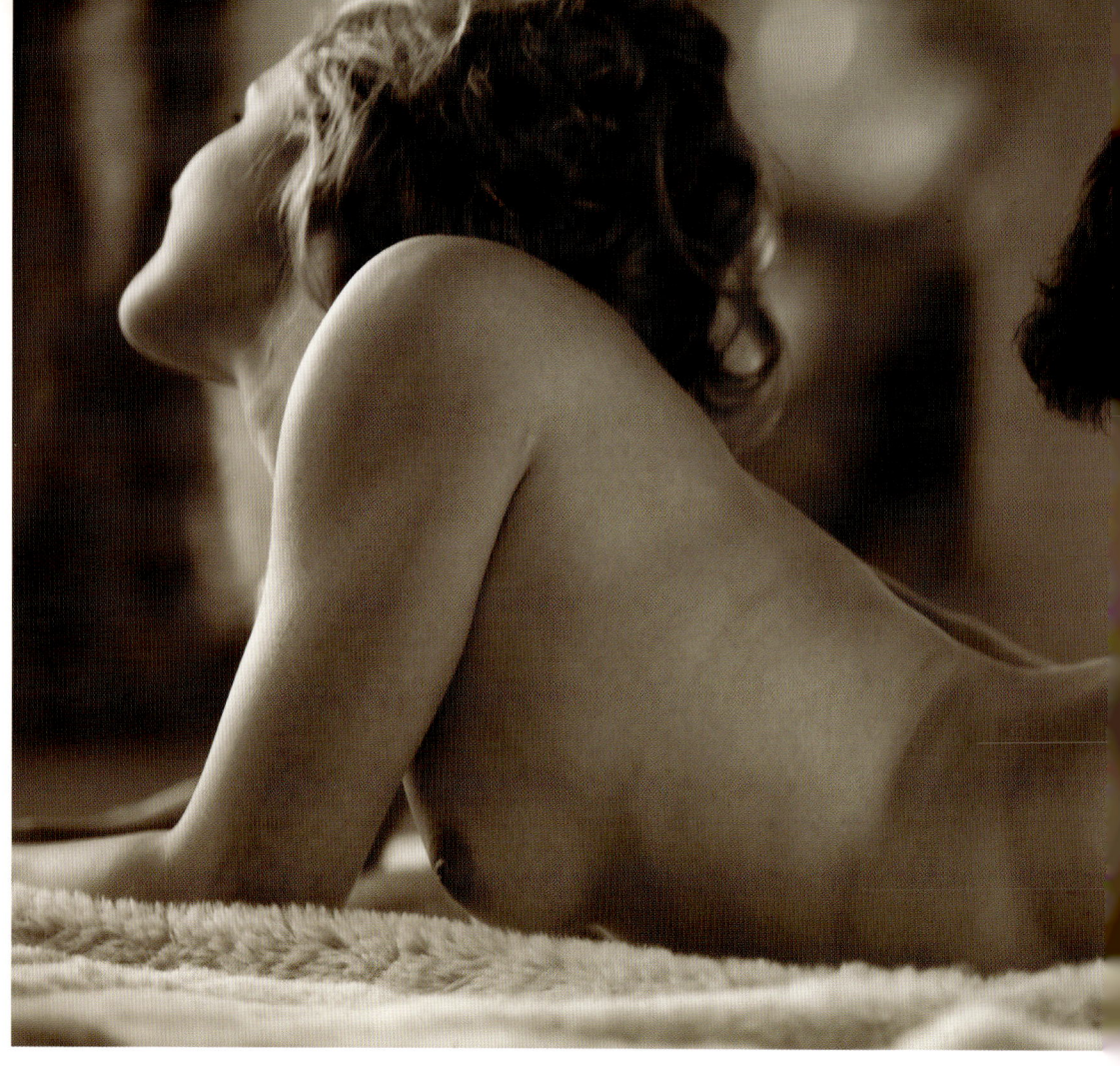

Bisse

Indische Handbücher teilen die Erotik in umfangreiche Kategorien ein. Sanftes Knabbern (Penis, Brüste, Haut, Finger, Ohren, Labien, Klitoris, Achselhaare) gehört zum allgemeinen Anmachprogramm. Kräftige Bisse im Moment des Orgasmus erregen manche Menschen; aber bei den meisten töten sie die Lust ebenso wie andere zu schmerzhafte Reize. Manche Leute beißen öfter als andere. Denken Sie auch daran, dass Ihr Partner mit Ihnen oft das macht, was ihm selbst gefällt – dies ist das große Geheimnis des kommunikativen Sex.

Knutschflecken am Hals und anderswo sind für manche Paare Appetitanreger, die jedes Mal, wenn sie zu sehen sind, Lust auf mehr Sex wecken. Sie entstehen nicht durch Beißen, sondern durch Küsse mit starkem, längerem Saugen. Üben Sie an Ihrer Handfläche. Vor der praktischen Anwendung sollten Sie fragen, ob Sie ein Mal hinterlassen dürfen – wenn nicht, saugen Sie ganz leicht. Wenn Sie zu weit gegangen sind, lindert ein aufgelegter Eis-

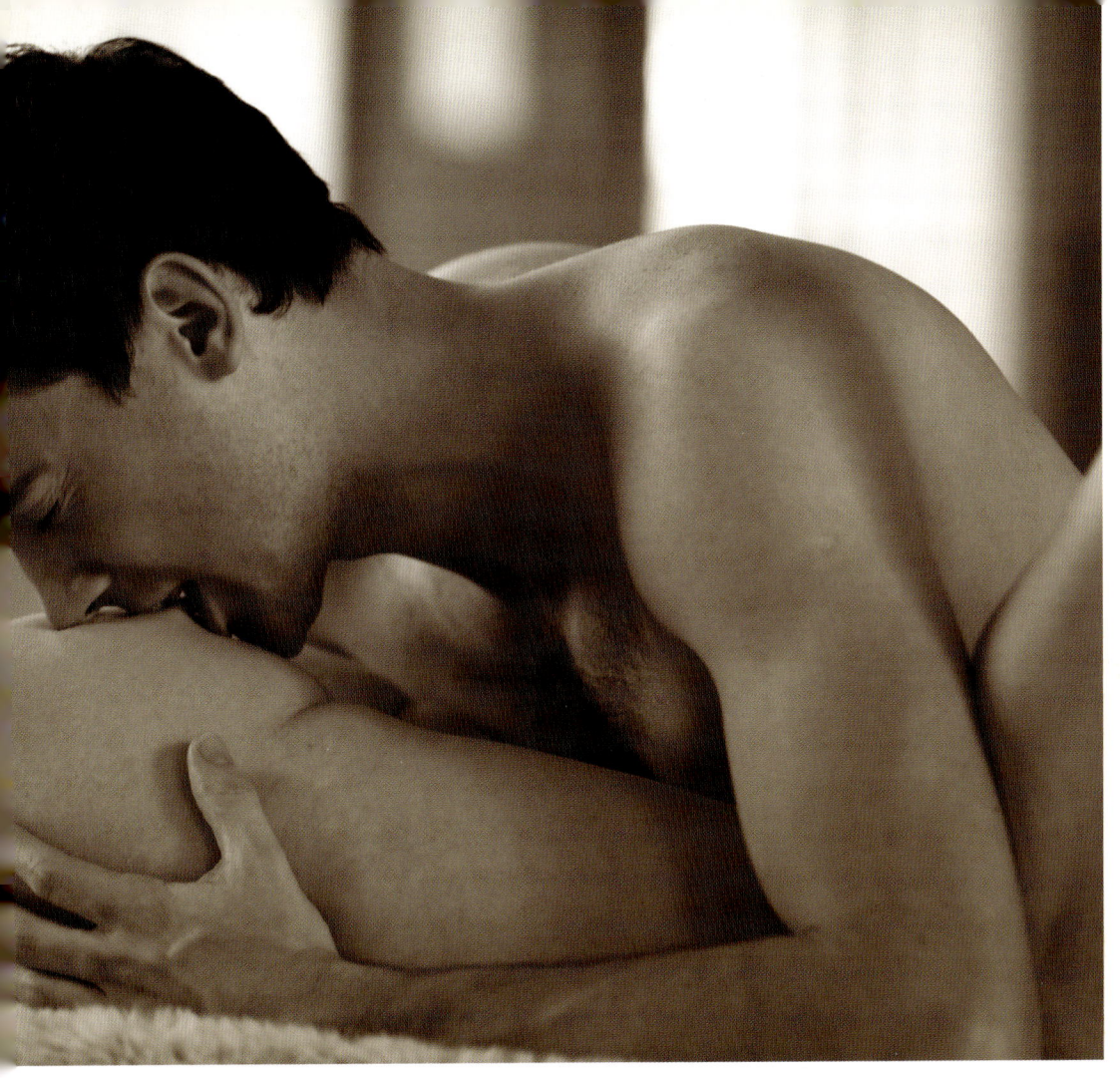

Bisse
Sanftes Knabbern, fester Druck, Knutschflecke

würfel den Schaden. Danach reiben Sie die Stelle mit Arnika ein und streichen Make-up darauf. Heftige Bisse sind in der Regel nicht erotisch.

Seien Sie vorsichtig, wenn Sie die Genitalien oder in irgendeinen Körperteil während des Orgasmus oder kurz davor beißen. Die Kiefer können verkrampfen und zu einer richtigen Schraubzwinge werden. Beim Orgasmus dürfen Sie nie eine Brust, den Penis, die Klitoris oder einen Finger im Mund haben. Wenn Sie beißen müssen, dann auf einen Lappen oder in die Haare. Tun Sie das immer, wenn eine Ansteckungsgefahr nicht auszuschließen ist. In diesem Fall sind die Säugetierreflexe wohl zu grob für den menschlichen Genuss.

Selbstbefriedigung

Einerlei, wie oft Sie Sex haben, Sie brauchen wahrscheinlich auch die schlichte, eigenhändige Masturbation – nicht nur in Zeiten der Trennung, sondern auch, wenn Sie noch einen Orgasmus brauchen oder zwischendurch andere Empfindungen genießen wollen, indem Sie Ihre körperlichen Reaktionen selbst steuern. (Frauen können damit auch Menstruationsbeschwerden lindern oder eine Menstruation beenden.)

Ursprünglich wurde die Selbstbefriedigung hemmungslos gefeiert – die alten Ägypter glaubten, die ganze Welt sei entstanden, weil der Gott Atum masturbiert und ejakuliert habe –, doch bald begann ihr guter Ruf zu verblassen. Die kritischen Kommentare setzten ein, als die Menschen erkannten, dass Sperma etwas mit Zeugung zu tun hat. Religiöse Texte behaupteten, es sei sündhaft, »Samen zu vergeuden«. Im 18. Jahrhundert brachte der schweizerische Arzt Samuel-Auguste Tissot die Masturbation mit Sehstörungen in Ver-

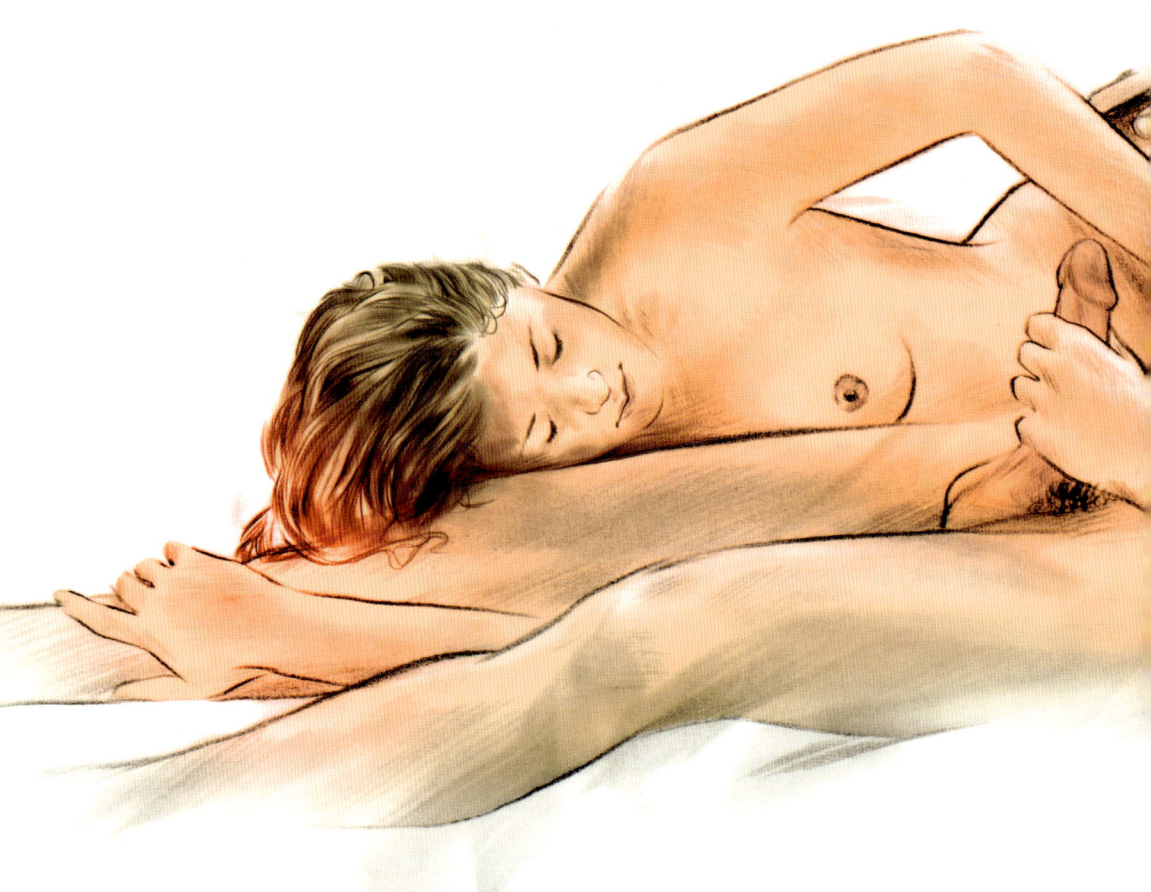

bindung und begründete einen langlebigen – und völlig falschen – Mythos. Heute sind die Einwände anders, aber nicht weniger heftig. Darum wollen wir klarstellen: Wer masturbiert, muss kein schlechtes Sexleben haben, und wenn der Partner sich selbst befriedigt, bedeutet das nicht, dass er unbefriedigt ist. Selbstbefriedigung als Solo unterscheidet sich vom Paarsex so, wie oraler Sex sich vom Koitus unterscheidet, ohne deswegen minderwertig zu sein. Wir können – und sollten vielleicht – beides genießen.

Verfallen Sie weder allein noch zu zweit in eine Routine. Ihre Lieblingsmethode ist zwar schneller und einfacher, aber sie kann die Aufgeschlossenheit für andere Wege zum Orgasmus verringern. Abwechslung lässt alle Optionen offen. Machen Sie also aus dem Wandel

Selbstbefriedigung
Selbstbefriedigung vor dem Partner ist eines der schönsten Geschenke, die Sie machen können.

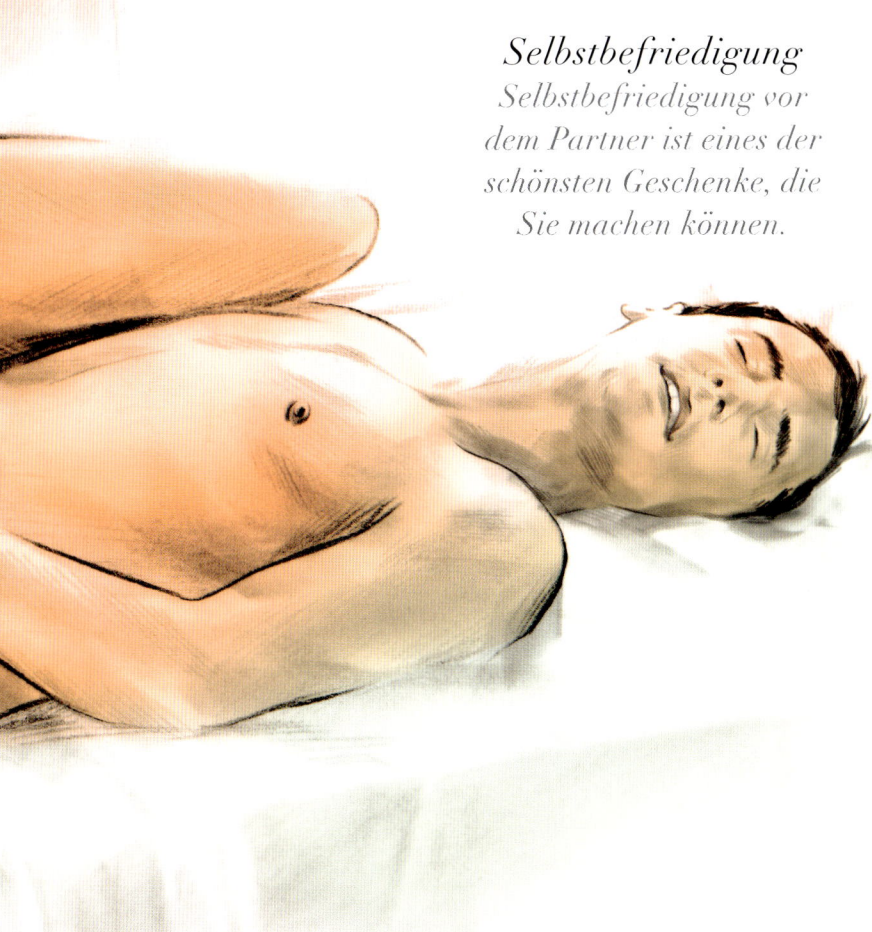

eine Gewohnheit. Wechseln Sie die Stellungen, reiben Sie die Genitalien an einem Kissen, schieben Sie einen Dildo in eine Körperöffnung, spielen Sie im Bad, experimentieren Sie mit einem Vibrator. Das alles gilt für sie und ihn. Im Internet finden Sie tausend weitere Vorschläge.

Liebespaare sind nicht nur damit einverstanden, dass der Partner masturbiert, sondern sie freuen sich über diese Chance, etwas zu lernen. Selbstbefriedigung vor dem Partner ist eines der schönsten Geschenke, die Sie machen können. Er muss genau zusehen. Die Sexualforscher und Pioniere Masters und Johnson berichten, jede Frau masturbiere anders. Sie muss akzeptieren, dass seine masturbatorische Triebkraft Konzentration bedeutet, nicht Aggression. Wenn sie davon erregt wird, anstatt ablehnend zu reagieren, bringt sie alles auf eine höhere Ebene.

Manche Frauen fühlen sich vernachlässigt oder verschmäht, wenn ihr Partner masturbiert. Angenommen, er denkt, dass Sie schlafen, und plötzlich merken Sie, dass das Bett vibriert. Dann sollten Sie ihn, wenn Sie mitmischen wollen, im Höchsttempo zum Orgasmus bringen. Besser noch: Fangen Sie langsam an, hören Sie auf, fesseln Sie ihn, und lassen Sie ihn zuschauen, während Sie langsam und stilvoll masturbieren, bevor Sie ihm aus seiner Misere helfen. Der unerwartete Anblick einer Frau, die sich selbst einen Orgasmus verschafft, während er sich nicht bewegen kann, ist für die meisten Männer unerträglich erregend. Sorgen Sie dafür, dass er sich nicht befreien kann. Es ist ein großartiger Abschluss jedes Liebesspiels, wenn Sie einander beim letzten Orgasmus zusehen – getrennt und doch gemeinsam.

Streit

Gelegentliche Auseinandersetzungen, die bei allen Paaren vorkommen, hätten nichts mit Sex zu tun, wenn nicht manche dabei in Erregung geraten würden, oft ohne es zu merken. Dass echte Wut eine erotische Wirkung hat, ist ein wahrer Volksglaube. Aber eines ist klar: Weder er noch sie darf gewalttätig werden oder etwas gegen den Willen des anderen tun. Dieses Verhalten hört nie auf und wird sogar schlimmer, einerlei, wie sehr der Täter sich entschuldigt (*siehe* Bücher und nützliche Anschriften, Seite 276–279). Echte, boshafte Gewalt ist eine häufige Ursache für Verletzungen und Todesfälle. Lassen Sie sich das nicht gefallen, und geben Sie dem Aggressor keine zweite Chance. Verlassen Sie ihn, und/oder gehen Sie zur Polizei. Sadistische Schläger werden nicht durch Liebe geheilt.

 Zurück zum eigentlichen Thema. Wie bereits erwähnt, sind wir ziemlich verklemmt, wenn es um die härteren Aspekte der normalen Sexualität geht, und deshalb neigen wir dazu, erotische Energie mit Brutalität oder Wut zu verwechseln. Aber das sind zwei ganz verschiedene Phänomene. Statistisch gesehen ist es normal, wenn Sie ziemlich energischen Sex gegenüber der klebrigen, unkörperlichen Liebe bevorzugen. Aber wie befriedigen Sie dieses Bedürfnis? Nicht durch Streit, sondern durch geschicktes Spiel. Natürlich ist ein übersanfter Partner von Aggression ebenso wenig begeistert wie von der Aufforderung »Nimm mich jetzt!«. Er (oder sie) hat wahrscheinlich gelernt, niemanden so zu behandeln, und wenn er übertrieben sanftmütig ist, entspricht das vielleicht einem starken Bedürfnis. Sie können ihm (oder ihr) helfen, indem Sie mit ihm darüber reden und ihm zeigen, dass sexuelle Spiele nichts mit echter Wut und Frustration im Alltag zu tun haben, die leicht aus dem Ruder geraten. Sticheln Sie also nicht, wenn er zu empfindsam ist, sondern geben Sie ihm Unterricht.

Sie brauchen kein schlechtes Gewissen zu haben, wenn Sie mit einem Partner streiten, dessen Energie im normalen Bereich liegt. Das tun die meisten Paare. Aber es sollte für Sie weder ein Nervenkitzel sein noch eine Methode, ihn sexuell zu erregen. Spielen Sie. Nutzen Sie Bettgeflüster, um ungehemmt Fantasien auszutauschen. Fragen Sie einander kurz vor dem Orgasmus: »Was soll ich jetzt tun?« und »Was würdest du jetzt gerne tun?« Dabei bedeutet »jetzt«: in der Fantasie (*siehe* Vogelgesang am Morgen, Seite 194–195). Wie fast immer bei uns Menschen ist die Symbolik meist aufregender als eine allzu wörtliche Inszenierung.

Manchen Paaren macht ein längerer Streit – nach Drehbuch oder aus dem Stegreif – großen Spaß: das »Liebesringen« in der alten Tradition. (Deshalb vielleicht gilt das Ringen zwischen Menschen desselben Geschlechts – oft im Schlamm – heutzutage als erregend, und vielleicht sind Sumoringer deshalb in ihrer Heimat Sexsymbole.) Wahre Fans halten ausgeklügelte Regeln ein: Zeitlimits, kein Beißen oder Kratzen und so weiter. Den meisten Leuten genügt eine ziemlich handfeste, aber erträgliche Balgerei; andere mögen kunstvolle Spiele wie »Fehlersuchen und Bestrafen« (aber nicht mit echten Fehlern!). Manche Frauen (und Männer) genießen es, wenn sie festgehalten oder gefesselt werden und hilflos sind. Sowohl Männer als auch Frauen können sehr von der Energie profitieren, die freigesetzt wird, wenn sie so auf den Orgasmus hinarbeiten. Wer das verstanden hat, braucht sich vor keinem dieser Bedürfnisse zu fürchten. Dann verwandelt sich der Sex auch nicht in Grausamkeit oder in den normalen Groll, den zwei Menschen, die zusammenleben, bisweilen empfinden. Oft lösen diese Spiele den Groll sogar auf.

Das alles schließt zärtlichen Sex nicht aus. Wenn Sie noch nicht gelernt haben, dass sexuelle Energie zärtlich und Zärtlichkeit kraftvoll sein kann, haben Sie noch nicht angefangen, als wahre Liebende zu spielen. Und wenn Sie mal einen echten Streit haben, sollte er im Bett enden – das ist die beste Methode, Streit zu schlichten.

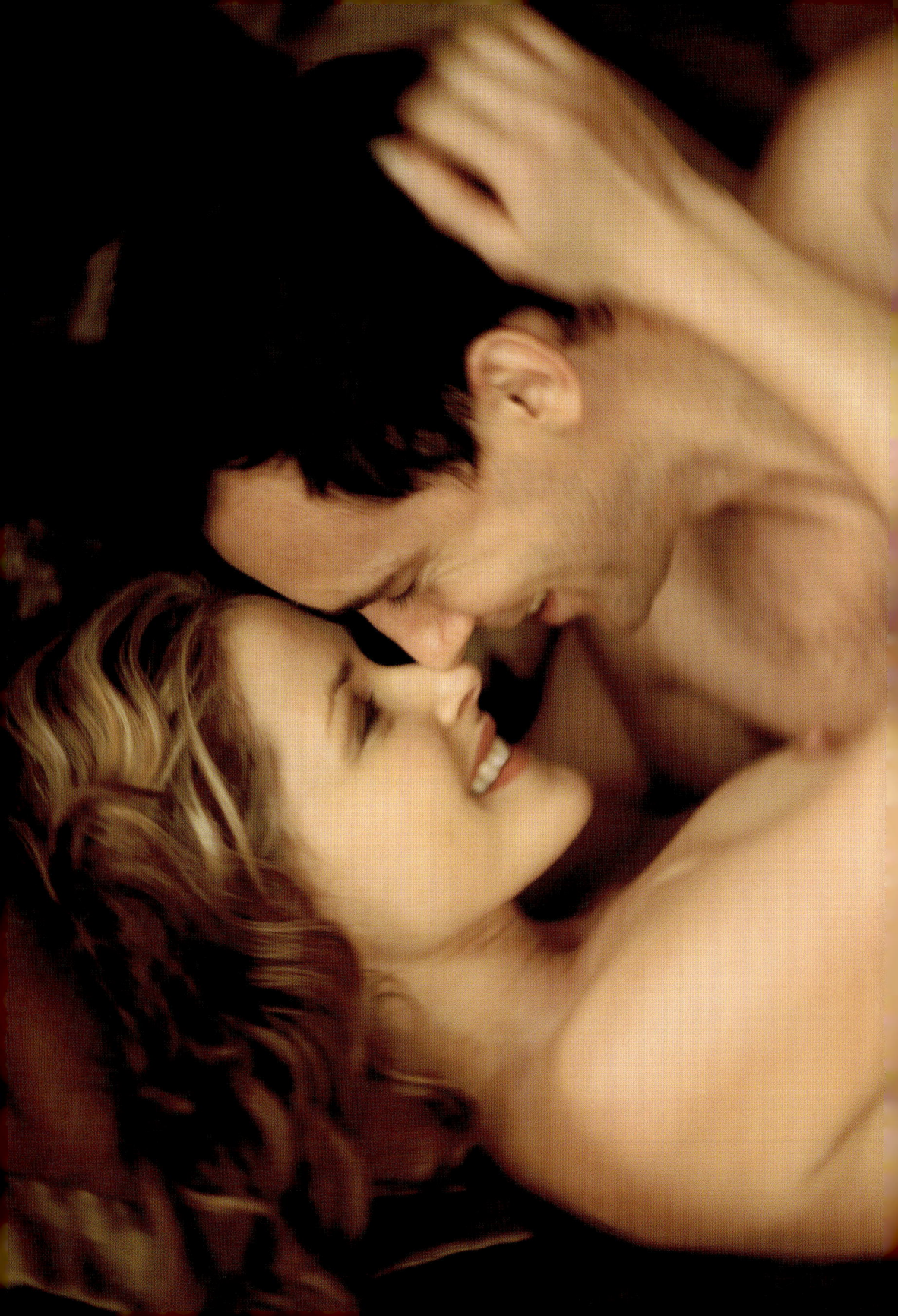

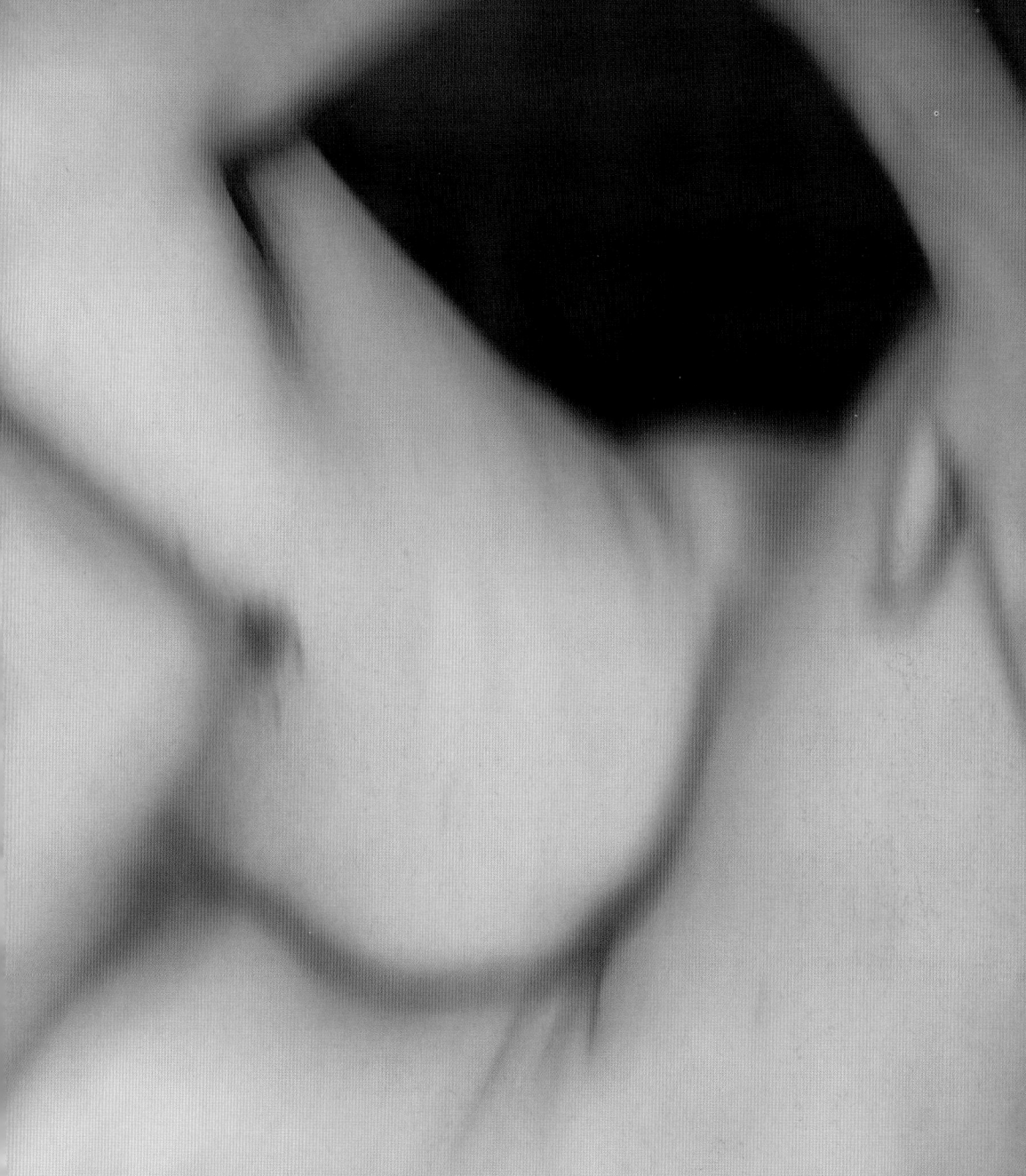

Hauptgerichte

Stellungen

Im Laufe der Geschichte wurde unendlich viel Zeit damit verbracht – besonders von Trainern, die selbst nicht spielen –, bis zu 600 Stellungen zu beschreiben und mit hochtrabenden Namen zu versehen. Offenbar ist es ein beliebtes Hobby, sie zu sammeln und in Gruppen zu ordnen. Die meisten harmlosen Stellungen sind ganz natürlich, und nur wenige der extremen verdienen mehr als einen Versuch aus reiner Neugier. Wir bedauern lediglich den Verlust der ausgefallenen Namen aus dem Arabischen, Sanskrit oder Chinesischen, die verschiedene Kulturen sich über Jahrhunderte hinweg ausgedacht haben.

Die meisten Leute kennen heute die naheliegenden Stellungen und haben gelernt, welche sich für einen schnellen oder langsamen Orgasmus oder als Teil einer Serie eignen. Einige wenige Menschen erreichen den Orgasmus aus symbolischen oder anatomischen Gründen nur in einer oder zwei dieser Positionen.

Die Vernunft sagt uns, welche Stellungen in besonderen Situationen geeignet sind, zum Beispiel in der Schwangerschaft, bei Behinderungen, bei Größenunterschieden und so weiter. Nur die Praxis zeigt, welche am besten (oder ungeeignet) sind, um den Orgasmus zu erreichen. Viele Paare probieren zunächst alle aus, begnügen sich dann jedoch fast immer mit einer oder zwei und greifen nur aus besonderem Anlass nach einem Buch.

Einige der wirklich wilden Fantasien in orientalischen Texten haben ihren Sinn. Die Frau, die auf Mogul-Bildern rittlings auf dem Mann sitzt und dabei angezündete Lampen auf den Händen, auf dem Kopf und auf den Schultern balanciert oder mit dem Bogen schießt, zeigt damit nur, dass sie den Partner allein mit den Scheidenmuskeln zum Orgasmus bringen kann (*siehe* Pompoir, Seite 188). Andere Stellungen sind mystisch oder rein gymnastisch. Alle Stellungen, die wir zeigen, sind praktikabel (zudem wurde ihre Brauchbarkeit geprüft, wenn auch nicht unbedingt für den Orgasmus) und mehr oder weniger bereichernd, je nachdem, was Sie mögen. Wir empfehlen, jede neue Technik vorher zu üben, denn in der Eishalle oder auf dem Tanzboden haben Sie dafür keine Zeit. Warum

Stellungen
Selbst der beste Musiker muss üben;
aber was wir in der Liebe lernen,
vergessen wir nie.

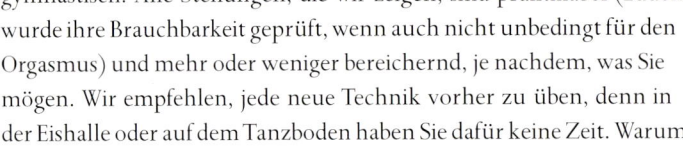

sind Erweiterungen des Repertoires, die beide Partner wünschen – etwa eine ausgefallene Stellung oder Kabinettsstücke wie Fesselspiele, die schnell und effizient inszeniert werden müssen –, oft eine Enttäuschung? Die häufigste Ursache ist der Versuch, diese Techniken »aus dem Stegreif« während des heißen Liebesspiels anzuwenden. Dann geht etwas schief, und Sie verlieren den Faden und wünschen, Sie hätten sich nie damit abgegeben – oder Sie geben dem Erfinder die Schuld. Meist probieren Sie es nie wieder, und das ist bedauerlich.

Das heißt nicht, dass Sie gefühllos üben oder die Probe vom eigentlichen Liebesspiel trennen müssen. Um die Vorfreude zu genießen, visualisieren Sie zuerst, dann setzen Sie sich zusammen und planen und proben. Anschließend üben Sie das Gelernte in der Zeit zwischen den Höhepunkten, wenn Sie beide hinreichend erregt sind, um nicht albern zu sein, aber noch keinen Orgasmus anstreben. Proben Sie, während Sie auf die nächste Erektion warten. Selbst der beste Musiker muss üben; aber was wir in der Liebe lernen, vergessen wir nie. Wenn es beim ersten Mal klappt, sollten Sie eine Erektion bekommen – in diesem Fall machen Sie einfach weiter. Das bedeutet, dass Sie bei jeder besonderen Gele-

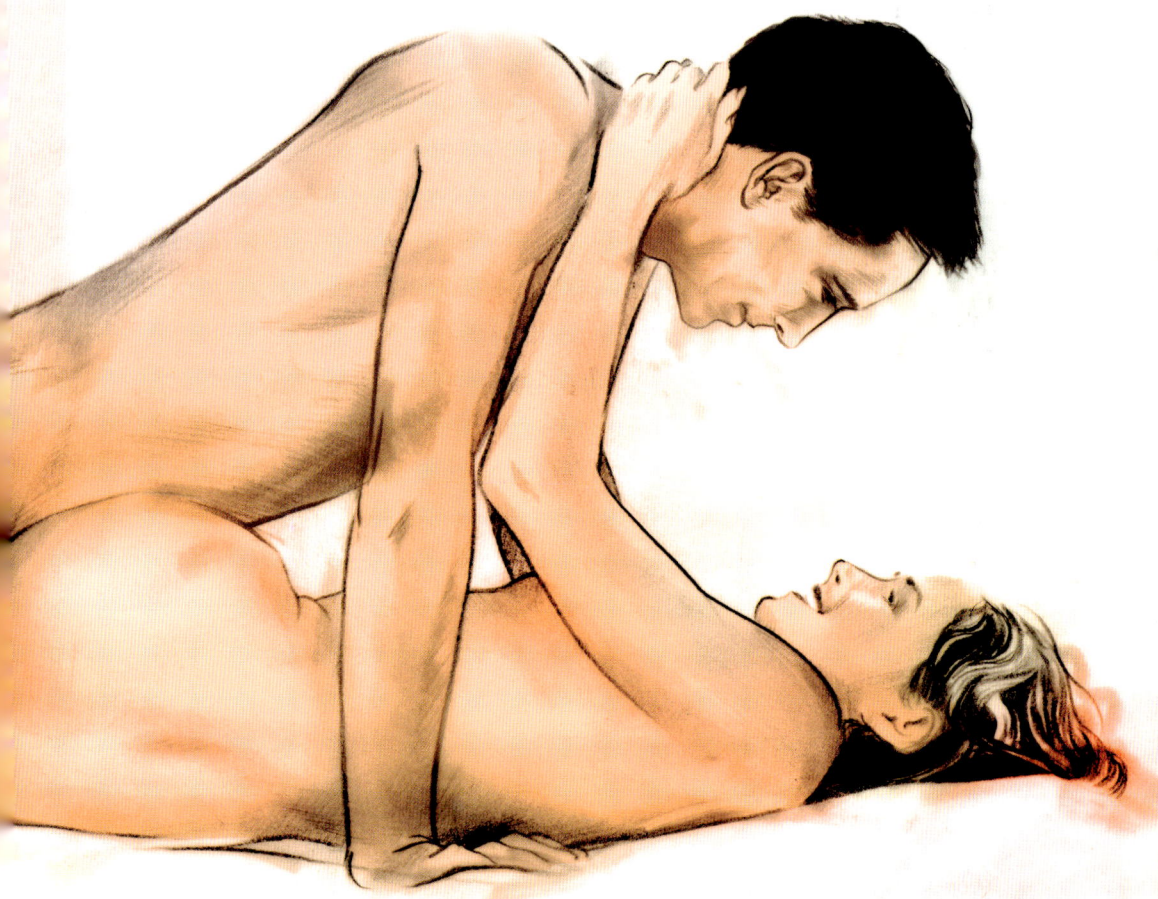

HAUPTGERICHTE

genheit etwas Neues proben können, bis Sie jede Bewegung im Griff haben. Aber Sie halten sich bewusst zurück und spielen erst zur vereinbarten Zeit live. Dann macht alles noch mehr Spaß.

Zum Üben brauchen Sie eine Erektion. Sobald Sie eine haben, probieren Sie die neue Stellung aus. Dabei bewegen Sie sich nicht, wenn Sie noch warten wollen, oder Sie gehen nach ein Paar Stößen zu etwas anderem über. Es kann natürlich sein, dass Sie Lust auf mehr bekommen. Dann machen Sie einfach weiter und wandeln die Probe an Ort und Stelle in eine Hauptvorstellung um.

Stellungen
Üben Sie für jede besondere Gelegenheit etwas Neues ein.

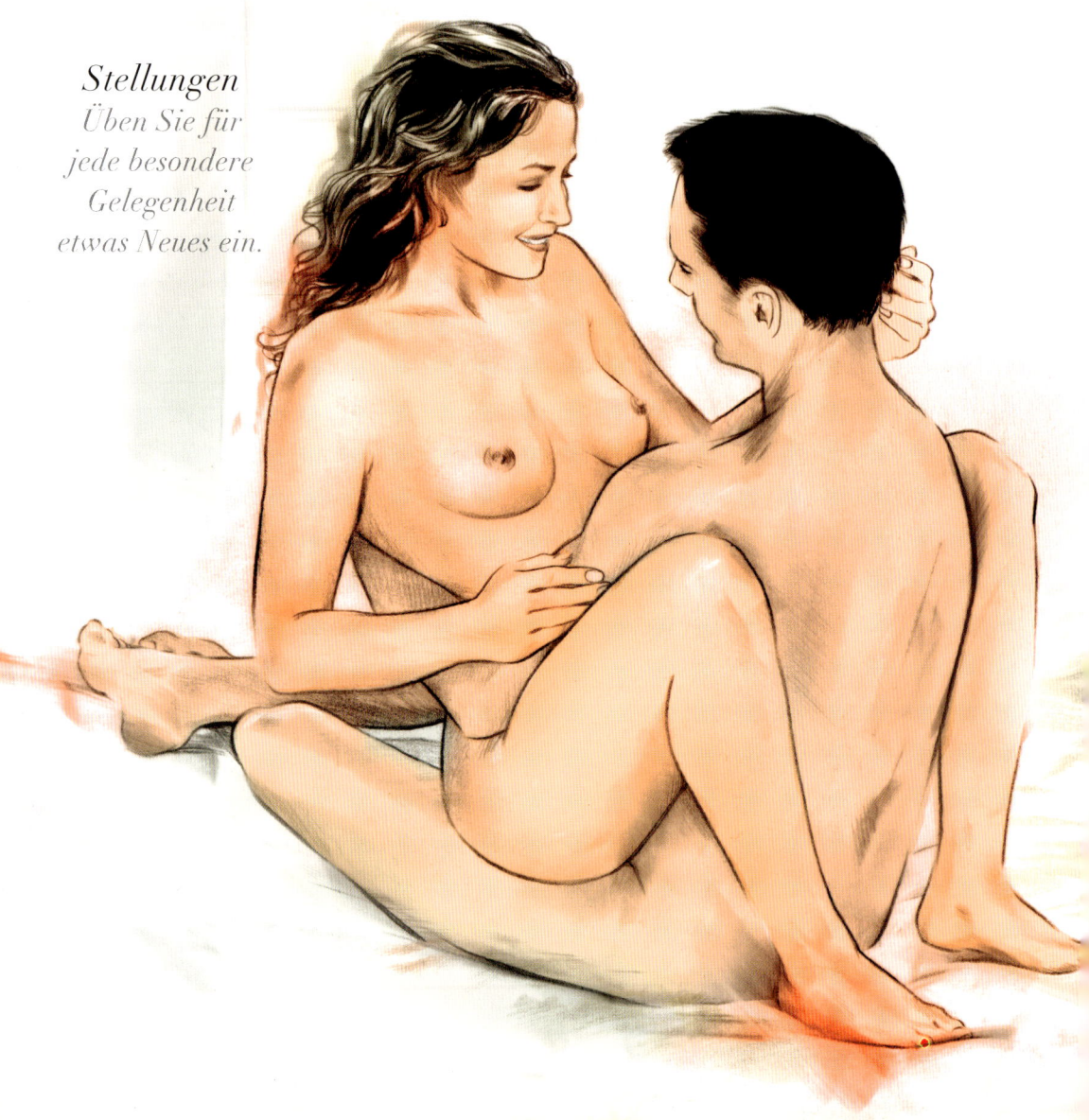

Handarbeit für sie

Sex beginnt für alle Männer und viele Frauen im Handarbeitsunterricht, sobald sie beginnen, ihren Körper und den des anderen Geschlechts zu entdecken. Das ist für beide ein Grundlagentraining, denn nichts kann beim gemeinsamen Sex gute Handarbeit ersetzen. Liebende, die imstande sind, einander wirklich geschickt zu masturbieren, können alles machen, was ihnen gefällt. Eine Generation, die gelernt hat, schon vor der Pubertät lustvoll zu masturbieren, hat keinerlei Mühe, sich einige sinnliche Einstellungen anzueignen. Handarbeit ist kein Ersatz für den Geschlechtsverkehr, sondern etwas ganz anderes. Der selbst ausgelöste Orgasmus unterscheidet sich von dem, den ein Partner herbeiführt. Vor dem Koitus geht es darum, dem Mann zur Erektion zu verhelfen oder der Frau vor dem Eindringen einen oder mehrere vorbereitende Höhepunkte zu verschaffen. Danach ist die Handarbeit eine natürliche Überleitung zur nächsten Runde.

Er muss wissen, wie sie masturbiert. Die meisten Männer vernachlässigen die Labien zugunsten der Klitoris; aber die ganze Vulva braucht Zuwendung. Das Reiben der Klitoris kann für sie ebenso umwerfend sein wie langsame Masturbation für ihn. Aber es kann auch schmerzhaft sein, wenn er ungeschickt, zu heftig, ohne Gleitmittel (die Klitoris produziert kein eigenes), zu oft oder sofort nach einem Orgasmus reibt. Sie sagt: »Das Hauptproblem für ihn ist, dass der ideale Druck von Stunde zu Stunde unterschiedlich ist. Darum sollte er sich von ihr die richtige Stelle zeigen lassen. Die meisten Männer glauben, sie wüssten alles, wenn sie einmal Erfolg gehabt haben – aber sie irren sich oft.«

Die beste Vorbereitung besteht wohl darin, die Handfläche so auf die Vulva zu legen, dass der Mittelfinger zwischen den Lippen liegt. Bewegen Sie die Fingerspitze in der Vagina hin und her, während der Handballen knapp oberhalb des Schambeins fest aufliegt. Allerdings erreichen nur wenige Frauen allein dadurch den Höhepunkt. Das Wichtigste ist ein gleichmäßiger Rhythmus. Richten Sie sich nach ihren Hüftbewegungen, und dehnen Sie zwischendurch sanft die Labien. Dann folgt ein forscher Angriff auf die Klitoris und ihre Vorhaut mit dem Zeigefinger oder mit dem kleinen Finger. Der Daumen dringt dabei tief in die Vagina ein (schneiden Sie die Nägel kurz). Damit sie schneller reagiert, kann er sie mit einer Hand offen halten, während alle Finger der anderen Hand sanft massieren (in diesem Fall muss er ihr vielleicht die Hände fesseln). Ab und zu sollte er mit der Zunge arbeiten, wenn die Partnerin trocken wird, denn sie merkt erst später, wie wund sie ist (*siehe* Triggerpunkte, Seite 153).

Die meisten Frauen wollen nicht, dass er mit der ganzen Hand eindringt. Manche bevorzugen mehrere Finger, nicht nur wegen des Gefühls der Fülle, sondern auch wegen der damit verbundenen Nähe. Er sollte mit einem Finger anfangen und es dann mit zwei oder mehr probieren. Diese Technik setzt Übung und Vertrauen voraus.

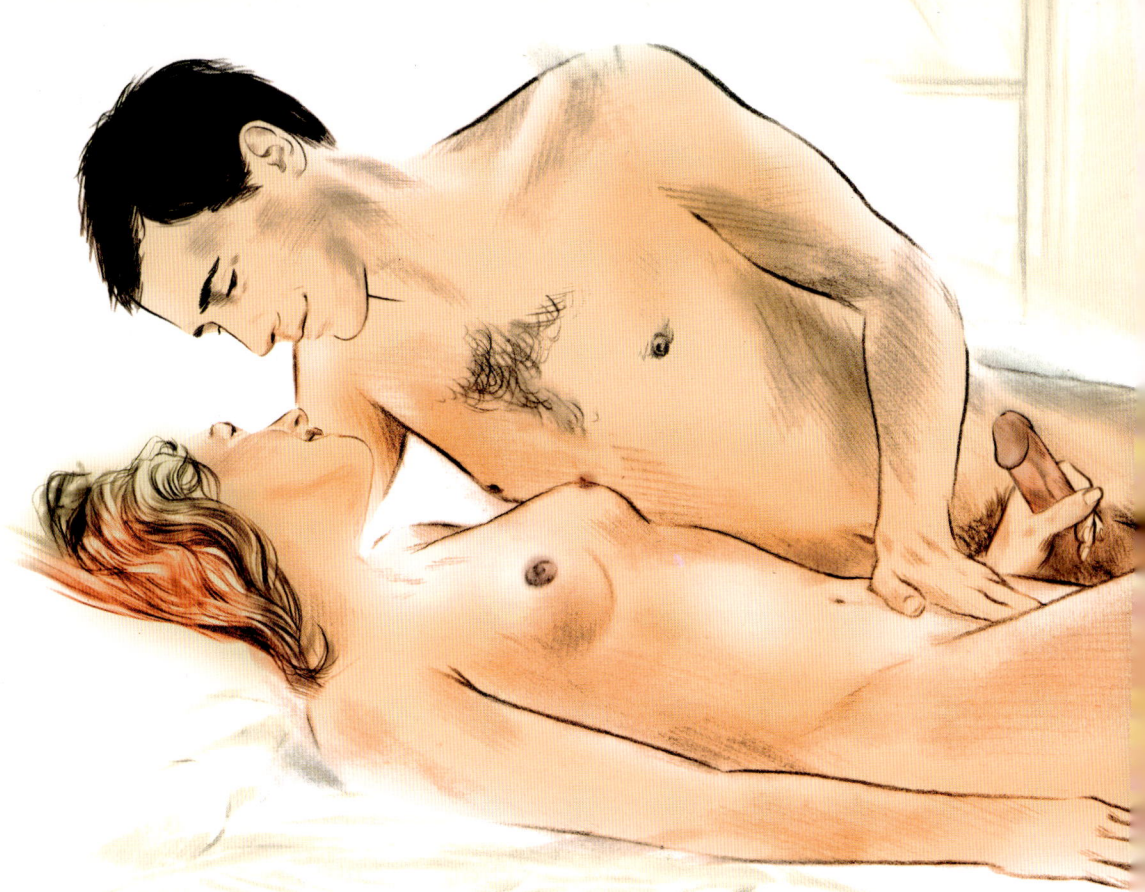

Handarbeit für ihn

Eine Frau, die über die göttliche Gabe der Lüsternheit verfügt und ihren Partner liebt, masturbiert ihn auch gut, und eine Frau, die einen Mann masturbieren kann – geschickt, ohne Hast und gnadenlos –, ist fast immer eine wundervolle Partnerin. Sie muss einfühlsam sein und den Penis wirklich mögen, ihn genau richtig halten, den richtigen Druck ausüben, die richtigen Bewegungen machen und sich dabei an seinen Reaktionen orientieren. Das heißt, sie legt Pausen ein oder macht weiter, damit er erregt bleibt, und sie erhöht das Tempo, um seinen Orgasmus auszulösen. Manche Männer halten eine raffinierte Masturbation bis zum Höhepunkt nur aus, wenn sie gut gefesselt sind (*siehe* Fesseln, Seite 256–257), und fast keiner kann bei langsamer Masturbation stillhalten (*siehe* Langsame Masturbation, Seite 269–271).

Die Varianten sind endlos, selbst wenn er keine Vorhaut hat, die sie zurückziehen könnte oder auch nicht, was ebenfalls zwei ganz unterschiedliche Nuancen ergäbe. Ist er nicht beschnitten, darf sie wahrscheinlich die Eichel nicht reiben, außer um besondere Wirkungen zu erzielen. Am besten hält sie den Penis gleich unterhalb des Eichelrandes und zieht die Vorhaut so weit wie möglich zurück. Zum Masturbieren benutzt sie beide Hände. Die eine hält den Penis fest oder streichelt das Skrotum, die andere formt mit dem Daumen und dem Zeigefinger einen Ring, sofern sie nicht die ganze Hand benutzt. Bei längerem

Handarbeit für ihn

Eine Frau, die einen Mann masturbieren kann – geschickt, ohne Hast und gnadenlos –, ist eine wundervolle Partnerin.

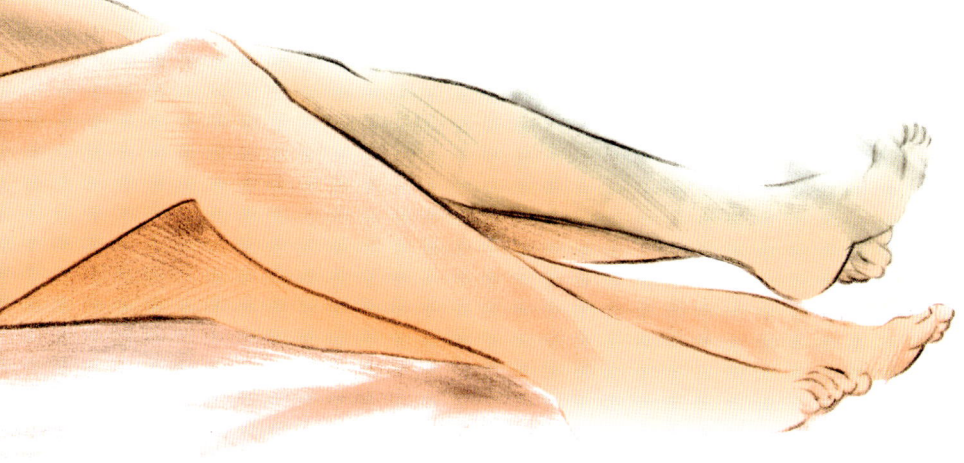

Masturbieren sollte sie die Hände oft wechseln. Die Erotikfibel *Les Paradis Charnel* (1903) rät ihr anscheinend, beide Hände zu verwenden, die Daumen zu kreuzen und die anderen Finger zu verschränken, um eine Art Vagina zu formen. Die Handflächen befeuchtet sie vorher mit Speichel. Dies ist eine alte Methode, einen Koitus zu beenden, ohne eine Schwangerschaft zu riskieren; aber sie kann natürlich weder eine Befruchtung noch eine Ansteckung verhindern.

Um einen richtigen Orgasmus herbeizuführen, setzt sie sich bequem auf seine Brust oder nimmt ihn zwischen die Knie. Es lohnt sich, während eines längeren Liebesspiels einen Orgasmus – meist den zweiten oder dritten, wenn er so lange durchhält – auf diese Weise auszulösen. Die französischen Prostituierten, die keine andere Methode benutzten, blieben nicht nur deshalb im Geschäft, weil ihre Freier Angst vor Infektionen hatten. Es lohnt sich, Zeit und Mühe für diese Technik zu opfern, denn sie drückt innige Liebe aus und ist in jedem Schlafzimmer anwendbar.

Sie kann den Penis auch wie Teig zwischen zwei Handflächen rollen, um eine Erektion zu bewirken, ohne gleich einen Orgasmus anzustreben. Manchmal sollte sie versuchen, seine Methode der Selbstbefriedigung zu imitieren. Wenn sie das in ihrem eigenen Rhythmus macht, kann die Wirkung anders und noch erstaunlicher sein.

Mundarbeit für sie

In der ersten Hälfte des 20. Jahrhunderts waren genitale Küsse oder vielmehr die Tabus, die sie umrankten, ein beliebter Grund, sich wegen Perversität, Grausamkeit und so weiter scheiden zu lassen. Seither hat sich manches geändert. Heute gibt es Lehrbücher darüber, und sie sind in Filmen zu sehen. Abgesehen von persönlichen Vorlieben und Abneigungen wissen heute die meisten Menschen, dass genitale Küsse zu den besten sexuellen Techniken gehören, sofern die Sicherheit gewährleistet ist (*siehe* Safe Sex, Seite 96–98). Wer anfängt, ist Geschmackssache; aber er kann der Partnerin auf diese Weise Dutzende von vorbereitenden Orgasmen verschaffen, so viele, wie sie aushält. Sie wird trotzdem weitermachen wollen; deshalb sollte er sich zurückhalten.

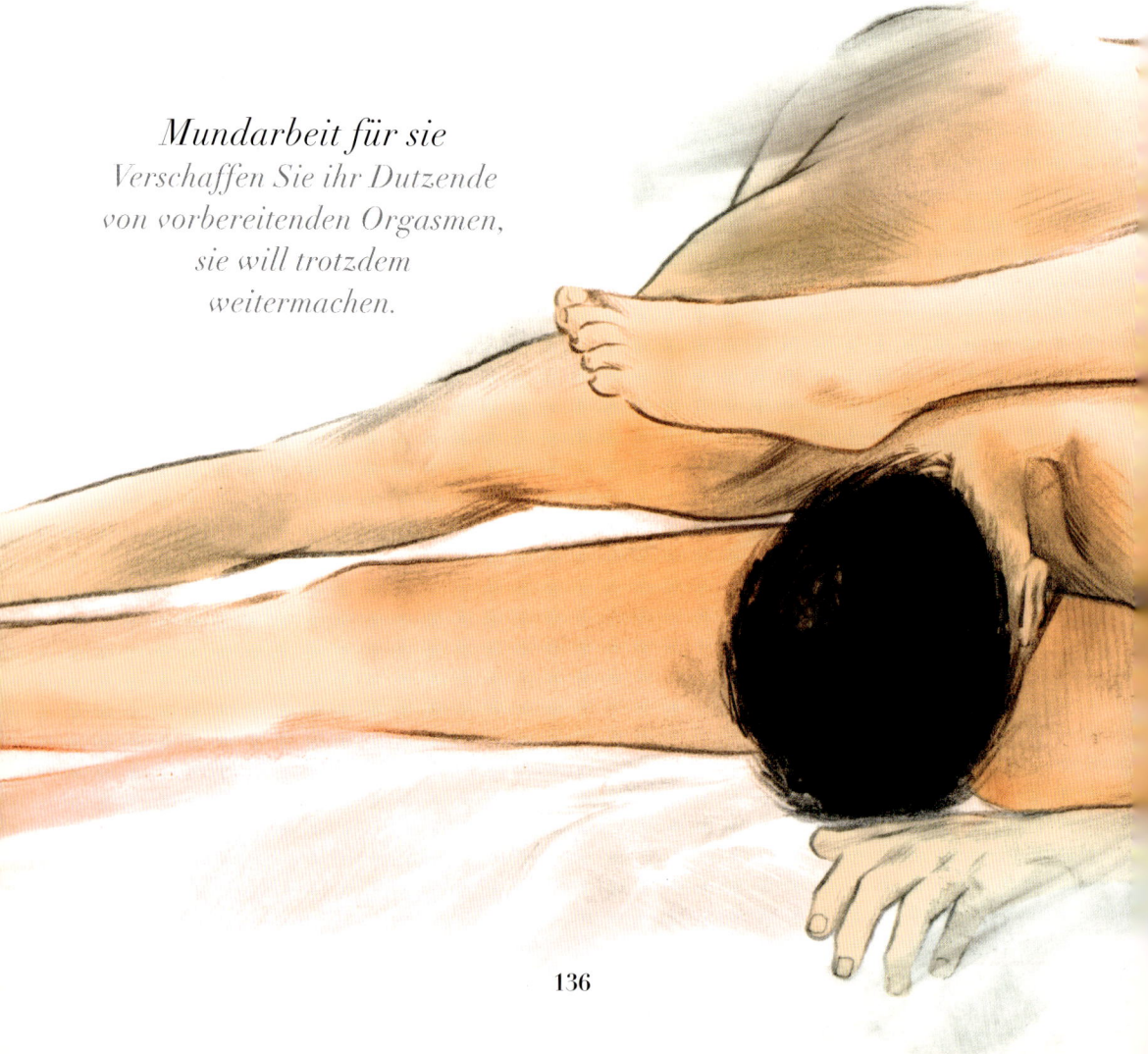

Mundarbeit für sie
Verschaffen Sie ihr Dutzende von vorbereitenden Orgasmen, sie will trotzdem weitermachen.

HAUPTGERICHTE

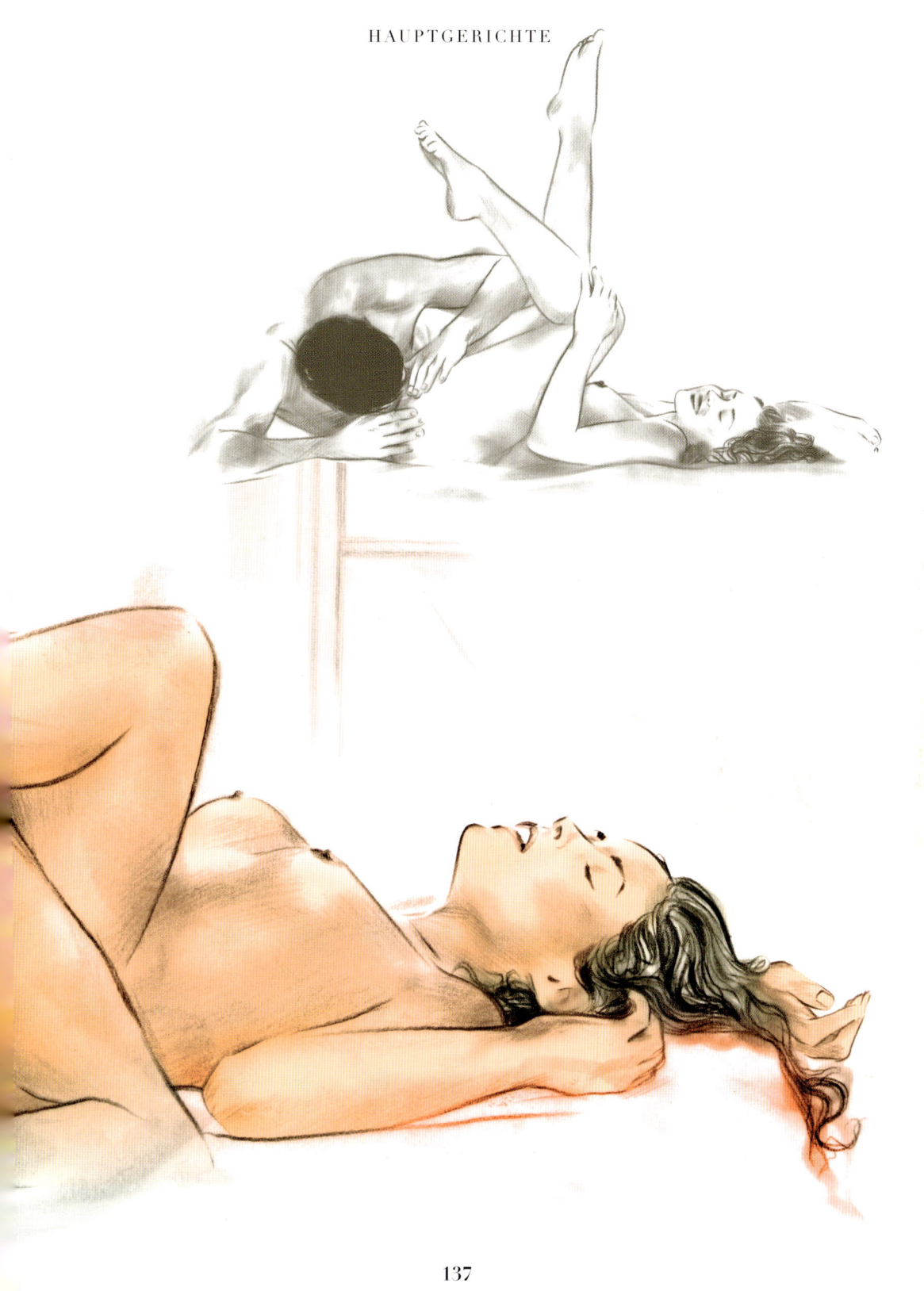

Der normale Geruch der Genitalien ist für beide Partner ein wichtiger Teil des genitalen Kusses. Deshalb sollten sich beide oft waschen, aber nicht kurz vorher. Sie müssen einander so gut kennen, dass sie den Mund aufmachen, wenn es einmal unangenehm war. Auch Verhütungsmittel können den Geruch verändern. Die Verkäufer von Intimdeosprays und Wischtüchern für die Vagina verstehen offensichtlich wenig von Sexualität – niemand mag Pfirsichpüree auf, sagen wir, Scampi. Algen- oder Moschusgeruch sind angemessener. Viele Frauen ahnen gar nicht, dass ihre einzigartigen *Cassolettes* (*siehe* Seite 43–44) ihre Geheimwaffe sind. Manche Männer reagieren heftig auf diesen natürlichen Duft, ohne es zu merken. Außerdem ist er das ideale Parfüm. Ein Tupfer hinter den Ohren beim Tanz – vor dem üblichen Parfüm aus der Flasche oder an seiner Stelle – kann überwältigend sein. Sein Geruch gefällt ihr umso besser, je länger sie ihn kennt. Waschen Sie sich regelmäßig, und gehen Sie mit Deodorants hier und überall so um wie ein Chefkoch mit Aromahemmern. Wie die Hippies glauben konnten, man könne guten Sex haben, ohne sich zu waschen, ist unerklärlich.

Sie kann mit gespreizten Beinen über ihm knien, genau wie beim leidenschaftlichen Mund-zu-Mund-Kuss, und zuerst nur über seine Lippen streichen. Dann öffnet sie sich ihm, und er streicht mit langen Zungenschlägen von der Vagina zur Klitoris. Jedes Mal, wenn er die Eichel erreicht, stimuliert er sie kurz mit der Zungenspitze (*siehe* Klitorale Lust, Seite 142).

Wenn er anfängt, sollte er die Kaskadenstellung ausprobieren, sofern er die Partnerin tragen kann. Das ist im Grunde nur eine Stehvariante der »69« (*siehe* Seite 143), aber insofern einzigartig, als die Frau den Orgasmus mit dem Kopf nach unten erreicht. Dazu legt sie sich rücklings quer aufs Bett, so dass der Kopf über die Kante hängt. Er stellt sich mit gespreizten Beinen über ihr Gesicht, bückt sich und hebt sie hoch. Sie legt die Beine um seinen Hals. Wenn sie gelenkig ist, kann sie seine Küsse erwidern; aber kurz vor dem Orgasmus lässt sie den Penis besser zwischen ihren Brüsten oder in ihrer Hand stoßen und gibt sich dem Höhepunkt ganz hin.

Der erste genitale Kuss ist für eine unerfahrene Frau ein anderes Szenario. Es sieht zwar nett aus, wenn er vor ihr kniet – »*vers le buisson ardent des femmes*« –, aber dabei kann er allenfalls schnuppern. Wir schlagen vor, dass er sich auf die Kante setzt, halb ihren Füßen zugewandt, während sie rücklings auf dem Bett liegt. Zunächst küsst er sie überall, dann hebt er ihr ferneres Bein hoch und küsst den Fuß. Danach kann er rasch seinen näheren Ellbogen unter ihr angehobenes Knie schieben, ihr Bein spreizen und sanft die geschlossenen Labien küssen, bis sie für immer tiefere Vorstöße der Zunge bereit ist.

Immer weniger Frauen haben heute Hemmungen, was Genitalküsse anbelangt, aber einigen macht es keinen Spaß, den Partner auf diese Weise zu verwöhnen. Manche Frauen lassen sich anfangs nur durch lange genitale Küsse dazu bringen. Das wissen auch die indischen Liebesbreviere. Wenn sie (oder er) sehr schüchtern ist, dann probieren Sie es im Dunkeln – aber probieren Sie es auf jeden Fall.

Mundarbeit für ihn

Gute Mundarbeit ist wohl eines der schönsten Geschenke, die eine Frau einem Mann machen kann. Es lohnt sich also, zu üben und die Technik zu verfeinern. Ein spontaner Genitalkuss ist eine der bewegendsten Gesten, die beim Sex möglich sind.

Die beste Wirkung erzielt sie wahrscheinlich in der Stellung, die in China »Jadeflöte« heißt. Der Name erklärt sich selbst, und wenn sie das Instrument spielt, ist sie ihm zugewandt; ihre Daumen sind unten, die Finger liegen auf der Spitze. Ihre Technik hängt von ihm ab – zum Beispiel davon, ob er beschnitten ist. Nicht alle Männer finden Zungen- oder Lippenkontakt mit der Eichel angenehm. Für manche bedeutet er Ekstase, andere mögen es, wenn sie den Schaft hält und die Vorhaut über die Eichel bewegt. Die verschiedenen Arten des Beknabberns und andere Techniken, die in Sexbüchern beschrieben werden, fallen den meisten Paaren von selbst ein – durch Lehren und Lernen.

Wenn er aktiver sein und den Orgasmus schneller erreichen will, legt sie sich auf den Rücken – am besten so, dass er sich ihren Füßen zuwendet und der Penis der natürlichen Krümmung ihres Rachens folgen kann – und stößt so kräftig und tief in ihrem Mund, wie sie es aushält. Dies ist allerdings keine Technik für die erste Nacht – sie ist Verhandlungssache. Sie öffnet den Mund weit und formt mit den Lippen und der Zunge eine Art Vagina. Dann lässt sie den Penis so weit wie möglich eindringen, atmet aus und schluckt, um die Penetration zu vollenden. Dann kann er zu stoßen beginnen. Er muss sich etwas im Zaum halten, damit sie ihn nicht versehentlich beißt.

Manche Frauen mögen es, wenn er tief eindringt und ejakuliert; andere lehnen das ab (wenn sie ihn sehr liebt, kann das ihre Entscheidung beeinflussen, aber nicht immer). Im letzteren Fall kann er beispielsweise zwischen ihren Brüsten ejakulieren, oder sie presst den Penis mit beiden Händen zusammen, um Zeit zu gewinnen – aber das setzt größte Aufmerksamkeit voraus und klappt nicht immer; außerdem kann es den Orgasmusreflex lahmlegen.

Anderen Frauen – sobald sie sich an den Oralsex gewöhnt haben – fehlt etwas, wenn der Partner nicht ejakuliert. Im 18. Jahrhundert schrieb der Arzt John Hunter: »Gewöhnlich ist der Samen sowohl hinsichtlich des Geschmacks als auch hinsichtlich des Geruchs eine süßliche Substanz. Behält man ihn aber im Mund, erzeugt er eine Wärme ähnlich wie Gewürze.« Wenn ihr nicht die ganze Technik, sondern die leichte Bitterkeit missfällt, kann sie ihn tief eindringen lassen und alles schnell und auf einmal schlucken, so dass sie den Geschmack nicht wahrnimmt. (Ist das Sperma wirklich ungenießbar, sollte er seine Ernährung umstellen und mehr Obst essen.) Wir schätzen, dass etwa die Hälfte der erfahrenen Frauen mitspielt. Fragen können Sie auf jeden Fall, und Partner lernen schnell, was der andere mag oder nicht mag.

Sie sagt: »Der Würgereflex ist ganz natürlich, wenn einem etwas Großes in die Kehle gesteckt wird. Das muss nicht heißen, dass ich es verabscheue. Ein großer Penis dehnt zudem den Mund stark. Sei also rücksichtsvoll.« Es ist einer der wenigen Schlafzimmersünden, die fast nicht vergeben werden können, wenn er ihren Kopf ohne ihre Erlaub-

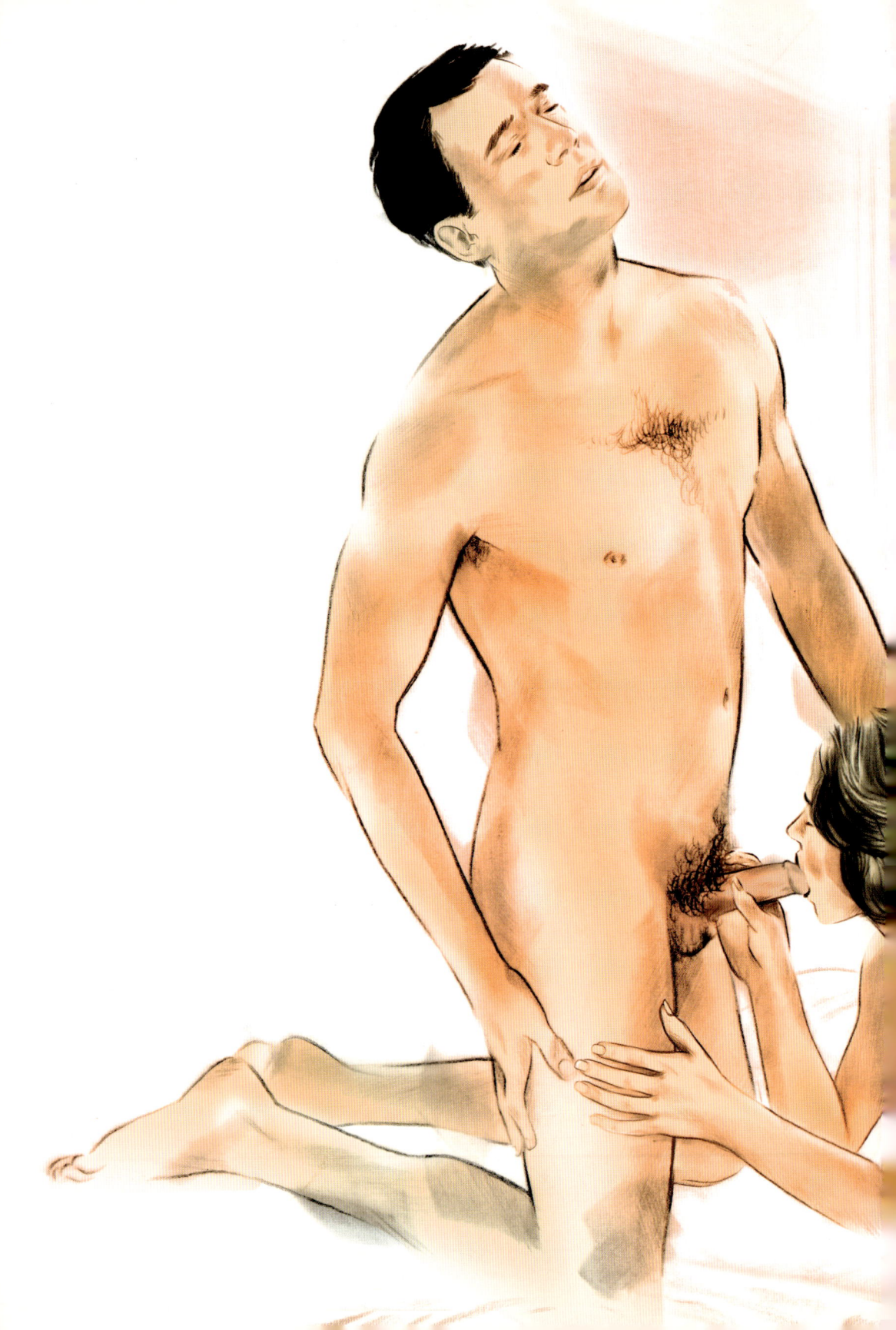

HAUPTGERICHTE

nis zu sich heranzieht. Sie sollte das Tempo und die Tiefe des Kusses immer selbst bestimmen.

Einige wenige Männer ejakulieren schon beim kürzesten Genitalkuss. Sie sollten damit warten, bis sie wieder eine Erektion brauchen; dann ist er eine unfehlbare Methode, Tote aufzuwecken.

Mundarbeit für ihn
Eine der bewegendsten Gesten, die beim Sex möglich sind.

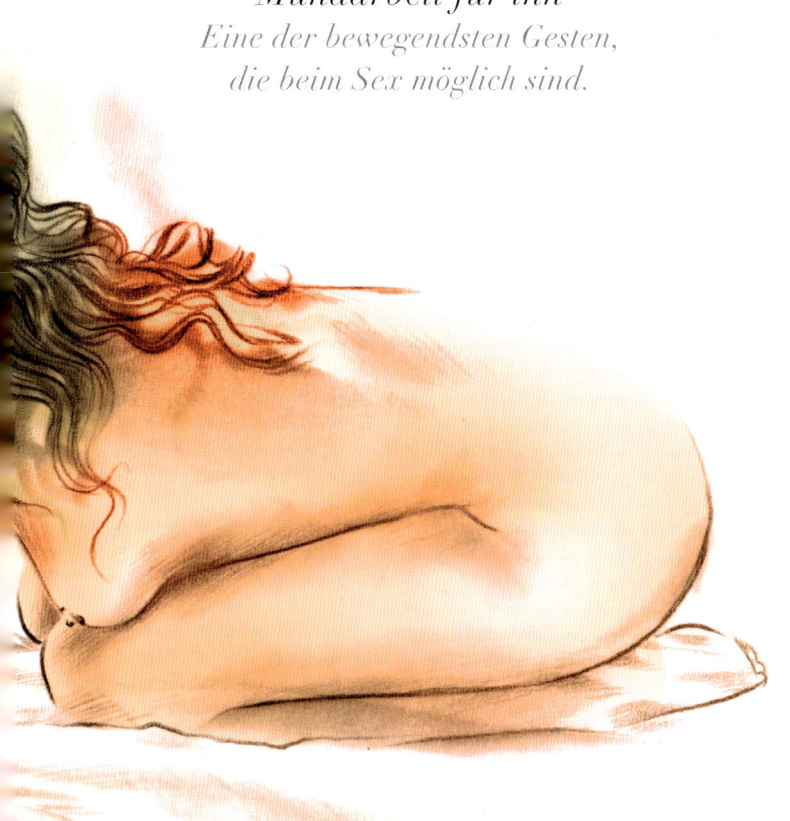

Klitorale Lust

Wenn Sie in den letzten 50 Jahren nicht im Dschungel verschollen waren, wissen Sie wahrscheinlich, was Frauen schon immer wussten, Experten oft geleugnet haben und die Sexualforscherin Shere Hite Mitte des 20. Jahrhunderts klar ausdrückte: Bei der Frau werden die meisten Orgasmen durch die Stimulation der Klitoris ausgelöst. Deshalb widmen wir diesem Thema einige Absätze.

Beginnen wir mit der Frage nach den Beweisen. Die Sexologen (meist Männer), die den vaginalen Orgasmus als Zeichen für eine reifere Sexualität betrachten, machen zwei Fehler. Erstens ignorieren sie die Biologie, die uns sagt, dass der Penis und die Klitoris gleichwertig sind und dass er sich daher auf die Klitoris konzentrieren muss, damit sie ebenso schnell reagiert wie er. Zweitens gibt es Belege dafür, dass die meisten Frauen leicht und schnell zum Orgasmus kommen, wenn ihre Klitoris stimuliert wird, während der Koitus in der Regel Anstrengung, Konzentration und entweder eine sorgfältig ausgewählte Palette von Stellungen oder – damit kehren wir zum Ausgangspunkt zurück – eine hilfreiche Hand an der Klitoris voraussetzt.

Aus all diesen Gründen sollte ein hingebungsvoller Mann, der unbedingt wissen will, wie er mit einer Klitoris umzugehen hat, an seine eigene, größere Version denken. Auf-und-ab-Bewegungen mit den Fingern oder der Zunge am Schaft, flinkes Züngeln über die Spitze, sanftes Saugen an der Eichel, gezielter Druck auf das Äquivalent des Bändchens (dort, wo die Vorhaut sich zurückzieht) – das alles gefällt ihr genauso wie ihm. Er braucht nicht ausgefuchst zu sein; es genügt, wenn er seinem Instinkt folgt. Nur eine Warnung: Denken Sie an den Größenunterschied. Wo er es kraftvoll mag, will sie es selten mehr als behutsam und gut feucht haben. Darum ist die Zunge oft ihr Lieblingsinstrument.

Hat ein Koitus je die gleiche Wirkung? Selbstverständlich – allein die Symbolik macht ihn zum Mittelpunkt des ganzen Liebesspiels. Viele Frauen bekommen ihre Orgasmen auf diese Weise, sofern ihre Physiologie es zulässt, und die Stellungen, bei denen er eindringt und die Klitoris stimuliert (*siehe* CAT, Seite 193), sind sehr erfolgreich. Die meisten Paare lösen das Problem, indem sie Stellungen auswählen, bei denen die Klitoris mit der Hand oder mit dem Vibrator gut erreichbar ist. Meist ist sie oben, oder er dringt von hinten ein (*siehe* Die Reiterin, Seite 158; X-Stellung, Seite 165; Von hinten, Seite 169–171 und Brücke, Seite 191–192).

Klappt es auch mit dem Koitus allein? Nicht unbedingt, nicht immer – und nicht, wenn Sie ihn mit einem »Du solltest« oder »Du musst« verbinden. Wenn er sagt, dass sie durch das bloße Eindringen zum Orgasmus kommen »sollte«, kann sie auch behaupten, er »müsse« den Höhepunkt durch Ziehen an den Hoden erreichen. Bei manchen geht das, bei anderen nicht, und darum gilt: Jeder nach seinen Vorlieben. Unserer Meinung nach ist es ein Irrtum, ihm oder ihr den Weg zum Orgasmus vorzuschreiben.

Die »69«

Es ist schön, einander gleichzeitig mit dem Mund zu verwöhnen, aber es hat auch Nachteile. Sie müssen achtsam sein und das Beste für den Partner geben, und darum können Sie nicht ausrasten wie beim Koitus. Die Frau kann kurz vor ihrem Orgasmus einfach nicht achtsam sein, und der Mann riskiert sogar, gebissen zu werden. Ein weiterer kleiner (für manche Männer großer) Fehler liegt darin, dass die Frau bei der 69 eine Position einnimmt, bei der sie die äußerst empfindliche Eichel nicht optimal mit der Zunge stimulieren kann (das erklärt die akrobatischen Statuen in indischen Tempeln, die versuchen, einander gleichzeitig zu befriedigen und die Frau in eine bessere Position zu bringen). Es ist wundervoll, sich gegenseitig zu küssen; aber wenn Sie einen Orgasmus anstreben, wechseln Sie einander besser ab.

Für manche Paare ist der gleichzeitige Kuss vom Typ »69« der höchste aller Genüsse. Da er sich dabei keinesfalls beherrschen kann, sollte er zuerst fragen, ob er in ihren Mund ejakulieren darf. Stellungen, bei denen sie oben ist, sind brauchbar, vor allem wenn sie Mund- und Handarbeit kombiniert. Aber er bekommt dabei einen steifen Hals. Besonders günstig ist die Stellung ohne Kissen: Beide liegen auf der Seite und ziehen einen Unterschenkel hoch, so dass der Partner den Kopf darauf legen kann. Er kann sie weit öffnen, indem er einen Arm unter ihre obere Kniekehle schiebt.

Der gegenseitige Kuss kann lang oder kurz sein. Der kurze ist flüchtig, der lange kann Minuten oder Stunden dauern, je nach Lust und Tempo. Beide passen gut in die Zwischenphasen, eignen sich aber auch als Vorspeise oder Erektionshilfe.

Wenn die Partner einander abwechseln, sollte er anfangen, am besten in der Stellung ohne Kissen, während sie kaum etwas tut. Danach ist sie an der Reihe, oder die beiden gehen zum Koitus über und verschieben die Fellatio, bis er einen Orgasmus und eine Ruhepause gehabt hat und eine neue Erektion braucht. Auf diese Weise kann sie sich zuerst gehen lassen und anschließend, wenn sie ihn lutscht, gut aufpassen.

Verhütung

Die hormonelle Empfängnisverhütung ermöglichte mehr als jede andere Entdeckung angstfreien Sex. Vorher verstopften Frauen die Vagina mit Krokodilkot, und Männer streiften einen Tierdarm über den Penis. Selbst dann verhinderte die Angst das ausgiebige Liebesspiel, das heute alle genießen können. Einer Redensart zufolge säten Paare am Samstagabend wilden Hafer und beteten am Sonntag für einen Ernteausfall. Frauen, welche die Sicherheit der modernen Methoden kennen gelernt und das Spielerische am Sex entdeckt haben, sind nicht bereit, zur alten Unsicherheit zurückzukehren. Das Gleiche gilt für ihre Partner.

Der (gerechte) Preis für diese Freiheit besteht darin, dass wir heute für jede Methode außer dem Kondom Experten brauchen, die uns ein Verhütungsmittel verschreiben und seine Anwendung erklären. Deshalb gehen wir nachfolgend nicht ausführlich darauf ein – das überlassen wir den Fachleuten (*siehe* Bücher und nützliche Anschriften, Seite 276–279). Wir beschränken uns auf eine kurze Tour zur Orientierung.

Die Pille ist immer noch das beliebteste Verhütungsmittel, obwohl sie ein gutes Gedächtnis voraussetzt. Hormonspritzen, Implantate, Pflaster – samt allen Varianten und Kombinationen hiervon – haben in etwa die gleiche Wirkung, ohne dass man täglich daran denken muss. Injektionen und Implantate wirken länger; deshalb muss die Frau sicher sein, dass die Hormone keine ungünstigen Nebenwirkungen hervorrufen, ehe sie sich dafür entscheidet. Die »Pille danach« können Sie bis zu 72 Stunden, die Spirale bis zu fünf Tagen nach dem Sex anwenden; sie sind nützlich, wenn es mit der Verhütung einmal nicht geklappt hat, und sie werden nicht von verantwortungslosen Teenagern benutzt, wie böse Zungen behaupten, sondern meist von Frauen, die über 40 und so überarbeitet sind, dass sie die Pille vergessen oder das Kondom versehentlich zerreißen.

Intrauterinspiralen (IUP) am Gebärmutterhals lassen Spontaneität zu. Die neuen hormonellen Versionen sind sogar noch zuverlässiger. Bei allen diesen Methoden ist nach der Absetzung wieder eine Empfängnis möglich. Die Frage ist jedoch, ob die Frau Hormone schlucken will, die zwar vor einigen Krankheiten schützen, aber das Risiko für andere erhöhen. Wenn sie unter den Nebenwirkungen leidet, sollte sie einen Arzt konsultieren. Oft ist ein anderes Medikament die Lösung.

Diaphragmas und Pessare sind weniger wirksam, können aber Hormone überflüssig machen. Manche Frauen verlieren die Lust, wenn sie vor dem Sex ein Pessar einsetzen müssen, bei anderen sträubt sich der Partner dagegen. Aber wenn das Pessar das einzige Verhütungsmittel ist, das sie benutzen kann, sollte er sich nicht darüber aufregen – das ist sinnlos und macht die Partnerin unsicher. Ein Diaphragma oder Pessar hat zudem den Vorteil, dass es Menstruationsblut zurückhält, wenn das Paar während der Periode nicht auf Sex verzichten will.

Das Kondom für ihn oder sie hat enorme Pluspunkte. Es ist die einzige Methode, die wirklich vor Ansteckungen schützt. Ignorieren Sie also die Behauptung, es sei ein Verhütungsmittel für Anfänger, und nutzen Sie es zu Ihrem Vorteil. Am besten verwenden Sie

Kondome auch dann, wenn Sie Hormone einnehmen, außer in einer langfristigen (und bewährten) Beziehung. Manche Paare finden es erregend, wenn sie ihm ein Kondom überstreift. Um ihn besonders zu verwöhnen, kann sie das Kondom mit dem Daumen und dem Zeigefinger auflegen und dann mit der Zunge abrollen. Manche Kondome mit Noppen oder anderen Dekorationen, die unterschiedliche vaginale Empfindungen auslösen sollen, sind unzuverlässig. Kaufen Sie nur Kondome, deren Sicherheit geprüft wurde. Bei manchen Männern verhindert das Kondom eine vorzeitige Ejakulation. Mehr über den Umgang mit Kondomen lesen Sie im Abschnitt »Safe Sex«, Seite 96–98.

Vasektomie und Sterilisation sind Verhütungsmethoden, die ein für allemal wirken. Bei der Vasektomie werden die Samenleiter in den Hoden unter örtlicher Betäubung durchtrennt. Ein ähnlicher, viel größerer Eingriff blockiert die Eileiter der Frau. In beiden Fällen dauert es eine Weile, bis die Wirkung eintritt, und bei beiden besteht ein Infektionsrisiko. Außerdem sollten Sie bedenken, dass beide Eingriffe endgültig sind; verzichten Sie also darauf, wenn Sie Zweifel haben. Für den Fall, dass die Umstände sich ändern, kann man aber Sperma und Eizellen aufbewahren und später verwenden.

Wenn Sie aus religiösen Gründen die Rhythmusmethode (auch *Coitus reservatus* oder »vatikanisches Roulette« genannt) anwenden wollen, müssen Sie sehr umsichtig und präzise sein, um ein nennenswertes Maß an Sicherheit zu erreichen. Das gilt erst recht für den *Coitus interruptus*; denn der Mann sondert schon vor der Ejakulation genug Sperma ab, um eine Frau tausend Mal zu befruchten. Noch unbrauchbarer sind Methoden wie Sex während der Menstruation, Vaginalspülungen, Urinieren nach dem Sex und der Koitus im Stehen.

Wenn sie ungewollt schwanger wird, sollten Sie sofort fachkundigen Rat einholen. Ein Schwangerschaftsabbruch ist heute in vielen Ländern weniger traumatisch als früher; aber deshalb ist die seelische Belastung nicht unbedingt geringer. Lassen Sie sich also vor und nach dem Eingriff helfen, um emotionalen Rückschlägen vorzubeugen. Das gilt nicht nur für sie; auch er kann betrübt sein.

Meist gibt es keinen Grund, auf die Verhütung zu verzichten. Wenn Sie es dennoch tun, sind wahrscheinlich Ihre Gefühle daran schuld. Das soll keine Kritik sein, sondern eine Einladung zum Nachdenken: Wenn einer oder beide von Ihnen immer wieder einen »Fehler« machen, dann ist es in Wahrheit kein Fehler. Sie wollen ein Kind haben – um es zu lieben, um geliebt zu werden, um Ihren Freundinnen nachzueifern oder um den Partner festzuhalten. Das sind keine schlechten Motive, aber wenn Sie sich ihrer bewusst sind, ist die Wahrscheinlichkeit viel größer, dass Sie Entscheidungen treffen, die Sie wirklich treffen wollen.

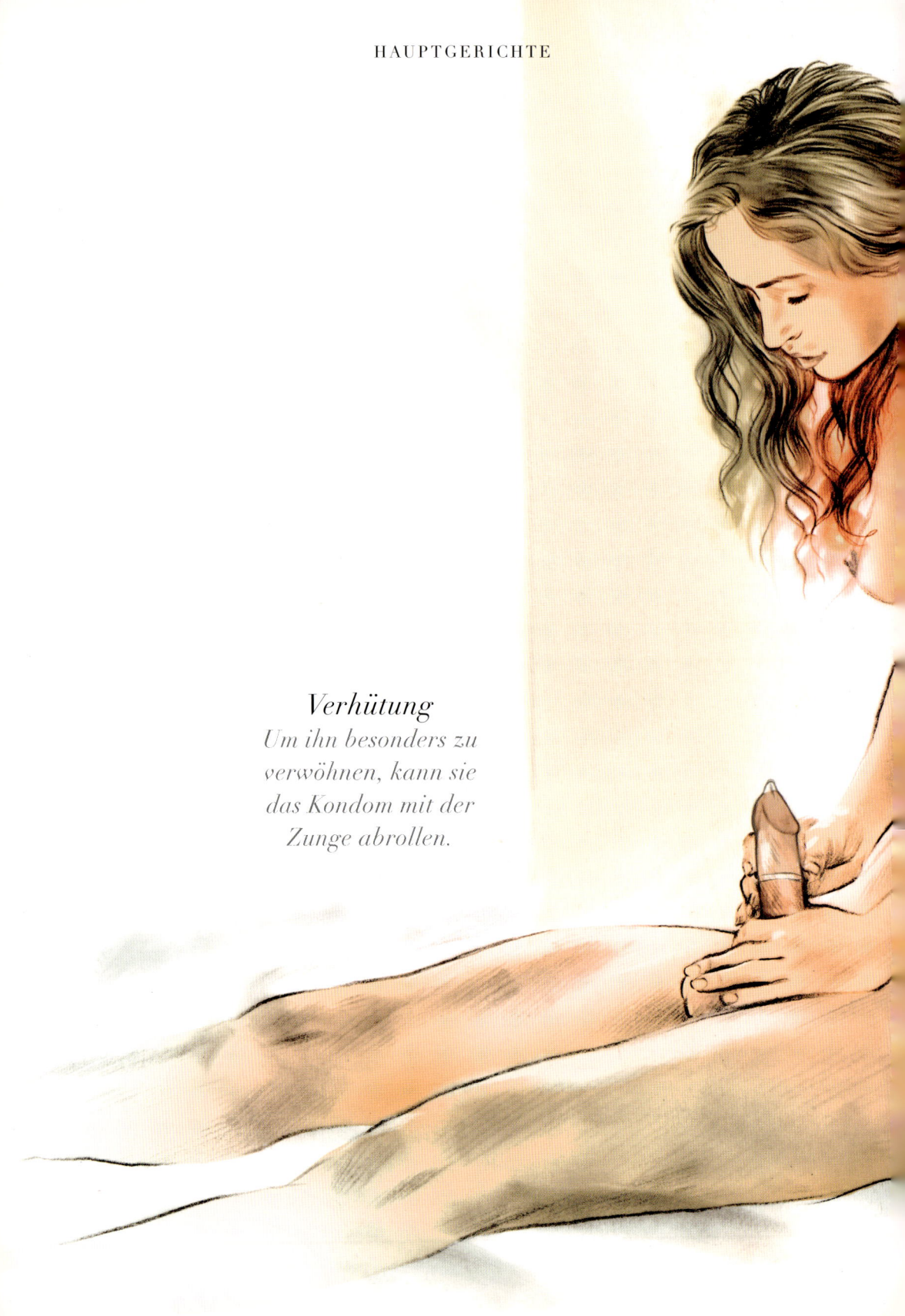

HAUPTGERICHTE

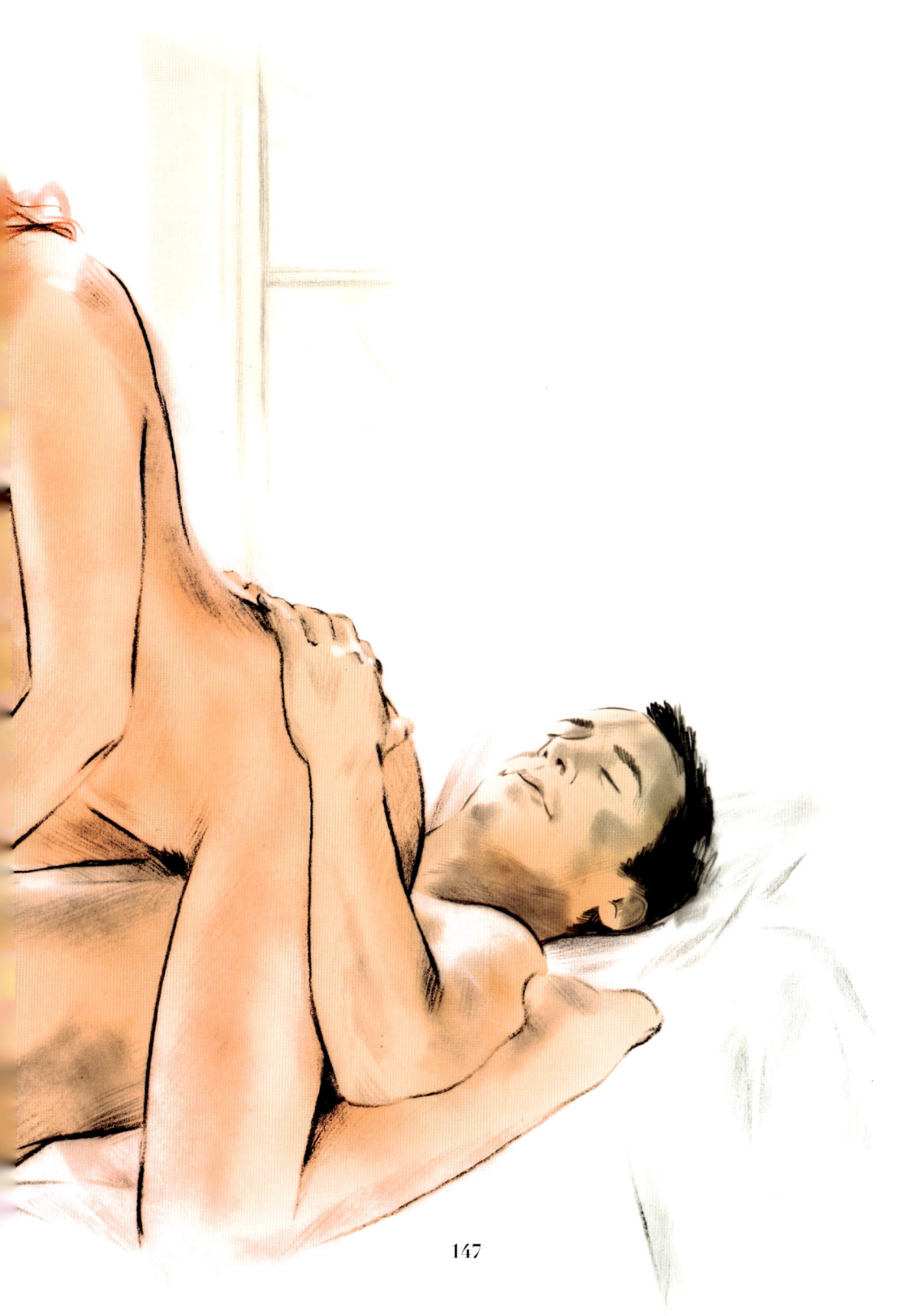

Seine Erektion

Ein enormer Prestigegewinn für ihn und eine wichtige Bestätigung für sie. Sie sollte sich immer geschmeichelt fühlen, selbst wenn die Zeit und der Ort keinen Sex erlauben. Die Tatsache, dass er seine Erektion nicht steuern kann, macht sie umso authentischer. Sie symbolisiert Männlichkeit und ist ein Maßstab für sein Verlangen. Sie ist so machtvoll – und wird unbewusst als bedrohlich empfunden –, dass Bilder davon oft verboten werden.

Auch die Physiologie ist faszinierend. Einfließendes Blut macht weiches Gewebe hart und richtet auf, was eben noch nach unten hing. Schon Babys im Mutterleib haben Erektionen, und sie treten bis ans Ende des Lebens ein, sofern der Mann nicht krank ist. Allerdings verändert sich der Winkel von 10 Grad über der Horizontalen bei Zwanzigjährigen bis 25 Grad nach unten bei Siebzigjährigen. Aber keine Panik – Sie sind kein Versager, wenn es ohne Hände nicht klappt. Zudem ist eine spontane nächtliche Erektion oder eine Erektion nach dem Aufwachen am Morgen kein Zeichen für Unzufriedenheit oder Untreue, sondern für eine automatische Hirnaktivität, die der Wecker gestört hat. Am besten profitieren Sie hier und jetzt davon!

Eine Dauererektion nennt man Priapismus nach Priapos, dem römischen Gartengott, der einen großen, steifen Penis aus Holz hatte. Sie kommt selten vor, aber wenn Ihre Erektion länger als vier Stunden andauert und Sie keine erektionsfördernden Medikamente eingenommen haben, handelt es sich um einen medizinischen Notfall.

Für ein Liebespaar ist der erigierte Penis ein unwiderstehlicher Anblick, der zum Anfassen einlädt. Er fordert bei jeder Bewegung Aufmerksamkeit, nicht nur beim Koitus. So soll es auch sein. Jede Erektion ist ein kleines Wunder.

Potenz

Eines ist klar: Die üblichen Männerfantasien, jederzeit und überall einsatzbereit zu sein, sind völlig unrealistisch. Nur Unsensible sind Maschinen oder Zuchtbullen – und selbst diese brauchen Pausen. Wenn es einmal nicht klappt, nehmen Sie sich Zeit, geraten Sie nicht in Panik. Schlafen Sie, und Sie wachen wahrscheinlich geil auf. Wenn nicht, ist stärkere Stimulation die erste Therapie. Hilfreich sind Stellungen mit tiefer Penetration wie die Missionarsstellung (*siehe* Seite 156–157) oder von hinten *à la paresseuse* (siehe Seite 171) oder die Unterstützung ihrer Hände oder ihres Mundes.

Wenn das Problem häufig auftritt oder hartnäckig ist, sind die Ursachen zu 70 Prozent körperlicher Art: Bluthochdruck, Diabetes, Rauchen, Trinken, Übergewicht. Das Alter hat überhaupt nichts damit zu tun (außer wenn es Krankheiten mit sich bringt), wohl aber der Glaube, irgendwann gehe dem Mann der Dampf aus (*siehe* Alter, Seite 76–77). Tritt das Problem erst nach Jahrzehnten auf, ist eine ärztliche Untersuchung angebracht, nicht Resignation. Wenn dabei eine physische Ursache diagnostiziert wird, ist die Prognose heute meist überwältigend optimistisch. Die »kleine blaue Tablette« und ihre Verwandten haben die Therapie revolutioniert. Wenn sie nicht wirken, helfen wahrscheinlich die älteren Methoden: Sauggeräte, Pellets, Injektionen, Implantate und Hormontherapie. Aber drücken Sie sich nicht vor der Untersuchung, denn Potenzstörungen sind oft Vorboten von Krankheiten, die diagnostiziert und behandelt werden müssen. (Deshalb sollten Sie nicht einfach Pillen im Internet bestellen, ohne einen Arzt zu konsultieren.)

Wenn er regelmäßig eine Erektion durch Masturbieren, im Schlaf oder nach dem Aufwachen bekommt oder die Untersuchung körperliche Ursachen ausgeschlossen hat, liegt das Problem nicht bei der Hydraulik, sondern im Kopf. Das psychische Problem Nummer eins ist die Angst um die Potenz. Gründe dafür können Alkohol, die Nerven, hohe Erwartungen und geringes Selbstvertrauen sein. Daraus kann sich eine nervöse Gewohnheit entwickeln. Das psychische Problem Nummer zwei ist der Versuch, gegen Stress anzukämpfen, zum Beispiel gegen Überarbeitung oder Depression oder gegen einen spezifischen Stimmungskiller – es kann sein, dass Zeit und Ort falsch sind oder dass die Chemie nicht stimmt. Eine Anmerkung für sie: Wenn Sie glauben, Sie seien nicht attraktiv genug oder er sei untreu, liegen Sie meist falsch und verschlimmern das Problem, indem Sie es emotional aufladen.

Wenn solche psychischen Probleme hartnäckig sind oder die Beziehung belasten, ist fachkundige Hilfe zu empfehlen (*siehe* Bücher und nützliche Anschriften, Seite 276–279). Aber im Anfangsstadium sprechen viele Männer gut auf schlichte, liebevolle Zuwendung durch die Partnerin an, sofern der innere und äußere Druck vollständig abgebaut wird. Es wäre sinnlos, sich mehr anzustrengen oder Tricks und Sexspielzeug zu benutzen, weil er dann das Gefühl hat, die Partnerin verlange mehr Leistung von ihm. Dadurch wird alles noch schlimmer. Berührungen, Küsse, Zuneigung und die Einsicht beider Partner, dass die Beziehung stark genug ist, um zu überleben, können hingegen Wunder wirken.

Wenn das Wunder ausbleibt, sollten Sie sich fest vornehmen, etwa einen Monat lang auf Geschlechtsverkehr zu verzichten, damit er von jedem Druck befreit wird und Zeit hat, neues Selbstvertrauen zu gewinnen. Während dieser Pause ist alles erlaubt, was Spaß macht: Spiele, Massage, Berührungen, Handarbeit, Mundarbeit. Er darf sich selbst stimulieren und sie anleiten, aber sobald er nervös wird oder eine Erektion (falls vorhanden) nachlässt, sollte er aufhören. Meiden Sie den Koitus zunächst auch dann, wenn die Erektionen stabiler werden. Warten Sie einige Zeit, bis er sich sicher fühlt, und warten Sie dann noch eine Weile, bis er Verlangen nach Koitusstellungen hat, in denen er kraftvoll stoßen muss und eine steinharte Erektion braucht. Liebevolles Verständnis und das Mantra »Lass uns einfach nur spielen« können überraschend viele Potenzprobleme lösen.

Penetration

Liebe, Nähe, Hingabe, Unterwerfung (sie), Umarmung (er) ... Die Reaktionen auf das Eindringen des Penis hängen von der Persönlichkeit und von der Beziehung ab. Deshalb hat kein Geschlechtsakt eine so starke Wirkung wie die Penetration, und keiner schweißt das Paar stärker zusammen.

Aus diesem Grund sollten er und sie respektvoll damit umgehen. Ein liebevoller Partner wartet, bis sie stark erregt ist; dann dringt er ein und macht eine kurze Pause. Sie kann ihm ein wenig entgegenkommen, um ihn aufzunehmen. Er beginnt langsam und behutsam, weil er noch nicht weiß, was sie verträgt – das hängt von ihrer Stimmung und oft vom Zeitpunkt im Monatszyklus ab. Dann zieht er sich etwas zurück und stößt ein Stückchen tiefer vor, immer noch langsam. Auf diese Weise festigt er die Verbindung.

Manchmal hat ein Paar wenig Zeit, oder sie hat Lust auf wilden Sex; dann kann er schnell und heftig stoßen. Auch das ist schön, wenn beiden danach ist. Vielleicht spürt er dabei mehr, und sie empfindet ein Gemisch aus Schmerz und Lust, weil sie trockener ist. Wenn sie sich innerlich entspannt, kann das Erlebnis denkwürdig sein.

Ansonsten sind Schmerzen unerwünscht. Schmerzhaftes Eindringen kann bei ihm oder bei ihr auf Entzündungen oder anatomische Probleme hinweisen. Bei ihr könnten Hormonstörungen, eine Beckenentzündung oder Endometriose vorliegen. Tritt das Problem plötzlich auf, obwohl beide erregt sind und sie gut feucht ist, sollte das Paar sofort einen Arzt konsultieren. Das gilt nicht für Schmerzen nach einem sexuellen Marathon, der einer langen Abstinenz folgt. Dann sind Leidenschaft und Schürfwunden die Ursachen, und der Körper will lediglich vor Übertreibung warnen.

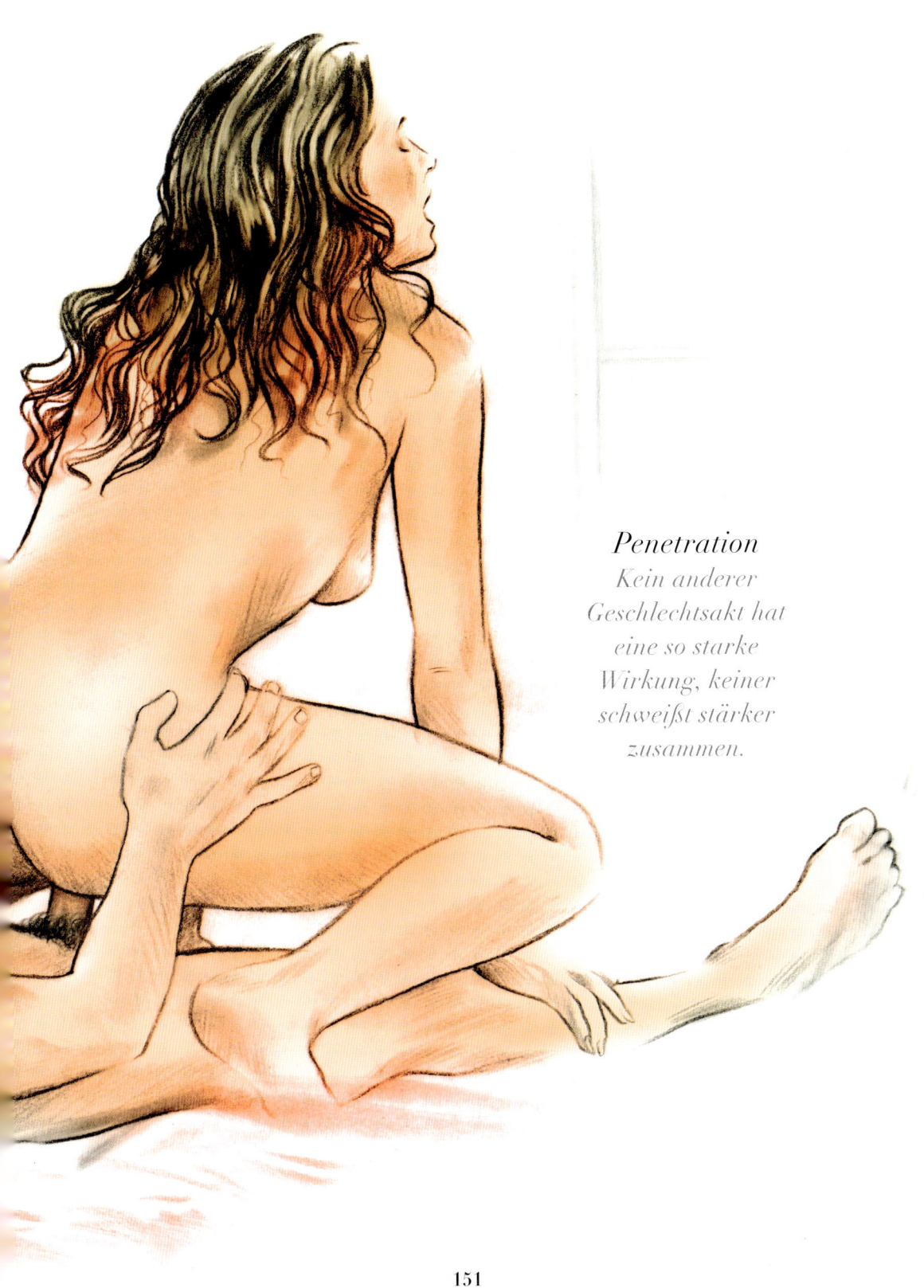

Penetration
Kein anderer Geschlechtsakt hat eine so starke Wirkung, keiner schweißt stärker zusammen.

Unangenehmer ist der Vaginismus: Die Scheide zieht sich so stark zusammen, dass eine Penetration unmöglich wird. Das ist nicht ungewöhnlich – angeblich leiden 20 Prozent der Frauen daran –, aber das Paar darf dieses Problem nicht auf die leichte Schulter nehmen. Versuchen Sie nicht, es mit Überredung oder Verführung zu lösen, auch nicht mit der Aufforderung »Beiß eben die Zähne zusammen!« Hier ist fachkundige Hilfe notwendig, um körperliche oder seelische Ursachen aufzuspüren, die bisweilen in der Gegenwart, aber oft in der Vergangenheit liegen (*siehe* Bücher und nützliche Anschriften, Seite 276–279).

Nach der ersten erfolgreichen Penetration löst jedes Zurückziehen und neuerliche Eindringen – um die Stellung zu wechseln oder um sich zwischen den Orgasmen Zeit zu nehmen – unterschiedliche Empfindungen aus, je nachdem, wie feucht sie und wie stark seine Erektion ist. Das alte arabische Sexhandbuch *Der duftende Garten* zählt sechs Arten der Penetration auf. Partner, die lange zusammen sind, entdecken wahrscheinlich noch viele weitere.

Choreografie

Wenn das Paar in einer Stellung vereint ist, fehlen nur noch Tiefe, Tempo und Stoßmuster, um die Choreografie zu vervollständigen. Man könnte meinen, wer oben ist, habe das Sagen; aber besser ist eine subtile Kommunikation, die den Bedürfnissen und Wünschen beider Partner Rechnung trägt. Näher heranziehen, wegziehen, zurückweichen, zögern, antreiben ... das alles signalisieren die Partner bewusst mit Berührungen und Gemurmel und unbewusst durch Veränderungen der Herz- und Atemfrequenz.

Was ist wann angebracht? Es stimmt nicht, dass die tiefste Penetration die stärksten Empfindungen auslöst. In Wirklichkeit ist sie nur eine von mehreren Möglichkeiten. Flachere Stöße verlängern den Koitus und sind auf jeden Fall am Anfang zu empfehlen, weil das Scheidengewebe sich erst anpassen muss. Schnelles Stoßen kann ein rasches Ende bedeuten, langsames kann beide stundenlang am Rande des Orgasmus festhalten.

Verschiedene Stoßmuster lösen unterschiedliche Empfindungen aus. Die Chinesen empfahlen komplizierte Muster aus tiefen und flachen Stößen, oft nach magischen Zahlen – fünf tief, acht flach oder ähnlich. Er konnte dieses Grundmuster zweimal langsam, dann zweimal in mittlerem Tempo und dann zweimal schnell anwenden und danach von vorne beginnen. Das Mitzählen kann ihm helfen, den Orgasmus hinauszuschieben, aber die Unregelmäßigkeit stört womöglich die Partnerin. Wenn sie Unberechenbarkeit mag, ist dieses System gut für sie. Er sollte gelegentlich eine Pause einlegen, um ihre Erwartung zu steigern (*siehe* Verzögern, Seite 204).

Triggerpunkte

Es gibt eine Menge Streit darüber, ob wichtige Triggerpunkte – G-Punkt, A-Punkt und U-Punkt – existieren. Nach neuesten Forschungen besitzen manche Frauen diese Punkte, andere nicht. Die Suche danach lohnt sich auf jeden Fall. Falls sie diese Auslöser nicht hat, ist es unsinnig – und angsteinflößend –, die Wahrheit zu verleugnen oder zu beklagen. Es gibt viele andere Möglichkeiten des Lustgewinns. Hier sind einige Hinweise.

Der G-Punkt befindet sich meist ein paar Zentimeter hinter dem Scheideneingang. Schieben Sie einen zum Bauch hin gekrümmten Finger oder einen speziellen Vibrator in die Vagina. Beim Sex brauchen Sie Stellungen, in denen der Penis an die vordere Scheidenwand stößt. Beim Eindringen von hinten macht sie einen »Katzbuckel« und spreizt die Beine; bei der Penetration von vorne stemmt sie die Füße an seine Brust und hebt das Becken an. Er lässt sich Zeit und umrundet die Stelle. Anfangs verspürt sie vielleicht einen Harndrang und muss ihm nachgeben, um sich zu entspannen. Manche Frauen ejakulieren eine Flüssigkeit, die jedoch kein Urin ist.

Der A-Punkt liegt noch weiter innen. Benutzen Sie wieder einen Finger oder Vibrator, aber schieben Sie ihn tiefer in die Vagina. Beim Koitus kann er von hinten eindringen, wobei sie rittlings auf ihm sitzt oder kniet, oder von vorne, während sie an der Bettkante sitzt und die Beine um seine Taille schlingt.

Der U-Punkt ist der äußere »Punkt« auf der Vulva zwischen Klitoris und Scheidenöffnung. Langsamer, rhythmischer Druck ist am besten. Sie kann das Kommando übernehmen und sich mit seinem Penis stimulieren. Oder sie kniet auf ihm (*siehe* Die Reiterin, Seite 158) und benutzt einen Finger oder Vibrator.

Missionarsstellung

Diese Bezeichnung verdanken wir belustigten Polynesiern, die den Koitus in der Hocke (*siehe* Stellungen im Sitzen, Seite 179) gegenüber der typisch europäischen Stellung bevorzugten. Damit verunglimpften sie eine der schönsten Sexstellungen.

Jede Kultur hat ihre eigenen Ansichten über die besten Stellungen. Darum müssen Sie experimentieren. Wenn wir hier auf die gute alte Missionarsstellung von Adam und Eva zurückkommen, in der er auf der Partnerin liegt oder sitzt, die sich ihm zuwendet, dann deshalb, weil sie ungewöhnlich befriedigend ist. Sie ist vor allem insofern einzigartig, als man sie jeder Stimmung anpassen kann. Sie kann wild und kraftvoll oder sehr zärtlich, langsam oder schnell, tief oder flach sein.

Der einzige Nachteil ist, dass sie ihn in dieser Stellung kaum beeinflussen und keine eigenen Entscheidungen treffen kann. Er ist buchstäblich obenauf, und wenn sie sich in irgendeiner Hinsicht unterlegen fühlt, protestiert sie mit Recht. In diesem Fall müssen die Partner darüber reden, denn wenn sie wirklich »Liebe machen« wollen, müssen sie gleichberechtigt sein. Die Missionarsstellung ist der Ausgangspunkt für fast jede Stellungsserie, abgesehen von der Seitenlage, und sie ist der zuverlässigste Auslöser für den Orgasmus

HAUPTGERICHTE

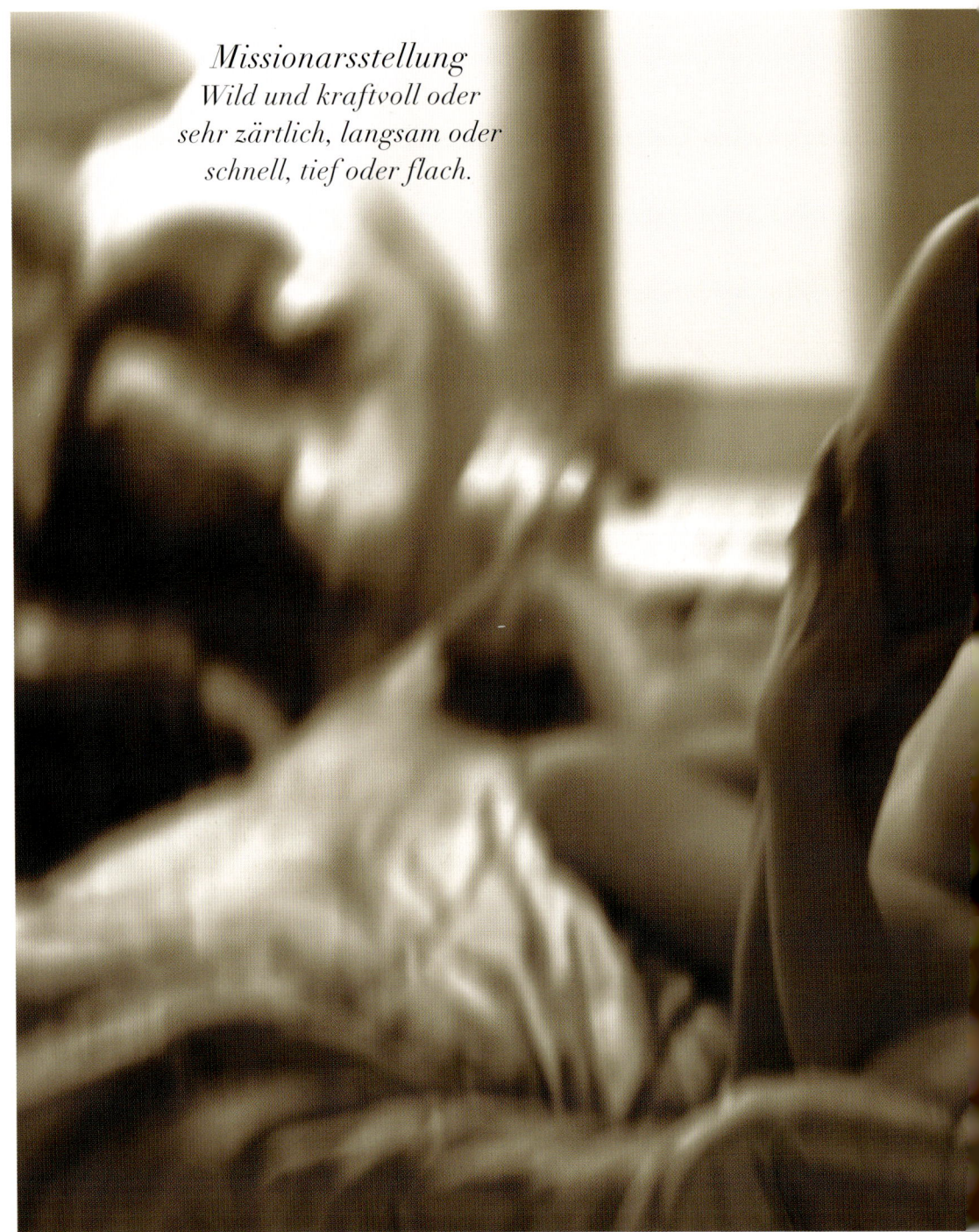

Missionarsstellung
Wild und kraftvoll oder
sehr zärtlich, langsam oder
schnell, tief oder flach.

HAUPTGERICHTE

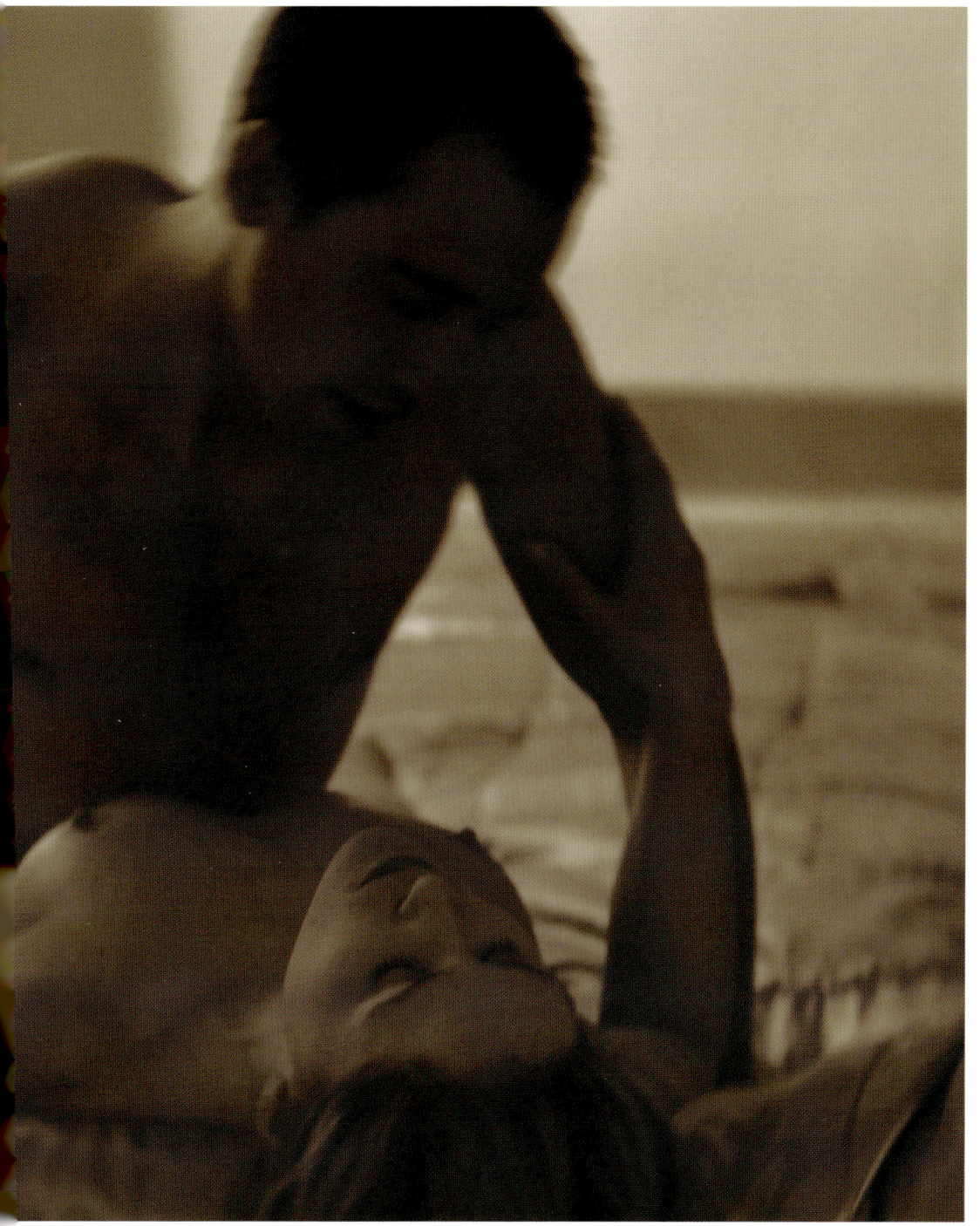

beider Partner. Wenn er in dieser Position beginnt, kann er tiefer eindringen, indem er ihre Beine anhebt; er kann die Klitoris stimulieren, indem er ein Bein zwischen ihre Beine legt; er kann sich umdrehen, so dass sie oben liegt; er kann erst knien und sich dann zurücklegen, so dass jeder Partner zwischen den Beinen des anderen liegt (*siehe* X-Stellung, Seite 165); er kann sich auf den Rücken oder auf die Seite drehen oder aufstehen; und er kann zum Schluss in die Missionarsstellung zurückkehren, um den Orgasmus herbeizuführen. Wie die Stellungen, die tieferes Eindringen ermöglichen (sie schlingt die Beine um seine Taille oder legt sie über seine Schultern), ist auch diese ideal, wenn beide den Höhepunkt schnell erreichen wollen. Die einzige ebenso schnelle Stellung für ihn ist das Eindringen von hinten, wenn ihre Vagina sehr eng ist, und die einzige schnellere für sie ist die Reitstellung. Der Hauptgrund für den Rückgriff auf die anderen rund 600 Stellungen ist der Wunsch, seinen abschließenden Orgasmus hinauszuzögern und ihr mehrere Orgasmen zu verschaffen. Durch Probieren finden Sie heraus, welche Ihnen am besten gefällt.

Selbst ohne die Varianten mit angehobenen Beinen hat diese Stellung auf internationalen Ausstellungen mehr Medaillen gewonnen als jede andere. Andererseits gibt es keine Stellung, die für jedes Paar geeignet ist. Vielleicht geht es ihm zu schnell, oder er fühlt sich zu dominant, und vielleicht erreicht sie den Orgasmus in dieser Stellung nie oder selten. Probieren Sie in diesem Fall eine andere Stellung, besonders wenn er übergewichtig ist. Die Missionarsstellung ist wie alle Stellungen, in denen er tief eindringt und sie sein Gewicht trägt, während der Schwangerschaft nicht zu empfehlen. Wenn sie nicht schwanger ist und dennoch nichts empfindet, können ein oder zwei harte Kissen unter dem Po Wunder wirken. Andere Frauen wollen beim Sex sitzen (ihm zugewandt oder abgewandt), den Finger an die Klitoris legen oder reiten. Falls er den Orgasmus nur erreicht, wenn sie flach liegt, kann er ihr mehrere Höhepunkte in ihrer Lieblingsstellung verschaffen und sie dann umdrehen. Wer sich mit den Händen abstützt, ist ein Gentleman. Wie dem auch sei, es hat große Vorteile, in einer Stellung aufzuhören, in der sich die Partner hinterher mühelos in die Arme sinken können.

Die Feinabstimmung kann bei der Missionarsstellung sehr wichtig sein. Das Bett muss hart genug sein, und sie braucht Kissen, wenn sie schlank ist oder das Becken anheben muss. Bett, Kissen und das Körpergewebe sollten gute Polster für sie sein. Es gibt subtile Unterschiede, je nachdem, ob er kräftig oder sanft, tief oder flach stößt; ob er sie festhält (er kann ihre Arme behutsam hinter dem Rücken falten und ihre Daumen in seine Hände nehmen); ob er ihre Beine zwischen seine klemmt und sie spreizt, indem er einen Fuß unter ihren rechten und linken Spann schiebt; oder ob er zwischen ihren Beinen liegt und sie mit seinen spreizt. Wenn sein Schambein nicht sehr hart ist und sie etwas mehr Stimulation der Klitoris braucht, kann er ein Bein zwischen ihre Beine schieben oder einen Finger benutzen. Sie kann ihrerseits seine Vorhaut oder die Haut des Penisschaftes mit der Hand zurückziehen (*siehe* Vorhaut, Seite 61).

Abwechslung

Planen Sie Ihre Menüs. Niemand will jeden Tag eine Mahlzeit mit sieben Gängen essen. Wirklich guter Sex besteht zu mindestens 75 Prozent aus Ihren ganz normalen, üblichen Stellungen am Abend oder am Morgen. Wenn es länger dauern soll, brauchen Sie Ruhe – am Wochenende, im Urlaub und, impulsiv, aus besonderen Anlässen. Wenn Sie mit der Zeit alles ausprobieren und überall Sex haben wollen, werden sich Gelegenheiten bieten. Planen Sie gemeinsam – vielleicht mit diesem Buch –, aber erwarten Sie nicht, dass Sie Ihren Plan exakt einhalten. Halten Sie aber gelegentlich an ihm fest, damit Sie nichts verpassen. Die meisten Paare streichen etwa ein Drittel unserer Vorschläge, weil sie ihnen nicht zusagen, und wollen drei von ihnen unbedingt ausprobieren.

Ihr Timing und seines können sich unterscheiden. Sie braucht meist ein langes Vorspiel. Fangen Sie also mit Hand- oder Mundarbeit für sie an, und gehen Sie dann zum vaginalen Sex über. Orale Stimulation kann ihm eine weitere Erektion verschaffen, aber auch gemeinsames Masturbieren kann einen letzten Orgasmus auslösen. Längere Szenarios, die Fantasien, Experimente und so weiter einschließen, klappen am besten, wenn Sie reichlich Zeit haben. Stellungen, die eine sehr kräftige Erektion erfordern, sollten Sie gleich nach dem Aufwachen probieren. Im Gegensatz zu einem Mann kann eine ausgeruhte Frau in der richtigen Stimmung mehr als einen Orgasmus haben. Der erste sollte der leichteste sein, sofern sie nicht einen einzigen, überwältigenden Höhepunkt vorzieht – den sollte sie zum Schluss haben (*siehe* Komm noch mal, Seite 199–200).

Es lohnt sich, Sex zu verschiedenen Tageszeiten einzuplanen; aber das hängt davon ab, welche Verpflichtungen Sie haben, ob die Privatsphäre gewährleistet ist und ob Sie es schaffen, nicht an andere Dinge zu denken. Versuchen Sie, nie Nein zu sagen, wenn Sie beide Lust haben, außer Sie wollen mehr Spannung aufbauen. Es gehört zur Liebe, den Sex zu planen und darüber nachzudenken – und hinterher ganz ohne Zeitdruck miteinander im Bett zu liegen.

Die Reiterin

Wenn die Missionarsstellung der König ist, wird die Partnerin in der Reitstellung zur Königin. Die indische Erotik ist die einzige alte Tradition, die auf dumme patriarchalische Sprüche (»Sie muss unten liegen«) verzichtet und sich nicht scheut, die durchaus offensive Rolle der Frau beim gleichberechtigten Sex anzuerkennen. Wenn sie die Scheidenmuskeln kräftig kontrahieren kann, ist das fantastisch für ihn, aber einzigartig für sie, weil sie dann die Bewegungen, die Tiefe und ihren Partner völlig im Griff hat. Wenn sie sich nach vorne beugt, kann er ihre Brüste oder Lippen küssen, und wenn sie sich zurücklehnt, kann er sie in ihrer ganzen Pracht bewundern. Sie kann ihre Klitoris berühren, während sie sich bewegt, ihre Erregung dämpfen, um sie länger auszukosten – und so weiter. Und sie kann ihm beim Reiten die Brust oder den Rücken zuwenden – Letzteres nennen die Chinesen angeblich »Wildgänse fliegen auf dem Rücken« – und einmal oder oft die Position wechseln.

Für diese Reitstellungen braucht er eine starke Erektion (sonst verbiegt sie den Penis womöglich schmerzhaft, wenn sie ihn zu schnell einführt). Dies ist eine der wenigen Stellungen, in denen ein Partner oder beide sich durch Unbeholfenheit oder Ausrutschen verletzen können (*siehe* X-Stellung, Seite 165). Gehen Sie also schrittweise vor. Sie sollte ihr Gewicht ganz auf die Knie verlagern, genau über ihm sitzen und sich langsam sinken lassen. Sobald der Penis eingedrungen ist, kann sie sich drehen, knien, mit gekreuzten Beinen auf ihm sitzen, sich zur Seite lehnen oder um 180 Grad drehen und die Hüften in drei Dimensionen und kreisförmig bewegen. Außerdem kann sie sich auf ihn legen (»umgekehrte Missionarsstellung«), mit seinen Beinen zwischen ihren oder umgekehrt.

Sobald sie ihren Hauptorgasmus gehabt hat, kann sie sich umdrehen oder sich rücklings (mit dem Kopf zwischen seinen Füßen) auf ihn legen, ohne sich von ihm zu lösen. Dann können die beiden in der X-Stellung oder in der Missionarsstellung weitermachen, bis auch er den Gipfel erreicht. Da er eine kräftige Erektion braucht und manche Frauen nach dem Vorspiel gerne auf der Seite oder unter ihm liegen, ist die Reitstellung eine gute zweite Position in einer Serie. Wenn sie ihn so zum Orgasmus bringen will, sollte diese Stellung die erste sein, am besten nach dem Aufwachen, wenn er ausgeruht ist und eine harte Erektion hat.

Die Kreis- und Schüttelbewegungen ihrer Hüften – die Franzosen nennen sie *diligence de Lyon* (Postkutsche aus Lyon) – fallen ihr nach einiger Übung leicht, sofern sie ihr liegen.

Die Reiterin
Einzigartig, weil sie Bewegungen,
Tiefe und den Partner ganz
im Griff hat.

HAUPTGERICHTE

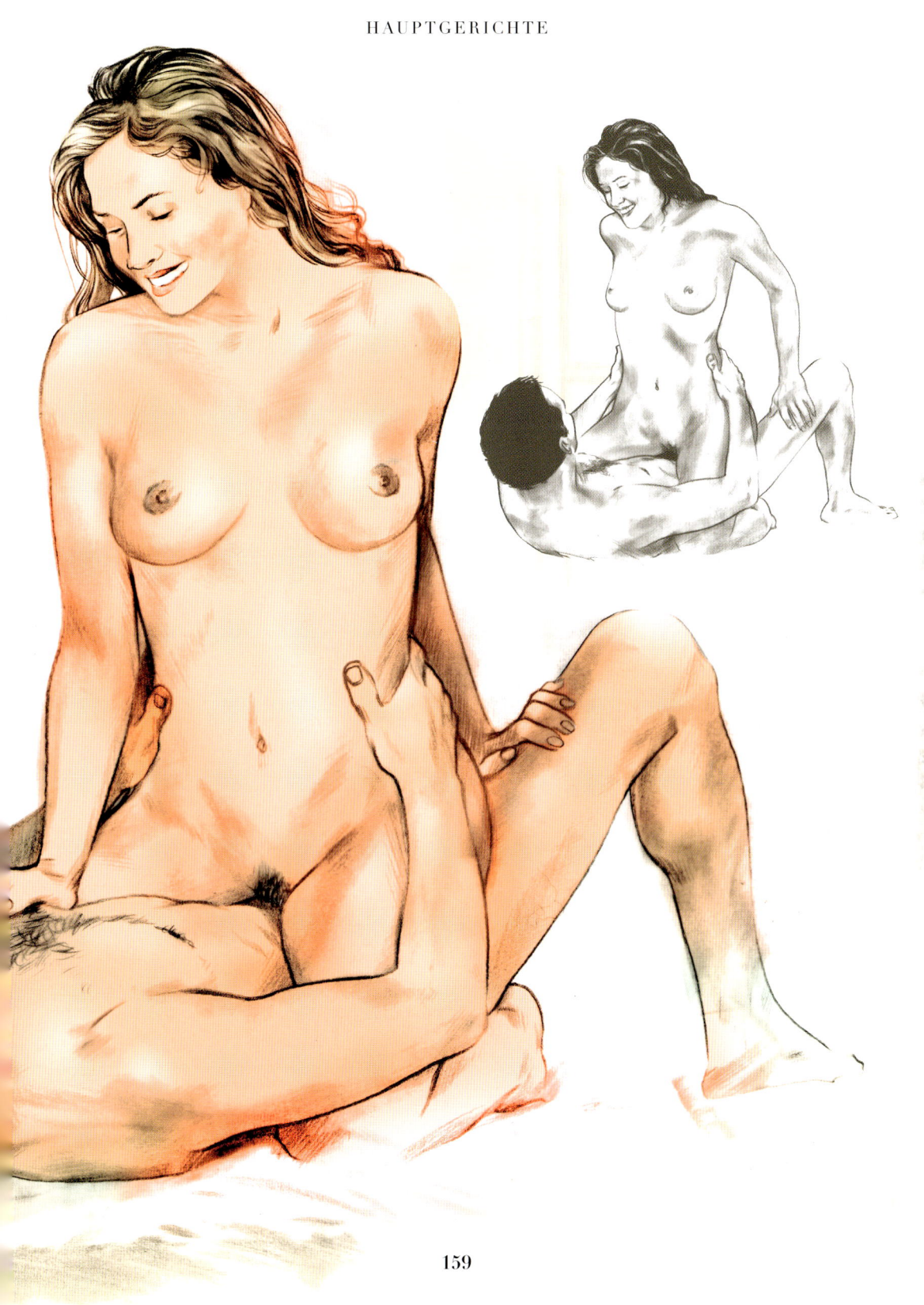

Von vorne

Gemeint sind alle Stellungen, in denen die Partner einander zugewandt sind und seine Oberschenkel zwischen ihren liegen (oder umgekehrt). Eingeschlossen sind alle Varianten der Missionarsstellung (*siehe* Seite 156–157) und die meisten komplizierteren Stellungen mit tiefem Eindringen und Blickkontakt. Er kann (in der Regel) tiefer eindringen, aber der Druck auf die Klitoris ist geringer als bei der *Flanquette* (*siehe* Seite 166).

Um eine komplizierte Stellung so zu entwirren, dass man sie einordnen kann, prüfen wir, ob die Partner in die klassische Missionarsstellung wechseln können, ohne sich voneinander zu lösen oder die Beine zu kreuzen. Wenn ja, paaren sie sich »von vorne«. Wenn nicht – und wenn sie einander zugewandt ein Bein zwischen die Knie nehmen – handelt es sich um eine Flanquette. Bei der *Croupade* (*siehe* Seite 175) nimmt er die Hündchenstellung ein, bei der *Cuissade* (*siehe* Seite 176) dringt er von hinten ein und nimmt eines ihrer Beine zwischen die Knie.

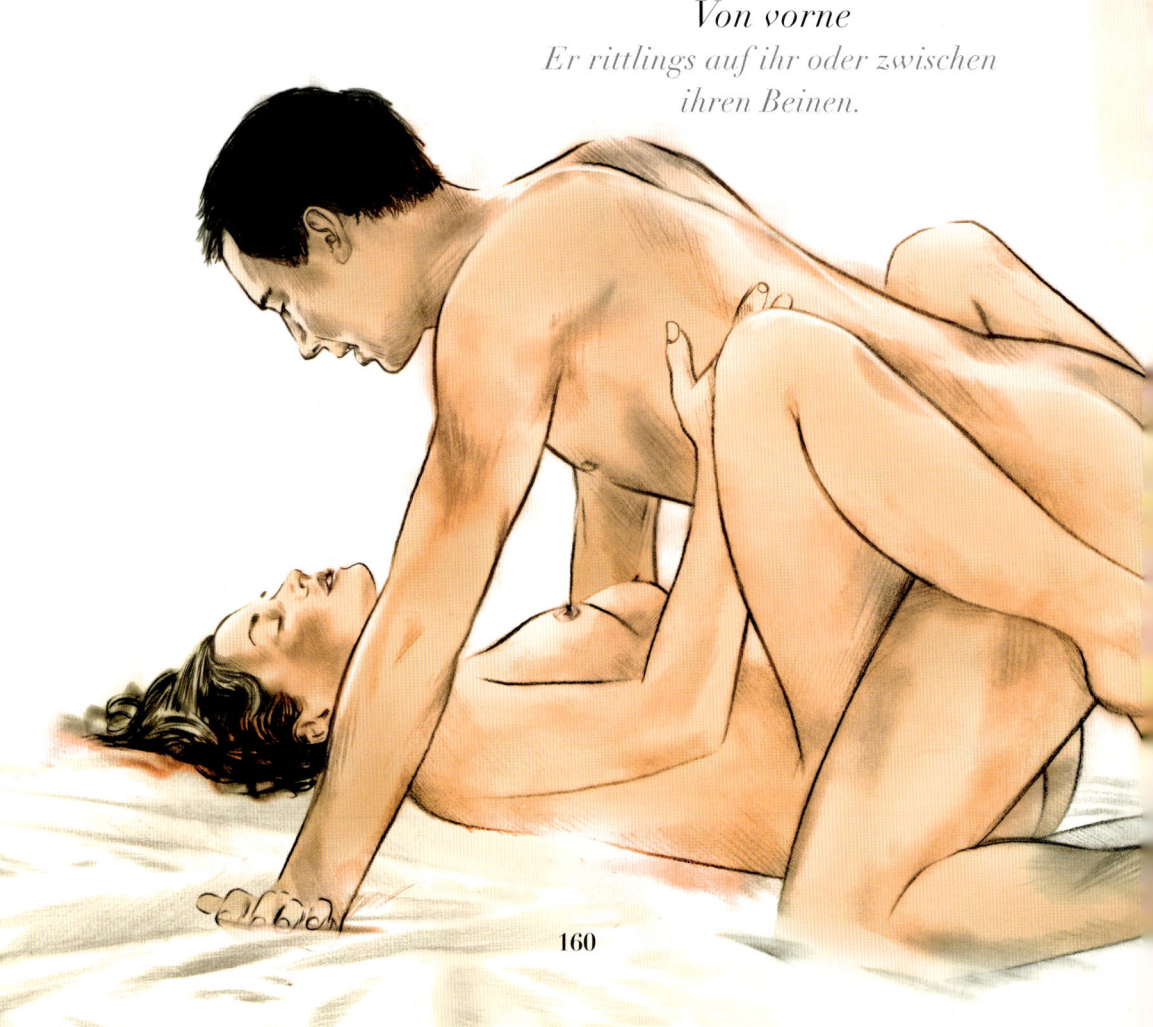

Von vorne
Er rittlings auf ihr oder zwischen ihren Beinen.

Dies ist keine intellektuelle Übung. Stellungen sind Teil einer Serie, und die Partner sollten möglichst wenige radikale Positionswechsel einschieben, etwa über Beine klettern oder einen Partner umdrehen. Das ist wichtig, wenn Sie ganze Sequenzen planen; aber sobald Sie an einem Abend fünf, zehn oder zwanzig Stellungen probiert haben, handeln Sie automatisch. Zuerst muss der führende Partner sich alle Stadien vorstellen, um keine Fehler zu machen und den Kontakt nicht zu verlieren, es sei denn absichtlich oder ganz natürlich.

Umkehrung

Ihr oder sein Kopf hängt beim Sex nach unten. Er kann ihr zugewandt auf einem Stuhl oder Hocker sitzen und sie zwischen die Beine nehmen. Dann legt sie sich zurück, bis ihr Kopf auf einem Kissen auf dem Boden ruht. Oder sie legt sich hin und hebt die Hüften an; er steht zwischen ihren Beinen und dringt von vorne oder hinten ein, während sie sich mit den Ellbogen oder Händen (»Schubkarre«) abstützt. Meiden Sie diese Stellung jedoch, wenn sie Rückenbeschwerden hat. Die Partnerin kann sich beispielsweise über die Bettkante legen und nach oben schauen, während er sie im Sitzen oder Stehen zwischen die Beine nimmt. Beim Orgasmus kann der steigende Druck in den Adern des Gesichts und des Halses überraschende Empfindungen auslösen.

Versuchen Sie das aber nicht mit einem Manager, der Bluthochdruck hat (es sei denn, Sie wollen einen Toten anfassen). Wenn Sie einigermaßen fit sind, sollte es keine Probleme geben. Wie gehen Sie mit den Dummköpfen um, die Sie dazu überreden wollen, sie zu würgen, damit ihr Orgasmus intensiver wird? Wenn Sie einem dieser Menschen begegnen, müssen Sie derartigen Unfug strikt ablehnen. Bringen Sie ihm stattdessen diese ebenso lustvolle Alternative bei. Vielleicht retten Sie damit zwei Leben – seines und, da die meisten Leute während des Orgasmus ihren Griff verstärken, das seines nächsten Partners, der durchaus wegen eines Tötungsdelikts im Gefängnis landen könnte.

Auf die umgekehrte 69 gehen wir anderswo ein (*siehe* Seite 138). Sie ist eine gute Übung, die immer gelingt, wenn er sie hochheben kann, und ihr eine Vorstellung von den Empfindungen bei der Umkehrung vermittelt, die jedoch nicht alle mögen.

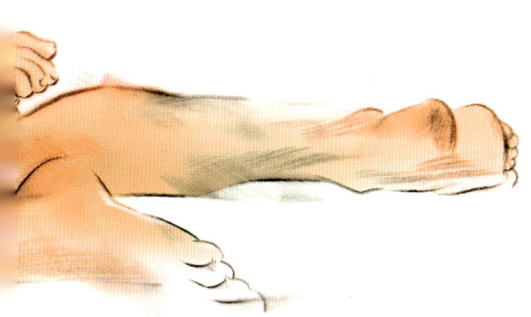

HAUPTGERICHTE

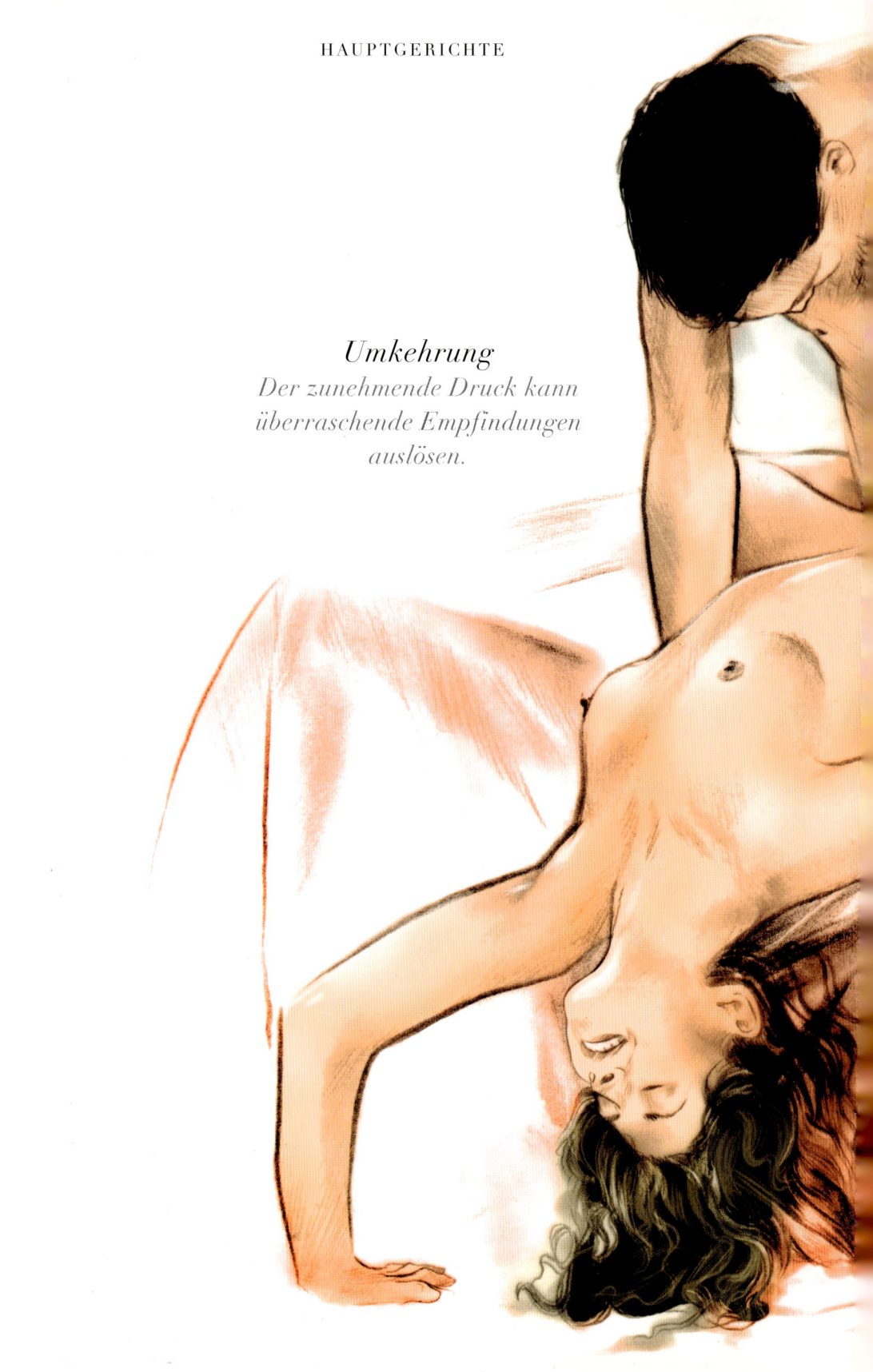

Umkehrung
*Der zunehmende Druck kann
überraschende Empfindungen
auslösen.*

HAUPTGERICHTE

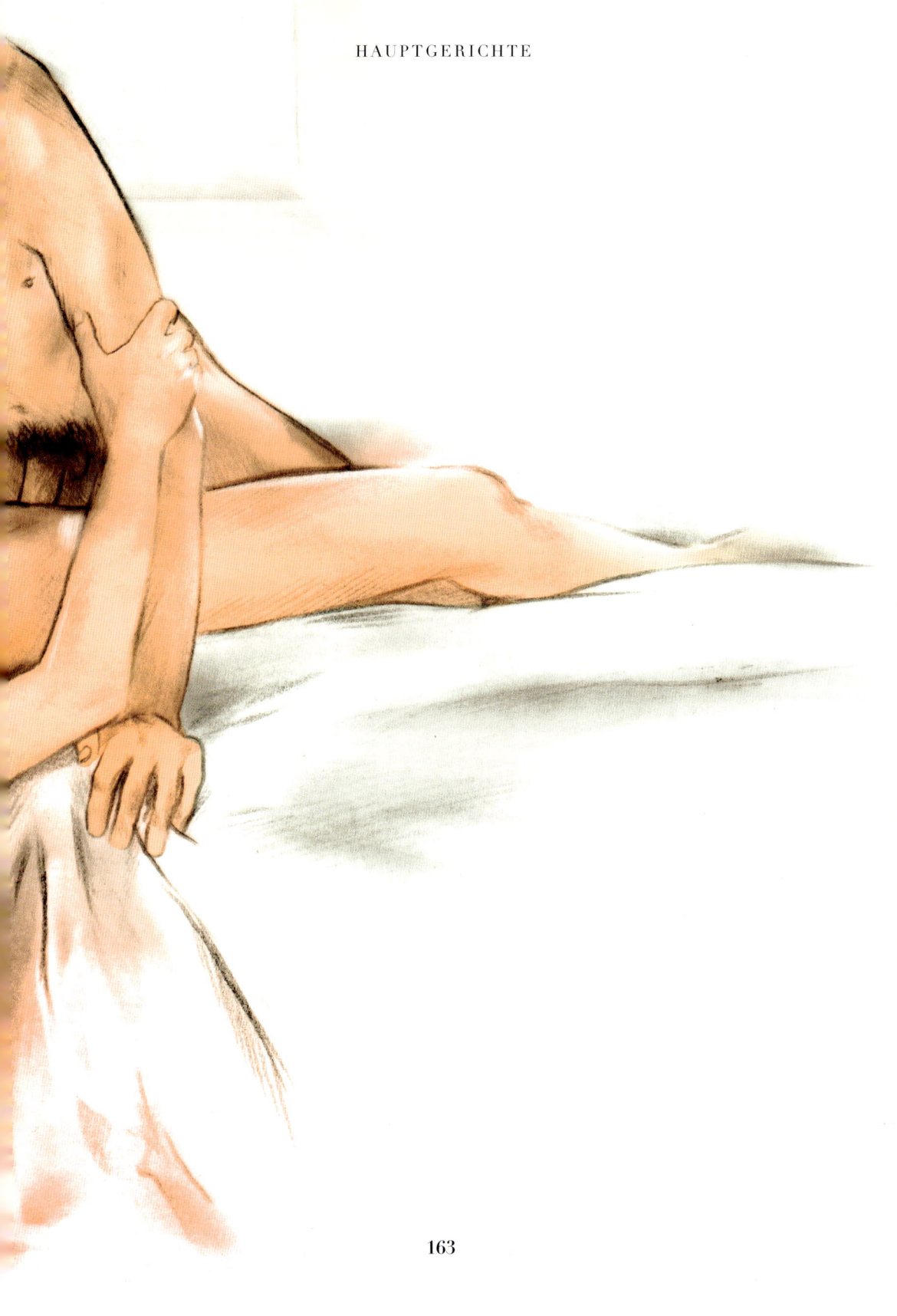

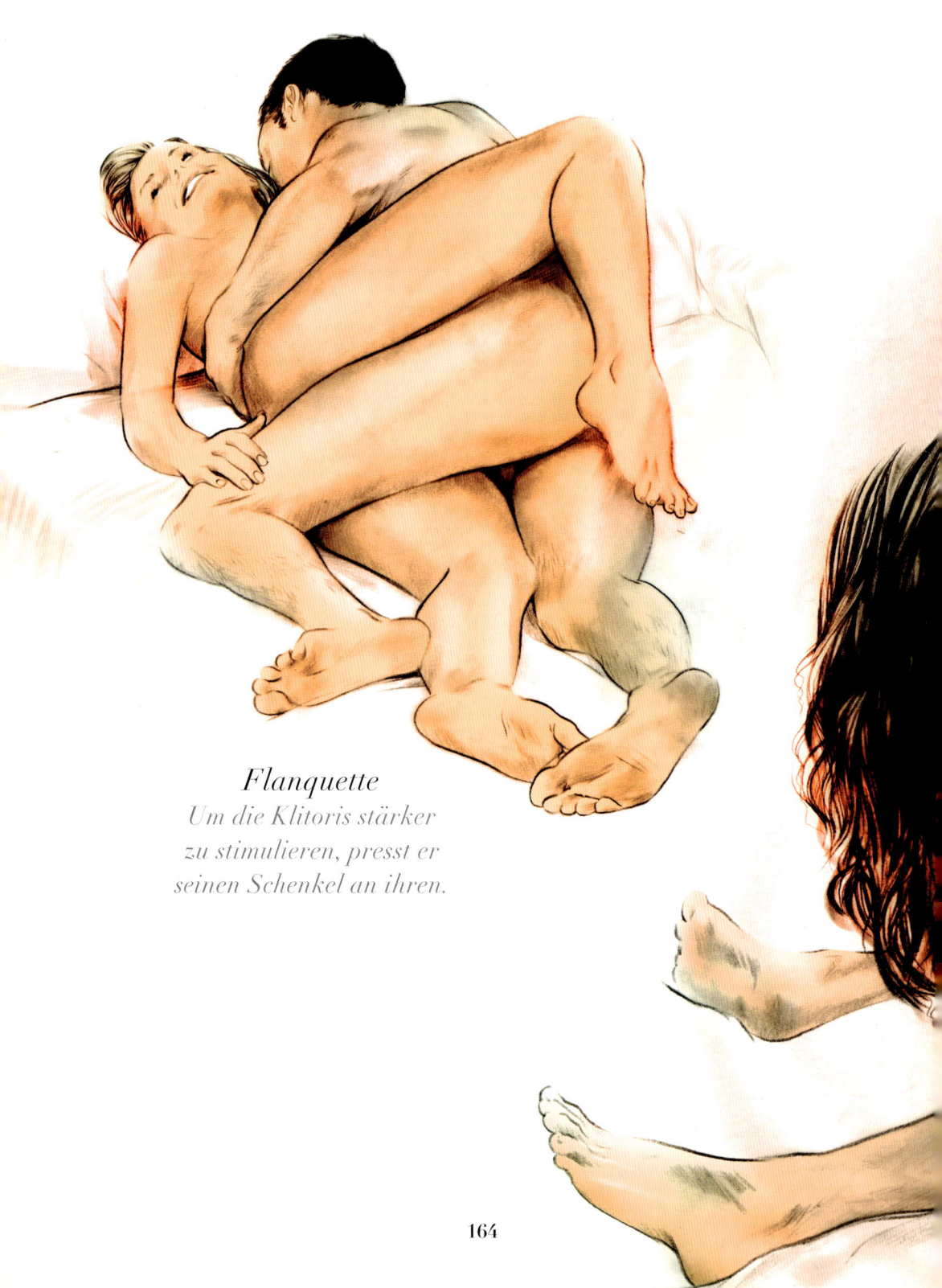

Flanquette
Um die Klitoris stärker zu stimulieren, presst er seinen Schenkel an ihren.

X-Stellung

Ideal für einen langen, langsamen Koitus. Sie sitzt ihm zugewandt auf ihm und legt ein Bein oder beide über seine. Der Penis ist ganz eingedrungen. Dann legt sie sich zurück – es hilft, wenn beide die Hände verschränken –, bis Kopf und Rumpf beider Partner flach liegen. Langsame, koordinierte, schlängelnde Bewegungen halten seine Erektion aufrecht, und sie bleibt lange in Orgasmusnähe. Um zu anderen Stellungen zu wechseln, kann sie oder er sich aufsetzen, ohne dass der Penis herausgleitet. Nützlich, wenn beide wegen Müdigkeit, Krankheit oder Behinderung kein Gewicht tragen können. Besonders geeignet als diskrete Übungsstellung, wenn sie lernt, sich beim Koitus mit der Hand einen Orgasmus zu verschaffen, und verlegen wäre, wenn er zusähe.

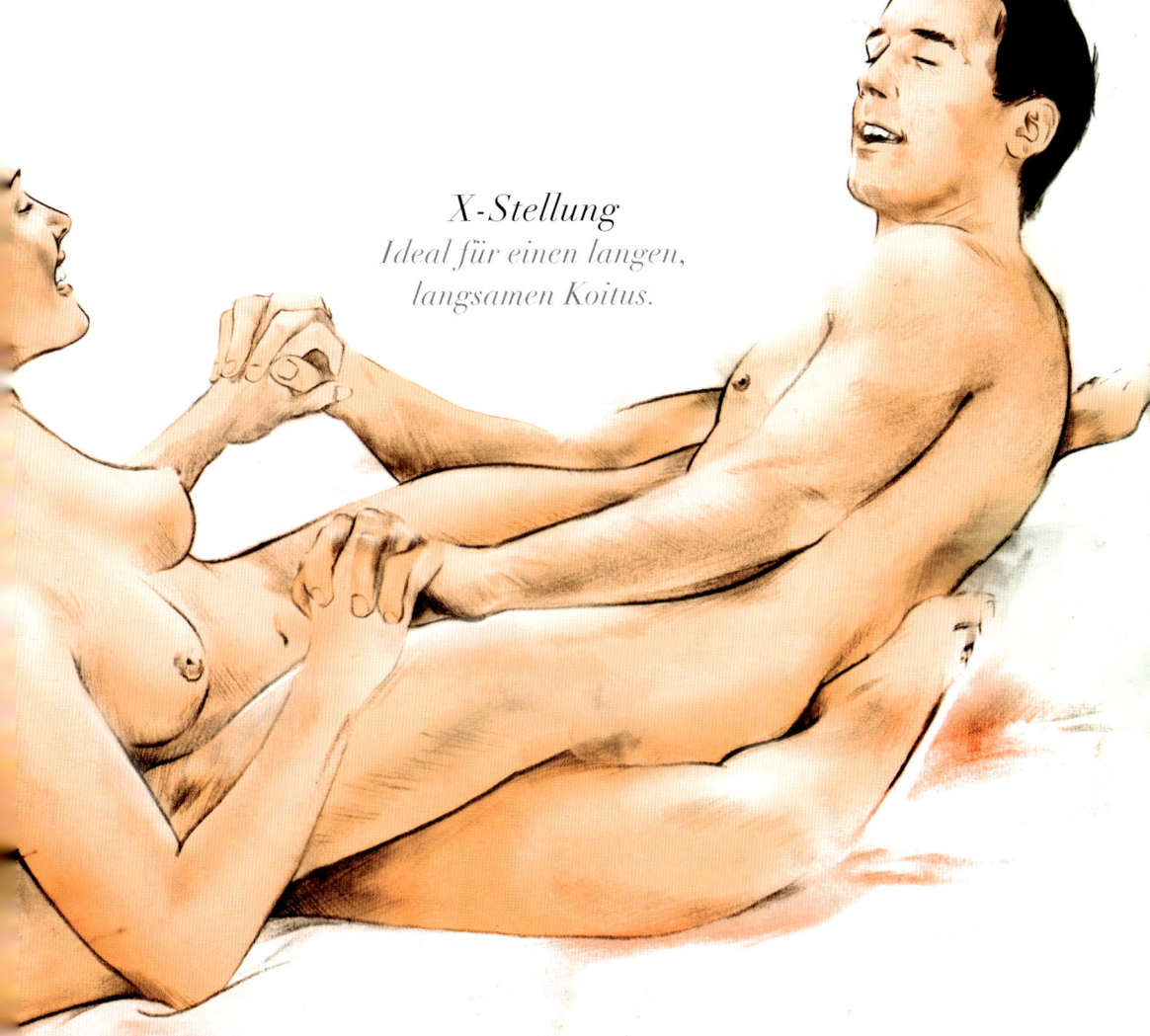

X-Stellung
Ideal für einen langen, langsamen Koitus.

Flanquette

Stellungen, in denen die Partner einander halb zugewandt sind. Sie liegt auf dem Bett und schiebt ein Bein zwischen seine Beine, also auch eines seiner Beine zwischen ihre. Dies ist eine *Cuissade* (*siehe* Seite 176) von vorne. In diesen Stellungen kann er den Oberschenkel auf die Klitoris drücken. Sie sind nützlich, wenn er sich bremsen muss, wenn sie schwanger ist und sein Gewicht nicht tragen kann oder wenn er oder sie erschöpft ist. Nicht geeignet für tiefes Eindringen. *Siehe* Abbildung Seite 164.

Stellungen im Stehen

Der traditionelle Standsex ist ein Quickie, der beim Mann Muskelstarre auslösen kann, wenn die Partnerin klein ist. Viele Frauen müssen sich auf zwei dicke Telefonbücher oder auf etwas Gleichwertiges stellen. Am besten lehnt sie sich an eine Wand oder an einen Baum (nicht an eine Tür, einerlei, in welche Richtung sie aufgeht). Sie können aber auch frei stehen, die Beine spreizen, um stabiler zu sein, und die Arme um den Po des Partners schlingen – es kann sehr sinnlich sein, beim Koitus nach unten zu schauen.

Es gibt zwei Varianten: diese hier, bei der beide etwa gleich groß sein müssen, und die indischen Versionen, bei denen er sie hochhebt. Letztere sind herrlich, wenn sie leicht wie ein Orija-Tanzmädchen ist; andernfalls müssen sie ins Wasser gehen, damit sie gewichtslos wird (*siehe* Baden, Seite 103–104). Wenn sie groß ist, sollte sie die Arme um seinen Hals schlingen, einen Fuß auf den Boden stellen und den anderen Fuß um seine Taille oder über seinen Ellbogen legen. Dann kann sie beide Beine um seine Taille schlingen oder über seine Arme legen oder sogar beide Beine um seinen Hals schlingen und sich zurücklehnen, bis ihr Kopf nach unten hängt, sofern er stark genug ist. Probieren Sie das über einem Bett, für den Fall, dass er sie fallen lässt; aber stellen Sie sich auf festen Boden, nicht auf eine Matratze. Wenn er sich gegen eine Wand lehnt, kann sie sich mit einem Fuß in Schwingung versetzen. Keine gute Stellung für den Orgasmus, sondern eher eine, die den Koitus verlängert. Wenn er im Stehen eindringen will, braucht sie sich nur zu bücken und gut festzuhalten.

Bei einem erheblichen Größenunterschied können Sie diese Stellungen auf einer Treppe probieren – aber vorsichtig. Der genitale Kuss mit hängendem Kopf ist wundervoll, wenn der Mann stark genug ist, um sie zu halten, und sie kräftige Beine hat (*siehe* Mundarbeit, Seite 136–138).

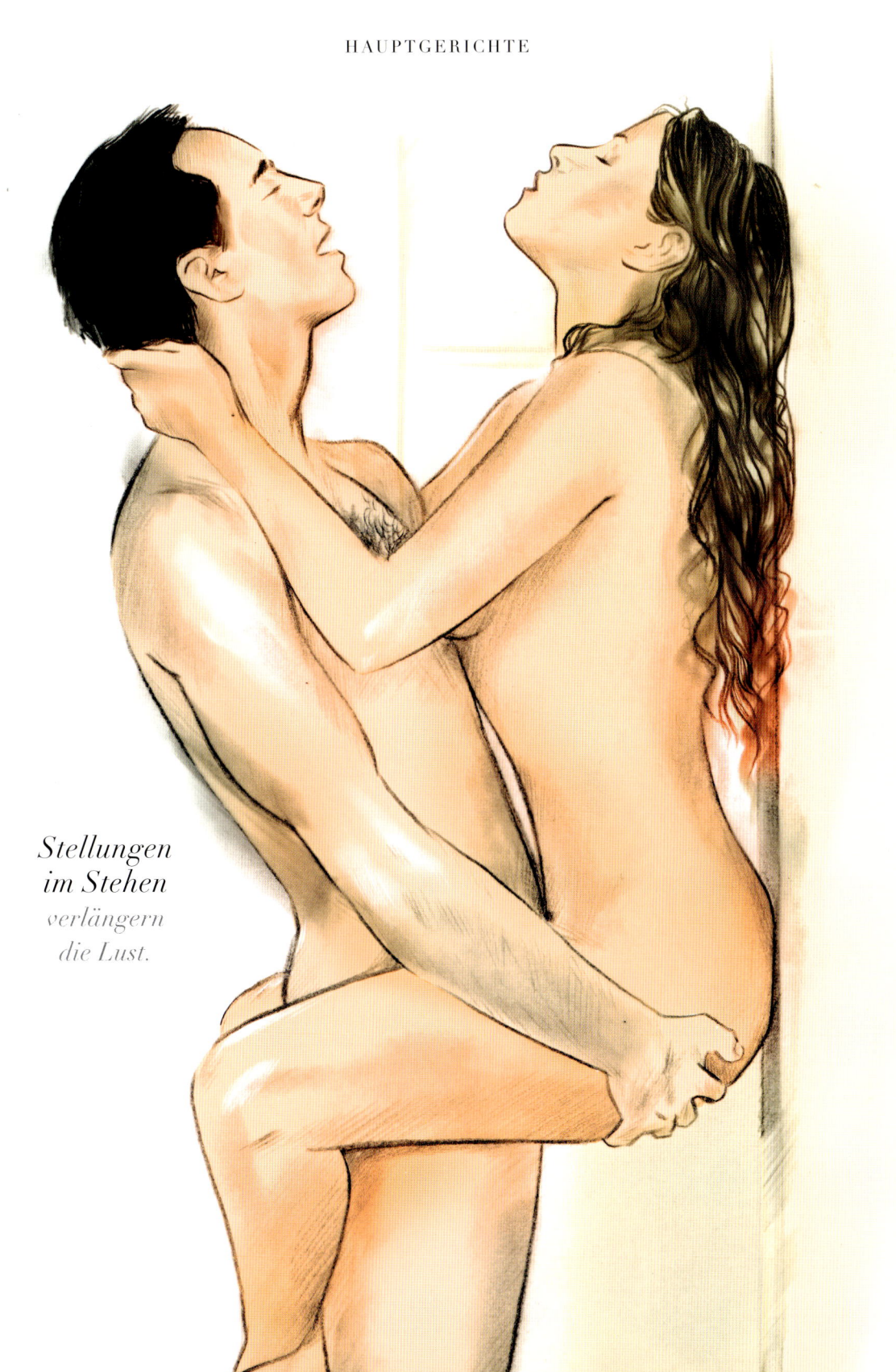

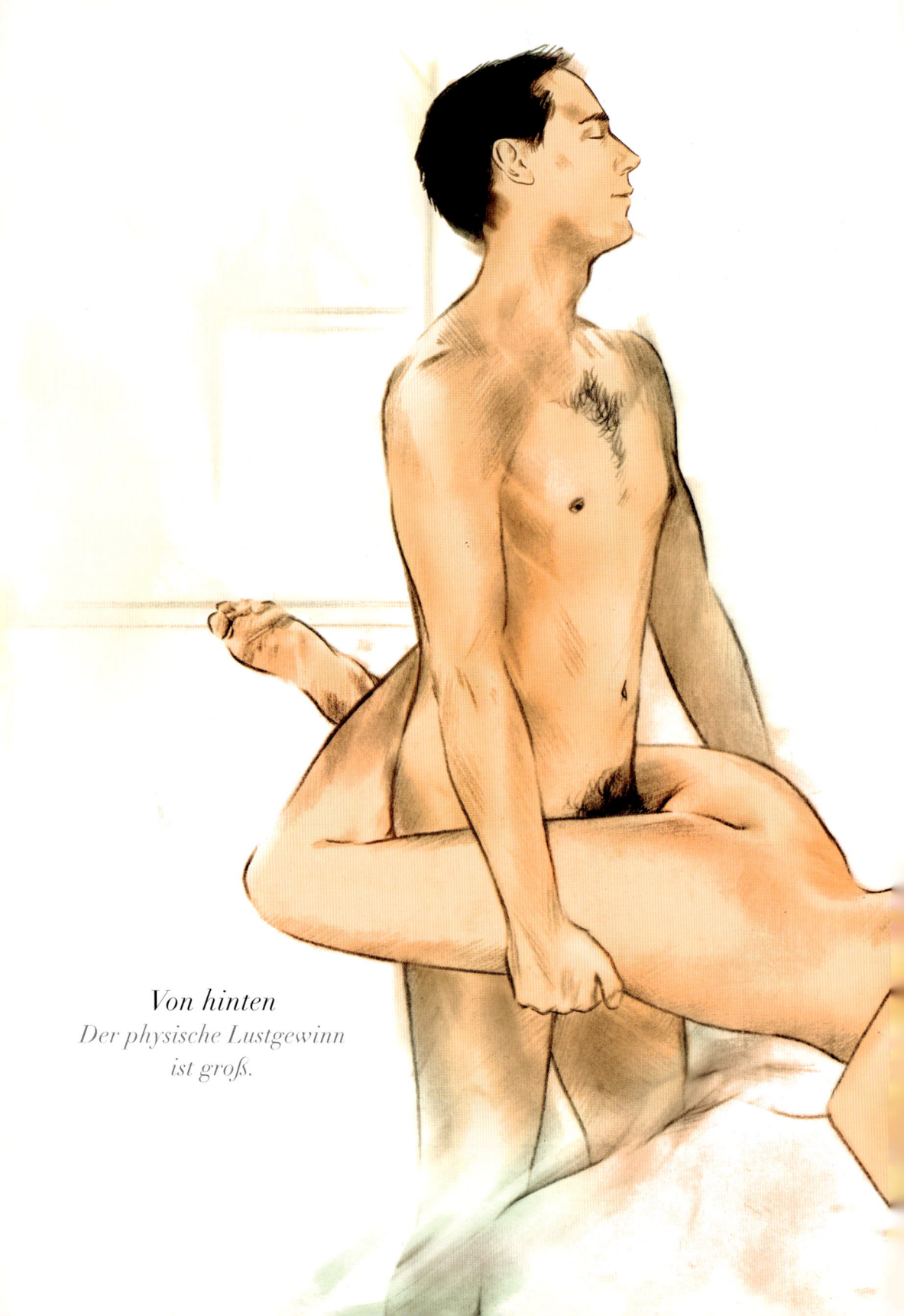

Von hinten
Der physische Lustgewinn
ist groß.

Von hinten

Die andere Möglichkeit ist für die meisten Säugetiere die einzige. Sie klappt wunderbar im Stehen, Liegen, Knien, Sitzen oder Reiten. Der fehlende Blickkontakt wird mehr als ausgeglichen, denn er kann tiefer eindringen, ihren Po, ihre Brüste und ihre Klitoris stimulieren und den Anblick ihrer Kehrseite genießen. Sie braucht einen Gegenstand mit der richtigen Höhe, um sich aufzustützen, und wenn ihr Kopf nach unten hängt, während er kniet, muss er darauf achten, ihr Gesicht nicht auf die Matratze zu drücken. Bei allen Varianten sollte er nicht zu fest und zu tief stoßen; andernfalls könnte er ein Ovar treffen, was ebenso schmerzhaft ist wie ein Schlag auf die Hoden.

Einige Frauen stößt die Symbolik ab – »Das ist ja wie bei den Tieren« oder »Wenn du mich nicht ansehen willst, bedeute ich dir wohl nichts«. In diesem Fall meiden Sie eben solche Stellungen. Aber der physische Lustgewinn ist so groß, dass Sie wenigstens einen Versuch wagen sollten.

Zuerst legt er sich auf den Rücken, und sie legt sich rücklings auf ihn oder kniet mit gespreizten Beinen über ihm, seinen Füßen zugewandt. Allerdings kann er dabei nicht so tief eindringen, und der Damm wird weniger stimuliert als bei der Penetration von hinten im Knien.

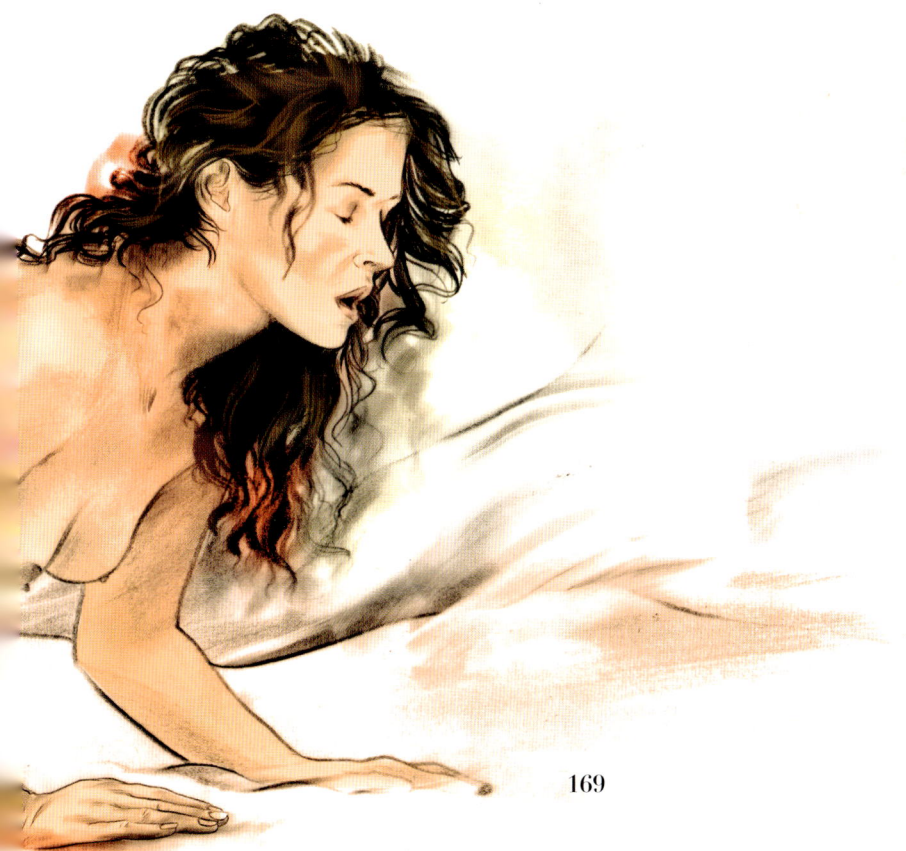

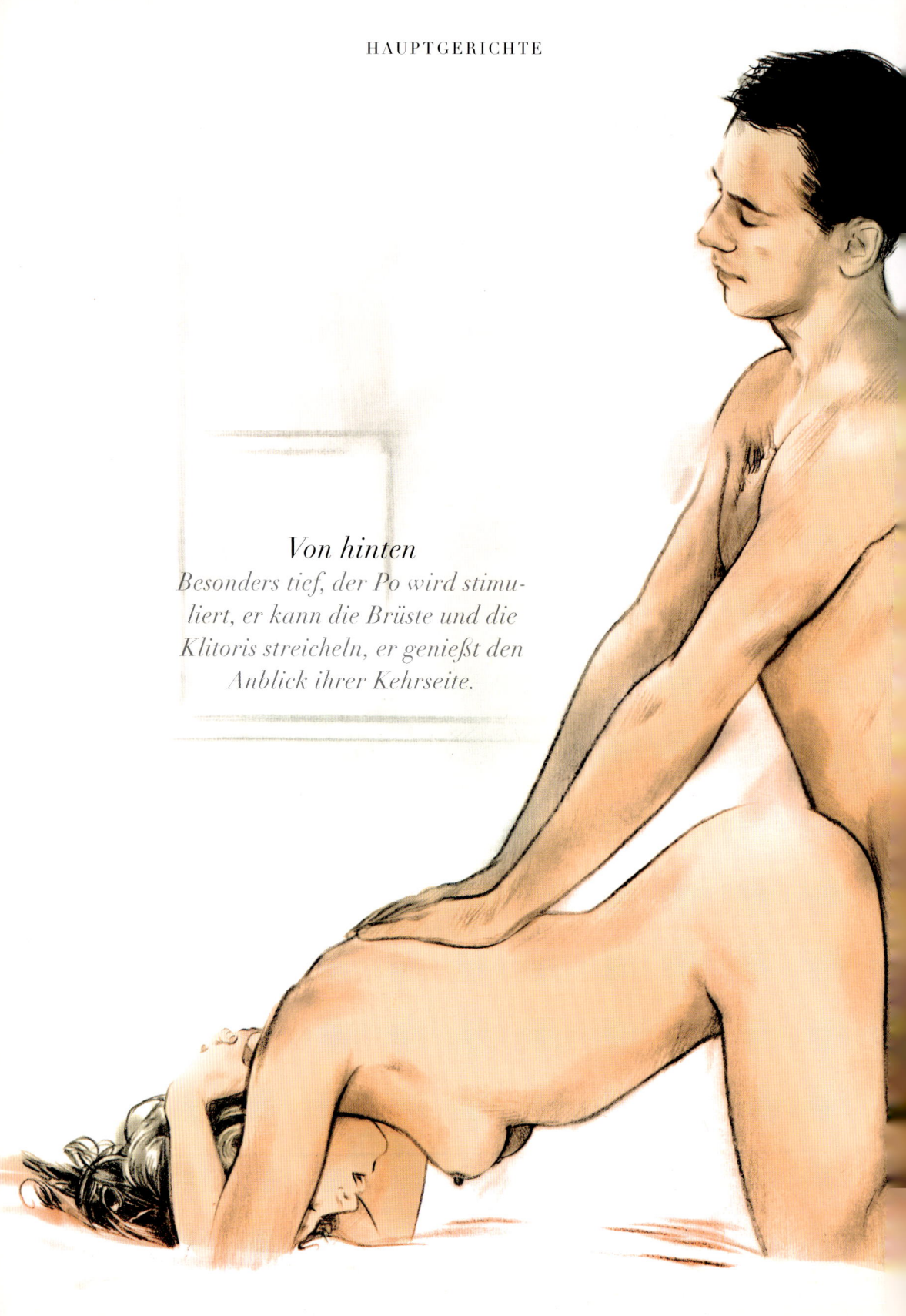

In der klassischen Version kniet sie auf dem Bett, schaut nach unten und verschränkt die Hände im Nacken. Er kniet hinter ihr. Sie legt die Füße an seinen Po und zieht ihn so zu sich heran; er legt die Hände auf ihre Schulterblätter und drückt darauf. Er dringt tief ein und pumpt Luft in sie hinein, die später auf etwas peinliche Weise wieder entweichen kann; ansonsten ist diese Stellung hervorragend. Er kann auch ihre Brüste oder ihren Schamhügel halten oder, wenn sie Dominanz mag, ihre Handgelenke auf ihrem Rücken umklammern. Wenn ihr das nicht gefällt, verhindern einige harte Kissen unter ihrer Mitte, dass sie zusammenbricht. Sie kann aber auch auf dem Boden knien und den Oberkörper aufs Bett oder auf einen Stuhl legen. Wenn ihr Kopf unten ist, kann er am tiefsten eindringen; aber darauf sollte das Paar verzichten, wenn es ihr weh tut, wenn sie einen schwachen Rücken hat oder wenn sie schwanger ist.

Viele Frauen mögen es, wenn beim Koitus ein Finger (ihrer oder seiner) auf der Klitoris liegt. Das ist in allen diesen »Heckstellungen« kein Problem. Ein Versuch lohnt sich immer, weil sie ganz neue Empfindungen ermöglichen. Wenn er die ganze Vulva in eine Hand nimmt, ändern sich die Sinneseindrücke erneut, aber sie sind nicht so heftig wie bei starker Stimulation der Klitoris. Als Alternative kann er sich kurz zurückziehen und die Klitoris einige Mal mit der Eichel streicheln, geführt von der Hand.

Während er im Knien besonders tief und hart stoßen kann, ist die Seitenlage mit Eindringen von hinten eine der zärtlichsten Stellungen (*à la paresseuse* – faule Stellung), in der die beiden sogar schlafen können. Am besten zieht sie den oben liegenden Schenkel etwas nach oben und streckt den Po nach außen. Dies ist eine der Stellungen, die bei vielen Frauen selbst ohne Erektion oder mit einer schwachen Erektion gelingt. Sie trägt dazu bei, partielle Impotenz zu heilen und dämpft die Nervosität des Mannes, weil sie ihm Mut macht. Und sie ist ideal, wenn Sie sanften Sex bevorzugen, weil sie schwanger, krank oder behindert ist. Es lohnt sich, mit allen Heckstellungen zu experimentieren, mindestens so ausgiebig wie mit den Auge-in-Auge-Stellungen; denn es gibt fast mit Sicherheit wenigstens eine, die Sie neben der Missionarsstellung, deren Varianten und der Reitstellung regelmäßig benutzen werden.

Postillionage

Die französische Bezeichnung für Analspiele mit einem Finger, der Zunge oder einem Sexspielzeug auf oder im After des Partners. Symbolisch betrachtet äußerst intim – das Berühren dieser Stelle ist der größte Vertrauensbeweis. In körperlicher Hinsicht lösen Tausende von Nervenenden eine intensive Wirkung aus. Außerdem ist die Prostata sein G-Punkt und garantiert mehr oder weniger einen Orgasmus oder wenigstens einen zusätzlichen Lusteffekt beim normalen Koitus.

Was die Sicherheit anbelangt, sind HIV und Hepatitis die bekanntesten, aber nicht die einzigen möglichen Risiken. Der After blutet leicht, und der Stuhl enthält infektiöse Keime. Die Folgen können unangenehm sein, vor allem für sie. Aber wenn beide Partner nachweislich keine sexuell übertragbare Krankheit haben, geht es nicht um Leben oder Tod. Waschen Sie sich vorher und nachher mit einem eingeseiften Finger, und benutzen Sie besonders starke Kondome (für den Penis und für Sexspielzeug) sowie Handschuhe und Lecktücher als Mundschutz. Stecken Sie nichts, was im After war, in den Mund oder in die Vagina (*siehe* Safe Sex, Seite 96–98).

Der Partner liegt auf dem Rücken oder, wenn er verwundbarer ist, sitzt auf dem Bett und spreizt die Beine. Verwenden Sie reichlich Gleitcreme, denn der After sondert kein Gleitmittel ab (*siehe* Gleitmittel, Seite 65). Legen Sie eine oder zwei Fingerspitzen auf den Eingang. Am besten schieben Sie den Finger nicht hinein, sondern der Partner bewegt sich nach hinten. Stoßen Sie im Inneren nicht gleich vor, sondern warten Sie, bis der Schließmuskel sich entspannt. Dann beschreiben Sie sanfte Kreise. Etwa in fünf Zentimetern Tiefe ertasten Sie eine kleine Mulde. Streicheln oder drücken Sie das Gewebe dort, um die Prostata zu stimulieren. Die andere Hand legen Sie um den Penis und pressen ihn an den Bauch.

Das alles sollte mit einer intensiven Stimulation des Penis, der Klitoris und der Vagina mit dem Finger oder der Zunge einhergehen. Sobald Sie beide wissen, was Sie tun, und den heißen Punkt mühelos finden, können Sie den Partner zuerst mit den üblichen Techniken an den Rand des Orgasmus bringen und dann im letzten Augenblick einen Finger in den After schieben. Hinterher ziehen Sie den Finger langsam heraus, oder der Partner bewegt sich zurück; andernfalls drohen Schmerzen und Wunden.

Das alles klappt ebenso gut mit einem Analpfropf oder -dildo, den Sie mit einem Kondom überzogen haben. Kaufen Sie Pfröpfe und Dildos mit gerillter Basis – kaum etwas ist peinlicher als ein Besuch in der Notaufnahme mit einem Gegenstand im Darm, der sich nicht herausziehen lässt. Eine Alternative sind Analperlen, die man einführt und während des Orgasmus herauszieht. Früher benutzten Frauen ihr Halsband; aber die Spezialanfertigungen aus dem Sexshop sind sicherer.

Diese und die folgenden Sexspiele (*siehe* Analverkehr, nächste Seite) setzen besondere emotionale Unterstützung voraus. Gehen Sie langsam vor. Ermutigen Sie. Streicheln Sie. Sagen Sie: »Ich richte mich ganz nach dir.« Wenn Panik ausbricht, hören Sie auf – es gibt viele andere nette Spiele.

Analverkehr

Heutzutage eines der letzten Tabus. Aber das war nicht immer so. Bevor es zuverlässige Verhütungsmittel gab, war der Analsex beliebter, weil er zudem die Jungfräulichkeit bewahrte. In der ersten Auflage dieses Buches hieß es noch: »Fast jedes Paar probiert es einmal.« Heute stimmt das vielleicht nicht mehr so ganz. Viele Menschen haben Vorurteile, und viele Kulturen haben Gesetze gegen Analverkehr; die Akzeptanz der Homosexualität ist hilfreich, aber die AIDS-Epidemie schreckt ab. Dennoch belegen einige Umfragen, dass fast die Hälfte aller Paare es probieren.

Traditionell dringt er in sie ein. Viele Frauen mögen es, viele andere finden, dass es weh tut, und lehnen es schlicht ab. Es wäre falsch, darauf zu bestehen oder die Partnerin auszutricksen. Sie sagt: »Bitte, überrumple mich nicht und behaupte nicht, du hättest die falsche Öffnung erwischt. Lass uns darüber reden.« (Das Gleiche gilt, wenn sie es bei ihm probieren will.) Aber die Partner sollten es wenigstens einmal entspannt probieren, um herauszufinden, wie es sich anfühlt und wie behutsam sie vorgehen müssen. Wenn er gerne der »Empfänger« ist, so bedeutet das nicht, dass er schwul ist, obwohl manche Männer das befürchten.

Beide beginnen wie bei der *Postillionage*, also mit reichlich Gleitmittel und am besten mit einem Standard-Orgasmus, um verspannte Muskeln zu lockern. Wichtig sind spezielle Kondome für den Analsex, die dicker und daher sicherer sind als die normalen (*mehr dazu siehe* Postillionage, vorige Seite).

In der klassischen Stellung kniet die Partnerin hin, streckt den Po nach oben und spreizt die Pobacken. Wenn sie sich dabei wie ein Affe im Käfig fühlt, kann sie sich auf den Rücken legen und die Knie an die Brust ziehen oder sich in der Hocke auf den Penis sinken lassen.

Er darf jedoch nicht schnurgerade eindringen, denn der Enddarm ist gekrümmt, und er würde dabei nur gegen die Darmwand stoßen. Stattdessen sollte er das Glied ein wenig anwinkeln und auf ihren Nabel zielen. Das hilft ihr, den Penis aufzunehmen, tief zu atmen und sich zu entspannen. Meist sind die Schmerzen am Anfang größer, aber jeder scharfe oder anhaltende Schmerz ist ein Signal zum Aufhören – sofort. Um mehr Lust als Schmerz zu empfinden, muss sie das Sagen haben. Benutzen Sie ein Sicherheitswort (*siehe* Risiken, Seite 260–261).

Erwarten Sie dreierlei. Erstens: Es kann einige Zeit dauern, bis Sie ganz eindringen können, weil sie sich körperlich und seelisch erst daran gewöhnen muss. Zweitens: Er ejakuliert kurz nach dem Eindringen, weil der After im Gegensatz zur Vagina dabei eng bleibt. Drittens: Sie hat viel weniger Spaß daran als er. Vielleicht empfindet sie gar nichts oder, wenn sie Glück hat, wenigstens ein Gefühl der Fülle. Das Erregendste daran ist wohl die Penetration auf einzigartige und »verbotene« Weise.

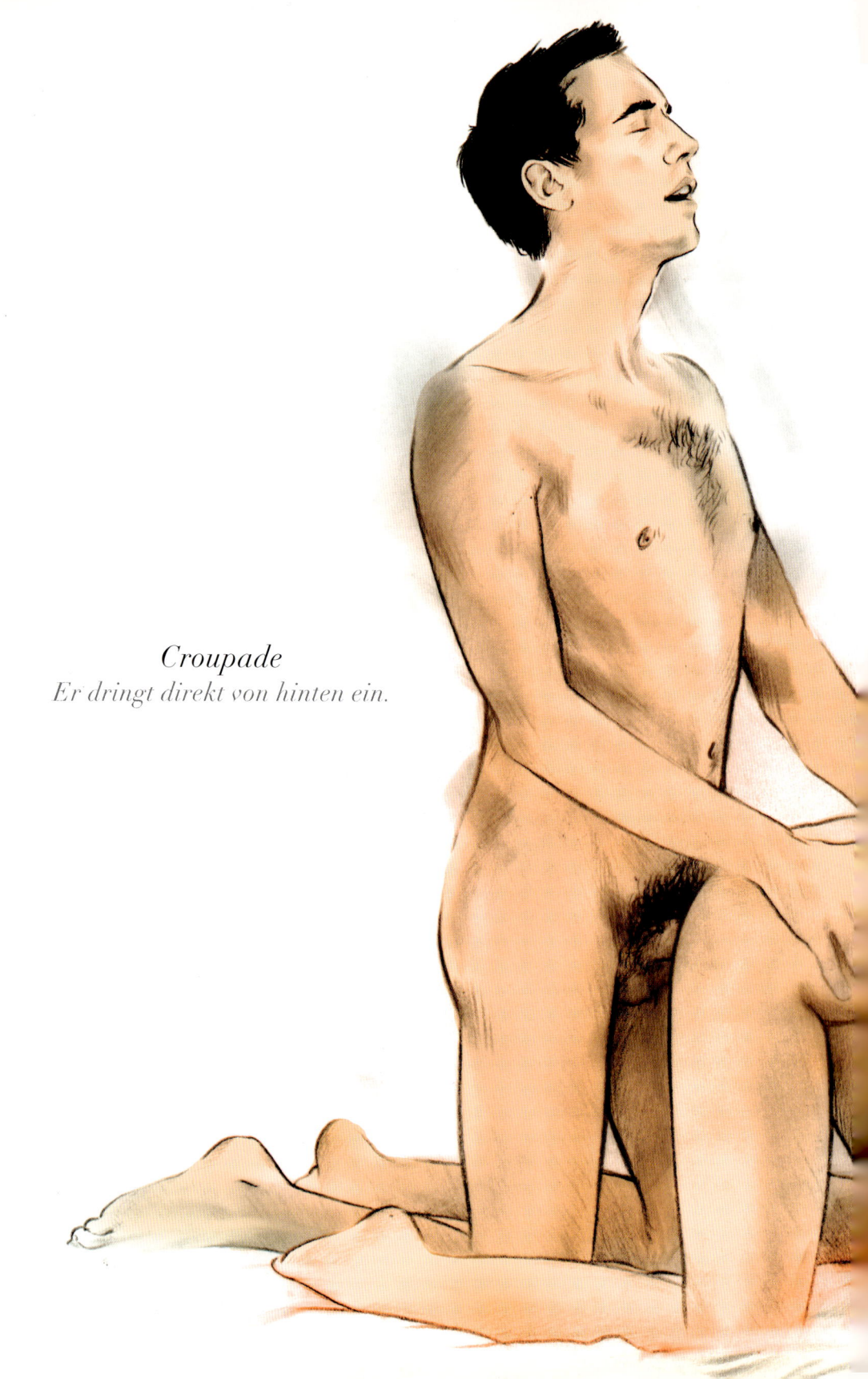

Croupade
Er dringt direkt von hinten ein.

Croupade

Jede Stellung, in der er sich hinter ihr befindet und direkt von hinten eindringt, mit Ausnahme derjenigen, in denen sie ein Bein zwischen seine Beine schiebt oder halb auf der Seite liegt (*siehe* Cuissade, Seite 176).

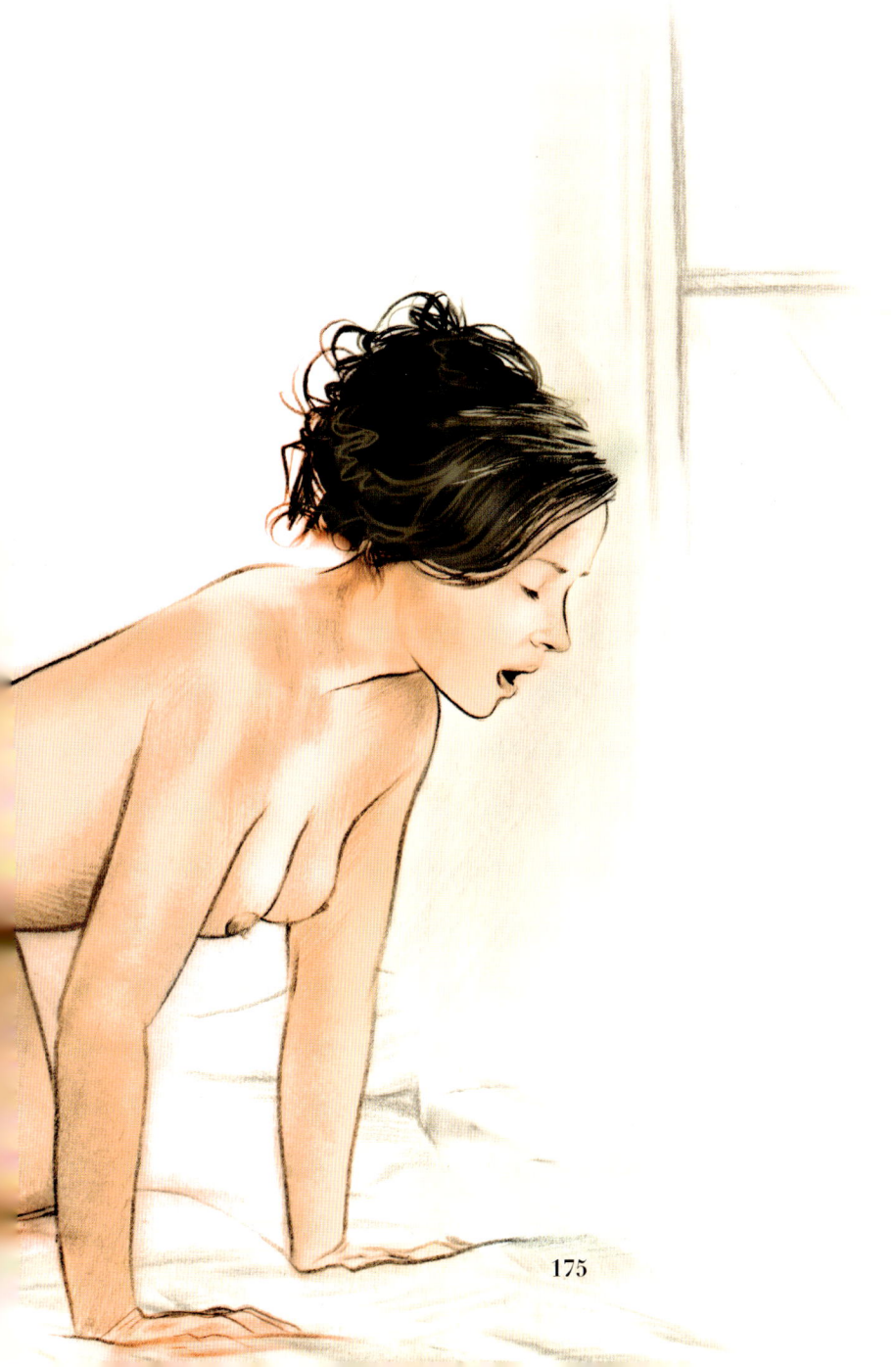

Cuissade

Stellungen, in denen er halb von hinten eindringt. Sie wendet ihm den Rücken zu, er nimmt eines ihrer Beine zwischen seine Beine, während sie das andere mehr oder weniger weit hochzieht. Bei manchen Versionen liegt sie halb auf der Seite, ist aber auch hier von ihm abgewandt.

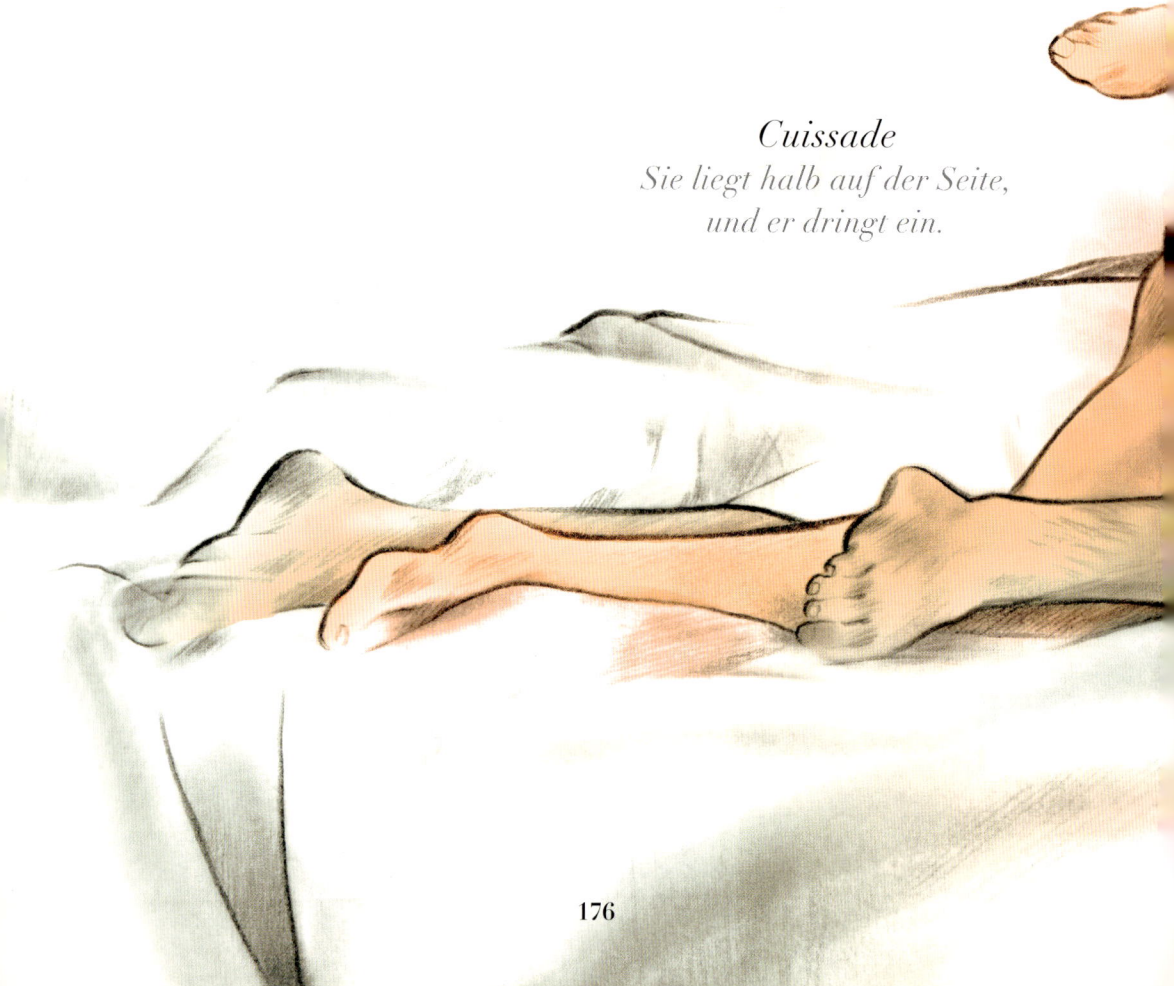

Cuissade
*Sie liegt halb auf der Seite,
und er dringt ein.*

HAUPTGERICHTE

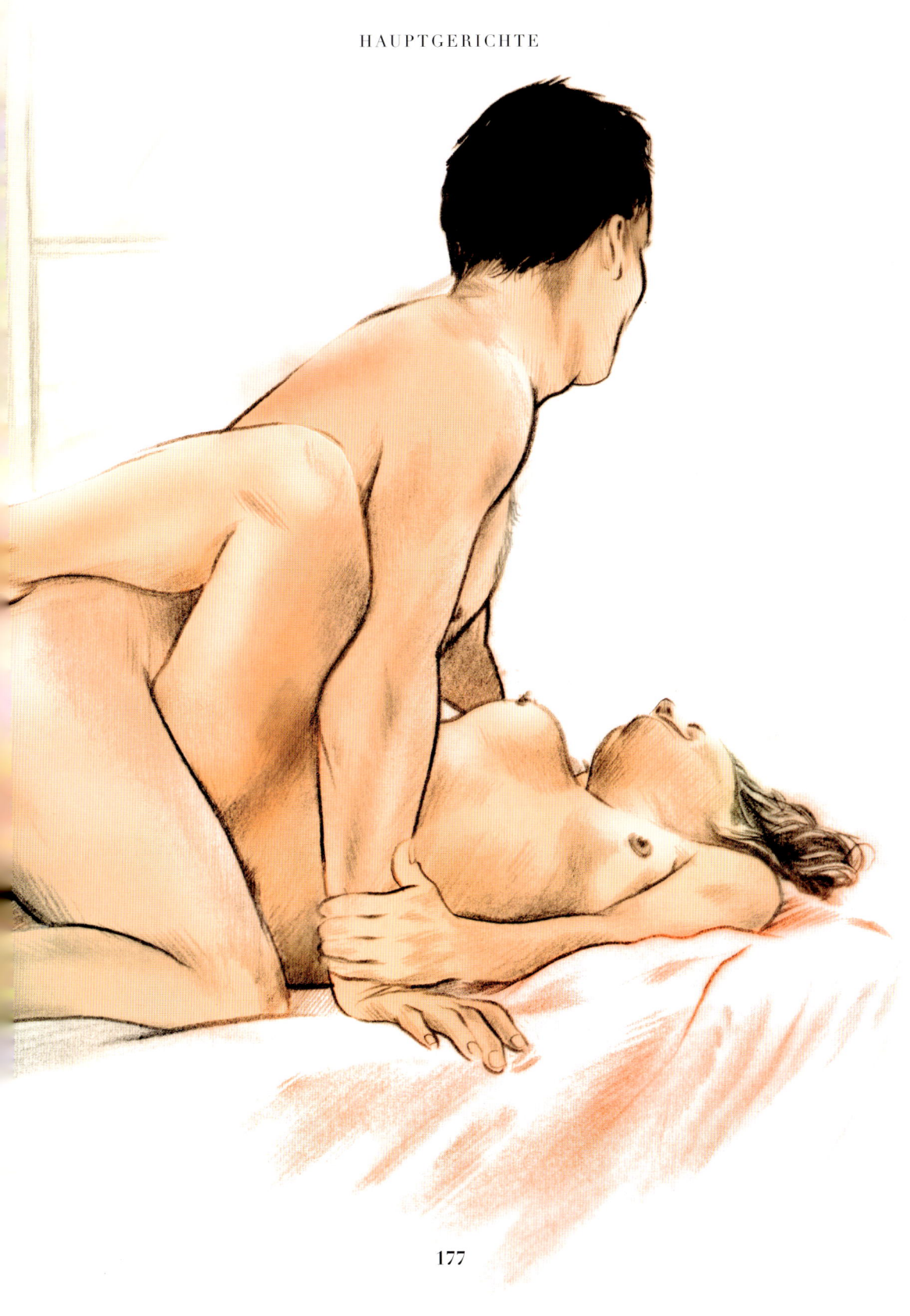

HAUPTGERICHTE

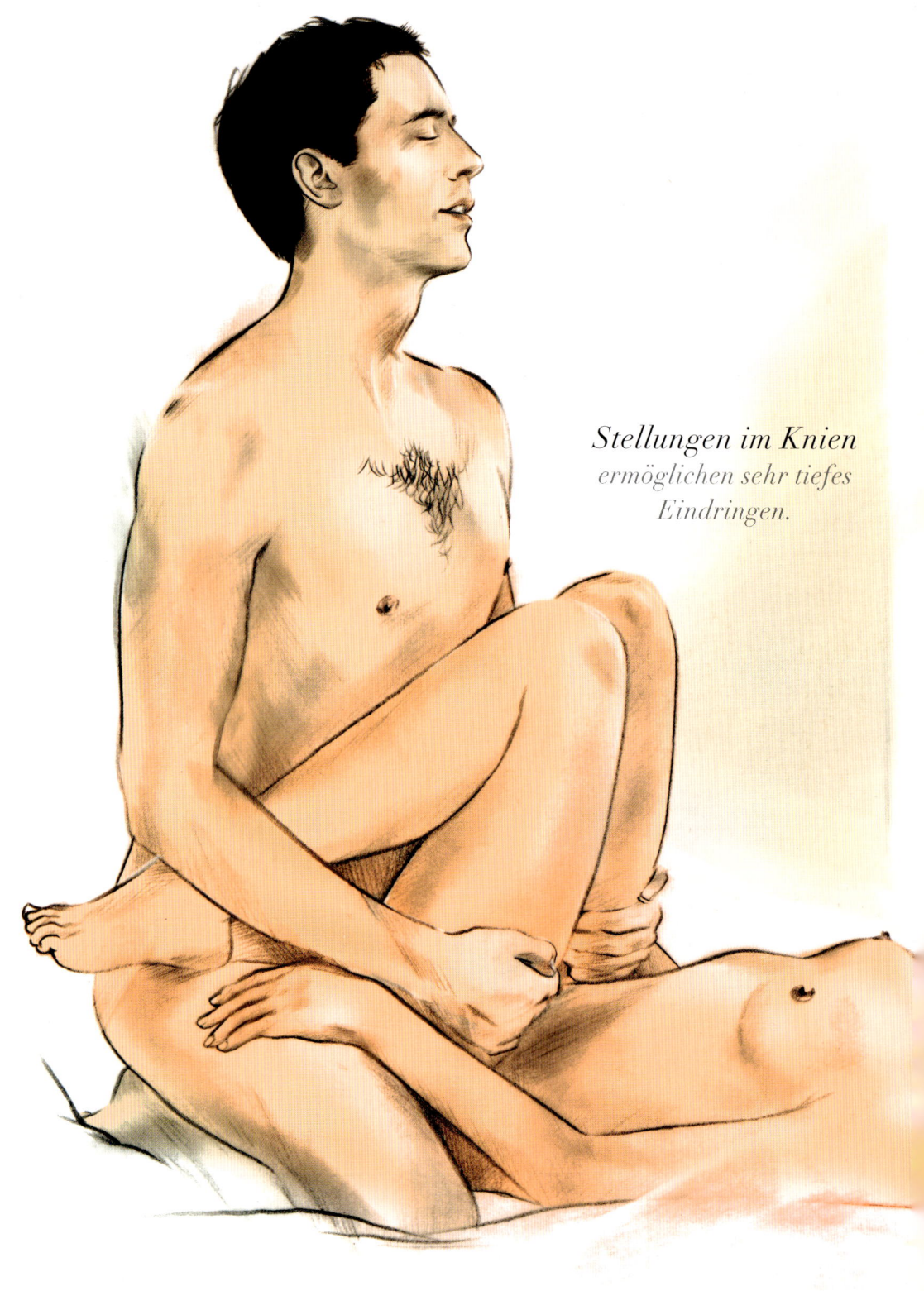

Stellungen im Knien ermöglichen sehr tiefes Eindringen.

Stellungen im Knien

Jede Koitusstellung, in der ein Partner kniet und der andere auf dem Rücken liegt. Sie hat kaum eine andere Wahl, als mit gespreizten Beinen über ihm zu knien und ihm den Rücken oder die Brust zuzuwenden. Er hat mehrere Möglichkeiten: Sie liegt flach auf dem Bett und stellt die Füße auf den Boden; sie liegt flach auf dem Boden, hebt die Beine und stellt die Füße neben seine Oberschenkel; sie stemmt die Füße an seine Brust oder schlingt sie um seine Taille; sie legt die Füße auf seine Schultern und kreuzt die Beine, um die Vagina zu verengen. Außerdem kann er aufrecht knien oder sich auf die Fersen setzen. In beiden Fällen braucht er eine weiche Unterlage unter der harten Kniescheibe. In der Hocke verkrampfen sich die Muskeln bald – knien Sie auf ein Kissen, und planen Sie maximal fünf Minuten ein. Dann kann sie die Position der Füße variieren. Diese Stellungen sind vorteilhaft, wenn Sie tief eindringen oder den G-Punkt stimulieren wollen (*siehe* Triggerpunkte, Seite 153).

Stellungen im Sitzen

Das Vorstadium der Missionarsstellung, das eine ganze Reihe von Kulturen bevorzugten, ehe sie erobert und zu »Mann oben« gezwungen wurden. Sie sitzt mit gespreizten Beinen auf dem Boden, er hockt oder kniet zwischen ihren Beinen, dringt ein und zieht sie dann zu sich heran. Als Variante kann sie sich ganz zurücklegen oder auf seinem Schoß sitzen. Zudem können sich beide nach hinten lehnen und mit den Händen abstützen. Besonders gut, wenn ein Partner wegen einer Behinderung nicht liegen oder kein Gewicht tragen kann. Die Polynesier bevorzugten Sex im Sitzen, weil die Frau dabei leichter den Orgasmus erreicht – vier freie Hände sind eben nützlich. Die Tallensi in Ghana schätzten ihn, weil die Frau, wenn sie aufhören wollte, den Partner mit einem Tritt umwerfen konnte, was einen gewissen Reiz hat. Die Chinesen nannten ihn angeblich »Ein wehklagender Esel umklammert einen Baum«.

Wenn Sie Möbelstücke – Stuhl oder Tisch – oder die Motorhaube des Autos benutzen, sollte sie sich irgendwo anlehnen, während sie die Beine um seine Taille schlingt. Wenn er auf einem Stuhl sitzt, kann sie sich rittlings auf ihn setzen. Einige Sexratgeber empfehlen ihr, dabei beide Knöchel auf seine Schultern zu legen; aber dafür müsste sie wohl Zirkusakrobatin sein.

Drehstellungen

Jede Stellung, in der ein Partner oder beide die Lage wechseln oder oben anfangen und unten aufhören. Das *Kamasutra* weist darauf hin, dass man dafür Übung braucht. Klassiker sind die Missionarsstellung (*siehe* Seite 156–157) – er dreht sich, bis er ihren Füßen zugewandt ist – und die Reiterin (*siehe* Seite 158), die sich dreht, bis sie ihm den Po zuwendet. Die Kunst besteht darin, verbunden zu bleiben. Wenn die beiden nur oben und unten wechseln, kann sie die Beine um seine Taille schlingen oder mit ihm die Unterschenkel verschränken. Dreht sich einer der Partner in eine andere Richtung, dringt der Mann vorher tief ein, dann bewegen sich beide synchron. Ehrlich gesagt ist es meist leichter, den Penis herauszuziehen, die Lage zu wechseln und dann wieder einzudringen.

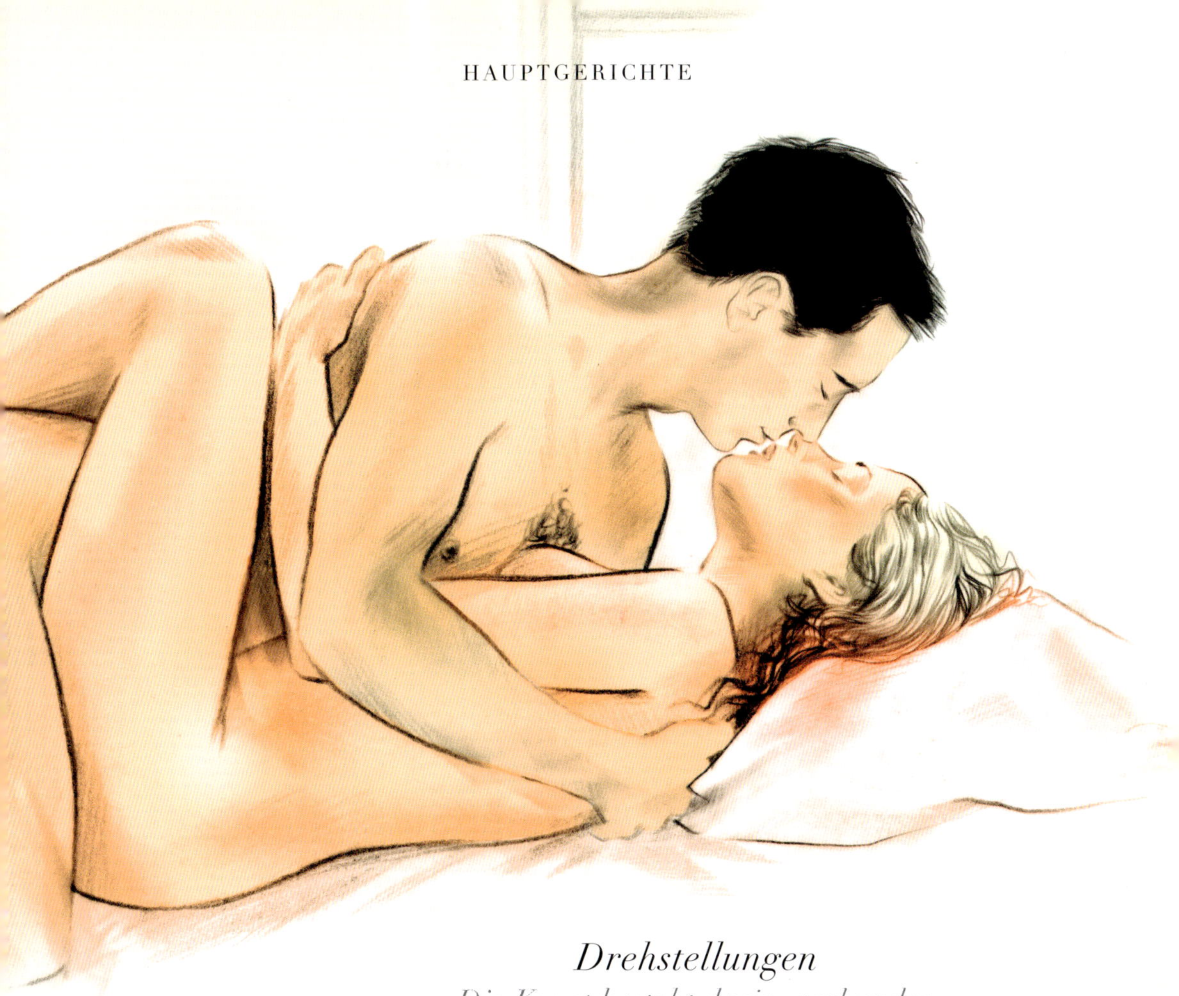

HAUPTGERICHTE

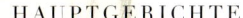

Drehstellungen
Die Kunst besteht darin, verbunden
zu bleiben.

Die Wiener Auster

Eine Frau, die auf dem Rücken liegt und die Füße hinter dem Kopf kreuzt. Er liegt in voller Länge auf ihr, hält sie mit der ganzen Hand gut an jedem Spann fest und drückt sie. Versuchen Sie nicht, diese Stellung einer wenig geschmeidigen Partnerin aufzuzwingen; sie lässt sich nicht mit Gewalt einnehmen. Ganz ähnliche Empfindungen – einzigartige Schaukelbewegungen des Beckens – lassen sich ohne viel Übung auslösen, wenn sie die Knöchel auf dem Bauch kreuzt und die Knie an die Schultern legt. Er legt sich mit seinem ganzen Gewicht auf ihre gekreuzten Knöchel. Den Ursprung des Namens kennen wir nicht. Die Stellung ist nur kurze Zeit erträglich und erlaubt nur ein flaches Eindringen. Trotzdem ist sie einen Versuch wert.

Sex und Schwangerschaft

Leute, die es wissen, berichten, dass Sex eine ganz andere Erfahrung ist, wenn man Kinder zeugen will. Wenn Sie ein menschliches Leben zeugen wollen, wird der Geist schärfer und die Situation ernster. Das heißt aber nicht, dass Leidenschaft keine Rolle spielt.

Deshalb ist es am besten, sich nicht auf das »Wie« zu versteifen. Ja, es ist sinnvoll, mit der Schwerkraft zu arbeiten – das heißt, sie sollte nicht oben liegen oder sitzen und nicht stehen – und nicht duschen oder etwas ähnlich Dummes tun. Aber es gibt keine Studien darüber, welche Stellungen am besten sind. Das Ammenmärchen vom Kissen unter dem Po ist jedoch widerlegt. Sicher ist nur, dass tiefe Penetration vorteilhaft ist; aber in welcher Stellung er am tiefsten eindringt, hängt davon ab, wie die Partner zusammenpassen. Alles andere ist eine Frage des Experimentierens.

Vergessen Sie also die Technik. Lassen Sie sich ärztlich untersuchen, werden Sie so fit wie möglich, verzichten Sie auf Zigaretten und Alkohol. Entspannen Sie sich. 90 von 100 Paaren, die versuchen, schwanger zu werden, schaffen es innerhalb von zwei Jahren (wenn es nicht klappt: Siehe Bücher und nützliche Anschriften, Seite 276–279). Lustvoller Sex beschleunigt den Vorgang, während gestresste, zwanghafte Paarung ihn verzögert, weil er sich wie eine Spermabank vorkommt und sie das Gefühl hat, eine Zuchtstute zu sein. Wenn es ein Argument für »Freude am Sex« gibt, dann dieses.

Wenn sie schwanger ist, wächst die Versuchung, auf Sex zu verzichten – er fürchtet, das Baby zu verletzen, und ihr ist so übel, dass sie sich nur zusammenkauern und wimmern kann. Letzteres geht vorbei. Ersteres – eine ärztliche Untersuchung vorausgesetzt – ist unbegründet. Orgasmen aller Art sind nützlich, weil sie die Gebärmuter und den Fötus mit zusätzlichem Blut versorgen.

Was den Koitus anbelangt, sollte sie in den ersten drei Monaten oben sitzen oder liegen, um die Tiefe zu steuern und Verdauungsstörungen oder Sodbrennen vorzubeugen. In den nächsten drei Monaten ist es vielleicht besser, wenn sie nicht auf dem Rücken liegt, sondern auf der Seite. Auch Sitzen ist unbedenklich. Da in den letzten Wochen Rückenbeschwerden auftreten können, lässt sie sich möglicherweise lieber auf alle Viere nieder, und er dringt von hinten oder seitlich ein (*siehe* Flanquette, Seite 166). Sexspielzeug ist erlaubt, sofern es sauber ist und nicht gewaltsam eingesetzt wird. Sie können damit alles tun, was Sie mit liebevollen Händen, der Zunge oder dem Penis tun würden. Analsex sollten Sie meiden oder dabei noch vorsichtiger sein als sonst, um Wunden und Entzündungen vorzubeugen.

Wenn die Entbindung bevorsteht, mag der Gedanke an Sex Stirnrunzeln hervorrufen. Aber manche Hebammen raten, die Geburt durch einen Koitus einzuleiten. Sobald der Geburtsvorgang beginnt, kann die werdende Mutter auch bis zum Orgasmus masturbieren, um Schmerzen zu lindern. Es ist befriedigend und folgerichtig, in dieser Phase genau die Lust einzubeziehen, die zur Empfängnis führte.

Nach der Entbindung ist Sex vielleicht das Letzte, woran die Partner denken. Erschöpfung, Wunden, Hormonschwankungen und die Verantwortung für einen neuen, kleinen

Menschen können dazu führen, dass sie nur noch Mutter sein will. Und wenn die Hebamme sie nach ihren sexuellen Aktivitäten fragt, ruft sie vielleicht aus: »Sie glauben doch nicht, dass ich das jemals wieder tun werde!« Doch sobald der Arzt den Daumen hochhält, spricht viel für ein Sexleben, auch wenn ihr nicht danach ist. Es ist leicht, sich den Sex abzugewöhnen und den großen Tag aus Verlegenheit monate- oder jahrelang hinauszuschieben. Überlegen Sie, ob Sie nicht trotzdem weitermachen wollen, damit Sie merken, dass Sex möglich ist. Vergessen Sie aber die Verhütung nicht; denn es ist ein Märchen, dass Stillen vor Empfängnis schützt.

Jetzt ist die Frau körperlich und seelisch verwundbar. Deshalb ist es am besten, wenn sie oben liegt oder sitzt oder wenn beide Partner auf der Seite liegen, damit sie es bequem hat. Verwenden Sie reichlich Gleitmittel. Um sich zu schützen, sollte sie die Pobacken zusammenkneifen, wenn er eindringt. Er wartet und lässt sie das Tempo bestimmen, um ihr ein Gefühl der Sicherheit zu geben. Wenn sie Schmerzen hat, hört er auf; andernfalls bewegt er sich im Rahmen des Möglichen. Dann feiern die beiden. Sobald sie sich wieder an den Sex gewöhnt haben, wird er mit der Zeit leichter und angenehmer.

Die Plateauphase

Wenn Erregung der Anstieg vom zunächst noch unbewussten Verlangen bis zum Orgasmus ist, dann kommt die Plateauphase kurz vor dem Höhepunkt. Jetzt ist es sinnvoll, eine Pause zu machen, sich umzuschauen und von den Eindrücken überwältigt zu sein.

Die Sexologen Masters und Johnson prägten den Begriff »Plateauphase« für das letzte, intensive Erregungsstadium. Der Orgasmus ist noch nicht eingetreten, aber unvermeidlich, und diese Erkenntnis trägt dazu bei, den Mann auf den Gipfel zu stoßen. Gleichzeitig muss die Partnerin aufhören, an den Orgasmus zu denken, um ihn zu erreichen.

Sie können diese Phase ausdehnen und vertiefen. Es geht nicht darum, den Koitus zu verlängern; dafür ist es längst zu spät. Doch kurz vor dem Punkt, an dem es kein Zurück mehr gibt, sollten Sie sich nicht mehr bewegen und nicht einmal atmen. Konzentrieren Sie sich ganz auf Ihre Empfindungen. Das klappt wahrscheinlich nicht beim ersten Versuch, aber wenn Sie weiter üben, anfangs vielleicht sogar allein, ist es durchaus möglich. Und sobald Sie diese Erfahrung gemacht haben, vergessen Sie nie wieder, wie es gemacht wird.

Die Alternative ist der Verzicht auf die Plateauphase zugunsten des Partners. Konzentrieren Sie sich ganz auf ihn, übernehmen Sie allein die Verantwortung, tun Sie, was ihn heiß macht, selbst wenn es Sie nicht erregt, und gönnen Sie ihm seinen eigenen Orgasmus. Es ist für jede von uns eine unvergessliche, transformierende Erfahrung, wenn der Partner sich ganz uns widmet, nur an uns denkt und nur für uns sorgt. Darum sollte jeder Partner in regelmäßigen Abständen »Geber« und »Empfänger« sein.

Sein Orgasmus

Scheinbar ein direkter und zwangsläufiger Prozess; aber die Wirklichkeit ist komplexer. Wie seine Partnerin muss auch er sich sicher fühlen, und wenn das nicht gelingt, kann er im Gegensatz zu ihr nicht einmal anfangen. Bei ihm beginnt die Anorgasmie also schon mit der Erektionsschwäche. Er braucht eine spezifischere Stimulation, direkt am Penis und indirekt an der Prostata (*siehe* Postillionage, Seite 172). Manche Männer kommen allein durch die Stimulation der Hoden oder Brustwarzen zum Höhepunkt.

Dank jahrelanger Erfahrung weiß er genau, was er braucht, und kann es der Partnerin deshalb leicht zeigen, sofern sich dafür eine Gelegenheit bietet und sie einverstanden ist. Es gibt nur ein Risiko: Wenn seine bevorzugte Route gut ausgetreten ist, geraten beide in Versuchung, nie davon abzuweichen. Ein wirklich inspirierter Partner durchbricht gelegentlich die Routine und führt den anderen geschickt auf einen anderen Weg.

Der Orgasmus besteht aus zwei Phasen. Zuerst sammelt sich die Samenflüssigkeit an, dann wird sie ejakuliert. Den stärkeren ersten zwei oder drei Kontraktionen folgen drei oder vier schwächere. Danach spüren manche Männer eine Art Nachbeben. Während des Koitus stimmt er seine Bewegungen möglicherweise automatisch auf jede Phase ab. Wenn sie allein übt, kann sie lernen, ihre Reaktionen so anzupassen, dass sie seinen Bedürfnissen entsprechen.

Um einen stärkeren Orgasmus zu haben, kann er Kegelübungen machen (*siehe* Pompoir, Seite 188) oder versuchen, sich dem Gipfel zu nähern und dann wieder einen Schritt zurückzuweichen (*siehe* Verzögern, Seite 204), um die Durchblutung des Penis zu steigern. Das Gegenteil – der Versuch, die Ejakulation zu verhindern (»trockener Orgasmus«) – gilt heute als Irrweg, der zu gesundheitlichen Problemen führen kann.

Der Beweis für seinen Orgasmus ist offensichtlich; aber es gibt Männer, die das Indiz fälschen, damit die Partnerin nicht enttäuscht ist oder sich herabgesetzt fühlt. Auch das ist eine schlechte Idee, denn sie beraubt beide der Möglichkeit herauszufinden, was er wirklich braucht. Wer das tut, sollte damit aufhören, und wenn sie den Verdacht hat, dass er etwas vortäuscht, sollte sie ihn einfühlsam danach fragen.

Auf die vorzeitige Ejakulation gehen wir im folgenden Kapitel ein. Dass der Orgasmus oder die Ejakulation zu spät oder gar nicht eintritt, kommt seltener vor und ist meist auf Krankheiten oder Medikamente (wenn das Problem erst seit kurzem besteht) oder seelische Blockaden (wenn es schon lange besteht) zurückzuführen. Die Lösung im ersten Fall ist eine ärztliche Untersuchung. Im zweiten Fall sollten Sie den psychischen Druck lindern und keinen Orgasmus anstreben. Wie eine Frau mit Orgasmusstörungen braucht auch der Mann Sicherheit und Sinnlichkeit, nicht aber Erwartungsdruck.

Manche Frauen verstehen nicht, wie zwingend der Orgasmusdrang ist und wie sehr ihr Partner sich darin verlieren kann. Dann fühlt sie sich vernachlässigt. Er merkt bisweilen nicht, dass sie diesen Eindruck hat und nach dem Höhepunkt Zuwendung braucht. Es hilft beiden, wenn sie sich klar machen, dass der Orgasmus beim Mann die gleichen Hirnregionen reizt wie Heroinkonsum. Deshalb fühlt er sich total high.

Vorzeitige Ejakulation

Vergessen Sie die sogenannten Statistiken darüber, wie lange ein durchschnittlicher Mann beim Koitus durchhält und wie lange eine durchschnittliche Frau warten will. Jede Ejakulation, die erfolgt, bevor beide Partner dazu bereit sind, ist vorzeitig.

Bei der ersten Begegnung mit einem heiß begehrten Partner ejakuliert die Hälfte aller Männer zu früh oder bekommt keine Erektion. Wenn Sie eine ganze Nacht einplanen, können Sie ein Comeback versuchen – aber strengen Sie sich nicht zu sehr an. Wenn er am nächsten Morgen aufwacht, hat er wahrscheinlich eine enorme Erektion. Sollte es mit einem festen Partner immer wieder schief gehen, können Gesundheitsprobleme vorliegen. Prostataentzündung, ein niedriger Serotoninspiegel und bestimmte Medikamente kommen als Ursache in Betracht. Konsultieren Sie einen Arzt.

Die bei weitem wahrscheinlichste Ursache ist ein psychisches Problem. Übererregtheit kann zwar ab und zu reizvoll sein, aber in Gegenwart einer Frau aus Fleisch und Blut – vor allem einer begehrten Partnerin – mit all ihren Reizen kann auch diese Erregung zusammenbrechen. Und sobald er nervös wird, ist lustvoller Sex vielleicht nicht mehr möglich. Zeit zu handeln.

Aber nicht mit Salben aus dem Sexshop, die angeblich die Ejakulation verzögern. Das sind lediglich Reizdämpfer, die nicht nur ihm, sondern auch ihr die Lust rauben. Empfehlenswerter sind aktive Strategien. Mitunter hilft es, wenn er sich entspannt und vorher gründlich den Darm entleert (anale Verspannung kann eine vorzeitige Ejakulation auslösen). Außerdem kann er oder sie mit dem Daumen und zwei Fingern unter der Eichel auf den Penis drücken, um selbst die stärkste Erektion zu dämpfen. Sehr hilfreich ist auch die Seitenlage, in der er nicht so stark und tief stoßen kann.

Das sind jedoch kurzfristige Lösungen. Langfristig muss er seine Reaktionen neu erlernen. Häufig kommt es deshalb zu vorzeitigen Orgasmen, weil sein Gehirn die Signale blockiert und er deshalb nicht merkt, dass die Ejakulation kurz bevorsteht. Hier hilft Aufmerksamkeit, nicht Selbstbeherrschung. Er sollte zunächst allein masturbieren, genau auf die Signale achten und aufhören, sobald er das erste Anzeichen des nahenden Orgasmus spürt. Dann lässt er die Erektion abklingen und beginnt von vorne. Nach mehreren Übungen dieser Art sollte er genau wissen, worauf er achten und wie – vor allem aber wann – er sich zügeln muss. Jetzt kann er diese Übung in Anwesenheit der Partnerin machen. Anschließend übt er während einer Umarmung, dann während sie ihn berührt und schließlich während sie ihn leckt. Sobald er bis zu diesem Punkt achtsam und entspannt bleiben kann, versucht er, nach dem Eindringen mehrere Male einige Minuten still zu halten. Dabei geht es nicht darum, die Ejakulation hinauszuschieben, sondern darum, Erfahrung zu sammeln und selbstsicherer zu werden.

Auch Beziehungsprobleme können die Ursache sein. Wenn er wütend oder verletzt ist, lässt er sich vielleicht dazu hinreißen, schnell zu ejakulieren, ohne auch nur an sie zu denken. In diesem Fall hilft kein Training. Die Partner müssen miteinander reden und brauchen wahrscheinlich fachkundigen Rat (*siehe* nützliche Anschriften, Seite 276–279).

HAUPTGERICHTE

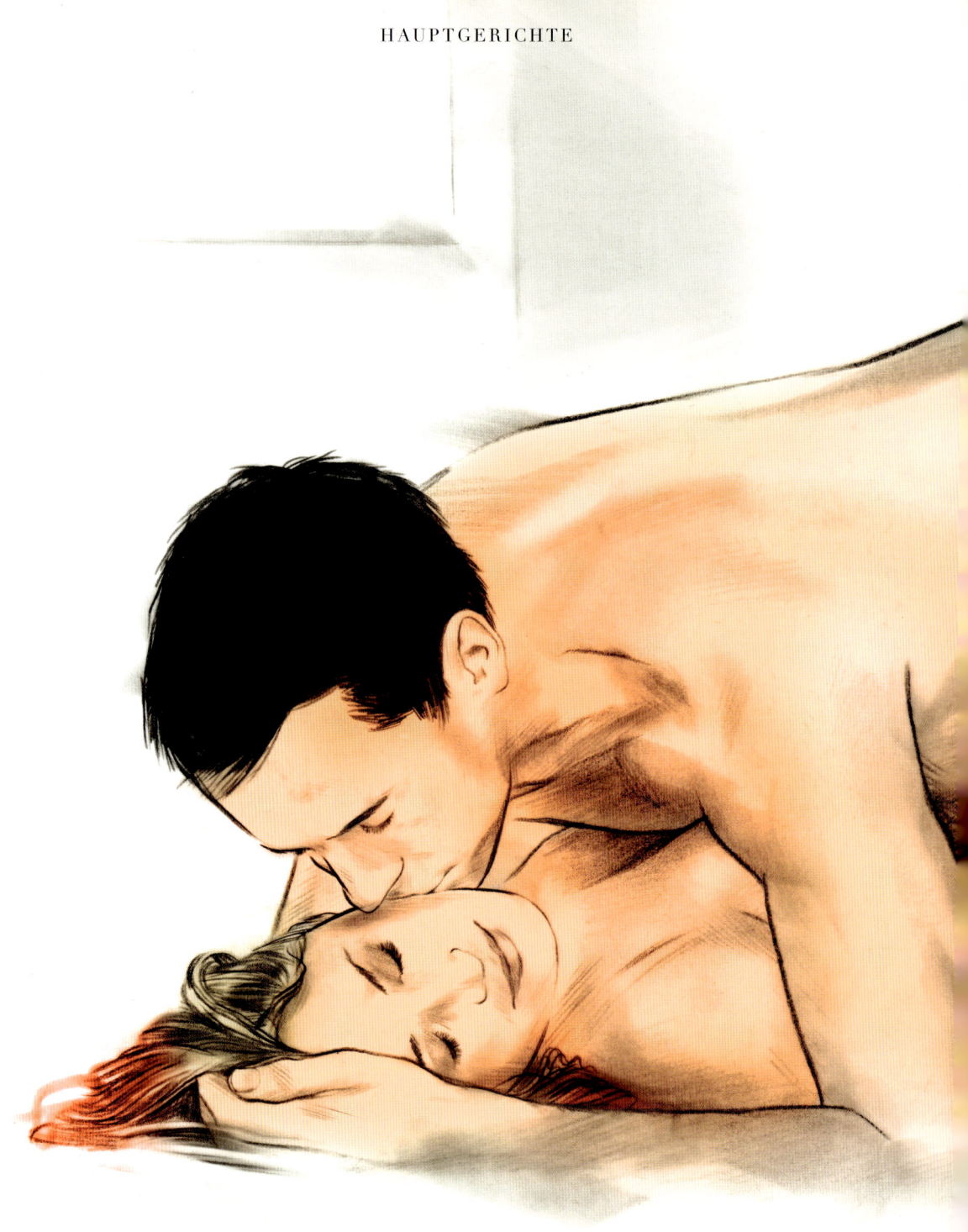

HAUPTGERICHTE

Vorzeitige Ejakulation
Er oder sie kann einfach mit dem Daumen und zwei Fingern unter der Eichel auf den Penis drücken.

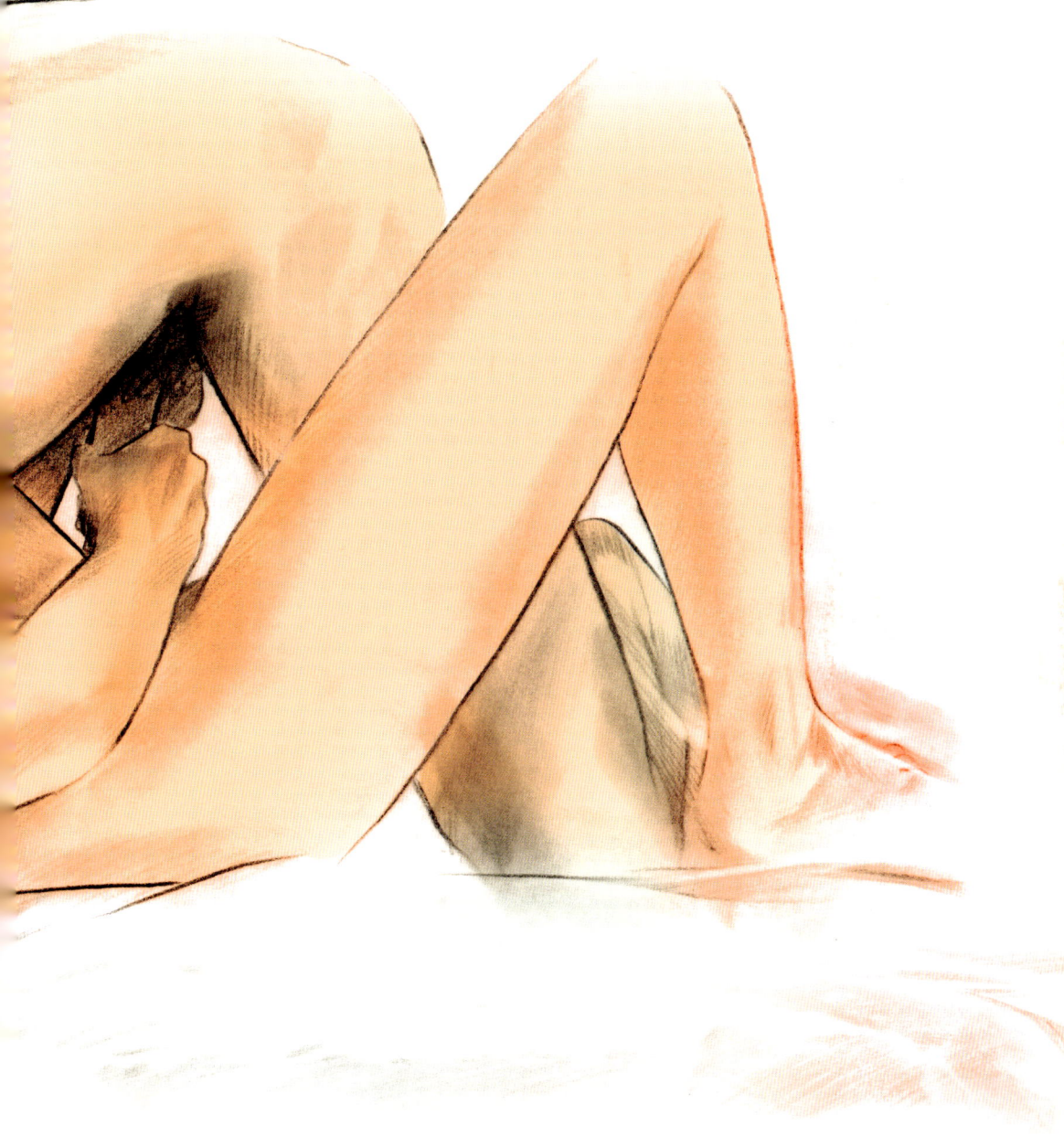

Saxonus

Beim *Coitus saxonus*, dem »sächsischen Koitus«, drückt er oder sie fest auf seine Harnröhre in der Nähe der Peniswurzel, um die Ejakulation während des Orgasmus zu verlangsamen. Zur Verhütung ist er nutzlos, weil er lange vor der Ejakulation Sperma absondert. Aber manche Frauen verstehen es, die Ejakulation bei der Handarbeit durch Druck auf die Harnröhre zu stoppen und neu zu starten, um seinen Orgasmus zu verlängern.

Am besten drückt sie den Schaft mit zwei oder drei Fingern nahe der Wurzel. Sie muss fest drücken, aber nicht zu fest. Das Ziel ist, die Ejakulation schubweise ablaufen zu lassen. Wenn die Partnerin sie jedoch ganz verhindert, ejakuliert er irgendwann in die Harnblase, was nicht zu empfehlen ist. Die bloße Verlangsamung ist wahrscheinlich harmlos; aber sie ist schwierig und klappt nicht bei jedem. Frauen, die diesen Trick beherrschen, sagen, er sei willkommen; doch das kann an ihrem Partner liegen. Er kann ebenso gut kurz vor der Ejakulation still halten und einige Minuten später wieder stoßen.

Pompoir

Die begehrteste Reaktion der Frau.

»Sie muss ... die Yoni schließen und zusammenziehen, bis sie den Lingam wie einen Finger festhält. Dann öffnet und schließt sie die Yoni gemäß ihrer Lust und bewegt sich zum Schluss wie die Hand des Gopala-Mädchens, das eine Kuh melkt ... Das lässt sich lernen ..., indem sie ihren Willen in den bewussten Körperteil verlagert, so wie Männer sich bemühen, ihr Gehör zu schärfen ... Dann wird ihr Gatte sie höher schätzen als alle anderen Frauen und sie nicht einmal gegen die schönste Königin in den Drei Welten austauschen.« So steht es im *Ananga Ranga*.

Ja, sie kann diesen wundervollen Trick lernen. In Südindien war es Tradition, ihn den Frauen beizubringen. Heute sind Kegel-Übungen zur Stärkung der Beckenbodenmuskeln dieser Technik am ähnlichsten. Sie werden bei Harninkontinenz verordnet, aber wenn man sie richtig macht, lösen sie auch eine Wellenbewegung der Vagina aus und intensivieren den Orgasmus der Frau. Dann kann sie sogar den Penis »einsaugen« und zum G-Punkt lenken (*siehe* Triggerpunkte, Seite 153) oder ihn wie ein Ring umfangen, damit er nach dem ersten Orgasmus hart bleibt.

Übung lohnt sich. Sie sollte die Muskeln finden, die sie beim Urinieren einsetzt, und sie kontrahieren und entspannen. Das sollte sie nach einiger Zeit zweimal am Tag jeweils 50-mal schaffen. Wenn sie zwei Finger in die Vagina einführt, merkt sie, wie es sich anfühlen muss. In einigen Sexshops gibt es penisförmige Trainingsgeräte, aber ein echter Penis ist viel praktischer. Auch er sollte diese Übungen machen, um die Muskeln zu kräftigen und den Orgasmus zu intensivieren. Dabei spürt er einen Zug nach oben gleich hinter den Hoden. Ausatmen, Muskeln kontrahieren; einatmen, entspannen – ebenfalls zweimal täglich.

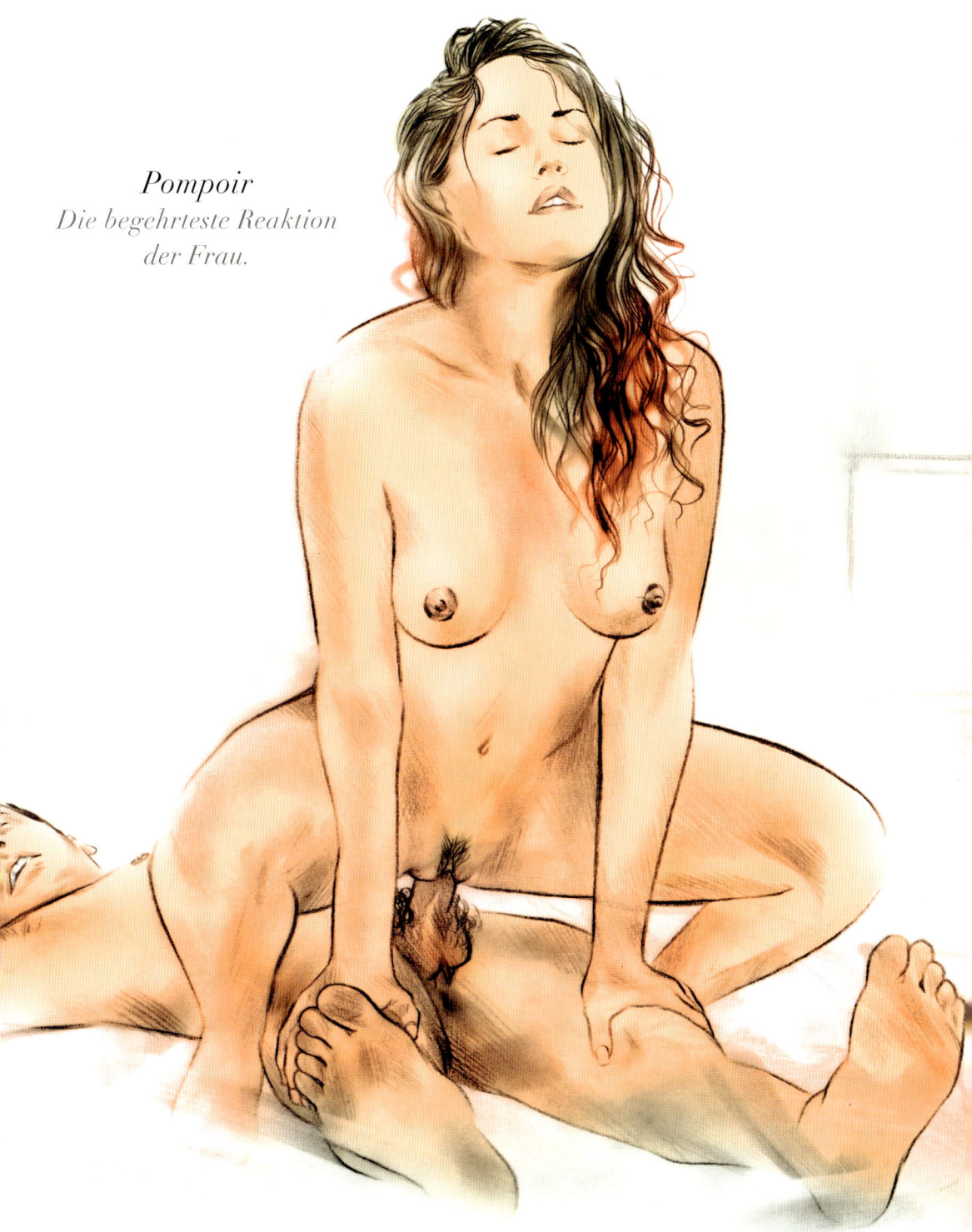

Pompoir
Die begehrteste Reaktion der Frau.

Ihr Orgasmus

Für das Überleben der Art nicht notwendig, anders als seiner. Und anders als seiner nicht immer glaubhaft. Im Prinzip geschieht aber das Gleiche: Blut strömt ein, die Spannung nimmt zu, Muskeln kontrahieren, Atemfrequenz, Puls und Blutdruck steigen. Wenn Männer und Frauen anonym ihren Orgasmus schildern, können selbst Experten das Geschlecht nicht identifizieren. Der Unterschied – falls es einen gibt – liegt wahrscheinlich in der Symbolik. Bei manchen Frauen ist das notwendige Vertrauen tief mit der Beziehung verbunden. Ein Orgasmus ist für sie nicht nur ein Zeichen der Nähe, sondern er schafft Nähe. Deshalb zögern manche Frauen vielleicht zu Recht, den Höhepunkt mit einem Partner zu erreichen, den sie nicht lieben wollen.

Immer noch tobt der Streit über den Unterschied zwischen den einzelnen Arten: »klitoral«, »vaginal«, »uterin«, »zervikal«, »gemischt«, »Vulva«, »G-Punkt«. Wir finden es unwichtig, wo der Orgasmus ausgelöst wird. Entscheidend ist, dass er ausgelöst wird. Es ist Unsinn zu behaupten, dass es nur eine einzige richtige Stelle gibt (*siehe* Klitorale Lust, Seite 142). Wahre Liebende interessiert nur, was einer Frau und einem Mann momentan Freude macht.

Sie muss entspannt sein und darf sich keine Sorgen machen. Der Neurowissenschaftler Gert Holstege ist der Meinung, dass die Angstzentren im Gehirn der Frau sich beim Orgasmus abschalten – wenn nicht, kann sie nicht. Deshalb – und weil sie dazulernen – erreichen Frauen den Orgasmus in langfristigen Beziehungen häufiger als beim Gelegenheitssex. In einer neuen Partnerschaft hilft es, wenn sie über die Bewegungen entscheiden darf. Sobald sie Vertrauen gefasst hat, kann sie ihm zeigen, was sie gut findet, und das Ruder langsam ihm überlassen.

Tatsache ist, dass die Stimulation mit der Hand oder Zunge bei den meisten Frauen – und Männern – der schnellste Weg zum Orgasmus ist. Diesen Umstand sollte er nutzen, anstatt sich davon bedroht zu fühlen. Schließlich ist Qualität viel wichtiger als Tempo. Wenn er zuschaut, wie sie zu ihrem ersten Orgasmus kommt, vielleicht mit einem Vibrator, ist das für ihn erregend, und sie wird körperlich stimuliert und seelisch entspannt. Dann kann er ihrem Beispiel folgen und ihr mit der Hand oder Zunge den zweiten Orgasmus verschaffen, bevor beide mit dem Koitus beginnen (*siehe* Brücke, nächste Seite).

Die Stellung kann für ihren Orgasmus ebenso wichtig sein wie für seinen. Experimentieren Sie. Achten Sie vor allem auf den Winkel ihres Beckens. Manche Frauen müssen die Genitalien nach unten drücken, andere das Becken nach oben kippen. Wenn beide Partner physiologisch geeignet sind, verbindet die CAT (*siehe* Seite 193) die Penetration mit dem Druck auf die Klitoris. Sie können auch eine Hand (oder einen Stabvibrator) nach unten schieben (*siehe* Klitorale Lust, Seite 142), was am einfachsten ist, wenn er von hinten eindringt oder wenn sie oben ist.

Noch eine Bemerkung zur Ejakulation der Frau. Wenn sie spontan geschieht, besteht kein Grund zur Panik oder gar zur Scheidung (ein Mann behauptete, seine Frau uriniere auf ihn). Wenn Sie diese Ejakulation bewusst auslösen wollen, ist sanfter, aber dauerhafter Druck auf den G-Punkt der Schlüssel (*siehe* Triggerpunkte, Seite 153). Sollt es trotz aller Bemühungen nicht klappen, ist ihr Orgasmus nicht weniger lustvoll.

Manche Frauen täuschen Orgasmen vor. Tun Sie das nicht. Es ist nicht nur schwirig – nur wenige Frauen können Kontraktionen der Vagina vortäuschen, und keine kann die vielsagende Rötung der Brüste und des Halses herbeizaubern –, sondern setzt in einem einzigen Augenblick einen Kreislauf der Selbstverleugnung und Irreführung in Gang. Und je öfter Sie schwindeln, desto schwieriger wird es, damit aufzuhören – und desto schwerer fällt es Ihnen zu fordern, was Sie brauchen, um gar nicht erst schauspielern zu müssen. In einer Liebesbeziehung sollte es möglich sein, nur ab und zu einen Orgasmus zu haben und dennoch geliebt zu werden.

Aber wenn Ihnen ein gelegentlicher Orgasmus zu wenig ist, sollte es auch möglich sein, das Problem zu lösen. Wenn sie allein mühelos einen Orgasmus erreicht, ist das ein klarer Beweis dafür, dass die Technik nicht stimmt. In diesem Fall müssen die Partner nur zu der Einsicht gelangen, dass sie nicht unbedingt das braucht, was er glaubt. Sagen Sie es ihm – oder, besser noch, zeigen Sie es ihm.

Wenn es dann immer noch Schwierigkeiten gibt, lohnt es sich, ärztlichen Rat einzuholen, denn bestimmte Krankheiten und Medikamente stören die natürlichen Reaktionen. Möglicherweise kann auch ein Psychologe helfen. Manche Frauen wurden so erzogen oder haben derart schlechte Erfahrungen mit dem Sex gemacht, dass sie sich buchstäblich gegen Orgasmen wehren (*siehe auch* Bücher und nützliche Anschriften, Seite 276–279). Außerdem ist es immer sinnvoll, die Beziehung zu prüfen. Warum sollte sie einen Orgasmus haben, wenn sie ihren Partner nicht leiden kann, selbst wenn die Abneigung nur schwach und vorübergehend ist?

Stellen Sie ein umfangreiches Repertoire zusammen. Darauf kann man nicht oft genug hinweisen. Die wirksame Technik kann von Tag zu Tag und sogar von Moment zu Moment unterschiedlich sein. Die alte Frau im arabischen Sexleitfaden *Der duftende Garten*, hatte vor 500 Jahren Recht, als sie einem unbefriedigten Paar riet, möglichst viele verschiedene Techniken auszuprobieren, und sie hat heute noch Recht.

Brücke

Eine Methode, die Kluft zwischen dem Orgasmus ohne Eindringen und dem Orgasmus mit Eindringen zu »überbrücken«. Geht auf die Sexualtherapie zurück, lässt sich aber auch zu Hause anwenden. Kurz gesagt macht sie alles, was ihr gefällt, und geht nach und nach zum Sex mit Penetration über. Mit der Zeit verbinden sich die Partner, und eines Tages ist das Band vielleicht so stark, dass die Kluft sich schließt.

Die Partner liegen auf der Seite, oder sie liegt oben. Wichtig ist, dass sie nach unten greifen kann. Sie bringt sich mit der Hand in ihrem eigenen Tempo zum Orgasmus, während er die nötigen Extras liefert. Seine Hand oder ihre andere Hand stabilisiert seine

Erektion. Während des Höhepunktes packt sie seinen Penis und reibt damit ihren U-Punkt (*siehe* Triggerpunkte, Seite 153). Sobald das alles regelmäßig gelingt – wenn es zwölf Abende dauert, ist das ein beachtlicher Fortschritt –, beginnt sie, sich auf den Penis sinken zu lassen, und führt dann den Orgasmus herbei. Er stößt behutsam, sofern das nicht ihre Konzentration stört. Ihr letzter Schritt besteht darin, dies erst im letzten Moment zu tun, so dass seine Stöße sie auf den Gipfel befördern. Übung macht den Meister, und Erfolg steigert den Erfolg, weil er die Selbstsicherheit stärkt.

Allerdings setzt diese Methode Zeit und Geduld voraus. Üben Sie nicht zu verbissen, und bleiben Sie gefasst, wenn es nicht klappt. Der Rat »Tanze nie mit einem Mann, mit dem du nicht lachen kannst«, ist hier vielleicht wichtiger als bei jedem anderen Spiel.

CAT
Die Erfüllung ihres größten Wunsches:
Orgasmen »auf Bestellung«.

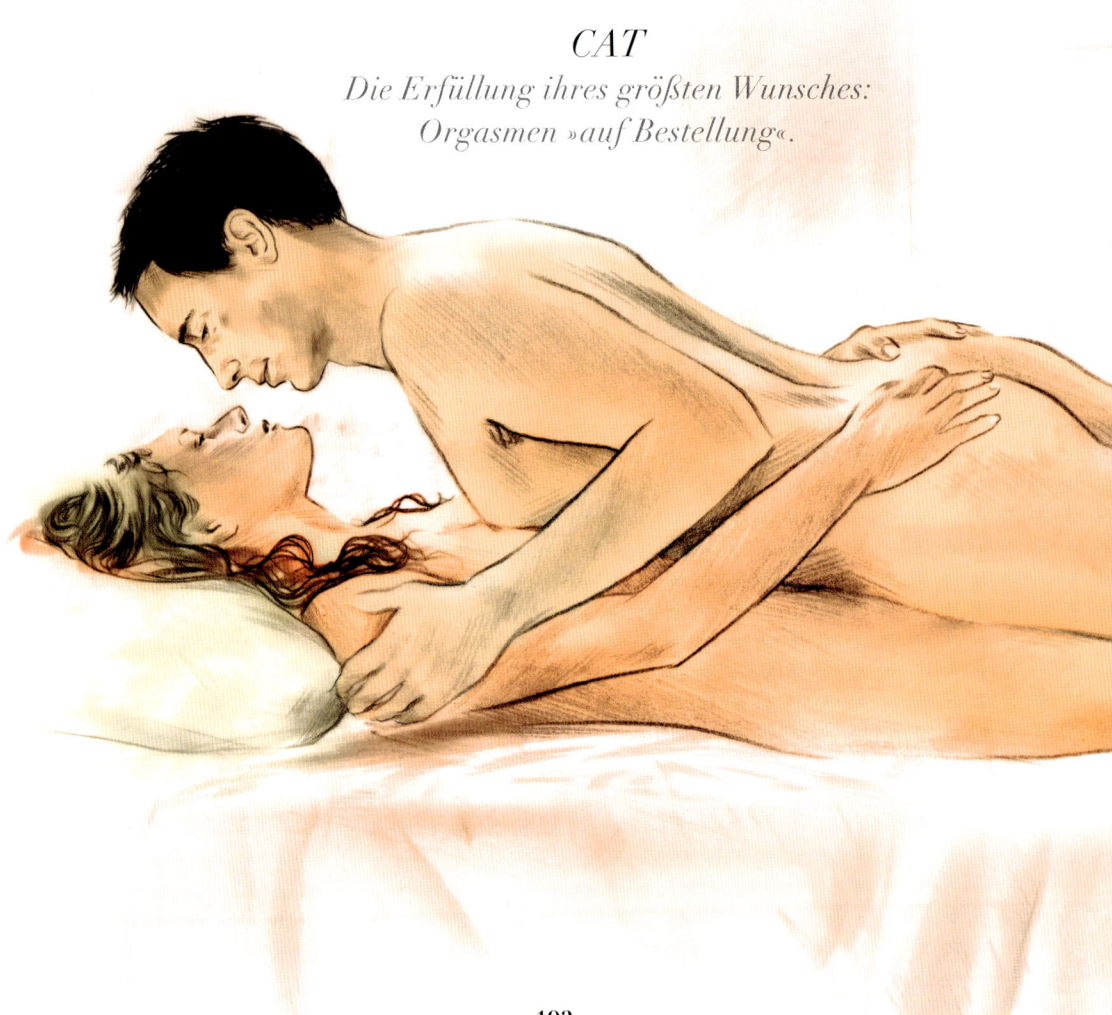

CAT

CAT ist ein Akronym für Coital Alignment Technique, eine der wenigen Stellungen, in denen die Eichel beider Partner durch die Penetration gleichzeitig stimuliert wird. Sehr hilfreich, wenn beide Partner beim Koitus den Orgasmus erreichen wollen. Wahrscheinlich entwickelt von dem Therapeuten Edward Eichel und seinem Team – doch als die Technik Mode wurde, behaupteten Journalisten einer weltbekannten Modezeitschrift amüsanterweise, sie seien die Erfinder.

Er liegt oben wie in der Missionarsstellung, aber sein ganzes Gewicht ruht auf ihr. Sie legt sich so hin, dass sein Schambein ihre Klitoris trifft, und wenn er stößt, neigt sie das Becken so, dass die Klitoris nach oben und unten gezogen wird. Wenn das nicht klappt, übernimmt sie das Kommando und geht in die Reitstellung (*siehe* Seite 158). Er liegt still, sie beugt sich nach vorne und experimentiert, bis sie eine Position und Bewegung findet, die ihre Klitoris wie gewünscht stimuliert. Dann kann er mitmachen und stoßen. Sobald die Partner gut eingespielt sind, können sie sich in die Missionarsstellung drehen oder auf die Seite legen. Andere Stellungen sind so gut wie unbrauchbar. Behalten Sie einen stetigen, sanften Rhythmus bei.

Sie muss wissen, was sie will, und es verlangen, selbst wenn er es nicht gewohnt ist. Darum eignet sich CAT nicht für Männer, die darauf bestehen, dass es nur eine einzige »richtige Stellung« gibt. Aber wenn er locker bleibt und sie bestimmen lässt, erfüllt sich vielleicht ihr größter Wunsch: Orgasmen »auf Bestellung« zu erreichen.

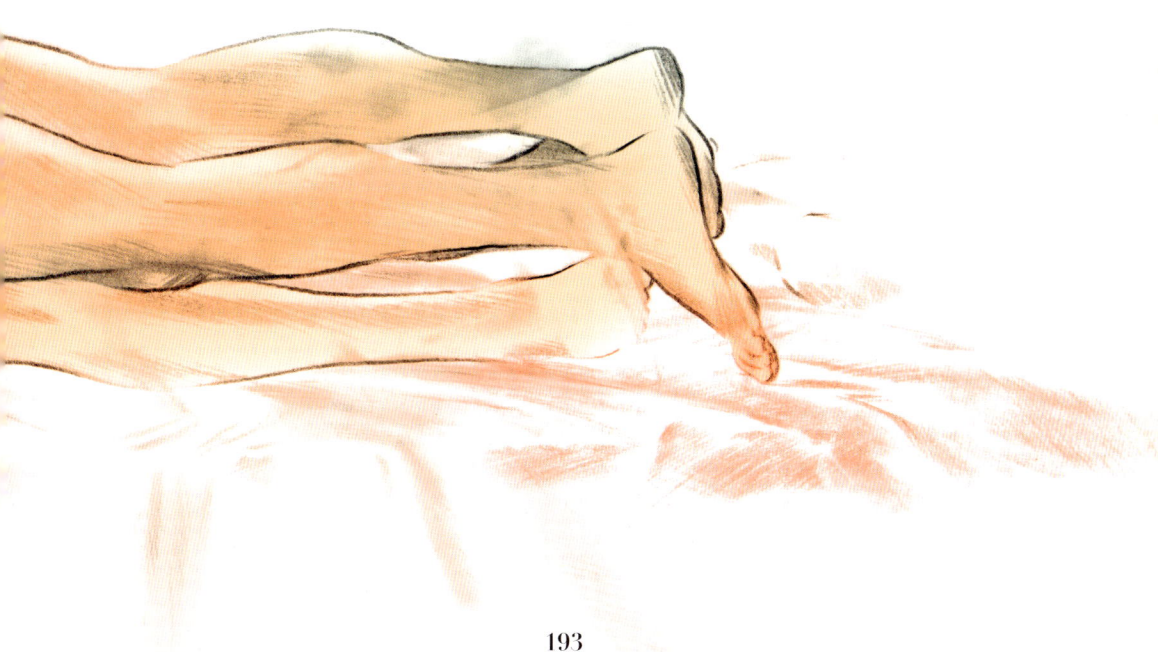

Venus-Schmetterling

Ein sexuelles *pièce de résistance*, ursprünglich eine Fiktion. Wurde 1986 für eine Szenenfolge von L.A. Law erfunden, und zwar als mysteriöse Technik, die einer Frau einen kontinuierlichen, ausgedehnten Orgasmus verschaffen sollte. Später wurde daraus ein Mythos, den jeder Mann kennen wollte. Es gibt verschiedene Beschreibungen, denen eine dreifache Stimulation – Klitoris, Vagina und After – gemeinsam ist. Man kann zum Beispiel die Finger so spreizen, dass der Daumen die Klitoris berührt, Zeige- und Mittelfinger in die Vagina eindringen und die übrigen Finger am After liegen. Wenn er die Finger behutsam öffnet und schließt, entsteht der »Schmetterlings-Effekt«. Oder er leckt die Klitoris und massiert mit einem oder zwei Fingern ihren G-Punkt (*siehe* Triggerpunkte, Seite 153), während die andere Hand ihren Enddarm erforscht. Manche Leute – darunter die Autoren eines ganzen Buches zum Thema – behaupten, dass es funktioniert. Andere sagen, es sei körperlich unmöglich. Am besten probieren Sie es einige Mal aus, ehe Sie Ernst machen.

Vogelgesang am Morgen

Was Ihr Partner während des Orgasmus sagt, dürfen Sie nie zitieren. Sie können es nachspielen, wenn Sie beide in der richtigen Stimmung sind, aber nur dann. In diesem Moment ist der Mensch emotional entblößter denn je.

Was wir beim Orgasmus sagen, ist im Laufe der Geschichte erstaunlich gleich geblieben, und zwar auf allen Kontinenten. Japaner, Inder, Franzosen und Engländer stammeln etwas über das Sterben (»Manche«, schrieb Abbé Brantôme, ein französischer Historiker des 16. Jahrhunderts, »rufen ›Ich sterbe‹, aber ich glaube, sie genießen diese Art Tod.«), über ihre Mutter (oft rufen sie im entscheidenden Augenblick nach ihr) und über Religion, selbst wenn sie ungläubig sind. Das ist ganz natürlich – der Orgasmus ist der spirituellste Moment in unserem Leben, und alle anderen mystischen Gipfel sind im Vergleich zu ihm bloße Übersetzungen. Männer neigen dazu, wie Bären zu brummen oder aggressive einsilbige Wörter zu stöhnen, etwa »Drin, drin, drin!« Die Frau des Leoparden im gleichnamigen Roman von Giuseppe Tomasi di Lampedusa pflegte »Jesusmaria!« zu kreischen. Aber neben der Sprache gibt es noch unendlich viele andere Laute.

Es ist schwer zu sagen, warum diese Schreie so charmant sind. Die Inder haben sie klassifiziert und mit Vogelgesang verglichen – und sie weisen darauf hin, dass Papageien und Beos sie leicht aufschnappen, was schlimme soziale Folgen haben kann, wenn die Vögel sie nachplappern. Verbannen Sie also Papageien aus dem Liebesnest! Wichtig ist, dass Sie lernen, diese Laute zu deuten, während Sie den Gesang genießen. Vor allem müssen Sie wissen, wann »Aufhören!« wirklich »Aufhören!« heißt und wann es »Mach weiter, verdammt!« bedeutet. Dies ist eine ganz persönliche Sprache, und Sie müssen ein einfühlsamer Feldforscher sein, um sie interpretieren zu können.

Einige Laute sind allgemein bekannt: ein Keuchen, wenn eine Berührung erregend ist, schauderndes Ausatmen beim Höhepunkt. Manche Menschen sprechen ständig in einer

Art Babysprache oder wiederholen frivole Ausdrücke der unwahrscheinlichsten Sorte. Manche kann man ein paar Straßen weiter noch hören, andere bleiben völlig stumm oder lachen oder stöhnen herzergreifend. Einige der wirklich lauten Zeitgenossen wollen ungehindert schreien, andere lassen sich gerne knebeln oder stopfen sich ihr Haar in den Mund wie auf japanischen Stichen (traditionelle japanische Häuser haben Wände aus Papier). Männer können auf dem Weg zum Orgasmus ebenso lautstark sein, sprechen aber meist weniger.

Wenn Ihr Partner stumm bleibt, bedeutet das nicht, dass er keine Lust empfindet. Manchen Menschen fällt es eben schwer zu tun, was man ihnen als Kinder verboten hat. Wenn Sie laut sein wollen, dann sagen Sie es rechtzeitig. Vor allem Frauen kommen sich »wie Tiere« vor, wenn sie stöhnen oder grunzen, und sie sind erleichtert, wenn der Partner Verständnis äußert. Falls bestimme Ausdrücke Sie abstoßen, sollten Sie es ebenfalls sagen – es gibt genügend Alternativen (*siehe* Worte, Seite 99).

Wichtig ist, dass Sie beim ungehemmten Geschlechtsakt so laut sind, wie Sie wollen. Es ist seltsam, dass wir das schreiben müssen; aber Haus- und Hotelbesitzer haben es noch nicht kapiert – anscheinend sind sie alle mit stummen, kinderlosen Partnern verheiratet, sonst würden sie dickere Wände einbauen. Auch ein Koitus in totaler Stille mit einer Hand auf dem Mund des Partners kann Spaß machen, wenn Sie nicht riskieren wollen, dass man Sie hört. Eine weitere Möglichkeit sind zwei Liebesakte gleichzeitig: ein normaler, sanfter Koitus, bei dem jeder Partner einen anderen, viel wilderen beschreibt, den er in seiner Fantasie erlebt und der vielleicht das nächste Mal Wirklichkeit wird. Vielleicht können Sie nicht alle diese Fantasien ausleben, aber Sie erfahren, was Ihr Partner braucht. Solche Fantasien können heterosexuell, homosexuell, inzestuös, zart, wild oder blutrünstig sein. Blocken Sie nicht ab, und fürchten Sie sich nicht davor. Es sind Träume, in denen Sie mitspielen. Denken Sie aber daran, dass diese Träume Sie am helllichten Tag verstören können. Lassen Sie sie beim Orgasmus los.

Partner, die einander gut kennen, haben keine Angst und treiben nicht Schindluder mit solchen Fantasien. Stellen Sie aber Regeln auf, wenn diese doppelte Entblößtheit Sie stört, zum Beispiel: Nur praktikable oder fröhliche Fantasien sind erlaubt. Spielen Sie niemals bei einem späteren Streit auf Kissengespräche an (»Ich wusste ja, dass du lesbisch bist« und so weiter). Das ist ungehörig. Wirklich unangenehm ist es nur, wenn ein Partner hemmungslos lacht – manche tun das. Seien Sie nicht beleidigt. Das Lachen gilt nicht Ihnen.

HAUPTGERICHTE

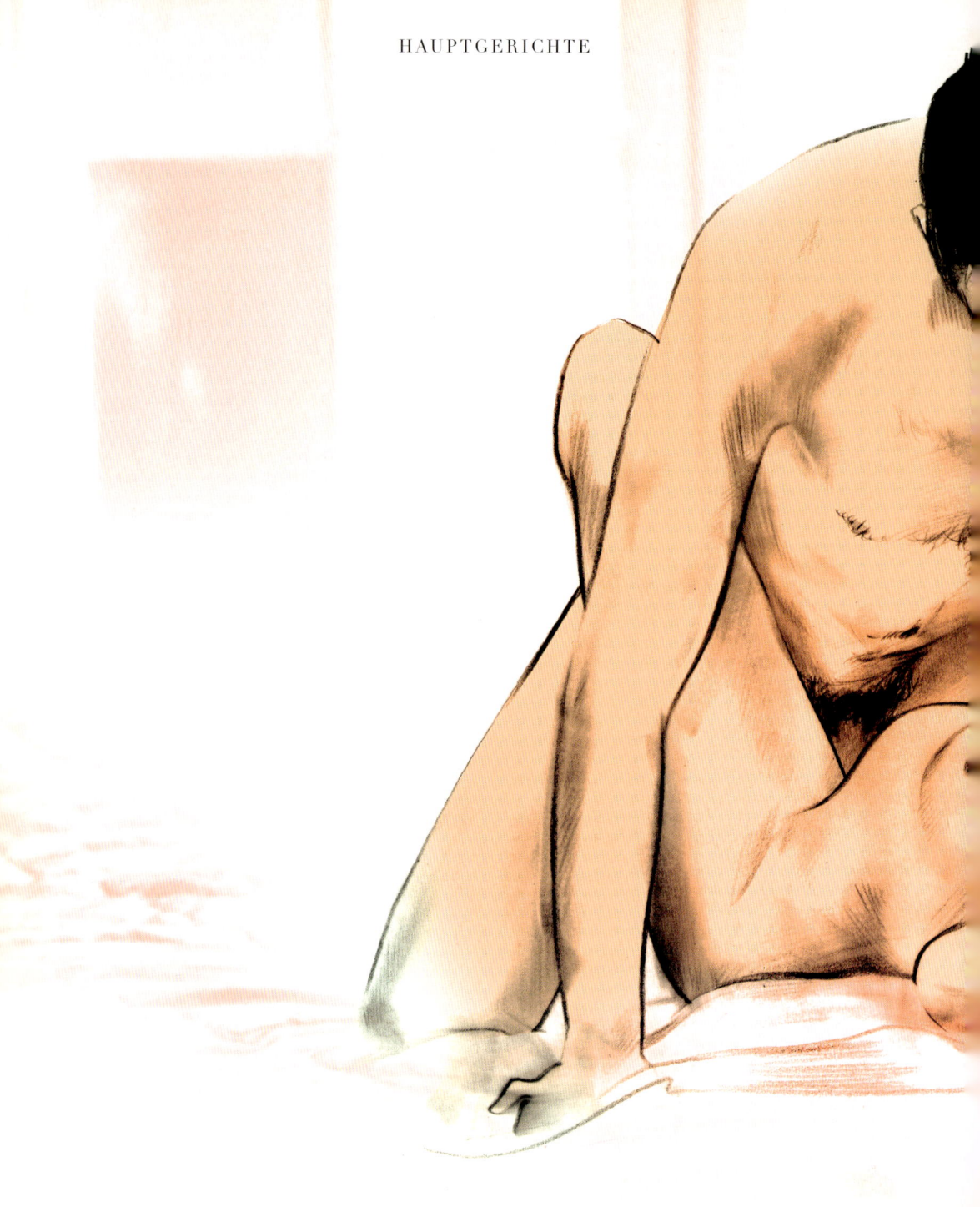

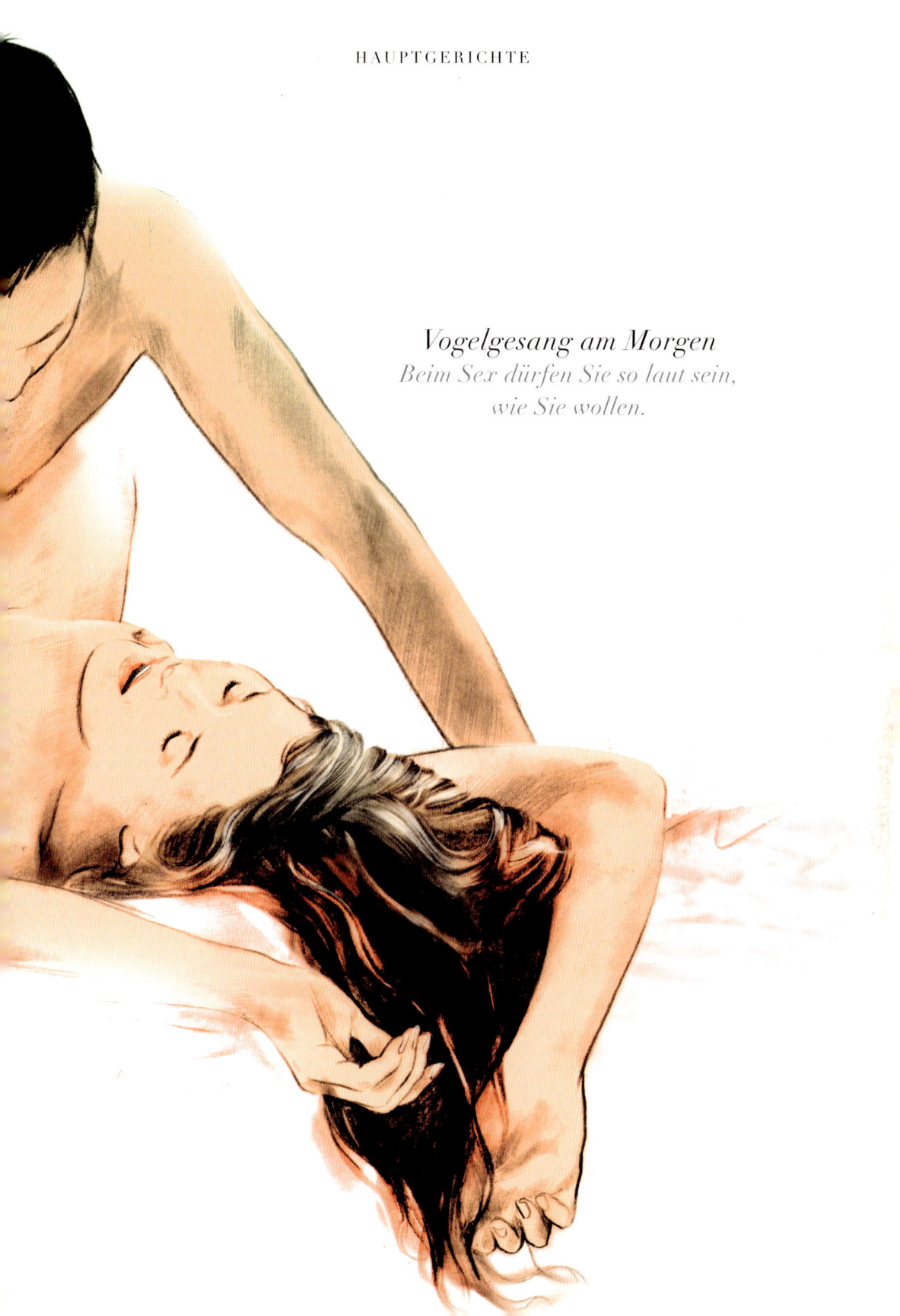

HAUPTGERICHTE

Kleiner Tod

La petite mort. Manche Frauen fallen tatsächlich in Ohnmacht. Auch Männern passiert das gelegentlich. Das ist nicht unangenehm, aber es kann einen unerfahrenen Partner erschrecken. So erging es einem Mann, der zum ersten Mal mit einem Mädchen schlief. Als sie wieder zu sich kam, sagte sie: »Es tut mir schrecklich Leid, aber das passiert mir immer.« Er hatte bereits die Polizei und einen Krankenwagen gerufen.

Es besteht also kein Grund zur Sorge, auch nicht, wenn der Partner schreit, Krämpfe hat, hysterisch lacht, schluchzt oder ganz unerwartete Reaktionen zeigt, mit denen der Orgasmus bisweilen einhergeht. Manche schließen einfach die Augen und haben deshalb nicht weniger Spaß. Geräusche und Wildheit sind möglicherweise ein Kompliment an einen geschickten Partner, können aber auch trügerisch sein, weil sie nicht von der Intensität der Lust abhängen und diese nicht von ihnen.

Männer können regelrechte Anfälle bekommen, und beide Geschlechter leiden sofort nach dem Orgasmus mitunter an starken Kopfschmerzen. Sollten diese Symptome regelmäßig auftreten, ist eine ärztliche Untersuchung zu empfehlen. Wie dem auch sei, sobald Sie den Anfangsschock überwunden haben, sind Sie mit dem Verhaltensmuster des Partners bald vertraut. Legen Sie ihn im Extremfall mit angehobenen Beinen flach aufs Bett, und genieren Sie sich nicht, einen Krankenwagen zu rufen, falls er nach mehreren Minuten noch bewusstlos ist.

Komm noch mal
Vielleicht wollen Sie noch einen Orgasmus haben, bevor Sie aufhören.

HAUPTGERICHTE

Komm noch mal

Nicht alle können, aber wir sind sicher, dass viele könnten, wenn sie wollten, besonders Männer. Viele Frauen, vielleicht sogar alle, können mühelos mehrere Orgasmen haben, sofern sie hinreichend motiviert sind und nach dem ersten Orgasmus daran denken weiterzumachen – mit einem Koitus, mit dem Mund oder mit den Händen. Nur bei wenigen

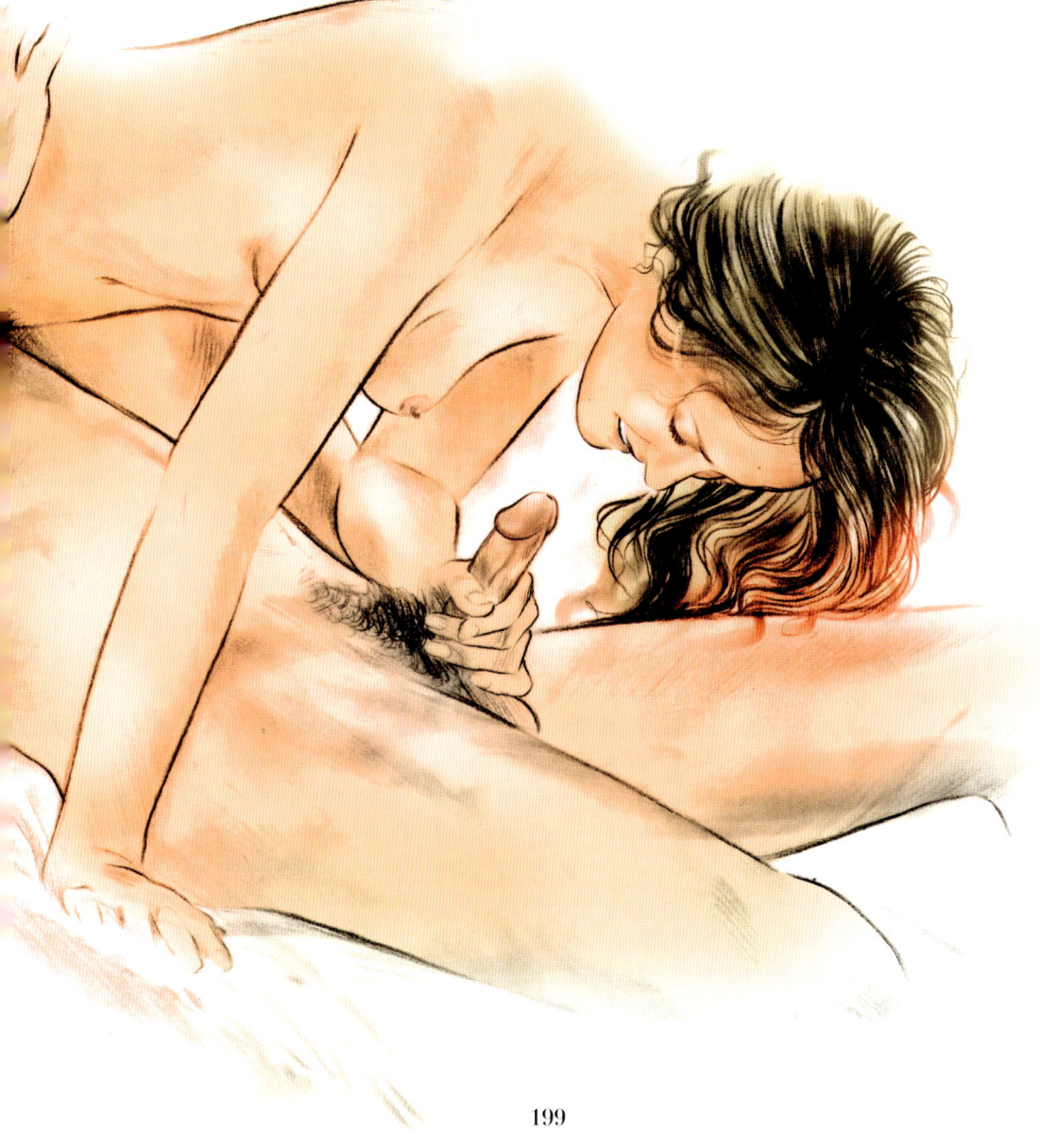

Frauen ist nach dem ersten Höhepunkt alles vorbei, im Gegensatz zu recht vielen Männern. Manche Frauen haben eine lange Serie von Orgasmen ohne einen einzelnen hohen Gipfel. Motivation ist schwer zu definieren; sie ist eine subtile Mischung aus Physiologie, Stimmung, Kultur, Erziehung und dem Partner, den sie haben will. Wenn sie einen heftigen Orgasmus erreichen kann, braucht sie also nur weiterzumachen, um mehr Gipfel zu erklimmen. Die wichtigsten Ausnahmen sind zerbrechliche Frauen, die leicht müde werden, und jene, die es genießen, nach jedem Orgasmus total entspannt zu sein. Wenn sie weitermachen will, muss der Partner ihre jetzt überempfindliche Klitoris in Ruhe lassen und andere Arten der Stimulation anwenden oder sich anderen Körperteilen zuwenden, etwa dem U-Punkt (*siehe* Triggerpunkte, Seite 153).

Bei Männern ist es komplizierter, weil sie wie ein Blitzlicht Zeit brauchen, um wieder leistungsfähig zu sein. Wenn er eine neue Partnerin hat, lohnt es sich, bald einen zweiten Versuch zu wagen – es klappt vielleicht früher, als er glaubt. Sehr viele Männer haben sich einreden lassen, Sex sei anstrengend, und darum leisten sie weniger, als sie könnten. Aber wenn er nicht kann, nicht will oder an sich zweifelt, wäre es sinnlos, ihm gut zuzureden. Dann müssen Sie, Madame, aktiv werden. Wenn Sie enttäuscht aussehen, haben Sie es für den Abend und vielleicht für immer mit ihm verdorben. Schlagen Sie ein paar unterhaltsame Spiele zur Ablenkung vor, geben Sie ihm eine halbe Stunde, und versuchen Sie dann, seinen Penis mit der Hand oder dem Mund steif zu machen. Wenn es Ihnen gelingt, haben Sie sein Leben und Ihres bereichert. Bleiben Sie gelassen, wenn es nicht klappt. Er braucht jetzt keinen Druck, sondern Zuspruch. Erinnern Sie ihn auch daran, dass er nicht unbedingt eine Erektion braucht, um Sie zum Orgasmus zu bringen.

Zwei wichtige Punkte. Erstens: Nach einem vollständigen Orgasmus vertragen manche Männer zunächst keine genitale Stimulation – sie empfinden sie als starken Schmerz. Wenn er zu dieser Gruppe gehört, geben Sie ihm eine halbe Stunde oder mehr. Zweitens: Wenn er wirklich eindringen will, genügt bei ziemlich vielen Frauen eine halbe Erektion. Er braucht nur von hinten oder in der Seitenlage einzudringen. Oft folgt dann eine vollständige Erektion.

Manche Männer bekommen eine dauerhafte Erektion, wenn sie müde sind, schaffen aber keinen Orgasmus mehr. Sie sind Sexathleten, obwohl sie langsam reagieren; aber wenn sie nie zum Orgasmus kommen, haben sie ein medizinisches Problem, das man untersuchen muss (*siehe* Sein Orgasmus, Seite 184).

Manche Paare, die sich zwar ausgetobt haben, aber noch einen abschließenden Orgasmus anstreben, legen sich hin und schauen zu, wie sie sich selbst zum Höhepunkt bringen. Das ist ein zusätzliches Erlebnis, kein Geständnis und keine Niederlage, und es kann unerwartet aufregend sein (*siehe* Selbstbefriedigung, Seite 124–126).

Exzesse

In quantitativer Hinsicht gibt es sie beim Sex nicht – dafür sorgt die Natur. Frauen werden wund, Männer können nicht mehr. Ärzte und moralische alte Frauen haben Jahrhunderte lang gelehrt, sexuelle Übertreibung sei auszehrend. Zu harte Arbeit oder sportliche Exzesse haben sie nie gestört – und Völlerei ebenso wenig, obwohl sie heutzutage eine unserer größten Schwächen ist.

Was den Energieverbrauch anbelangt, ist Sex sogar die am wenigsten anstrengende körperliche Freizeitbeschäftigung. Wenn Sie hinterher müde sind, ist wahrscheinlich Ihre Einstellung zum Sex oder (häufiger noch) Schlafmangel schuld. Männer vergessen oft, dass Frauen, die im Beruf oder Haushalt arbeiten, vielleicht ebenso willig, aber nicht so frisch sind wie die müßigen Bewohnerinnen des alten ottomanischen Harems. Und viele Frauen vergessen, dass Sex zwar das perfekte Entspannungsmittel ist, dass Besessenheit – nicht körperliche Erschöpfung – jedoch zu Impotenz führen kann, vor allem wenn sie mit dem innigen Wunsch einhergeht, olympiareife Leistungen zu vollbringen. Das Schlafbedürfnis und die Schlafgewohnheiten können unterschiedlich sein. Wenn die Partner das nicht merken und keine Rücksicht darauf nehmen, ist ihre Beziehung bedroht. Sprechen Sie über alle diese Themen. Wenn sie wirklich mehr Schlaf brauchen, fühlen sich nur sehr unsichere Menschen, die nicht miteinander kommunizieren können, abgelehnt und schmollen.

Sex macht manche Menschen ebenso matt wie ein Beruhigungsmittel, während andere davon munter und ausgelassen werden. Im letzteren Fall sollten Sie aufstehen, sich beschäftigen und den Partner nach einer ausreichend langen Phase der gemeinsamen Ruhe und der Liebe schlafen lassen. Nachts ist keine Schlaftablette so wirksam wie ein heftiger, gemeinsamer Orgasmus. Und wenn Sie sich einmal völlig verausgaben, können ein paar Stunden oder ein Tag Ruhe jede Erschöpfung kurieren.

Obwohl manche Leute es nicht glauben, führt häufiger Sex zu besserem Sex, weil er Übererregung, aber nicht die Orgasmen dämpft und die Reaktionen der Frau beschleunigt. Das fantastische »Hoch« nach einer zeitweiligen Trennung ist nicht auf Enthaltsamkeit zurückzuführen, sondern auf die Wiedervereinigung. Sie können beide während der Trennung täglich masturbieren und diesen Gipfel dennoch erreichen. Häufiger Sex bewahrt zudem die Potenz bis ins hohe Alter – er wird nicht nur zur Gewohnheit, sondern er regt die Hormonbildung an und verbessert das Aussehen, die Vitalität und vor allem die Spannkraft der Vagina. Herzkrankheiten und Depressionen treten seltener auf, und das Immunsystem wird gestärkt. Was ist daran auszusetzen?

Nur eine Warnung: Seien Sie vorsichtig, wenn er die »kleine blaue Tablette« geschluckt hat. Exzesse können dann zu Narbenbildung oder Priapismus führen (*siehe* Seine Erektion, Seite 148). Obwohl es so etwas wie »zu viel Sex« an sich nicht gibt, können Sie aus zu vielen falschen Gründen und mit zu vielen falschen Leuten übertreiben. Das ist Sexsucht. Wenn Sex zum Zwang wird, wenn Sie ihn missbrauchen und sich hinterher schämen, anstatt Erfüllung und Freude zu empfinden, brauchen Sie fachkundige Hilfe (*siehe* Bücher und nützliche Anschriften, Seite 276–279).

Gleichzeitiger Orgasmus

Traditionelle Sexologen hielten ihn für wünschenswert. Wilhelm Reich sagte, solche Orgasmen seien intensiver. Kinsey meinte, sie seien der Gipfel der Intimität bei einem Paar. Moderne Gynäkologen weisen darauf hin, dass sie die Chance auf eine Befruchtung vergrößern, weil ihr Orgasmus sein Sperma nach oben zieht.

In Wahrheit kommen gleichzeitige Orgasmen eher durch Zufall oder Glück als durch gutes Timing zustande. Die Schwierigkeit besteht darin, dass wir uns auf unsere eigene Lust (um den Gipfel zu erstürmen) und auf die Lust des Partners konzentrieren müssen (um ihn auf den Gipfel zu bringen). Dieser Balanceakt kann einen oder beide Partner zu »Beobachtern« machen, abgeschnitten von allen Empfindungen. Kein einfacher Drahtseilakt.

Paare, die genau wissen, wie beide sich bewegen, können versuchen, sich auf den üblicherweise »langsameren« Partner zu konzentrieren, ihn aufmuntern und ihn dann sozusagen sieden lassen, während der andere ihn einholt. Gegenseitige Handarbeit oder eine 69 (*siehe* Seite 143) kann beide schon vor dem Koitus an den Rand des Orgasmus bringen. Dann besteht die Herausforderung darin, ihn zu bremsen, während sie das klassische Tief beim Eindringen überwindet und ihn erneut einholt. Die CAT (*siehe* Seite 193) könnte Ihre beste Wahl sein. Denken Sie auch daran, dass Gleichzeitigkeit nicht unbedingt Penetration bedeutet. Sie schwindeln nicht, wenn Sie gemeinsam masturbieren, und es ist auch nicht verboten, sie mit mehreren Höhepunkten aufzuwärmen, während er bis zu ihrem finalen Orgasmus wartet.

Gemeinsame Orgasmen sind jedoch kein Muss. Machen Sie sich also keine Vorwürfe, wenn sie nicht gelingen.

Quickies

Kurz und wild hat seinen eigenen Charme, aber es setzt voraus, dass beide Partner gleichermaßen erregt sind und dass die Frau körperlich intensiv reagiert. Beides kommt meist erst beim längeren Liebesspiel zustande; aber einem wirklich guten Paar gelingt es willentlich – kurz und sanft oder sehr lang und auf andere Art schön. Mit anderen Worten: Sie können Quickies nur dann voll auskosten, wenn Sie imstande sind, den Koitus bewusst zu verlängern.

Sobald das gelingt, ist der Quickie das Äquivalent der Inspiration, und Sie sollten ihn einschlagen lassen wie einen Blitz, jederzeit und fast überall, vom Bett mitten in der Nacht bis zur Mitte einer Wendeltreppe – wann immer Sie beide plötzlich allein und inspiriert sind. Natürlich wird ein Partner gelegentlich darum bitten, aber der inspirierte Quickie ist ein gemeinsames Abenteuer, und der halbe Spaß besteht darin, dass die einleitende Kommunikation bei einem echten Liebespaar wortlos erfolgt. Die Regel lautet: Lehnen Sie einen Quickie nie ab, wenn er möglich ist – und wenn Sie schnell, schlau und geschickt

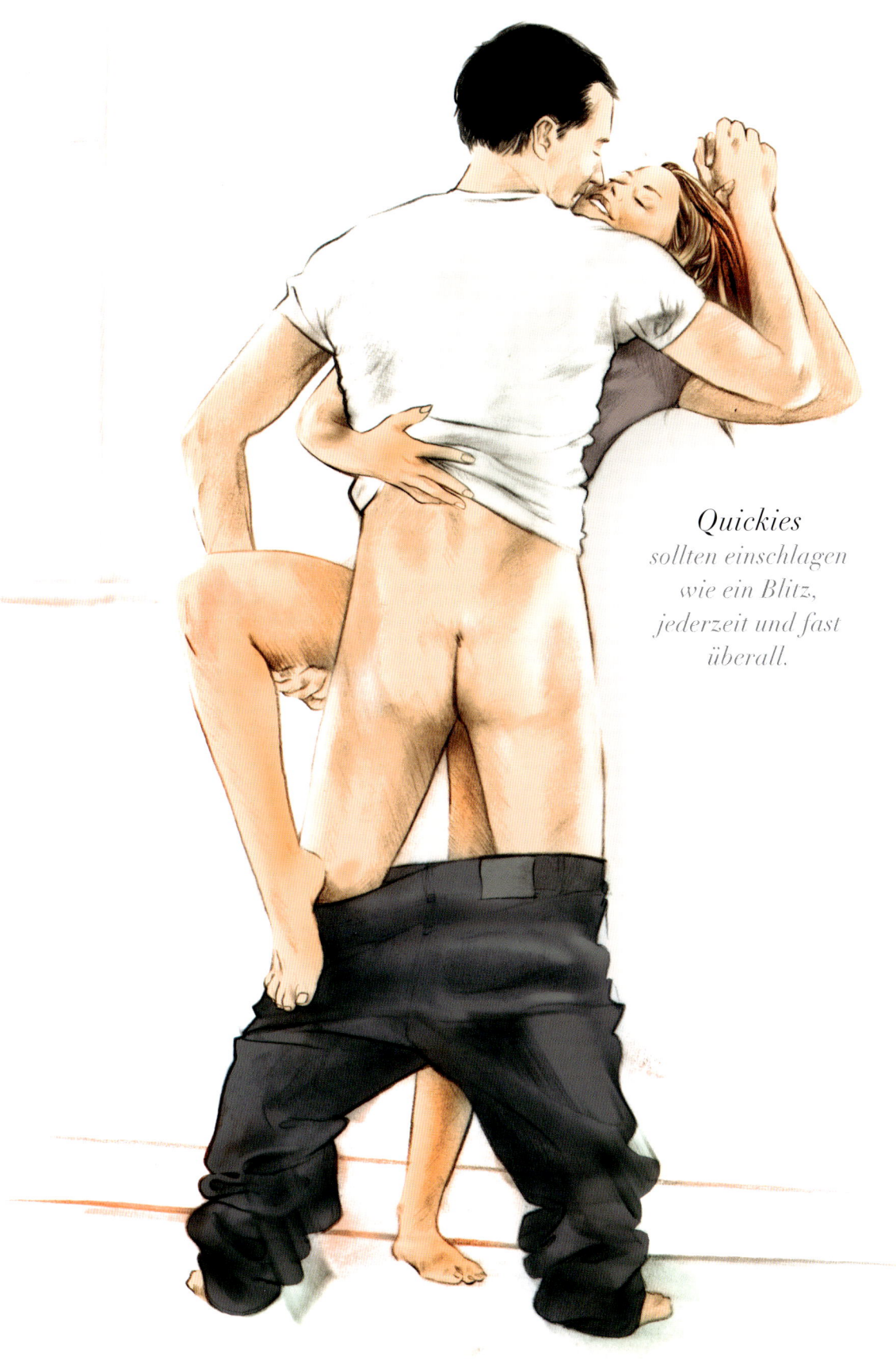

sind, ist er fast immer möglich. Sie sollten im Sitzen, im Stehen und in anderen Stellungen versiert sein, aber auch im Sex ohne Ausziehen.

Wenn Sie den Höhepunkt schnell erreichen wollen, ist die nackte Missionarsstellung für den Quickie ideal; aber sie dürfte oft nicht in Frage kommen. Das bedeutet, Sie müssen sich auf einem Stuhl an einem Baum oder im Badezimmer lieben. Wenn Sie warten müssen und sofort nach Hause gehen können, ist das Etikett »Quickie« noch etwa eine halbe Stunde lang gültig. Danach handelt es sich um ein neues Spiel. Zu Hause sollten Sie möglichst nicht Nein sagen, selbst wenn Sie beschäftigt sind.

Verzögern

Die Erregung erst steigern, dann dämpfen, bis die Spannung unerträglich wird. Die Wirkung ist auf die Ungewissheit und, in körperlicher Hinsicht, auf die stärkere Durchblutung zurückzuführen, die den Orgasmus intensivieren.

Normalerweise drängen Sie vorwärts, behalten einen stetigen Rhythmus bei und stimulieren einander kontinuierlich. Hier ist es umgekehrt. Wenn die Erregungskurve steigt, ändern Sie bewusst Ihre Taktik, so dass die Kurve vorübergehend fällt. Dadurch bereiten Sie sich auf einen noch höheren Gipfel vor. Am besten variieren Sie den Rhythmus (unregelmäßig stoßen oder zwar regelmäßig, aber schneller oder langsamer). Ganz aufzuhören ist noch effektiver, setzt aber größere Präzision voraus. Manche Frauen brauchen einen unregelmäßigen Rhythmus, um den Orgasmus zu erreichen.

Diese Methode erfordert Zusammenarbeit. Schauen Sie einander in die Augen, oder achten Sie auf kleine Veränderungen der Atmung, um herauszufinden, wann Sie bremsen, aufhören oder weitermachen sollen. Er kann das Stoßen einstellen, sie kann ihm ein entsprechendes Signal geben, und beide können die Hand oder Zunge zurückziehen. Sie können auch vereinbaren, dass Sie erst dann zum Orgasmus kommen, wenn es erlaubt ist – oder wenn der Wecker klingelt oder die CD zu Ende ist. Dann baut sich die Spannung von innen her auf, weil Sie gemeinsam und einzeln versuchen, sich der Lust hinzugeben, ohne sich von ihr überwältigen zu lassen.

Das tibetische Tantra empfiehlt diese Technik angeblich für beide Partner als gemeinsamen Weg zur spirituellen Erleuchtung. Es wäre interessant, mehr zu erfahren; aber die Details sind leider geheim. Falls Sie die Technik allein ausprobieren wollen: *Siehe* Langsames Masturbieren, Seite 269–273).

Entspannung

Die meisten Menschen glauben wohl, maximale Lust beim Orgasmus gehe mit maximaler Muskelspannung einher. Das setzen auch wir voraus. Viele Techniken – zum Beispiel *Ligottage* (siehe Seite 252–253) – zielen auf diese Spannungssteigerung ab. Andererseits trifft das nicht immer zu. Ein Orgasmus mit totaler Entspannung ist eher schwerer zu erreichen, vor allem deshalb, weil man ihn nicht künstlich beschleunigen kann. Aber er ist sowohl anders als auch, sofern er gelingt, überwältigend. Manche Menschen, meist Frauen, reagieren offenbar nicht optimal, wenn sie angespannt sind. Bei ihnen scheint zu viel Aktivität einen Kurzschluss in der Erregungsleitung auszulösen.

Manche Autoren behaupten, der Spannungsorgasmus sei ein Zeichen von Furcht vor vollständiger Hingabe, Schmerzen und so weiter. Aber es gibt nur eine allgemeingültige Regel beim Sex: Jeder Mensch reagiert anders. In welchem Umfang die Unterschiede zwischen den Menschen von der Physiologie abhängen, ist keine pragmatische Frage – manche brauchen dies, andere das. Die meisten Menschen können mit etwas Übung ihr Repertoire erweitern, indem sie lernen, sowohl Spannung als auch Entspannung zu nutzen und ihre Bedürfnisse in diesem Moment zu erspüren. Dann können sie zwischen Spannung und Entspannung abwechseln und dadurch die Bandbreite ihrer körperlichen Empfindungen verdoppeln. So wird der Sex noch kommunikativer. Ja, manche Spannungen sind auf Angst vor Hingabe zurückzuführen, und manche Menschen wollen zum Orgasmus »gezwungen« werden. In diesem Fall ist es zumindest anfangs wohl am vernünftigsten, die vorhandenen Reaktionen zu nutzen. Aber wenn Sie diese Art der Reaktion ins Liebesspiel einbeziehen, sollten Sie nicht auf die anderen verzichten.

Der normale, schläfrige, nicht-spezielle Koitus auf der Seite oder in der Missionarsstellung ist entspannt; aber das meinen wir nicht. Um einen völlig entspannten Orgasmus zu erreichen, bleibt ein Partner ganz passiv und der andere spielt ein Solo, oder sie bewegen sich beide ganz ohne Anstrengung, bis ihre Bewegungen – bei der Frau die inneren – automatisch ablaufen. Probieren Sie beides aus. Anfangs ist es leichter, beide Techniken gemeinsam zu erlernen.

Für den weniger aktiven Partner (das ist meist, aber nicht immer, derjenige, der unten liegt) besteht die wohl beste Methode anfangs darin, sämtliche Bewegungen einzustellen, sobald der Orgasmus sich nähert, und vollständig zu erschlaffen (warnen Sie Ihren Partner vor). Manche Menschen tun das von Natur aus. Wenn Sie ein Entspannungstraining absolviert haben – »Meine Hand wird immer schwerer« und so weiter –, können Sie diese Technik hier anwenden.

Die Tatsache, dass Sie etwas versuchen wollen, kann während der ersten paar Male eine Spannung anderer Art hervorrufen. Aber nach einigen Experimenten lernen die meisten leicht erregbaren Menschen, ihren Orgasmus einfach geschehen zu lassen. Das fühlt sich anders an als der ebenso lustvolle Orgasmus, den man durch Probieren oder durch Anstrengung und Verzögern erreicht. Schieben Sie nichts hinaus – seien Sie überhaupt nicht aktiv. Üben Sie die Entspannung, während der Partner Sie masturbiert oder lutscht.

(Bei ihr klappt es anfangs vielleicht besser mit der Hand oder dem Mund. Sie sollte erst dann zum Koitus übergehen, wenn sie gelernt hat, sich völlig zu entspannen.) Ihre oder seine Bewegungen sind die gleichen wie beim »langsamen Maturbieren« (*siehe* Seite 269–273); aber als aktiver Partner streben Sie ein ganz anderes Feedback an. Bei der »harten« Version bremsen Sie den anderen bewusst oder treiben ihn an und halten mit seinen Reaktionen nur beinahe Schritt, einerlei, ob er gefesselt oder frei ist. Bei der »weichen« Version sind Sie seinen Reaktionen ein klein wenig voraus, so dass er nicht reagieren, sich nicht anstrengen und sich nicht einmal bewegen muss. Man kann den Unterschied nicht beschreiben, sondern nur spüren. Vielleicht müssen Sie schneller und stetiger stimulieren – kein langsames Reizen und keine plötzlichen Ausbrüche. Sie sind aktiv, und der Partner lässt es geschehen.

Sobald Sie diese Technik beim Koitus und bei anderen Arten der Stimulation beherrschen – einschließlich aller erwähnten Extras –, können Sie zum »bewegungslosen« Geschlechtsverkehr übergehen. Anfangs wird er natürlich nicht völlig bewegungslos sein; aber Sie sollten herausfinden, was geschieht, wenn Sie nach der ersten Runde (mit sanften Bewegungen) zu denken aufhören. Sie werden sich irgendwie weiter bewegen, aber mit der Zeit und mit etwas Übung immer weniger bewusst, vor allem wenn die Frau ihre Scheidenmuskeln gut im Griff hat (*siehe* Pompoir, Seite 188). Irgendwann lernen manche Menschen, einzudringen und nichts zu tun und dennoch einen Orgasmus zu erreichen, in dem sie völlig verschmelzen und das Gefühl haben, eins zu sein – auch das ist nicht zu beschreiben und gelingt wahrscheinlich nicht immer; aber wenn es klappt, ist es fantastisch.

Wichtig ist, dass es hier nicht um Langsamkeit, Hinausschieben oder ein anderes bewusstes Eingreifen geht. Wenn es nicht gelingt, gehen Sie zu normalen Bewegungen über, aber ohne zu viel nachzudenken – manchmal spüren Sie beide, dass es Zeit ist, die Stellung zu wechseln und den Gipfel zu erstürmen. Völlige Verschmelzung ist nicht erzwingbar, und gewöhnlicher, athletischer Sex ist auch schön. Aber wenn Sie es schaffen, sind die Empfindungen so außergewöhnlich, dass Sie nach Wiederholung lechzen.

Zuverlässige Entspannung und die fast beängstigende Selbstaufgabe, die damit einhergeht, sind das Ziel der meisten Sex-Yogis. Manche dieser sexuellen Mystiker empfehlen angeblich eine besonders entspannte Stellung (er auf der linken Seite, sie im rechten Winkel zu ihm auf dem Rücken, Knie angezogen, Beine quer über seinen Hüften, Füße flach auf dem Bett). Ob das hilft, kann durchaus von der Figur abhängen – aber uns ist nicht klar, wie er in diesem Winkel eindringen soll. Es lohnt sich jedoch, wenn auch Liebende, die sich nicht total gehen lassen können, alle beschriebenen Techniken durchspielen, dabei Entspannung anstatt maximaler Spannung anstreben und dementsprechend miteinander kommunizieren. Menschen, die sich beim Koitus von Natur aus entspannen, sollten es gelegentlich mit starker Anspannung versuchen – so wie Leute, die gerne um sich schlagen, sich ab und zu fesseln lassen sollten.

Solche Experimente, die den gewohnten Reaktionen zuwiderlaufen, sind abwechslungsreicher als mechanische Stellungsvarianten, Spielzeug oder Kunststücke. Sie sind ein Teil des Liebesspiels, der nicht nur Neugier, sondern einige Mühe voraussetzt; aber er ist sehr wichtig, wenn Sie Ihre sexuelle Kommunikation so weit vervollkommnen wollen, wie es Ihnen körperlich und seelisch möglich ist.

Danach

Der Philosoph Alan Watts hielt den Orgasmus für eine köstliche Interpunktion während des Liebesaktes. Er ist allerdings kein Punkt, selbst wenn beide Partner nicht mehr weitermachen können oder wollen. Bitte trennen Sie sich behutsam. Wenn er eingedrungen ist, sollte er sich so verabschieden, wie er sich vorgestellt hat: respektvoll. Dann sollten beide sich aufeinander konzentrieren, um das beendete Erlebnis zu ehren.

Die Physiologie kann dabei förderlich oder hinderlich sein. Ein Cocktail aus postkoitalen Hormonen bewirkt möglicherweise, dass beide Partner ein Gefühl der Nähe und Zärtlichkeit empfinden. Es kann aber auch sein, dass er streitlustig wird und sie sich nach Zuwendung sehnt (*siehe* Hormone, Seite 40). Tränen und die klassische postkoitale Tristesse sind meist kein Zeichen von echter Traurigkeit oder Angst, sondern deuten eher auf Verletzlichkeit und ein Bedürfnis nach Nähe hin. Das Hormon Prolaktin kann dem Gehirn und dem Körper signalisieren, dass die Arbeit erledigt ist und wir die Aufmerksamkeit anderen Dingen zuwenden sollten. Deshalb verspürt vor allem der Mann nach dem Sex oft ein starkes Bedürfnis, sich nicht nur im wörtlichen Sinne zurückzuziehen. Aber er sollte seinen Instinkt unterdrücken, die Partnerin innig umarmen und einige liebevolle Worte zu ihr sagen. Sie kann ihm helfen, indem sie darauf vertraut, dass er sie nicht zurückweisen will, wenn er anschließend still ist oder einschläft.

Wenn sie keinen Orgasmus hatte, ist es Zeit für ein Solo. Ein Gentleman bietet seine Hilfe an oder umarmt sie fürsorglich. Ein Arm unter ihrem Kopf – oder eine Hand, die ihr freies Handgelenk festhält, falls sie das schätzt – und Berührungen, die sie nicht ablenken, sowie gemurmelte Worte zeigen ihr, dass er sich ganz auf sie konzentriert. Sie will wissen, dass ihre Erregung auch ihn erregt. Das kann eine neue Runde einläuten. Wenn nicht, gelten nach ihrem Orgasmus die obigen Anmerkungen.

HAUPTGERICHTE

Aufwachen

Sie sagt: »Männer erwachen mit einer Erektion, aber Frauen wachen manchmal mit einer schmerzenden Vagina auf. Dann ist es für beide schön, einen fürsorglichen Partner zu haben. Auch die Schlafgewohnheiten sind wichtig. Es ist zwar toll, mitten in der Nacht durch Sex geweckt zu werden, aber das gilt nicht, wenn der vergangene Tag schrecklich war oder wenn am folgenden Morgen ein Vorstellungsgespräch ansteht. Lass also Vernunft walten. Aus einem Traum gerissen zu werden, den man gerne zu Ende geträumt hätte, ist ebenfalls unangenehm.« Manche Menschen brauchen Minuten oder gar Stunden, um wach zu werden. Vielleicht mag sie es, mit sanftem Sex geweckt zu werden – das ist viel besser als ein Wecker –, aber erwarten Sie keine Höchstleistungen. Das Problem ist, dass viele Männer morgens tatendurstig sind und geritten, masturbiert oder gelutscht werden möchten. Sparen Sie sich diese Morgengymnastik für Sonntage und für den

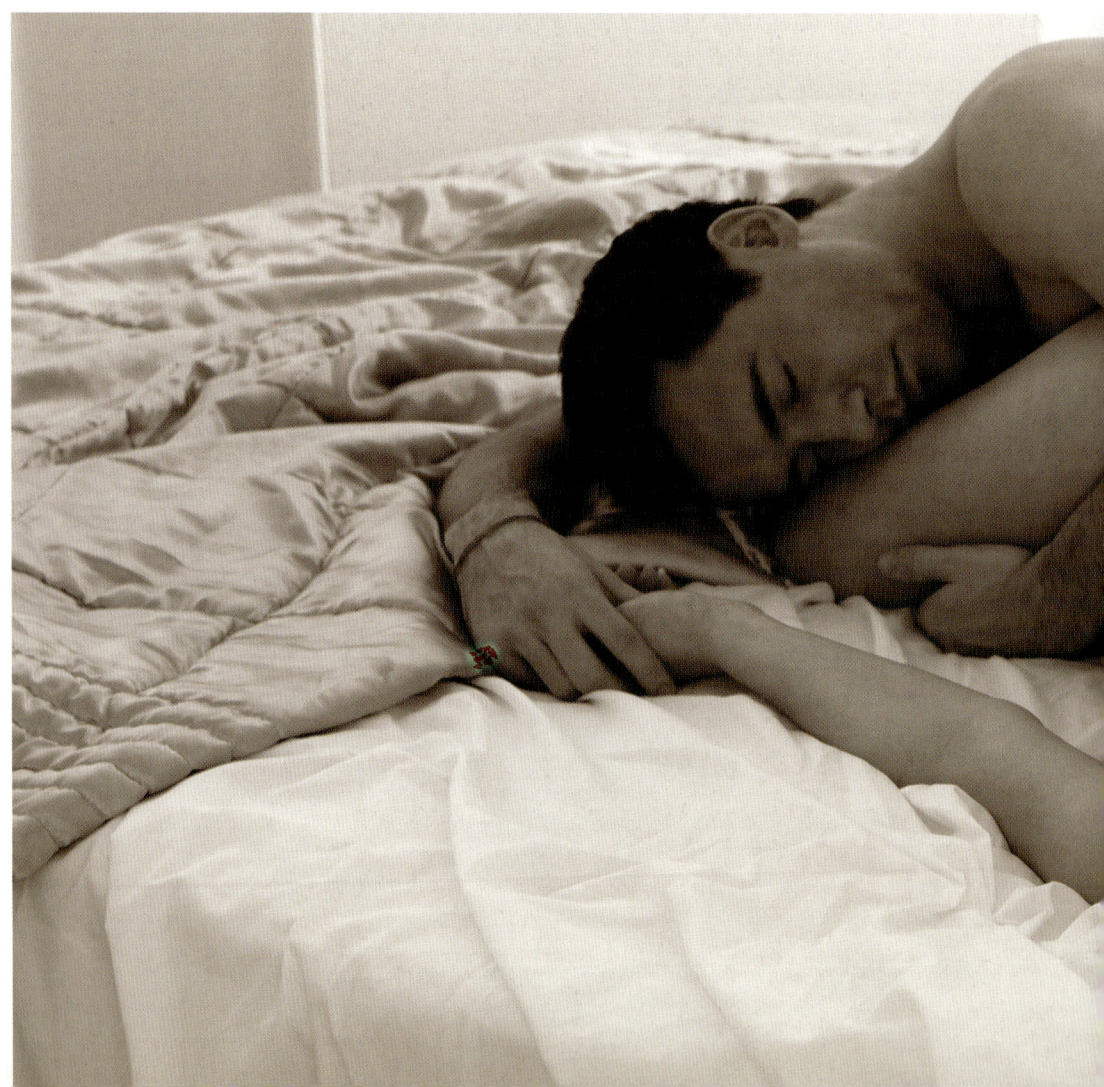

HAUPTGERICHTE

Urlaub auf. Am besten machen Sie Kaffee und putzen sich zuerst die Zähne, mit oder ohne Erektion. Manche Partner haben Glück und schlafen zur selben Zeit; aber wenn einer ein Frühaufsteher und der andere eine Nachteule ist, könnte das zu echten Problemen führen. Reden Sie darüber. Manche Menschen täuschen Schläfrigkeit vor, um Sex zu vermeiden; doch Liebende, die nach verschiedenen Uhren leben, wollen einander nicht zurückweisen, wenn ihnen die Augen zufallen. (*siehe* Prioritäten, Seiten 101–102).

Aufwachen
Es ist schön, neben einem aufgeschlossenen Partner zu erwachen.

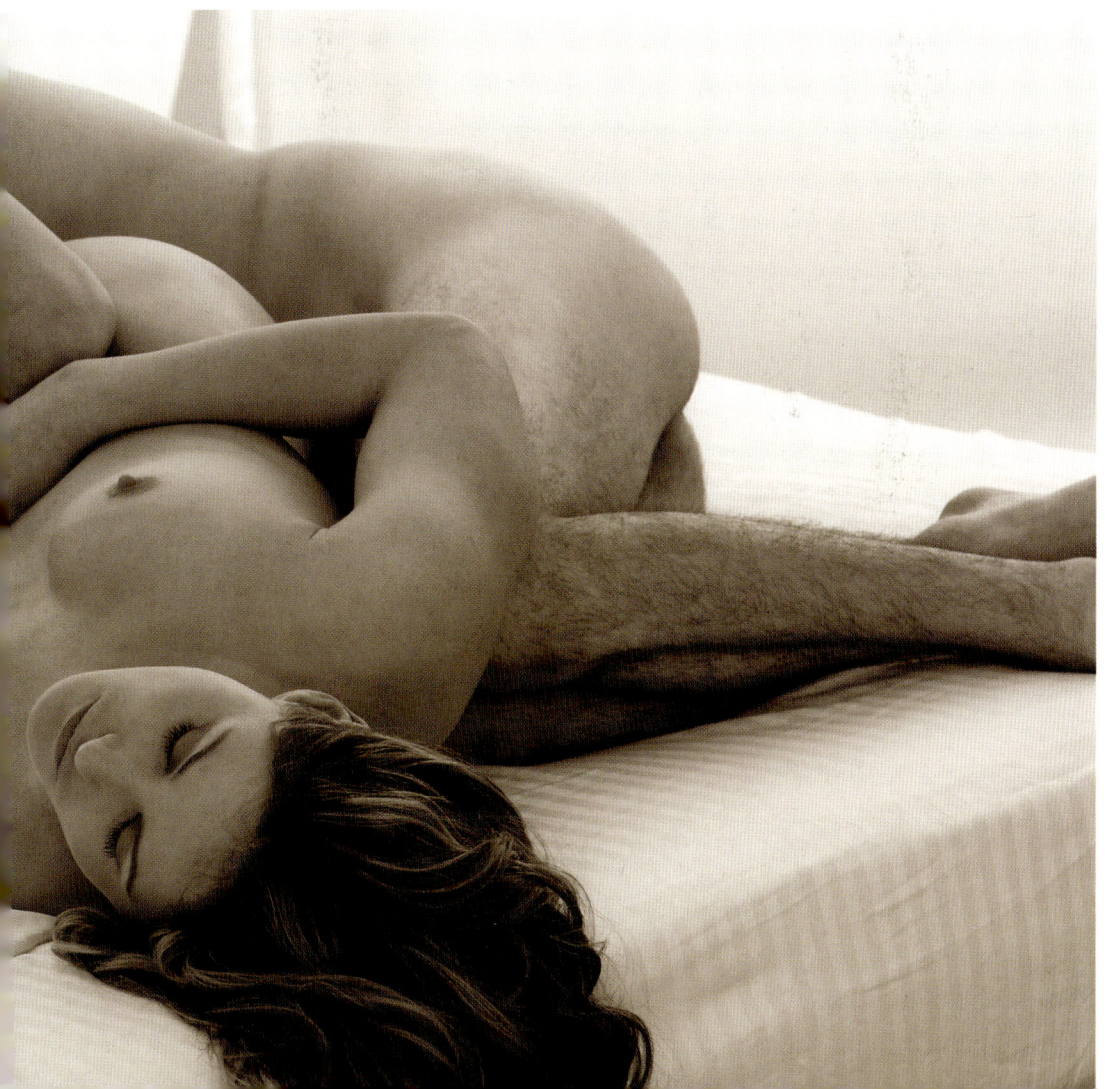

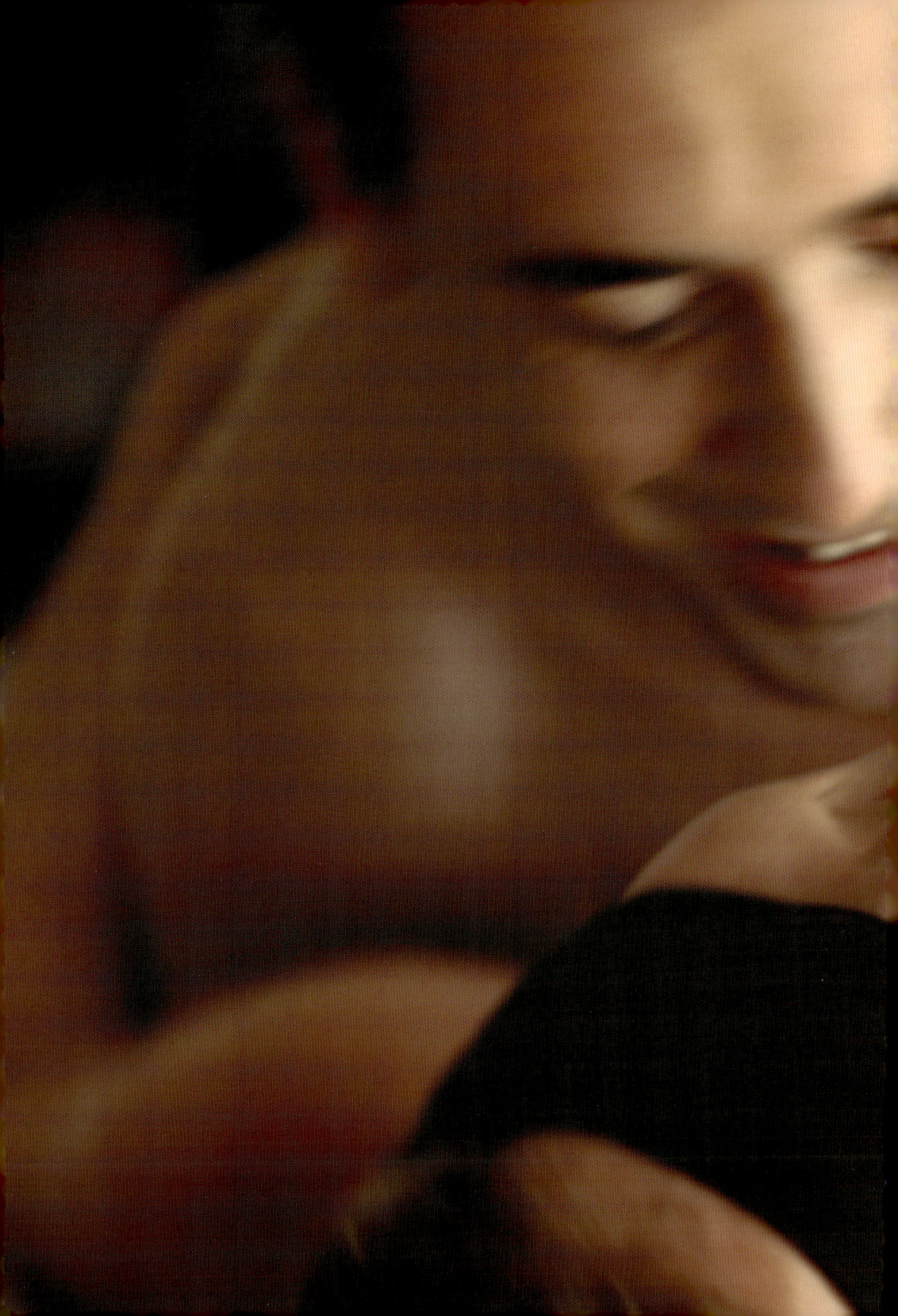

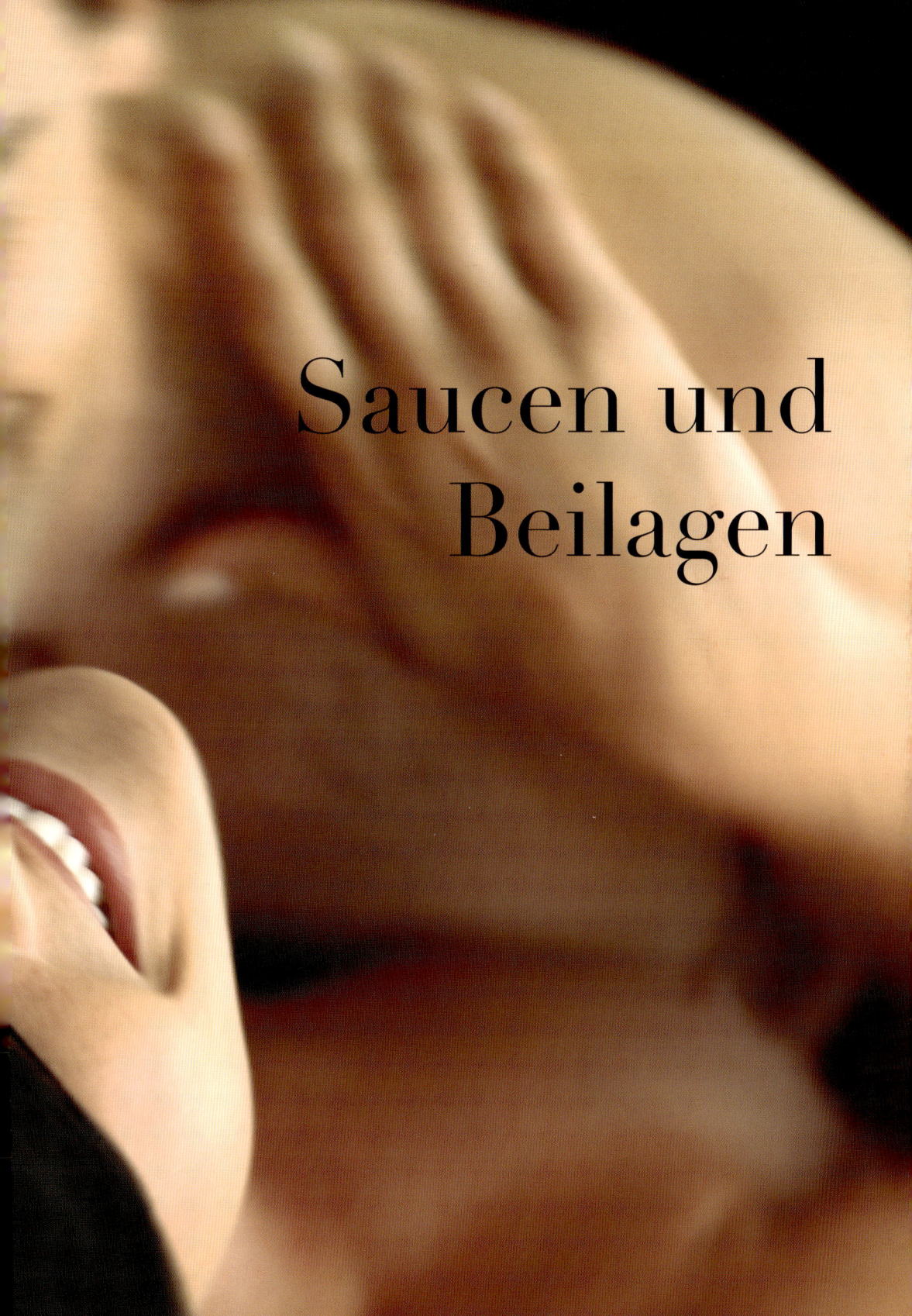

Saucen und Beilagen

SAUCEN UND BEILAGEN

Zeit zum Spielen

Noch einmal: Sex ist das wichtigste Spiel für Erwachsene. Wenn Sie sich dabei nicht entspannen können, dann schaffen Sie es nie. Haben Sie keine Angst vor Rollenspielen. Seien Sie Sultan und Lieblingskonkubine, Einbrecher und Hausmädchen oder sogar Hund und Rosinenbrötchen – alles, worauf Sie scharf sind. Legen Sie zusammen mit Ihren Kleidern auch Ihre Schale ab.

Einige Menschen finden es enorm erregend, wenn sie beim Sex unsere älteste dramatische Requisite tragen: eine Maske. Sie verbirgt das wahre Ich und macht uns zu einem anderen Wesen (*siehe* Masken, Seite 231). Die meisten Menschen können jedoch lernen, auch ohne Maske in andere Rollen zu schlüpfen. Wenn Ihnen das gelingt, ist die totale see-

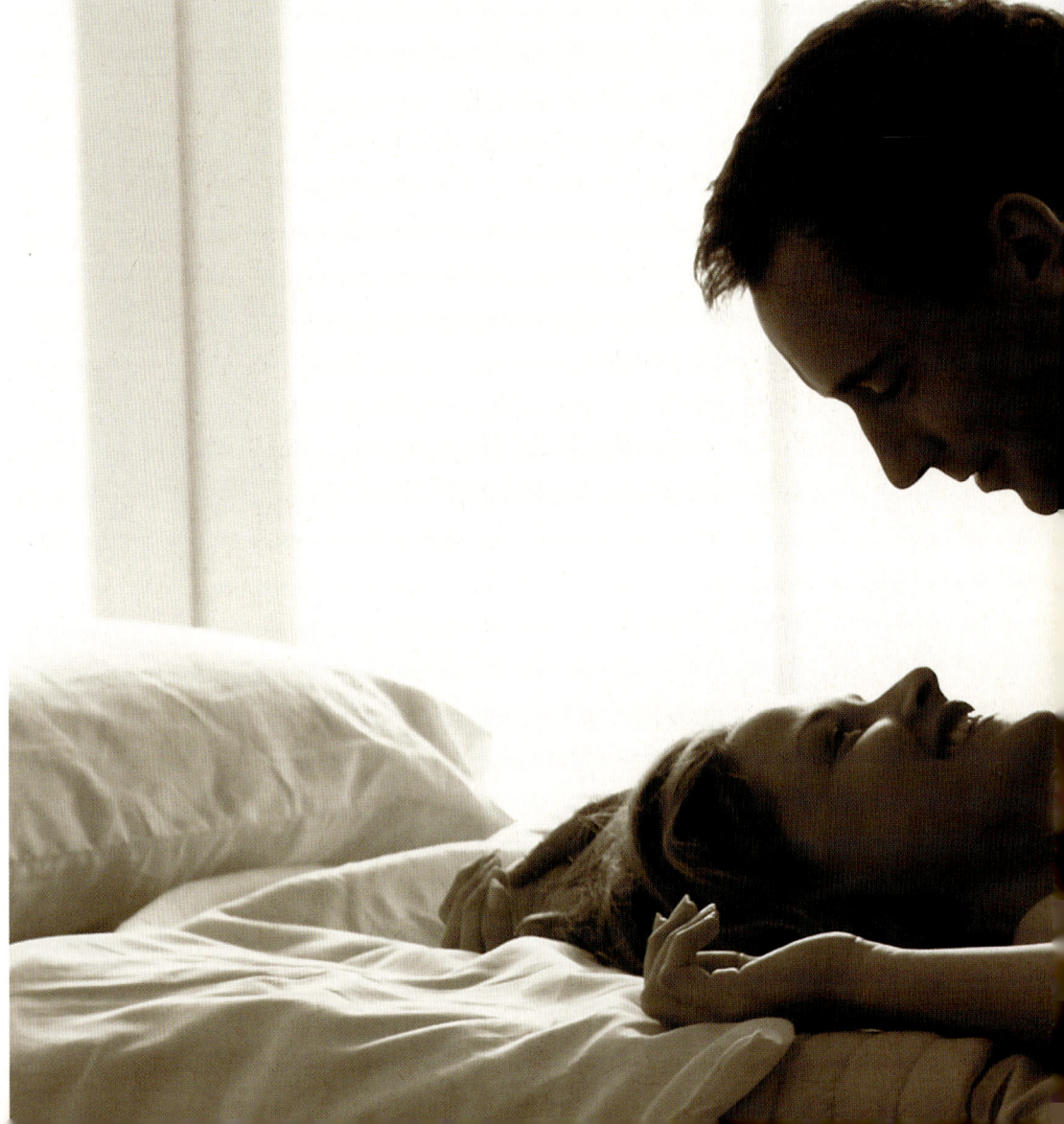

lische Entblößtheit die faszinierendste Form der Freikörperkultur – sie ist so umfassend, dass viele anfangs eine gesunde Scheu davor haben. Diese Angst zu überwinden ist wohl die wichtigste Lektion beim Sex. Verzichten Sie aber auf Alkohol – er ist eine Droge, die Sie geschlechtslos macht. Drogen und Alkohol sind ein erbärmlicher Ersatz für wahre sexuelle Befreiung.

Zeit zum Spielen
Legen Sie mit Ihren Kleidern auch Ihre Schale ab.

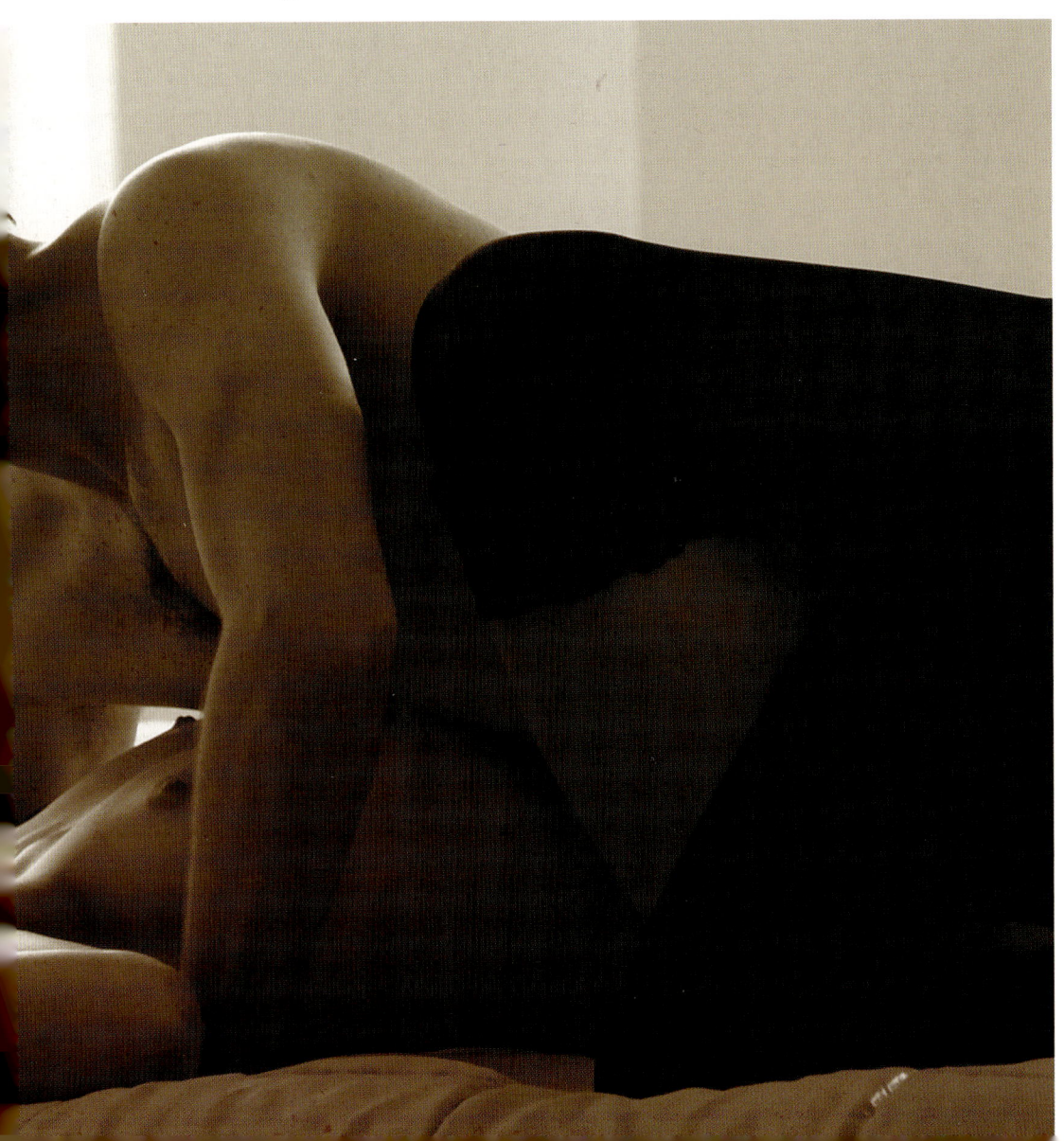

Also lassen Sie den Partner ein Römer, ein Verbrecher oder eine Frau sein, und lassen Sie die Partnerin eine Jungfrau, eine Sklavin, eine Sultanin sein – alles, was einen von Ihnen heiß macht. Als kleines Kind hatten Sie dabei keinerlei Hemmungen. Versetzen Sie sich in einem Umfeld für Erwachsene in diese Zeit zurück. Es gelten die gleichen Regeln wie bei Kindern: Wenn das Spiel eklig oder boshaft wird oder Ihnen die Freude raubt, dann hören Sie auf. Ansonsten hat es einen Höhepunkt, der Kinderspielen abgeht – dies ist das Privileg der Erwachsenen!

Japanischer Stil

Koitus auf dem Fußboden oder auf Kissen wie bei den meisten orientalischen Stilen. Die Partner sind nur teilweise nackt, gehen oft in die Hocke oder in die halbe Hocke und sind viel mit Fesseln sowie mit Extras und seltsamen Requisiten beschäftigt (*siehe* Penishüllen und -ringe, Seite 230). Wir sprechen hier über die sexuellen Bräuche, die wir von japanischen Stichen aus dem 18. und frühen 19. Jahrhundert kennen. Schwer nachzumachen ist die typisch japanische Mischung aus Gewalt und Formalität, die kaum zu unserer Tradition der Zärtlichkeit passt. Weitere Unterschiede sind eine Eichelkappe aus hartem Material (*kabutogata*) und Ersatzvaginen, die man in der Hand hält (*azuma-gata*).

Die Stellungen decken die ganze Bandbreite ab, aber die Liebenden der »fließenden Welt« hatten großen Spaß daran, Vergewaltigungen zu simulieren – der Romancier George Moore sprach von »ungestümer Unzucht« –, und die Künstler zeichneten riesige Genitalien, üppig fließende Sekrete und so weiter. Sex war damals hart. Die Nachkommen dieses Stils im 21. Jahrhundert sind *ero manga*. Kritiker verurteilen die Brutalität dieser erotischen Comics, während Befürworter darauf hinweisen, dass viele den Sex positiv und gesund darstellen und Frauen als starkes Geschlecht würdigen. In manchen Mangas fühlen sich junge Mädchen anscheinend zu Ungeheuern mit Tentakeln hingezogen.

Pferd

Das Pferd ist ein erotisches Symbol (*siehe* Kleidung, Seite 217). Mit Pferden zu spielen oder auf ihnen zu reiten macht manche Menschen heiß. Ein berühmter Pferdenarr war Aristoteles, der häufig mit einer Freundin abgebildet wird, die ihn wie ein Pferd reitet. Mittelalterliche Moralisten, die dieses Bild für eine schreckliche Warnung hielten, missverstanden seinen Sinn. Auch manche Männer verkleiden ihre Partnerin gerne als Pferd, obwohl eine Frau sich meist nicht auf diese Weise reiten lässt. Nur der Vollständigkeit halber sei hier erwähnt, dass das Ponymädchenspiel (*equus eroticus*) gelegentlich in der erotischen Kunst auftaucht. Er oder sie kann der Hengst sein. Es ist seltsam, wie oft Kinderspiele und die Sexspiele der Erwachsenen einander gleichen. Manche Leute kaufen ein ganzes Kostüm mit Kandare, Sattel und dergleichen oder lassen den Unterwürfigen beim S&M-Spiel eine kleine Karre ziehen.

Indischer Stil

Heute dank des *Kamasutra*, des *Koka Shastra* und anderer Bücher sehr bekannt. Geschlechtsverkehr auf einem Bett oder auf Kissen, völlig nackt, wobei die Frau jedoch ihren gesamten Schmuck trägt. Schließt viele komplizierte Stellungen ein, darunter einige, die aus dem Yoga stammen und die Ejakulation verzögern sollen (*siehe* Karezza, Seite 251–252). Hinzu kommen Standstellungen und Frau-oben-Stellungen (*purushayita*), die als besonders religiös gelten; denn im Tantra verkörpert sie Energie und er Immanenz.

Alle diese Stellungen – sofern man sie im traditionellen Geist und nicht nur der Abwechslung halber einnimmt – sind eng mit der Vorstellung der Inder verbunden, dass wir auf mehreren Ebenen leben. Es geht also nicht nur um Sex, sondern auch um meditative Techniken, die bewirken, dass wir aus mystischen Gründen subjektiv Mann und Frau zugleich sind. Manche Stellungen sind modifizierte Tänze, in denen die Partner nicht nur Sex haben, sondern auch eine Szene aus der Hagiografie von Vishnu und seinen Avataren oder aus dem Leben von Rama spielen. Die wichtigste klassische Abhandlung über den Tanz enthält ein Kapitel über sexuelle Techniken. Die Tänzerinnen waren Tempeljungfrauen (*devadasis*), die sich den Gläubigen im Rahmen einer religiösen Übung hingaben. Wir können diese Ideen nur schwer begreifen, obwohl sich allmählich herausstellt, dass die intuitiven Erkenntnisse der alten Inder oft mit denen der modernen Psychoanalyse übereinstimmen.

Zu den Spezialitäten gehören Liebesschreie (*siehe* Vogelgesang am Morgen, Seite 194–195), Liebesschläge (mit den Fingerspitzen auf Brust, Rücken, Po und Genitalien), Liebesbisse (um einen Besitzanspruch zu unterstreichen) und erotische Kratzer – eine ausgiebige Stimulation der Haut mit langen Fingernägeln, die man eigens zu diesem Zweck wachsen ließ, vom sanften Streichen bis zum leidenschaftlichen Kratzen (in der alten Zeit beschränkte man sich dabei auf die Achselhöhlen und den »Gürtelpfad« – die Schlüpferregion –, damit die Male unter der Tageskleidung verborgen blieben).

Von allen indischen Techniken sind die Standstellungen wahrscheinlich am nützlichsten, sofern die Frau leicht genug ist. Nur wenige Frauen, die nicht von Geburt an geübt haben, können sich beispielsweise im Limbostil nach hinten beugen und sich mit den Händen abstützen, dann die Arme um die Beine schlingen und den Kopf zwischen die Oberschenkel schieben, damit der Partner abwechselnd in ihrer Vagina und in ihrem Mund stoßen kann. Schwierig ist es auch, auf einem Bein zu stehen und das andere um die Taille des Partners zu legen wie die Tempelmädchen. Die herausragende indische Errungenschaft, das vollständige Pompoir, stammt aus dem tamilischen Süden und wird in den Texten leider nicht beschrieben (*siehe* Pompoir, Seite 188).

Der Tantra-Sex ist heute sehr *à la mode*, wird aber meist missverstanden. Übersetzungen – oder die Mode – konzentrieren sich oft auf Stellungen und Techniken; aber das Herz des Tantra ist nicht Akrobatik und nicht einmal der Orgasmus, sondern das Verweilen im Hier und Jetzt: atmen, bewegen, die Erregung spüren, anstatt zu drängen. Die »Glückseligkeit« des Tantra ist mehr als Lust: Das Wort Tantra bedeutet nämlich »miteinander verwoben«.

Jungfräulichkeit

Traditionell bezieht sich der Begriff eher auf Frauen, denen Keuschheit aufgezwungen wurde, um sie zu schützen und zu überwachen. Für Männer war der Verlust der Jungfräulichkeit bedeutsam – er war ein Zeichen der Manneskraft. Auch heute ist Sex vor der Ehe in manchen Kulturen eine Sünde, die bisweilen mit dem Tode bestraft wird. In anderen machen sich Jugendliche Sorgen, wenn sie mit dem »ersten Mal« länger warten als ihre Altersgenossen, denn sie wollen sich geliebt fühlen, ihre Liebe beweisen und sich anpassen – oder dominieren.

Falls Sie für Ihren Partner der oder die Erste sind, sollten Sie so lange bei nicht-koitalen Extras bleiben, bis Sie beide ganz sicher sind, dass Sie weiter gehen wollen, und sich der möglichen Folgen bewusst sind. Was immer Sie tun, seien Sie behutsam und langsam – Männer und Frauen sind beim ersten Mal nervös, selbst wenn man es ihnen nicht ansieht. Es kann sein, dass er keine Erektion bekommt und sie nicht feucht wird. Beide können einander mit respektvoller Handarbeit helfen, etwa mit vorsichtig eingeführten Fingern, um die Vagina vorher zu dehnen. Es sollte nicht schmerzen, und wenn doch, war es zu viel und zu früh. Warten Sie auf das nächste Mal. Es besteht kein Grund zur Eile. Einst gab es einen Grund dafür, dass der »Honeymoon« einen Monat oder »Mond« dauerte: Die Liebenden hatten nicht nur Zeit, einander sexuell zu erforschen, sondern auch, einander seelisch so nahe zu kommen, dass sie sich dabei wohl fühlten. (Wenn Sie mit einem jungfräulichen Menschen ins Bett gehen, den Sie erst einige Minuten oder Stunden kennen, dann ist das für Sie beide zu schnell.)

Für Frauen ist das erste Mal eher ein weniger angenehmes Erlebnis. Männer freuen sich bereits darüber, »es getan« zu haben, während Frauen vielleicht gar keinen Orgasmus erreichen. Reue lässt sich durch die Einsicht dämpfen, dass dies normal ist. Nur etwa ein Drittel aller Frauen sagen, sie hätten das erste Mal genossen. Außerdem ist das buchstäblich erste Mal nicht unbedingt das wichtigste. Das Durchbrechen des Hymens ist eine Sache, bedeutsamer und lustvoller Sex eine ganz andere. Wenn sie will, kann sie das Erstere als reine Übung betrachten und die erste Erregung, den ersten Orgasmus oder die erste Liebe als das eigentliche »erste Mal«.

Zu viele Frauen lassen ein durchbrochenes Hymen chirurgisch wiederherstellen, weil sie glauben, sie hätten kein Recht auf sexuelle Erfahrungen. Andererseits spricht vieles für Rollenspiele. Eine gespielte »erste Nacht« mit einem Partner, der Unerfahrenheit vortäuscht und verführt werden will, ist keine schlechte Art, einen Jahrestag zu feiern. Echte Enthusiasten buchen sogar ein Hotelzimmer, vielleicht sogar dasselbe wie in ihren Flitterwochen. Natürlich kann man auch zu Hause und dafür öfter feiern. Sie brauchen nur zu sagen: »Heute Abend bin ich wieder Jungfrau.«

Kleidung

Es gehört zu unserer Genesung vom Puritanismus, dass die meisten Menschen sich heute nackt lieben und die meisten Liebenden nackt zusammen schlafen. Kleider sind dazu da, abgelegt zu werden. Der Sex kann durchaus damit beginnen, dass beide einander ausziehen oder die Frau oder der Mann einen Strip hinlegt. Frauenzeitschriften bieten praktische Kurse im Varieté-Striptease an (*siehe* Striptease, Seite 226–228), um den Mann heiß zu machen; aber das ist nur die übliche Routine – es muss nicht die Frau sein, die strippt. Jeder Partner sollte sich darin üben, dem anderen geschickt und flink die Kleider auszuziehen, am besten mit einer Hand.

Kleider und ihre Entfernung als erotischer Stimulus sind, biologisch gesehen, »Auslöser«, also Reize, die bei anderen sexuelle Reaktionen hervorrufen. Auslöser bei Männern sind Kleidungsstücke, welche die Brüste und den Po oder, wie zum Beispiel enge Schlüpfer, gewisse Konturen betonen. Frauen sind an solchen konkreten Signalen weniger interessiert – ihr Hauptauslöser ist »der Richtige« –, und heutzutage ist es ohnehin üblich, dass Männer ihre sexuellen Signale in der Öffentlichkeit hinter lockeren Hosen und geknöpften Hemden verbergen. Doch viele Frauen haben Vorlieben – ein Mann, der von der Taille an nackt ist, kann Teil des Vorspiels sein. Gewohnheitsmäßige Nacktheit im Bett und im Haus stumpft diese natürlichen Reaktionen nicht ab.

Ganz abgesehen davon reagieren manche Menschen sehr stark auf bestimmte Kleidungsstücke, die oft ihre einzigen Auslöser sind. Meist handelt es sich um Männer, gelegentlich um Frauen. Dies ist die Grundlage sexueller Moden. Was bei einer bestimmten Person wirkt, ist individuell sehr verschieden. Oft weiß er es und bittet darum. Diese erregenden Kleider haben die gleiche Wirkung wie eine Lachsfliege auf einen Lachs. Ein Federbüschel sieht nicht nach Futter für Lachse aus (und wenn man Lachse während ihrer Wanderung angelt, fressen sie ohnehin nichts); doch es verbindet eine ganze Bandbreite von Reizen, die miteinander nicht zusammenhängen, aber so viel Neugier, Aggression und andere fischige Gefühle auslösen, dass das Tier zuschnappt.

Menschliche Auslöser sind ebenso kompliziert. Wie sie einem Individuum einprogrammiert werden, ist nicht bekannt; aber es gibt ein identifizierbares Repertoire von Komponenten, etwa Federn als Lockmittel. Ein anderer Stimulus ist Superhaut: glatte, glänzende, hautähnliche Textur. Auch das Supergenitale ist einer: festes Schambein, Platz zwischen den Oberschenkeln, mehr Schamhaar. Das Gleiche gilt für milde Drohungen – Schwärze, Leder, sadistisch aussehende Schnallen -; Unterwürfigkeit – Fesseln, Sklavenringe am Arm –; angedeutete Geschlechtsorgane an anderer Stelle – rote Lippen, betonte Füße –; glitzernde und klimpernde Ohrringe; Ketten; Fraulichkeit – schmale Taille, große Brüste, praller Po, langes Haar. Und so weiter. Menschen haben Spaß daran, am Körperbild herumzuspielen und es zu verändern.

Andere Stimuli sind Texturen: Nässe, Pelz, Gummi, Plastik, Leder. Viele Menschen reagieren auf alle ein wenig, und auch dies ist eine Basis für die sexuelle Mode. Manche Leute sprechen so stark auf einige dieser Auslöser an, dass sie ohne sie keinen erfüllten Sex haben

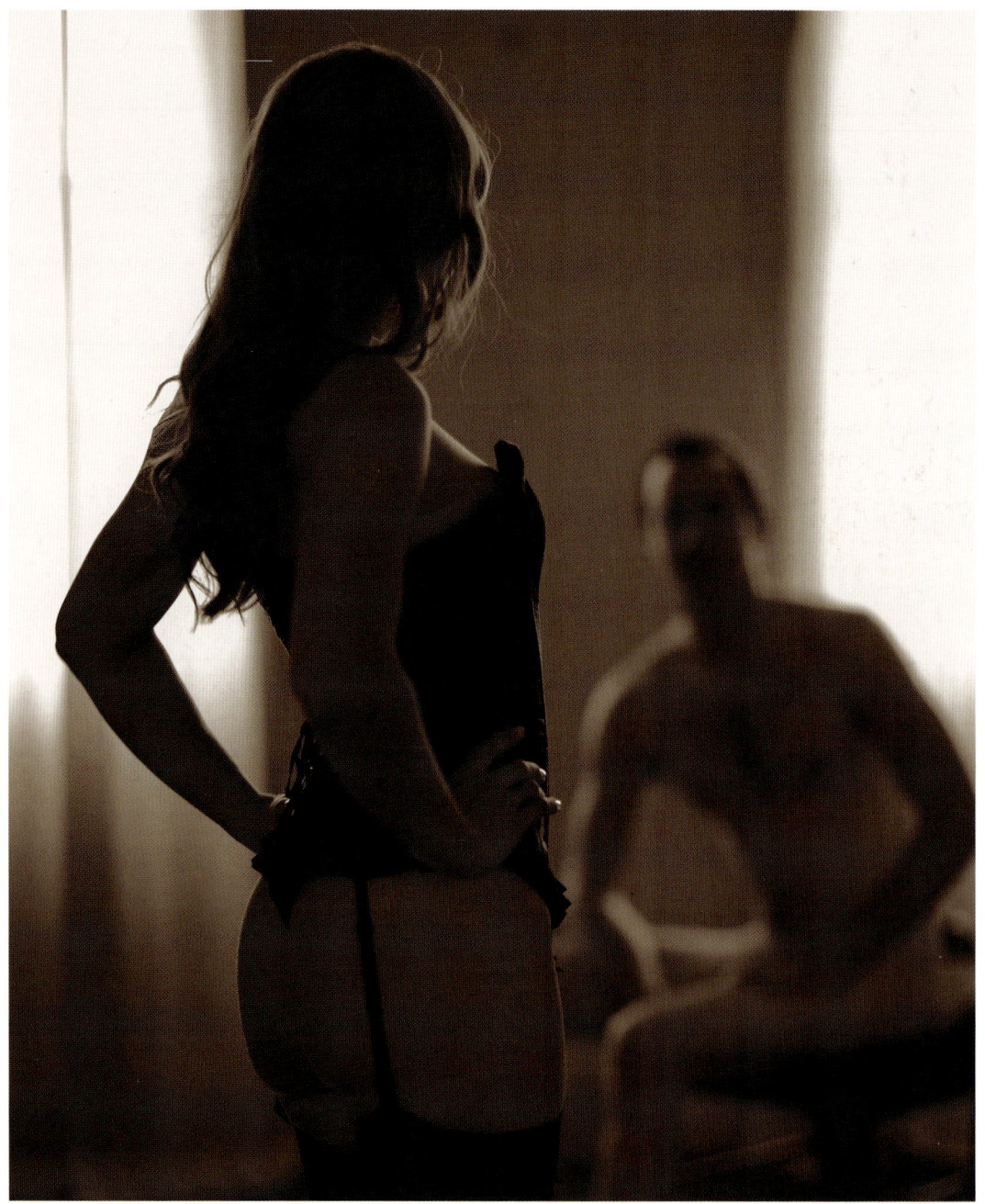

Kleider
Hat Ihr Partner Vorlieben, die Ihnen auch liegen, sind Sie nicht zu bremsen.

können (*siehe* Fetische, Seite 232–233). Aber die Auswahl ist sehr individuell, und Sie müssen Ihren Lachs kennen, um die richtige Fliege zu verwenden. Jeder dieser Auslöser hat mehrere Bedeutungen. Enges, glänzendes schwarzes Leder ist eine Superhaut mit fraulichem Duft, und es lässt darauf schließen, dass die Trägerin wilden Sex schätzt. Winzige, enge G-Strings betonen und verbergen die Vulva, bewahren den Duft der Partnerin, so dass er sie durch den Stoff küssen kann, und passen zu Mädchen, die nicht keusch und schwesterlich, sondern unartig und sexy sind. Korsetts verleihen ihr die Form eines Uhrenglases und deuten Straffheit und Hilflosigkeit an. Und so weiter. Ein Pferd, von hinten betrachtet, ist ein Auslöser für Männer, denn es hat lange Haare, große Hinterbacken und einen wiegenden Gang. Eine Kuh hat das nicht.

Viele Frauen haben ähnliche Auslöser, aber manche finden sie unheimlich und fürchten, »dass er Handschuhe oder schwarze Unterwäsche liebt, nicht mich«. Das ist bei beiden Geschlechtern die falsche Einstellung. Wenn Ihr Partner einen körperlichen Auslöser hat, schätzt er Sie deshalb nicht weniger. Er liebt Sie umso mehr, je geschickter Sie darin sind, seine Auslöser aufzuspüren und zu nutzen. Sie können also mit jedem Wurf Ihren Lieblingsfisch fangen. Versuchen Sie aber nicht, sich in etwas zu verwandeln, was Sie nicht sind. Sie müssen sich wohl fühlen, wenn Sie auf die Auslöser des Partners eingehen; aber wenn er eine Vorliebe hat, die Sie teilen, sind Sie nicht zu bremsen. Zeigen Sie ihm dann, dass Sie Bescheid wissen und mitmachen wollen. Wenn auch Sie Auslöser haben, sollten Sie es ihm sagen und davon profitieren.

Wenn er Sie gerne als Kreuzung zwischen Schlange und Seehund sieht, dann tragen Sie, was er Ihnen gibt, zumindest manchmal. Wenn Sie Wünsche an ihn haben, dann lassen Sie es ihn wissen. Manche Frauen fürchten, dass ein Mann, der ab und zu von ihnen in ihre eigenen Kleider gesteckt werden will, unmännlich sei (der umgekehrte Fall löst weniger Besorgnis aus). Aber wir alle tragen eine Persona des anderen Geschlechts in uns. Königin Omphale zog ihrem Helden Herakles ihre Kleider an, und der war nicht gerade unmännlich. In anderen Kulturen ist dies ein beliebtes Spiel oder eine Zeremonie. Wir akzeptieren Sex als Vergnügen und fangen an, ihn als Spiel zu akzeptieren. Jetzt müssen wir auch anerkennen, dass er eine Zeremonie sein kann, dass wir alle bisexuell sind und dass Sex vieles einschließt: Fantasie, das Selbstbild, Rollenspiele und alles andere, was unsere Gesellschaft immer noch ängstigt. Das Bett ist der richtige Ort, um dies alles auszuleben – und darum geht es unter anderem beim Sex (*siehe* Zeit zum Spielen, Seite 212–214).

Die Menschen haben schon immer Kleider angezogen, die für ständige sexuelle Erregung sorgen. Es lohnt sich, damit zu experimentieren. Die meisten dieser Kleider sind für Frauen bestimmt, nicht nur weil Männer Chauvinisten sind, sondern auch wegen der physiologischen Unterschiede. Ein dauerhafter Auslöser fördert die letztendliche Reaktion der Frau, würde aber die des Mannes überfordern und ihn zu schnell auf den Gipfel schleudern, so dass er nicht lange durchhielte. Die traditionellen Requisiten sollten sich für die Trägerin sexy anfühlen und für ihren Partner sexy aussehen. Manche helfen uns, den richtigen sexuellen Gebrauch unserer Haut neu zu lernen. Es können lange, schwere Ohrringe sein, aber auch enge Strapse, Korsetts und Gürtel sowie raue Texturen (Ring-Shirts aus Haar oder Bambus), Knöchelkettchen, Schuhe, die den Gang beeinflussen und auf den Spann drücken, und Stringtangas, die gut in die Vulva passen.

Die meisten machen Frauen heiß, weil sie die Haut und die Muskeln stimulieren, während den Männern ihre Symbolik wichtig ist. Manche Paare werden erregt, wenn sie bei geselligen Ereignissen etwas Wildes unter der normalen Kleidung trägt und die beiden nicht früher nach Hause gehen können. Es gibt verschließbare Stücke zu kaufen, und Sie können den Schlüssel zu Hause lassen. Auch Männer sollten das probieren, und sei es nur um der Fairness willen. Ständige sexuelle Erregung, die Sie nicht dämpfen oder beeinflussen können, macht eine langweilige Party interessant und garantiert guten Sex, wenn Sie endlich zu Hause sind.

Auch ohne besondere Vorlieben lohnt es sich, so viel wie möglich über die beliebtesten Auslöser zu wissen, weil sie bei den meisten Paaren als unterschätzte Zutaten bei besonderen Anlässen erstaunliche Wirkungen auslösen. Was Sie kalt lässt, brauchen Sie nicht zu wiederholen.

Korsett

Früher ein obligatorischer Modeartikel, heute wieder beliebt als Teil der Abendgarderobe, der sich auch für Sexspiele eignet. Macht eine Frau noch fraulicher. Der feste Druck auf Taille und Bauch erregt manche Frauen. Wirkt vermutlich durch Enge und Druck auf die Haut; aber der Symbolgehalt ist ebenfalls groß.

G-String

Heute überall erhältlich, nicht nur in Sexshops. Er sollte eng sein und die ganze Vulva und das Schamhaar bedecken, sonst nichts. Und er sollte an den Seiten Haken oder, besser noch, Schleifen haben, die sie in der Reitstellung leicht öffnen kann, ohne den Partner zu treten. Das beste Material ist Seide, nicht Nylon, weil es ihren Duft besser festhält. Andere Stoffe können Sie als Anmacher und wegen des Aussehens benutzen; aber er kann kaum durch sie hindurch küssen. Wenn Sie solche Slips anziehen wollen, dann über dem seidenen »Blatt«.

Besonders sexy ist ein G-String, den Sie nicht auf der Straße tragen, sondern nur zum Sex. Der erste genitale Kuss wird durch diesen String empfangen. Später können Sie den Partner überraschen, indem Sie die beiden Enden plötzlich fest über seine Nase und seinen Mund streifen.

Es gibt G-Strings, die auf den Damm drücken. Richtig getragen, können sie ihm oder ihr den Atem rauben. Slips mit einer Öffnung vorne sind nicht das Gleiche. Essbare

Höschen sind ein Scherzartikel, aber wenn Sie darauf bestehen, dann verschlingen Sie nicht gleich alles, sondern knabbern und lecken Sie ein Stückchen nach dem anderen.

Schuhe

Hohe Absätze ziehen manche Männer an, vielleicht weil sie den wiegenden Gang der Frau noch mehr betonen. Ein weiteres Beispiel dafür, dass Kleidung eine Frau fraulicher macht.

Allerdings brauchen Sie für das Liebesspiel meist nackte Füße. Um die Schuhe elegant auszuziehen, sollten Sie sich nicht bücken, sondern stehen bleiben, den Fuß hinten hochheben und den Schuh mit einer Hand ausziehen.

Stiefel

Ein berüchtigter sexueller Stimulus für viele Menschen – je länger, desto besser. Die komplexe Symbolik schließt Aggression (hohe Stiefel und so weiter) ein. Früher waren Stiefel das Markenzeichen der Prostituierten, heute gehören sie zur normalen Garderobe. Es ist seltsam, wie der Markt sich im Laufe der Jahre ändern kann, was die Respektabilität von Kleidern mit sexueller Symbolik anbelangt. Solche Vorlieben verraten viel über die biologische Prägung der Menschen.

Gut für Spiele mit Kostümen, wenn Sie diese mögen. Aber passen Sie auf – ein Absatz mit Spikes ist eine gefährliche Waffe und daher kaum für seriösen Sex geeignet, es sei denn, Sie benutzen ihn nur für nicht-horizontale Aktivitäten außerhalb des Bettes. Wenn er darauf steht, sollte sie plötzlich in langen, engen, glänzend schwarzen Stiefeln vor ihm auftauchen.

Strümpfe

Können sexuell erregen. Am beliebtesten sind die altmodischen schwarzen Strümpfe, die besonders frivol aussehen, wenn man sie mit einem Hüftgürtel paart, der die Aufmerksamkeit auf die wichtige Zone lenkt. Strumpfhosen sind ein Hindernis (außer wenn der Schritt fehlt) und in jeder Form unerotisch. Man sagt, wenn es ihm gelinge, ihr einen Strumpf auszuziehen, sei er am Ziel. Andererseits werden sowohl Strümpfe als auch Strumpfhosen beim schnellen Ausziehen oder beim Liebesakt zerrissen. Aber wenn Sie kurze Nägel und glatte Finger haben, ist ein vorsichtiges Abstreifen ein gutes Vorspiel, so wie das gegenseitige Ausziehen im Allgemeinen. Lange Handschuhe machen manche Männer heiß, weil sie an große Damen der alten Zeit erinnern.

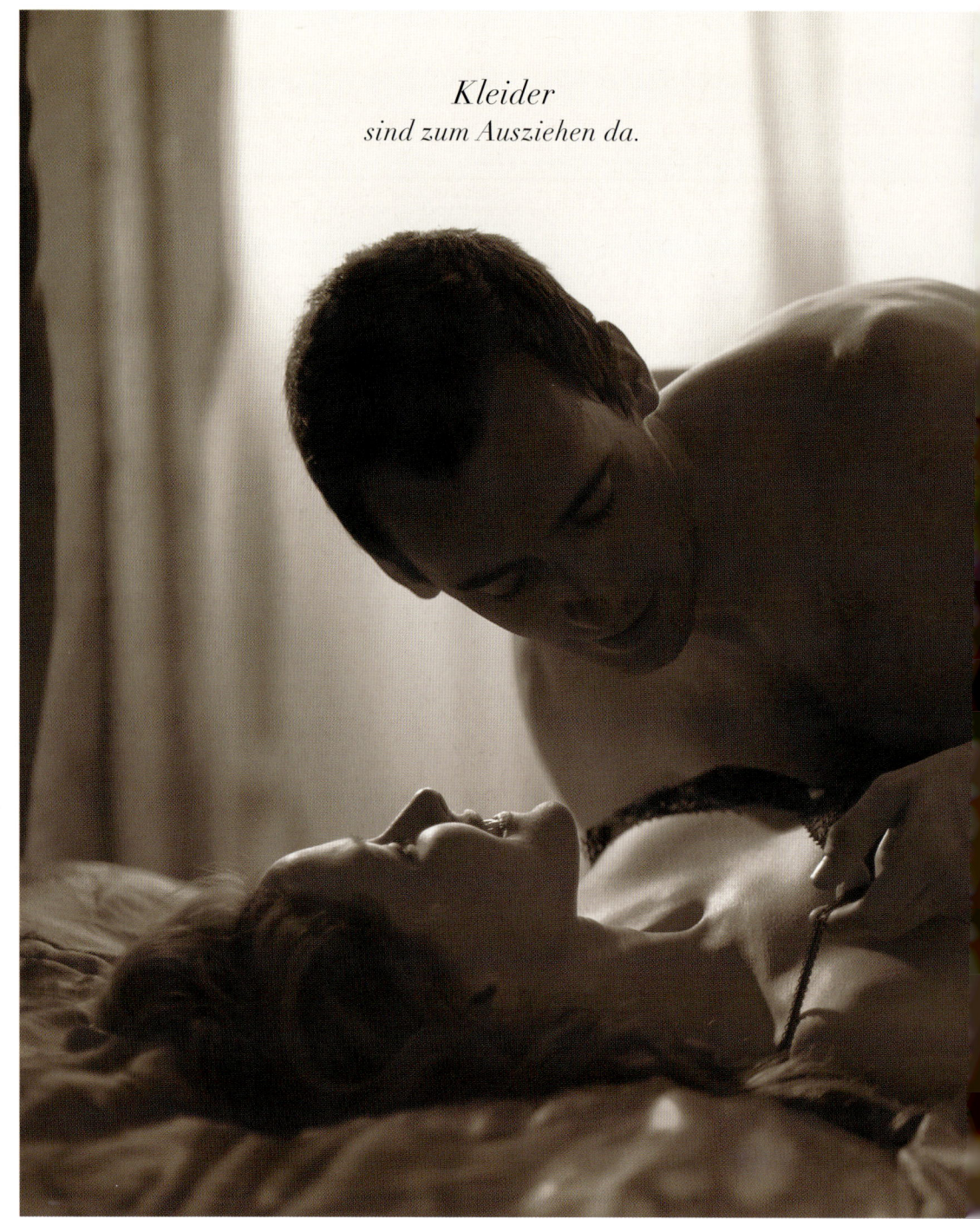

SAUCEN UND BEILAGEN

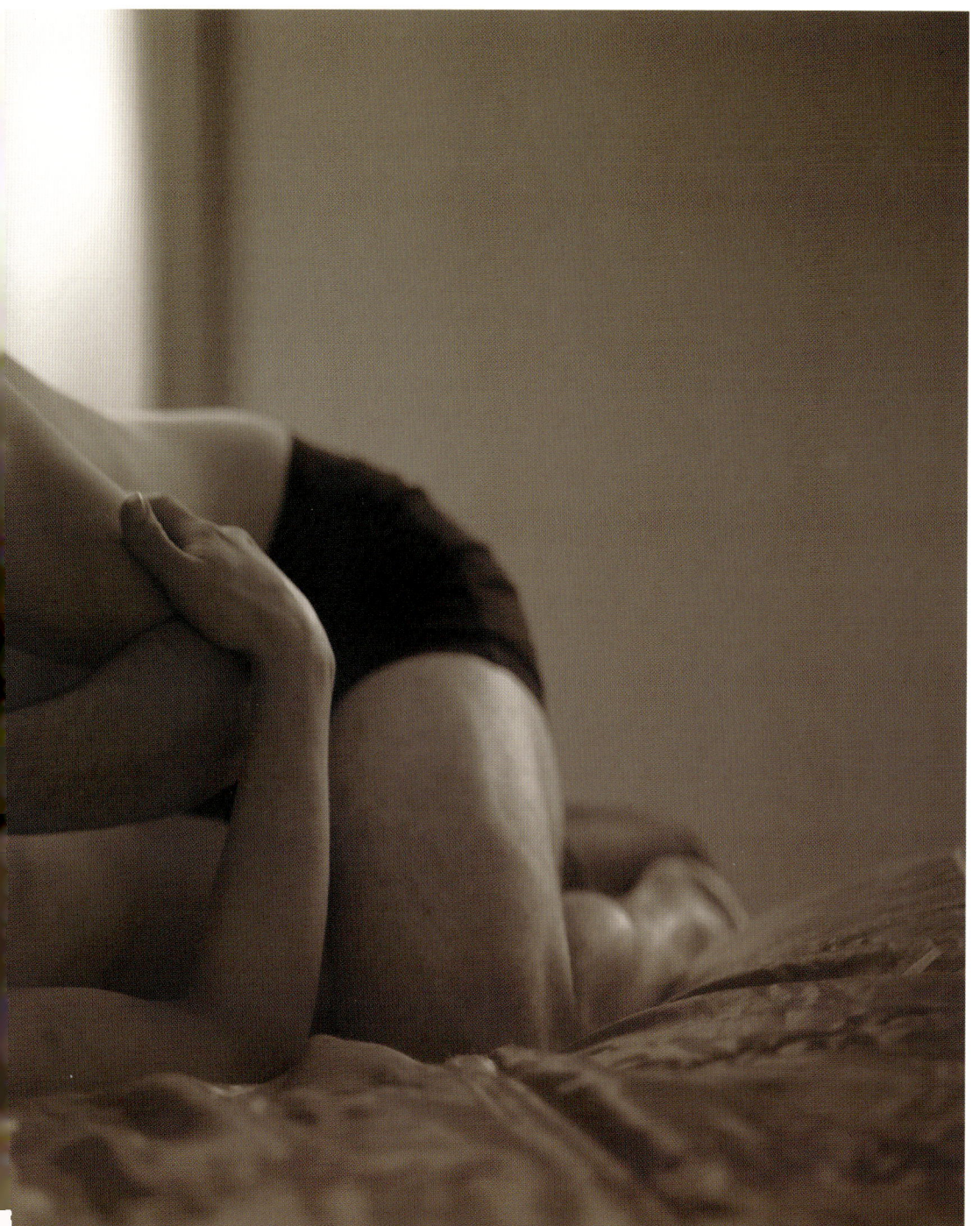

Ben-Wa-Bälle

Im Japanischen heißen Sie *rin-no-tama*, und man bekommt sie in verschiedenen Ausführungen, von einfachen Plastikkugeln über Metallkugeln – eine in der anderen – bis zu Exemplaren mit eingebautem Vibrator. Diese Geisha- oder Orgasmus-Kugeln sollen die Vaginalpunkte (*siehe* Triggerpunkte, Seite 153) massieren. Man führt sie in die Vagina ein oder steckt sie zwischen die Labien (nicht in den After, dort können sie verloren gehen). Beim Gehen und bei anderen Bewegungen lösen sie einzigartige Empfindungen im Becken aus, die unregelmäßiger und intimer sind als die Effekte eines Vibrators. Manche verwendet man beim Koitus, andere sorgen für dauerhafte Stimulation – den ganzen Tag, wenn sie das aushält. Wenn sie die Kugeln ständig verliert, sollte sie Plastikkugeln probieren, die seltener herausfallen. Falls sie die Kugeln nicht herausholen kann, hilft tiefes Einatmen und Pressen. Ben-Wa-Bälle stärken die Beckenbodenmuskeln (*siehe* Pompoir, Seite 188).

Penisring

Eine Vorrichtung, die er über dem Schambein trägt und die den Druck auf die Klitoris verstärkt. Ein besonders hübsches Exemplar wurde in der ersten Auflage dieses Buches so beschrieben: »Kommt aus China und besteht aus Elfenbein (mit) zwei Himmelsdrachen …, die mit einer Perle (dem Samen) spielen. Die Perle ist ein kleiner Knopf, der auf die Klitoris passt. Die Schuppen des Drachens öffnen sich und kitzeln die Labien, und das ganze Ding wird von einem langen Band festgehalten, das durch ein Loch gezogen wird. Es kreuzt sich hinter dem Skrotum, läuft zwischen den Pobacken nach oben und umrundet dann die Taille.«

Weicher Plastik hat inzwischen ein Problem gelöst: Früher waren die Knöpfe zu hart, um bequem zu sein. Manche enthalten einen Vibrator. Beginnen Sie mit klassischen Stellungen, in denen er oben ist und das Becken weit nach oben schieben kann, wobei der vibrierende Teil ständig Kontakt mit der Klitoris hat. Experimentieren Sie dann. Vielleicht muss er das Becken kreisförmig bewegen, anstatt zu stoßen.

Gummi

Macht manche Leute heiß und ist für andere der ultimative Fetisch. Die Wirkung ist wohl auf seinen Status als Superhaut sowie auf die Enge und den Geruch zurückzuführen. Der Geruch von Latexgummi erregt manche Menschen, wenn sie ihn mit Kondomen assoziieren. Schwer zu reinigen. Versuchen Sie, Gummikleidung in Seifenwasser zu waschen. Schwarz scheint die bevorzugte erotische Farbe zu sein.

Leder

ein Stimulus für Frauen und für Männer.

Leder

Wahrscheinlich die beliebteste Superhaut. Schwarze Haut sieht aggressiv oder Furcht erregend aus und ist der beliebteste S&M-Stoff bei Dominanten und Unterwürfigen. Auch andere tragen gerne Lederkleidung oder sehen den Partner gerne darin, selbst wenn sie nicht scharf auf Fesselspiele sind. Im Gegensatz zum Gummi können Sie Leder tragen, ohne dass man Sie für verschroben hält – ein weiteres Beispiel für die gesellschaftliche Willkür, was sexuell erregende Kleidung betrifft. Wenn Ihr Partner Sie gerne darin sieht, dann lassen Sie ihn die Stücke kaufen. Auf diesen Auslöser sprechen Frauen ebenso an wie Männer, vor allem wenn das Leder sich gut anfühlt und gut riecht (*siehe* Stiefel, Seite 221).

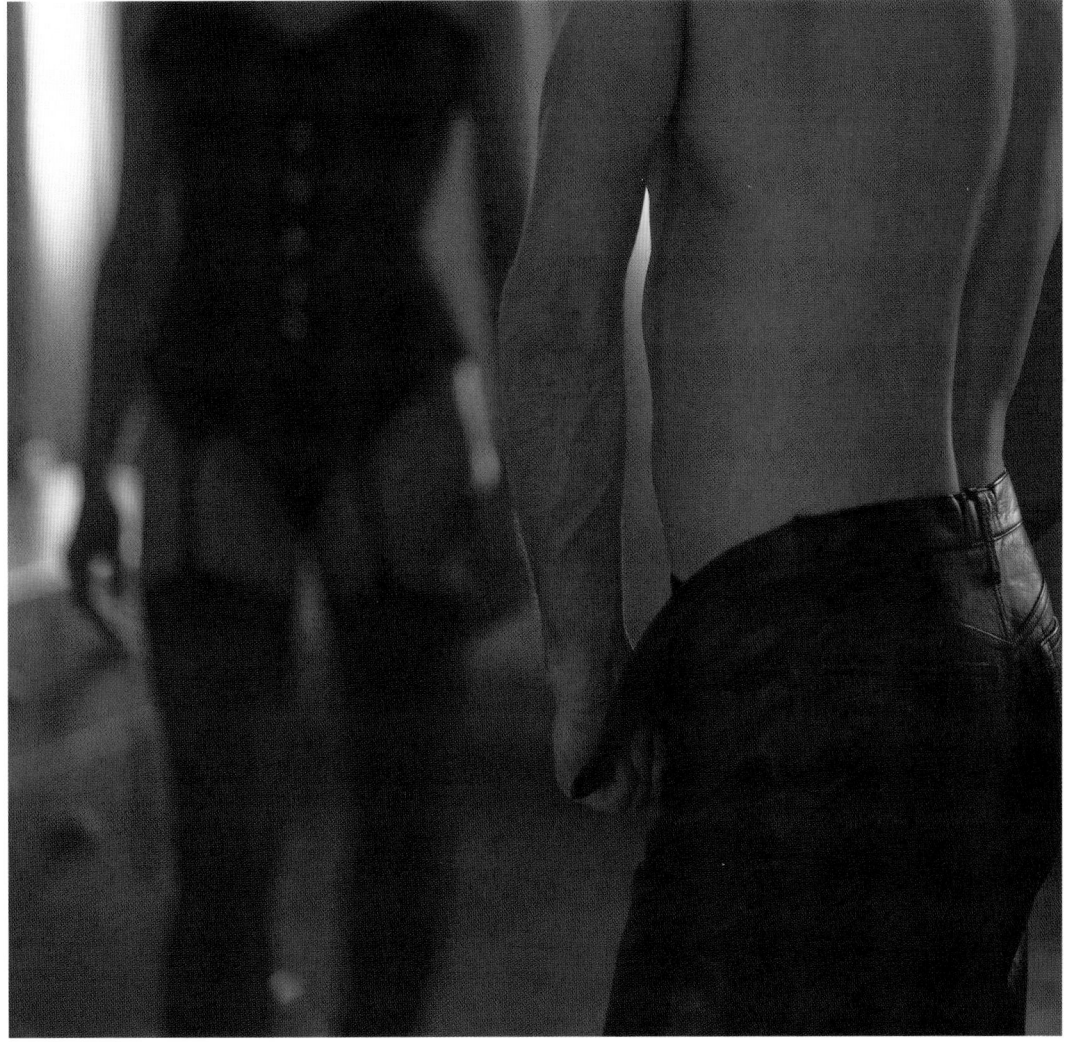

Striptease

Die moderne Version begann wahrscheinlich um 1890 im Moulin Rouge im Pariser Montmartre. In einer Variante zog eine Frau ihre Kleider aus und »suchte« vergeblich einen Floh. Galt früher als unmoralisch und verboten, während heute – wie nicht anders zu erwarten – Stripshows und der Lapdance, ihre interaktive Schwester, einen bitteren Nachgeschmack hinterlassen, weil die Gefahr besteht, dass die Tänzerinnen ausgebeutet werden.

Immerhin können heute ebenso gut Frauen wie Männer im Publikum sitzen. Diesen Wandel lösten die Chippendales Anfang der 80er-Jahre aus, und der Film *Ganz oder gar nicht*, vollendete ihn 1997. Ein Paar sollte Grenzen festsetzen, bevor er oder sie loslegt. Die beiden können zum Beispiel gemeinsam eine Show besuchen und vorher ein Signal vereinbaren, das unumstößlich »Wir gehen jetzt« bedeutet – und hinterher darüber reden, ob sie noch einmal hingehen wollen, allein oder zusammen. Weitere Varianten sind Shows auf dem Boden, Stangentanz, Peepshows und privates Tanzen, das eine Kamera an der Decke auf-

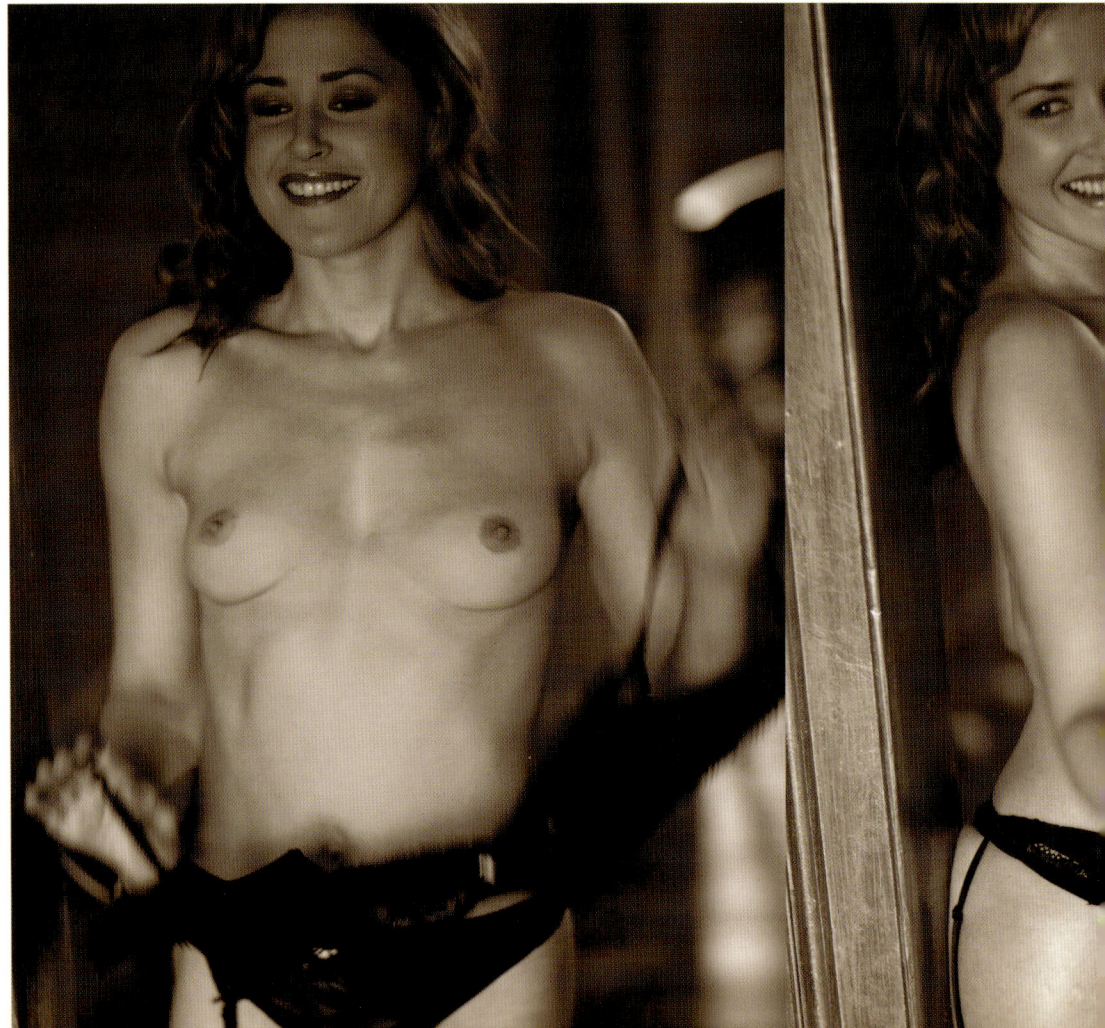

nimmt. Wenn Sie etwas zum Anfassen bevorzugen, dann besuchen Sie frivolere Veranstaltungen mit Publikumsbeteiligung, auf denen Junggesellinnen und Junggesellen ihren Abschied feiern; oder gehen Sie in einen Lapdance-Club, wo eine Tänzerin sich während eines Liedes an Ihnen reibt. Die New Burlesque ist die anspruchsvollere Kabarettversion mit teuren, choreographierten *Fin-de-siècle*-Posen und strengem Berührungsverbot. Wenn Sie füreinander strippen, ist diese Burlesque am elegantesten und am leichtesten zu imitieren. Ein wunderschönes Präludium zum Liebesakt, vor allem wenn sie sich ihm als Geschenk darbietet. Hier ist »necken« das Schlüsselwort. Wichtig ist dabei die richtige Haltung: Kopf hoch, Brüste nach vorne, Hände streichen über die Konturen des Körpers, um die Auf-

Striptease
ist ein wunderschönes Präludium zum Liebesakt.

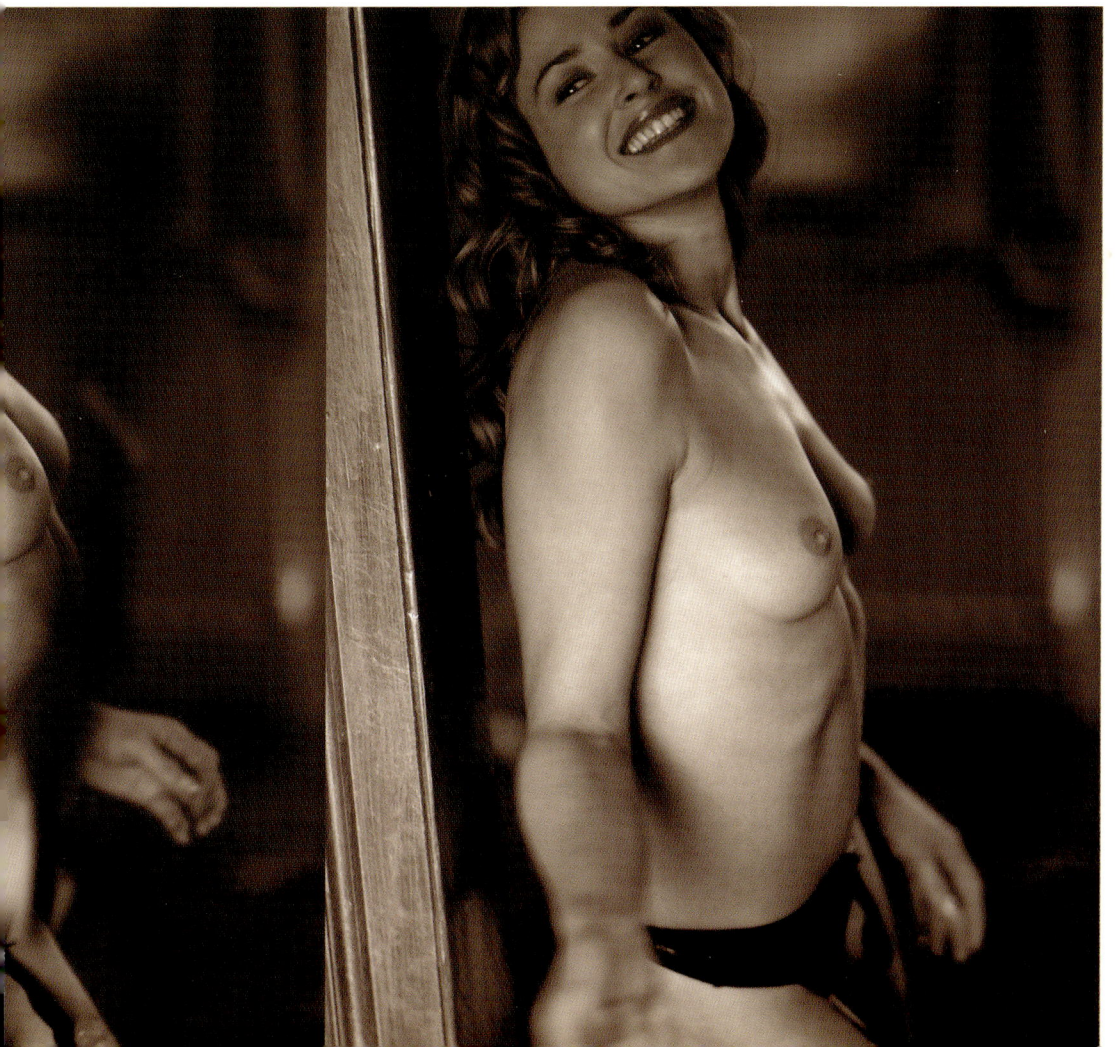

merksamkeit des »Publikums« zu steuern. Behalten Sie Blickkontakt bei. Traditionell rollt sie die Strümpfe nacheinander herunter und stellt dabei den Fuß auf einen Stuhl. Bevor sie den BH ablegt, hält sie ihn einen Moment vor der Brust fest. Den Schlüpfer lässt sie über die Hüften gleiten, steigt langsam aus ihm heraus und schleudert ihn mit einem Fuß fort. Zum Schluss kann sie sich mit gespreizten Beinen auf den Stuhl setzen und sich rasch zum Orgasmus bringen, ohne dass der Partner eingreifen darf. Erst danach reitet sie ihn.

Es ist keine schlechte Idee, ihm die Augen zu verbinden (*siehe* Seite 254) und die Ereignisse als Live-Reportage zu schildern. Gelegentlich kann sie ihn leicht berühren, um ihn einzubeziehen und doch im Ungewissen zu lassen. Die Augenbinde entfernt sie erst, wenn sie völlig nackt und bereit ist, den Partner zu erregen. Oder sie entfernt die Binde erst danach.

Transvestismus

Viele Partner genießen es, gelegentlich und nur zum Spaß die Kleider des anderen anzuziehen. Also spielen Sie, wenn Sie wollen – aus Neugier, um Stress abzubauen, um Ihre zarte oder raue Seite zu verwöhnen, um zu dominieren oder um sich verwöhnen zu lassen. Im Schlafzimmer sollte die Show sinnlich sein; in der Öffentlichkeit sollten Sie daran denken, dass er niemanden täuschen kann, einerlei, wie gut er geht.

Das ist jedoch noch kein Transvestismus. Ein Transvestit ist ein Mensch, der zwar ganz in seiner sexuellen Rolle verharrt, aber bisweilen den Zwang verspürt, sich wie das andere Geschlecht anzuziehen, und für den es enorm befreiend (nicht so sehr erregend) ist, wenn er es tut. Dadurch wird niemand homosexuell, und ein bisexueller Mensch, der sich wie das andere Geschlecht anzieht, weil es dem Partner gefällt, muss kein Transvestit sein. Transsexuell ist hingegen ein Mensch – oft, aber nicht immer ein Mann –, dem sein derzeitiges Geschlecht missfällt und der sich aktiv um eine Geschlechtsumwandlung bemüht, wenn nötig durch eine Operation.

In einigen einfacheren Kulturen gibt es Rollen oder Zeremonien, die solche Bedürfnisse befriedigen (Zauberer ziehen oft Frauenkleider an). In unserer Gesellschaft kann das Angst auslösen. Ein Transvestit mit einer gebildeten und furchtlosen Partnerin stellt oft fest, dass sein Zwang, was immer dessen Ursache sein mag, sein Sexualleben in der männlichen Rolle nicht beeinträchtigt. Wenn er seine Neigung jedoch geheim halten muss oder wenn die Partnerin ihn für schrullig oder verrückt hält, kann er vor Sorge krank werden. Ein Transsexueller braucht fachkundige Hilfe und entscheidet sich nach einer Beratung vielleicht für eine Geschlechtsumwandlung. Wären die Menschen so gut informiert, dass eine Begegnung mit Transsexuellen bei ihnen keinen Schock auslösen würde, bliebe diesen viel Leid erspart. Wenn Ihr Partner eines dieser Probleme hat, können Sie ihm durch Verständnis helfen und dafür sorgen, dass er und Sie sich von Experten beraten lassen, sofern er das wünscht (*siehe* Bücher und nützliche Anschriften, Seite 276–279).

Eis und Feuer

Eis ist wohl die letzte Substanz, die wir sexy nennen würden. Dennoch benutzen es manche Leute, weil es die Haut reizt. Ein Sexhandbuch empfiehlt der Frau, kurz vor dem Orgasmus eine Hand voll zerstoßener Eiswürfel auf den Rücken des Partners zu klatschen. Andere Leute reiben mit einem Eiswürfel langsam über die Haut des Partners, einschließlich der Fußsohlen, legen sie ihm als Teil eines Sexspiels auf den Nabel, bewahren Sexspielzeug im Kühlschrank auf, reiben ihre Zunge mit Eissplittern ab, damit er nicht zu schnell ejakuliert, wenn sie ihn oral befriedigt, und so weiter. Das ist gar nicht so seltsam, denn Kälte ist ein starker Hautreiz. Wir haben keine Einwände gegen solche Experimente, wenn sie Ihnen gefallen. Wegen eines Eiswürfels werden Sie sich kaum erkälten. Verwenden Sie aber kein extrem kaltes Eis und erst recht kein Trockeneis. Beide kleben an feuchten Flächen und brennen wie rotglühendes Eisen. Probieren Sie jeden Eiswürfel an den Ellbogen aus, und stecken Sie kein Eis in empfindliche Körperöffnungen – eine kurze Berührung muss hier genügen, um Risiken auszuschließen.

Mit Feuer müssen Sie noch vorsichtiger umgehen. Sie können eine schlichte Kerze ohne Duftstoffe über jede unbehaarte Körperpartie halten und Wachs darauf tropfen lassen. Die Temperatur richtet sich danach, wie hoch Sie die Kerze halten. Machen Sie auch hier vorher einen Test.

Die abwechselnde Anwendung von Eis und Feuer aktiviert zwei Arten von Nervenenden und stimuliert jede Hautfläche. Tauchen Sie einen Dildo in heißes und einen zweiten in kaltes Wasser, und wechseln Sie, wenn die Wirkung eines Dildos nachzulassen scheint.

Körperfarben

Wohl die älteste aller Kunstformen, traditionell als sexuelles Dekor benutzt. Erlebten im Westen ein Comeback, als die Freikörperkultur liberalisiert wurde (etwa zu der Zeit, als dieses Buch zuerst erschien). Denken Sie an das bahnbrechende Titelblatt der Zeitschrift *Vanity Fair* vom August 1992, das die Schauspielerin Demi Moore nackt zeigte – abgesehen von einem aufgemalten Herrenanzug.

Was den Gebrauch und das Resultat anbelangt, sind die essbaren Farben mit Schoko- oder Fruchtgeschmack am besten. Legen Sie Handtücher auf den Fußboden, ziehen Sie sich aus, tragen Sie die Farben mit den Fingern auf, und entfernen Sie sie mit der Zunge. Danach setzen Sie das Liebesspiel fort. Körperfarben für Kinder haben eine größere Farbpalette und eignen sich daher für Kunstwerke. Testen Sie zuerst auf einer kleinen Hautpartie, ob Sie allergisch darauf reagieren, und bringen Sie die Farben nicht in die Nähe der Augen, offener Wunden oder einer Körperöffnung. Ansonsten ist alles erlaubt: Lassen Sie Farbe aus der Tube tropfen, benutzen Sie Malhandschuhe, streichen Sie mit Pinseln über die Brustwarzen und das Skrotum, schreiben Sie Ihren Namen, zeichnen Sie zwei Herzen, malen Sie die Decke der Sixtinischen Kapelle auf den Rücken des Partners. Liegen Sie still, während Sie bemalt werden, und genießen Sie die Empfindungen.

Hauthandschuhe und Fingerhüte

Fünffingerhandschuhe oder Fingerspitzenhauben in der Größe eines Fingerhuts, überzogen mit weichem oder hartem Stoff. Man benutzt sie für die erotische Massage der Haut bei Männern und Frauen. Wenn sie die richtigen Borsten haben und Sie geschickt damit umgehen, lösen sie Wirkungen aus, die sowohl angenem als auch unerträglich sein können (*siehe Pattes d'araignée, Seite 110*).

Penishüllen

Die Japaner waren einst begeistert von Vorrichtungen, die den Penis griffiger machen. Wenn die Reiseberichte stimmen, haben meist Männer diese Hilfsmittel benutzt, und zwar auf Wunsch ihrer Frauen. Offenbar wollten sie ihre Partnerinnen unbedingt befriedigen, denn sie durchbohrten sogar die Eichel und zogen ein »Sprietsegelgarn« durch die Löcher wie die Kayan auf Borneo oder steckten Kiesel in die Haut des Gliedes wie die Bewohner Sumatras. In sanfteren Kulturen bleiben solche Objekte außen – es sind hauptsächlich Ringe, die um die Eichelbasis passen und aus Federn (*palang unus* in Malaya), aneinander genähten Augenlidern von Ziegen (Patagonien) oder kleinen Haarbürsten bestehen. Diese Dinge sind im Museum zu sehen; sonst würde man sich fragen, ob jemand einen dreisten Ethnographen auf den Arm nehmen wollte. Erstaunlich ist, dass sie beim Sex an ihrem Platz blieben. Fast alle sind äußerst unbequem, weil sie entweder zwicken oder schmerzhaft an Haaren zerren.

Heute entscheiden sich manche Männer für Eichelpiercings, aber die meisten bevorzugen Hüllen, die man in allen Formen und Konturen bekommt. Sie machen sowohl den Penis als auch die Scheide rauer. Manche haben Noppen oder Finger, die den Gebärmutterhals kitzeln. Diese »Tickler« sollen die Lust der Frau steigern, aber nur wenige Frauen mögen sie.

Penishüllen mit einem dicken Eichelring oder mit einem Drall sind offenbar ausgesprochen schmerzhaft. Zudem verhindern sie den unmittelbaren Körperkontakt, der beim kommunikativen Sex so wichtig ist. Immerhin kann man mit diesen orientalischen Hauben experimentieren, und sie sind etwas Neues, sofern man sie mag.

Spiele

Für den Sex brauchen Sie nie einen Vorwand. Wenn ein Schubs nötig ist, damit Sie Grenzen überschreiten (gibt es etwas, was Sie noch nie gewagt haben, oder jemanden, mit dem Sie es noch nie gewagt haben?), spricht vieles für Sexspiele, deren Regeln die inneren Zweifel beseitigen. Das kann unglaublich befreiend oder unglaublich töricht sein – meist ist es pures Vergnügen, das Sie jedoch nicht mit Fremden oder unter dem Einfluss von zu viel Alkohol ausprobieren sollten.

Das Original war Blindekuh, das verspannten Viktorianern die Möglichkeit bot, einander anzufassen. Ein Versteckspiel in einem großen Haus erlaubte noch engeren Kontakt und ist für Heranwachsende, die sich befummeln wollen, heute noch ein beliebter Vorwand. Strippoker war früher die Version für Erwachsene; aber heute gibt es einen riesigen kommerziellen Markt für Brettspiele, die das Gleiche ohne Kartentricks erreichen wollen, von sanfter Romantik bis zum Gruppenstrip und mehr. Zwischen Spielen, die das Gespräch anregen – man antwortet auf banale Fragen oder räumt gewisse Erfahrungen ein –, und Spielen, die tatsächlich zum Sex führen, besteht ein enormer Unterschied. Es ist wichtig, die Möglichkeiten vorher offen zu besprechen.

Wenn Sie nur mit Ihrem Partner spielen, erreichen Sie Ihr Ziel fast immer, einerlei, wie ausgefallen das Spiel ist. Außerdem vermittelt Ihnen das Spiel neue Ideen, die Ihre Schlafzimmerroutine durchbrechen können. Ein Spiel mit Freunden kann die Freundschaft vertiefen oder schlafende Hunde wecken. Wählen Sie unbedingt ein Spiel, das die Grenzen dehnt, aber nicht dazu führt, dass Sie oder – schlimmer noch – Ihr Partner am nächsten Morgen Reue oder Rachegefühle empfinden.

Wenn kein Spiel zur Hand ist oder wenn Sie unerwartet eines erfinden müssen, dann geben Sie jedem Spieler sechs Spielfiguren (Nüsse, Bonbons). Diese reichen die Spieler dann der Reihe nach einem Mitspieler ihrer Wahl als Belohnung für die Antwort auf eine frivole Frage, für eine bewältigte sexuelle Herausforderung und so weiter. Auf diese Weise können Sie die Grenzen ebenso weit und sogar schneller hinausschieben als sämtliche kommerziellen Brettspiele, Karten, Würfel und Partieformulare.

Masken

Sie erregen manche Leute. Wenn Ihnen das seltsam vorkommt, dann denken Sie daran, dass sie das älteste Mittel des Menschen sind, um mystische oder auch sexuelle Inspiration zu erlangen. Eine Maske macht den Träger bedrohlicher als er ist. Er ist von der Maske »besessen«, und sie verändert sein körperliches Selbstbild, weil sie das Sehvermögen verringert. Sex dürfte allerdings besser sein, wenn man den Kopf nicht in einen Sack steckt. Wenn sie ihm ihren Slip über den Kopf streift – ein alter Boudoir-Trick –, ist die Wirkung ganz anders. Masken waren wie Korsetts einst Teil der allgemeinen Mode. Spielen Sie aber keinesfalls mit Plastiktüten herum; sie sind gefährlich, weil sie die Atmung behindern.

Fetische

Manche Menschen brauchen Fetische ebenso sehr wie einen Partner – oder sogar als Ersatz für diesen –, um eine vollständige sexuelle Reaktion auszulösen. Kommt bei Frauen jedoch seltener vor als bei Männern, wenn es um konkrete Objekte oder Handlungen geht. Für Frauen können jedoch Sicherheit, Furcht und subtilere Nuancen der Umgebung Fetische sein.

Es gibt Fetische aller Art. Embryonische Fetische stecken in fast allen Menschen, und ihre Befriedigung ist Teil der Kunst und des Sex. Die meisten von uns sprechen besser auf einen Partner an, der eine bestimmte Haarfarbe oder Größe hat. Solche Vorlieben sind so verbreitet, dass die Wichtigsten allgemein akzeptiert werden. An zweiter Stelle kommen bestimmte Kleidungsstücke: Sie ist erotischer mit Strümpfen oder mit Schuhen oder mit Ohrringen; er sieht im Anzug oder mit Lederjacke gut aus – und so weiter. Nutzen Sie diese erregenden Faktoren voll aus.

Warum wir solche Verbindungen herstellen, ist unklar, selbst nach jahrzehntelanger Forschung. Vielleicht werden sie unmittelbar gelernt, wenn die Erregung während der Kindheit mit einem Gegenstand verknüpft wird, der zufällig immer dabei ist. Oder sie sind mit Schuldgefühlen verknüpft. In Gesellschaften, die Sex verbieten, sind wir womöglich dazu gezwungen, unser Verlangen auf ein nicht-sexuelles Objekt zu richten. Erst vor kurzem haben sich Neurowissenschaftler zu Wort gemeldet: Der Teil des Gehirns, der die Füße steuert, liegt offenbar neben dem Teil, der für den Sex zuständig ist. Vielleicht ist Schuhfetischismus also lediglich eine Fehlschaltung.

Das alles wird nur zum Problem, wenn der Fetisch alles verschlingt und sich zu einer verzehrenden Angst entwickelt (wichtig sind dann allein die Schuhe, nicht Frauen mit Schuhen), wenn es sich um eine Fantasie handelt, die Sie erregt und Ihren Partner abstößt oder wenn die Prozedur derart kompliziert und Furcht einflößend wird, dass man ihr Einhalt gebieten muss. Normale Sexspiele befriedigen fast alle Bedürfnisse dieser Art, wenn die Partner wirklich kommunizieren. Es hilft, wenn Sie beide die Vorlieben des Partners erforschen, um sie wirklich zu verstehen, und dann den Schwerpunkt Ihres Spiels vollständig zwischen Fetisch und Beziehung teilen. Sie müssen beide wissen, welchen Platz Sie im Herzen des anderen einnehmen.

Noch ein Wort über »Normalität«. Manche sexuellen Verhaltensweisen sind offensichtlich bizarr und schränken die Lust ein. Ein Beispiel dafür ist der Mann, der den Orgasmus nur in einer Badewanne voller gekochter Spaghetti erreichte. Aber ihm gefiel es. Heute fragen Psychologen meist nicht: »Ist das normal?«, sondern: »Hindert dieses Verhalten jemanden daran, ein ganzer Mensch zu sein, und kann die Gesellschaft es tolerieren?« Definitionen ändern sich, und Verhaltensweisen, die als leicht verrückt galten, als dieses Buch zum ersten Mal erschien, gehören jetzt zum Standardrepertoire der meisten Paare. Die Menschen machen sich heute viel weniger Sorgen darüber, was »normal« ist.

»Normalität« kann aber immer noch als Maßstab dienen, der uns zeigt, was Sex sein sollte: eine zutiefst befriedigende Vereinigung zwischen zwei Liebenden, die beiden jede

Angst nimmt und ihnen Freude schenkt, so dass sie Lust auf mehr haben. Diese Definition schließt die Erkenntnis ein, dass Menschen sehr unterschiedlich sind, was ihre Bedürfnisse anbelangt. Da Sex kooperativ ist, können Sie einander abwechselnd verwöhnen, um eine Kluft zu überbrücken. Wenn Sie über »Normalität« reden müssen, dann ist jedes sexuelle Verhalten normal, das Sie beide genießen und das niemandem weh tut, nicht mit Angst einhergeht und Ihren Spielraum nicht einschränkt. Jane Austen drückte es so aus: »Eine Hälfte der Welt kann die Freuden der anderen nicht verstehen.« Das heißt jedoch nicht, dass die Freuden der einen Hälfte falsch sind. Im Internet gibt es Websites für jeden Fetisch, den man sich vorstellen kann, und für Hunderte andere, von denen Sie nicht einmal geträumt haben.

Trotzdem ist es mehr als unklug, einen Partner anzugreifen, dessen sexuelle Neigungen sich von Ihren erheblich unterscheiden – das würde letztlich zur Trennung führen. Kritisieren Sie auch nicht einen Partner, der ein großes sexuelles Problem hat oder zwanghaft bestimmte Riten einhält. Sie können ihn nicht »mit Liebe heilen«. Aber wenn Sie liebevoll und mitfühlend sind, wird das Leben viel leichter. Falls Sie ein Problem dieser Art haben – es ist nur dann ein Problem, wenn es Angst auslöst oder die sexuelle Lust mindert –, dann sollten Sie ohne Furcht und ohne Vorwürfe darüber reden und, wenn nötig, einen Experten konsultieren (*siehe* Bücher und nützliche Anschriften, Seite 276–279).

Zubehör

Der österreichische Gymnastiklehrer van der Weck-Erlen schrieb ein Buch mit über 500 Stellungen (man zog Lose, um auszuwählen), in dem er empfahl, ein »Sexuarium« mit Turnmatte und Trapezen einzurichten. Für seine Stellungen brauchte man sie in der Tat.

Die Idee eines »Sexuariums« mit Spiegeln, Rotlicht und schwarzem Dekor erregt manche Leute. In Beverly Hills gibt es eine ganze Reihe von Palästen aus den 30er-Jahren, die eines haben. Moderne Liebende entscheiden sich eher für Exotik, oder sie weihen jedes Zimmer im Haus ein und probieren Sex auf dem Küchentisch. Die Frau setzt sich rittlings auf die Waschmaschine, um das Vibrieren beim Schleudergang zu genießen, oder sie legt sich auf die Treppe. Sobald die Leidenschaft nachlässt, entscheiden sich jedoch die meisten Paare für das Schlafzimmer, und das Ergebnis muss nicht langweilig sein.

Das Bett besprechen wir auf Seite 107–109. Die Gymnastikmatte ist durchaus keine schlechte Idee, aber ein weicher Teppich ist ebenso gut und bietet mehr Platz. Manche Leute bevorzugen Hocker für Stellungen, in denen sie sich bückt und er von vorne oder hinten eindringt. Einige harte, quadratische Kissen sind besser geeignet, wenn die beiden Abwechslung wünschen. Auch zwei harte Kissen unterstützen den Sex im Bett.

Der beste Stuhl für den Koitus ist ein Polstersessel ohne Armlehnen. Prüfen Sie Größe und Bequemlichkeit, wenn Sie einander an den Sessel binden wollen. Wenn Sie ihn nur

SAUCEN UND BEILAGEN

SAUCEN UND BEILAGEN

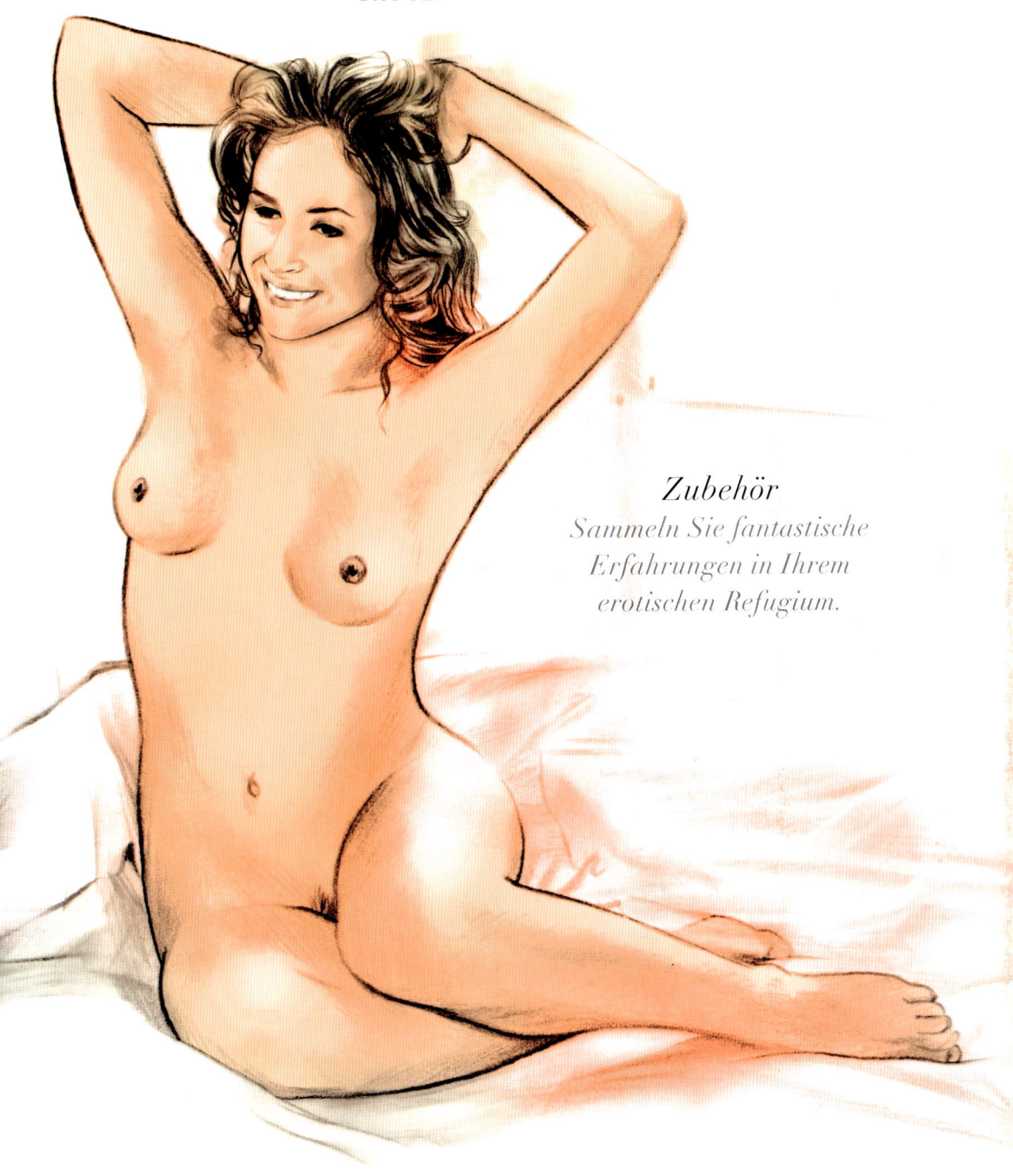

Zubehör
Sammeln Sie fantastische Erfahrungen in Ihrem erotischen Refugium.

für den normalen Liebesakt brauchen, sollte er überall gepolstert sein, falls nicht jeder Partner seinen eigenen Stuhl benutzt. Ein Hotelzimmer eignet sich hervorragend für diese Zwecke, obwohl die Stühle nicht nach ihrer Eignung für den Sex ausgesucht werden.

Wenn Sie das Besondere schätzen, stellt sich die Frage, was Sie vorhaben. Liebhaber akrobatischer Stellungen verwenden gerne einen am Boden befestigten Tritthocker oder sogar eine kurze Leiter. Manche Leute schwärmen für Schaukelstühle (siehe gegenüber). Ein Spiegel an der Decke macht Spaß, aber er ist teuer und sein Zweck für jeden erkennbar (falls Sie das stört). Bordelle legten einst Wert auf Bühnenbilder aller Art, allerdings nur für Besessene oder für gelegentliche Inszenierungen als zusätzlichen Anreiz, nicht als Dauereinrichtung. Heute bieten Websites erotische Möbel aller Art an, von einfachen Keilen, die Stellungen erleichtern, bis zu stabilen Fesselrahmen. Viele Stücke sehen aus wie normale Möbel oder moderne Kunst; aber man kann sie leicht für den Sex umwidmen.

Kerzen sorgen für ein besonderes Flair. Alternativen sind gedämpfte Beleuchtung oder ein Dimmer. Sie können auch eine Kamera oder Videokamera benutzen (*siehe* Erotika, Seite 247–249). Wenn Sie irgendwelche Extras verwenden – Kissen, Vibratoren, Kameras, Gleitmittel, Stricke, G-Strings und so weiter –, dann sollten sie griffbereit sein. Wenn Kinder im Haus sind, ist ein verschließbarer Nachtschrank zu empfehlen. Er sollte auch ein Handtuch oder Küchenpapier enthalten, denn Papiertaschentücher kleben an der Haut. Aber das alles brauchen Sie nicht, um wundervollen Sex zu haben. Dafür genügen der richtige Partner und die richtige Einstellung.

Der wohl einzige Vorteil eines privaten Sexraumes besteht darin, dass Sie ihn mit erotischen Bildern füllen können, ohne Gäste zu belästigen und ohne dass Ihre Tante fragt, welchen Zweck die Ringe in der Wand haben. Allerdings sind Uneingeweihte oft überraschend begriffsstutzig. Wenn Sie einen Projektor benutzen, brauchen Sie nur noch eine weiße Wand oder Decke.

Natürlich ist es aufregend, einen Raum für fantastische Erlebnisse auszurüsten – mit eigener Lichtshow, falls Sie genügend Geld und Energie haben. Wir wollen aber nicht den Eindruck erwecken, dass Sie das alles brauchen. Sie brauchen es genauso wenig, wie Sie eine Traumküche brauchen, um eine erstklassige Köchin zu sein. Sie brauchen nur eine Grundausstattung: Privatsphäre, eine Heizung, eine Waschgelegenheit, ein Bett, ein oder zwei Möbelstücke, funktionierende Genitalien, Liebe und Fantasie.

Schaukelstühle

Manche benutzen ihn als häuslichen Ersatz für eine klassische Sexrequisite: die Schaukel (*siehe* unten). Aber er fühlt sich ganz anders an, weil ihm die plötzliche magensenkende Beschleunigung fehlt – deshalb wirkt die Schaukel so stark auf Frauen. Man hat eher das Gefühl, sich in einem Zug zu lieben (*siehe* Züge, Schiffe, Flugzeuge, Seite 242). Am besten ist ein schlecht gefertigter Stuhl auf einem sehr harten, rauen Boden oder ein erotischer Schaukelstuhl mit hartem Kissen, ohne Armlehnen und mit einem Dutzend Flachkeilen oder Nieten an jeder Kufe. Auch dafür brauchen Sie einen harten Boden, am besten aus Stein, und er ist höllisch laut – nutzlos, wenn unter Ihnen jemand wohnt. Normalerweise sitzen Sie rittlings auf dem Stuhl und sind einander zugewandt; aber andere Stellungen sind ebenfalls möglich.

Schaukeln

Sie sind ein erotisches Extra, das mit Sicherheit Spaß macht. Viele Frauen bekommen einen Orgasmus, wenn sie allein schaukeln, denn nichts anderes übt einen so erregenden Druck auf das Becken aus wie die Beschleunigung.

Es gibt zwei Arten von Schaukeln. Diejenigen, die von orientalischen Autoren beschrieben werden, sind nichts weiter als hängende Betten, die unseren Liegestühlen im Garten gleichen und sich für diese Beschleunigung nicht eignen. Immerhin lösen sie das gleiche angenehme Gefühl aus wie andere leicht instabile Flächen – man scheint auf Wackelpudding zu liegen. Er hat den Eindruck, seine Partnerin habe einen unendlich großen Po; sie glaubt zu schwimmen. Diese Schaukel hat nicht den Nachteil einer zu weichen Matratze, denn die Unterlage darf hart sein.

Die echte Hochgeschwindigkeitsschaukel ist ein Stimulus für die Frau, es sei denn, ihr wird schwindelig. Entscheidend ist der Schwung, das Gefühl, mit einem Aufzug zu fallen, die negative Schwerkraft. Jede Frau sollte wenigstens einmal im Leben mit einem gut gesicherten Partner schaukeln. Mit der japanischen rin-no-tama (*siehe* Ben-Wa-Bälle, Seite 224) allein zu schaukeln ist dank der inneren Bewegungen ein ähnlich intensives Erlebnis.

Beim Koitus nimmt er auf dem Sitz Platz, und sie setzt sich rittlings auf ihn. Beide sind einander zugewandt. Er versetzt die Schaukel in Schwingung, oder eine dritte Person (traditionell eine Dienerin) schiebt sie an. Ideal wäre eine erotische Fahrt in der Achterbahn, aber wir kennen keinen Betreiber, der das erlaubt. Wenn Sie die übliche Gartenschaukel benutzen, kann der Orgasmus der Frau so heftig sein, dass sie bewusstlos wird, selbst wenn das normalerweise nicht vorkommt. Dann kann sie herunterfallen, wenn er sie nicht festhält (*siehe* Kleiner Tod, Seite 198). Er dringt ein, während die Schaukel noch stillsteht; dann nutzt das Paar ihre Schwingungen, um den Koitus zu beschleunigen.

Spaß und Tollerei

Dafür ist Sex genau der richtige Anlass, auch wenn prüde Menschen immer anderer Meinung waren. Deshalb gehen die besten Witze meist auf Kosten der Prüden. Dass die Gesellschaft über Liebende die Nase rümpft, ist psychologisch ebenso notwendig wie die Zärtlichkeit der Partner zueinander. Dies, nicht nur die prickelnde Gefahr, macht Sex an ungewöhnlichen Plätzen und unter der Nase ahnungsloser anderer Menschen so verlockend. Das ist kindisch, aber wenn Sie noch nicht gelernt haben, beim Sex kindisch zu sein, sollten Sie nach Hause gehen und es lernen; denn es ist wichtig.

Aber der Spaß darf nicht daneben gehen. Wenn Sie Sex in einem Restaurant oder auf dem Küchentisch Ihrer Tante haben, ohne gestört zu werden, können Sie hinterher darüber lachen; andernfalls dürfen Sie von Glück sagen, wenn Sie noch miteinander reden. Die meisten Paare bestehen aus einem Partner, der die Gefahr liebt, und einem, der zurückhaltender ist. Die Folge ist ein gesundes Gleichgewicht, unterstützt von einem Engel, der über solche Possen wacht und Liebende vor den Folgen bewahrt. Alles in allem wäre es töricht, solche Abenteuer zu empfehlen; aber es wäre auch schade, sie zu verpassen.

Wie oft Sie während des Liebesaktes lachen (vom Schabernack abgesehen), zeigt unserer Meinung nach, wie sehr Sie einander lieben. Es beweist, dass Sie ernsthaft kommunizieren. In diesem Fall haben Sie immer einen Grund zum Lachen, weil Sex auch lustig ist. Ist Ihre Kommunikation schlecht, endet der Sex womöglich mit Ohrfeigen oder Tränen oder ganz ohne Orgasmus, weil Sie etwas gesagt haben, was »die Atmosphäre zerstört« hat. Wenn es klappt, ist das Lachen ein Teil der Atmosphäre, und selbst Spott ist dann liebevoll. Allerdings sollten Sie nie über den Partner lachen, sondern nur mit ihm, und es gibt keinen besseren Witz als Sex unter ungewöhnlichen Bedingungen. Wir haben heutzutage so wenig Gelegenheit, aus purer Freude zu lachen.

Manche Paare genießen es, wenn einer von ihnen (meist sie) in sexy Kleidung – oder nackt bis auf einen langen Mantel – an einem gesellschaftlichen Ereignis teilnimmt. Das ist ebenso riskant wie lustig, und wenn Sie es tun müssen, sollte sie wirklich Spaß daran haben. Die meisten Frauen finden es schon gefährlich, ohne Slip aus dem Haus zu gehen, es sei denn, sie stehen wirklich darauf.

Spaß und Tollerei
Lachen verrät, wie sehr Sie einander lieben.

SAUCEN UND BEILAGEN

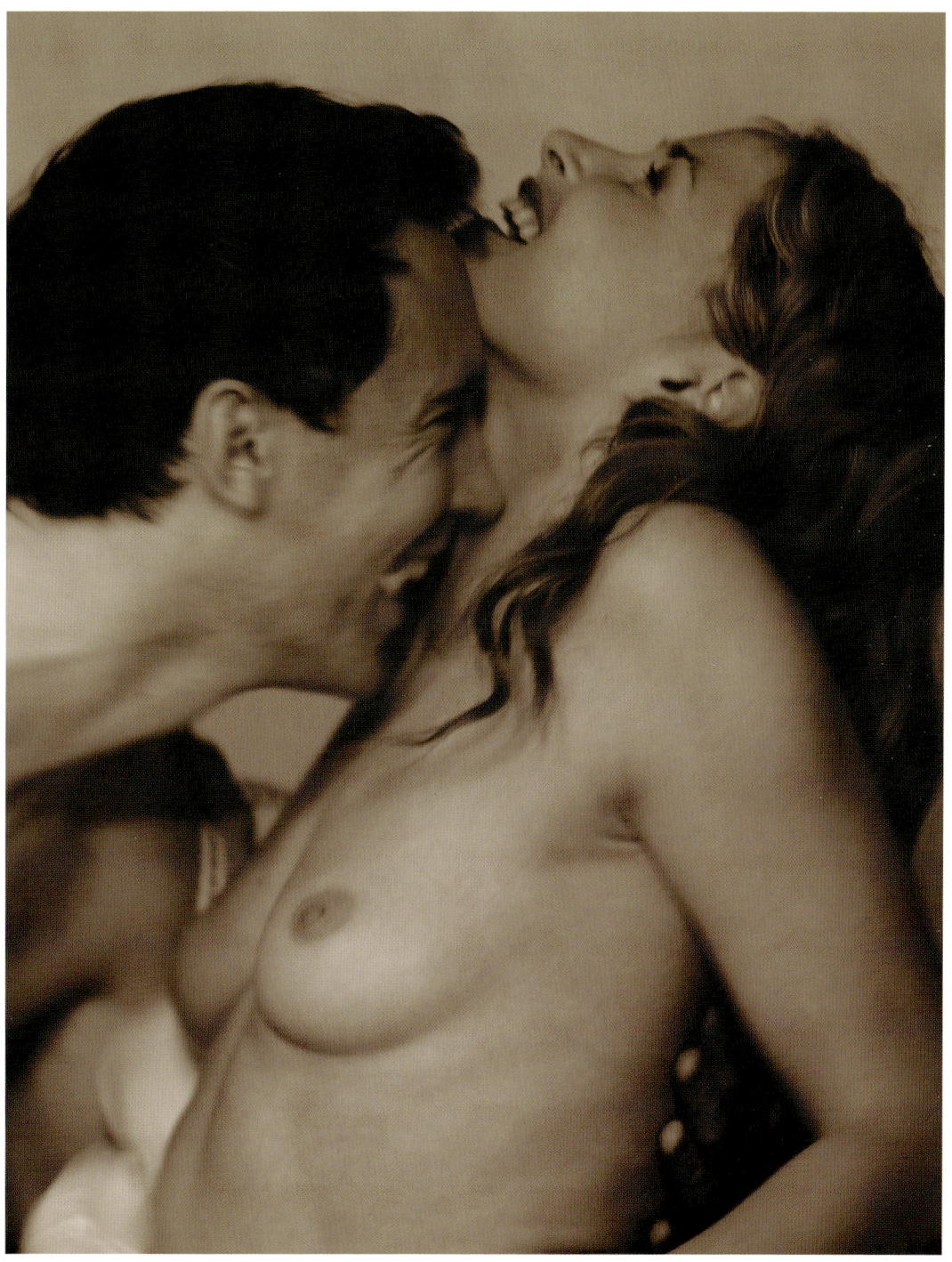

SAUCEN UND BEILAGEN

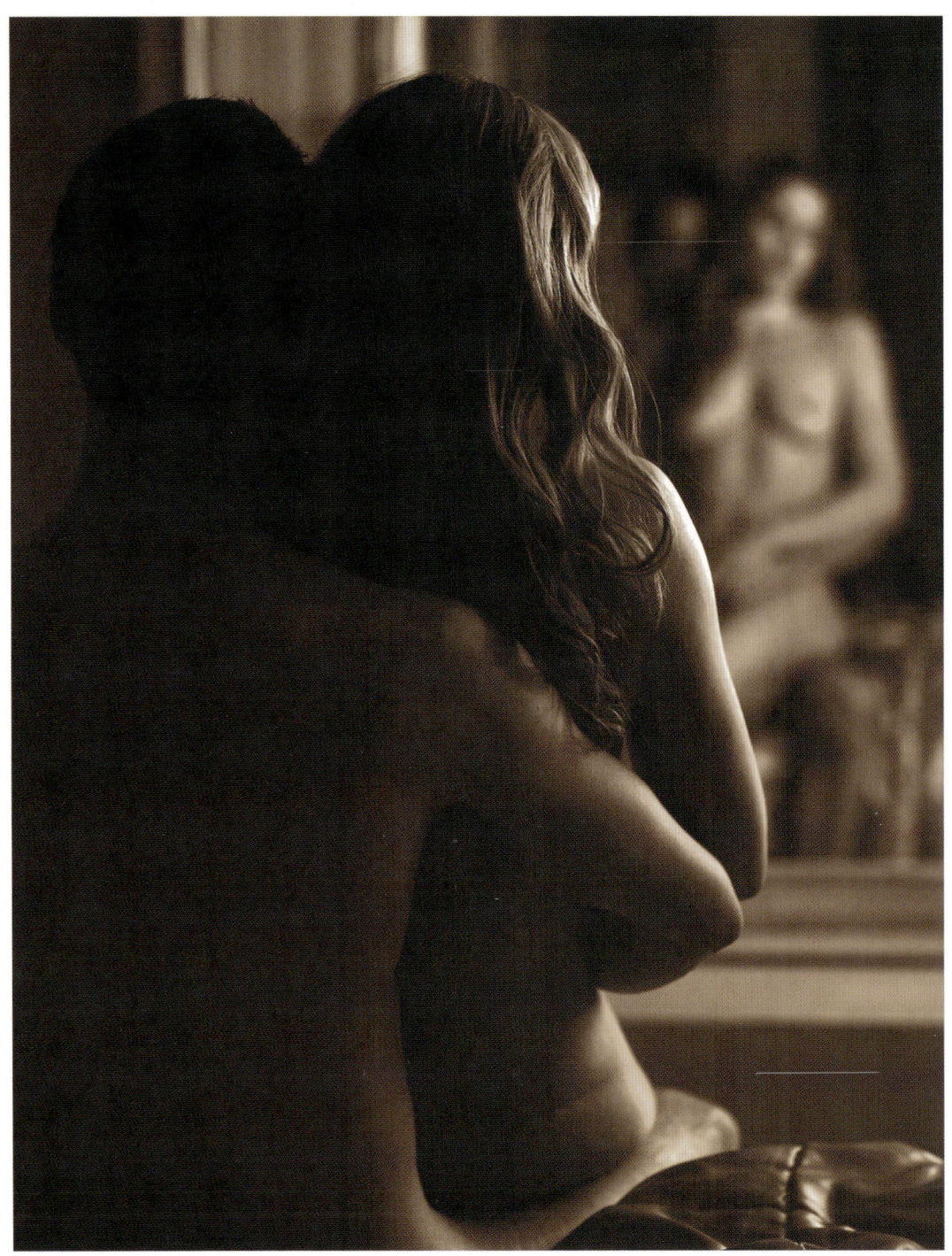

Spiegel

Sie waren immer ein wichtiger Bestandteil des erotischen Mobiliars in jedem Schlafzimmer, das nicht allein dem Schlafen dient. Ein Spiegel macht aus dem Liebesspiel einen Film, ohne dass die Privatsphäre verloren geht, und ermöglicht ganz praktische Fortschritte. Zudem ist es aufregend, sich selbst zu beobachten. Er sieht seine Erektion und seine Bewegungen, ohne innehalten zu müssen. Sie findet es vielleicht erregend, ihren Körper zu betrachten, sich beim Masturbieren zu beobachten, sich gefesselt zu sehen oder zuzuschauen, wie sie einige andere Fantasien auslebt. Beide genießen sowohl die Rolle des Teilnehmers als auch die des Zuschauers.

Manche Leute mögen keine Spiegel, weil sie ihrer Meinung nach das Gefühl zerstören, allein und unbeobachtet zu sein, das sie brauchen, um ihre Empfindungen voll auszukosten. Ein Schlafzimmer mit Spiegeln sei kein Mutterleib mit Zwillingen mehr, sondern man fühle sich eher wie in einem Schaufenster. Hinzu kommt, dass sie vielleicht innere Kämpfe ausfechten muss, weil sie sich nicht so attraktiv findet wie die Schönheiten in den Medien (die, was wir zu oft vergessen, mit Hilfe einer speziellen Beleuchtung und Computermagie verschönert werden). Solche Selbstzweifel überwindet sie am besten mit liebevoller und echter Begeisterung für Ihren Körper.

Wenn Sie noch nie Sex vor einem großen Spiegel hatten, probieren Sie es. Sie brauchen mehr als einen, damit Sie beide klar sehen können, ohne sich drehen zu müssen. Diese Übung lohnt sich, nicht nur wegen ihres Voyeur-Effekts, sondern auch, weil sie Ihnen zeigt, dass Sie beim Sex keineswegs lächerlich aussehen. Wenn Sex so kaltblütig beschrieben wird wie das Aufstellen eines Liegestuhls in einer Gebrauchsanleitung, dann hört sich das würdelos an. Aber wenn wir uns selbst als Akteure sehen, wird daraus ein natürliches, attraktives und eindeutig schönes Ereignis, das sogar unser Selbstbewusstsein stärkt. Vielleicht kommt einmal eine Zeit, in der es besser ist, nur zu fühlen und nichts zu sehen; aber noch ist es nicht so weit!

Bordelle im alten Stil schätzten Räume mit 100 Spiegeln. Vielleicht hätten Sie Freude daran, vielleicht nicht. Die Kosten wollen wir einmal beiseite lassen. Es kann sein, dass 100 Paare, die unisono agieren, Sie erregen – oder Sie denken dabei an den Roten Platz am ersten Mai oder an eine römische Orgie und nicht an einen Liebesakt.

Spiegel
machen aus dem Liebesspiel
einen Film.

Züge, Schiffe, Flugzeuge

Eisenbahnen waren früher ein beliebter Ort für »anderen« Sex. In den modernen, offenen Abteilen ist das kaum möglich, außer vielleicht im Schlafwagen, sofern nur Sie beide anwesend sind. Sind die Bewegung und die Beschleunigung so erregend, oder liegt es an der Assoziation mit dem Film *Love on the Run*? Wir wissen es nicht, aber man sagt, die exklusiven Bordelle von Wien und Paris hätten über einen Raum verfügt, der einem Zugabteil glich und den ein Motor und Nocken in Schwingung versetzten. Selbst die Geräusche klangen echt. Da wahrscheinlich die Bewegung wichtig ist, wählen Sie am besten eine harte Bank und eine kurvige Strecke mit vielen Kreuzungen und Weichen aus. Notfalls reicht die Toilette für einen Quickie im Stehen.

Üblicher ist heutzutage Sex in der Flugzeugtoilette. Laurence Sperry, der Gründer des Mile High Clubs und Erfinder des Autopiloten, tauchte einmal nach einer Bruchlandung im Wasser mit einer Begleiterin auf – beide nackt. Die Folge waren Schlagzeilen wie: »Petting-Spaß endet nass.« Das Aufregende am Sex in der Luft sind möglicherweise die Schwingungen, der geringere Luftdruck, der den Orgasmus verstärkt, oder einfach »das Verbotene«. Wenn Sie nicht warten wollen und keine Lust haben, in die Toilette zu gehen, können wandernde Hände unter geschickt angeordneten Decken und tolerantes Kabinenpersonal Wunder bewirken.

Obwohl Schiffe schwanken, bieten sich auf ihnen enorme Möglichkeiten. Große Schiffe haben Privatkabinen, in kleinen Schiffen kann man zu fernen Orten segeln.

Autos

Diese kommen der idealen Fortbewegung nahe, denn sie sind »Doppelbetten mit Außenbordmotor«. Große, alte Autos haben so viel Platz, dass Sie sich flach hinlegen können, sogar auf den Rücksitz. In den modernen, kleineren Autos müssen Sie improvisieren, wenn Sie mehr als Brustkraulen und Petting haben wollen. Die klassischen Stellungen (sie auf dem Rücksitz, er kniet zwischen ihren Beinen; oder beide sitzen, und sie schlingt die Beine um seine Taille) wurden für Madame Bovarys Kutschen entwickelt. Alle Autos, einerlei, ob sie für das Petting oder den Koitus geeignet sind, gleichen Goldfischgläsern, sofern Sie nicht in einem Klima leben, in dem die Fenster sich rasch beschlagen. Darauf sollten Sie sich aber nicht verlassen und trotzdem eine starke Lampe bereithalten, um potenzielle Gaffer zu blenden.

Wenn Sie Sex im Freien mögen, sollte der Parkplatz möglichst wenig überdacht sein, damit niemand Sie von oben beobachten kann. Denken Sie aber daran, dass einsehbarer Sex im Auto Ihnen in den meisten Ländern großen Ärger mit der Polizei einbrocken kann – oder Schlimmeres (*siehe* Voyeure, Seite 246). Wenn Sie sich dieses Vergnügen häufig gönnen möchten, sollten Sie einen kleinen Lieferwagen kaufen oder einen dieser Miniwohnwagen, die man auch Ehebruchkombi nennt und die im Grunde fahrende Häuser sind. Man muss selbstsicher sein, um sich darin auszuziehen. Gegenseitiges Masturbieren beim Fahren – wobei die Zahl der Orgasmen pro Liter Benzin notiert wird – ist eine beliebte Fantasie, aber sie verstößt auch gegen das Gesetz und gefährdet Ihre Sicherheit. Wenn Sie Fesselspiele mögen, können Sie Sicherheitsgurte anlegen oder einen Partner an seinen Sitz fesseln und dann langsam ans Werk gehen.

Im Freien

Länder mit warmem Sommer haben Vorteile, die man nicht genug rühmen kann. Wenn Sie in England regelmäßig richtigen Sex im Freien haben wollen, müssen Sie ein frostsicherer Parkbesitzer sein. In Irland oder Spanien sollten Sie zudem priestersicher sein, wenngleich es in Spanien warm ist. Die meisten Teile der USA können in dieser Hinsicht von Glück sagen. Seltsam ist nur, dass die Leute sich so wenig um die Gestaltung der Gärten kümmern. Die europäischen Gärten mit Mauern oder Hecken sind fast immer brauchbar, zumindest nachts.

Plätze in der Wildnis wimmeln oft von Ungeziefer – es gibt Ameisen, Stechmücken, Schlangen und übereifrige Polizisten. Respektieren Sie dennoch die Flora und Fauna. Wenn Sie ejakulieren – oder etwas anderes tun –, dann säubern Sie die Stelle, und verunreinigen Sie keine natürlichen Gewässer. Denken Sie auch daran, dass weggeworfene Kondome Tiere töten können.

Was die Oberfläche anbelangt, sind Sanddünen oft am besten, denn sie bieten Sichtschutz, speichern die Wärme und beherbergen keine stechenden Insekten. Rasen ist gut, sofern Sie niemand sieht. Wenn Sie sich sofort ausziehen wollen, ist ein Dickicht das beste Versteck. Sie können hinaussehen, aber niemand kann hineinsehen – »die Gartenlaube« der Maler von Fontainebleau. Europäer, die in dicht bevölkerten Gegenden leben, sind Experten, wenn es gilt, sich rasch anzuziehen; sie nutzen Orte wie Hampstead Heath oder den Wiener Prater.

Da Sie unter vielen Plätzen wählen können, dürfte es nicht schwierig sein, einen brauchbaren zu finden. Wenn Sie kein Risiko eingehen wollen, sollten Sie jedoch einen schnellen Fluchtweg vorbereiten und auf das Wetter achten. Manche Menschen lieben die Gefahr, anderen verdirbt sie die Lust. An einem abgelegenen Ort oder in einem Garten mit Mauer können Sie fröhlich und selbstvergessen herumtollen oder den Partner an einen Baum binden.

Noch wichtiger ist es, die Bräuche und Gesetze des Landes zu kennen, vor allem religiöse Einstellungen. Nehmen Sie Rücksicht darauf, sonst machen Sie sich unbeliebt und müssen mit harten Strafen rechnen. Die vielen unterschiedlichen Moralvorstellungen auf der Welt schließen auch den Sex ein. Ein zärtlicher Kuss gilt in manchen Ländern als schwerer Verstoß gegen religiöse Gebote. Im Osten behilft man sich oft mit einem Flachdach bei Nacht. Dort können Sie sich lieben und dabei die ganze Stadt sehen.

SAUCEN UND BEILAGEN

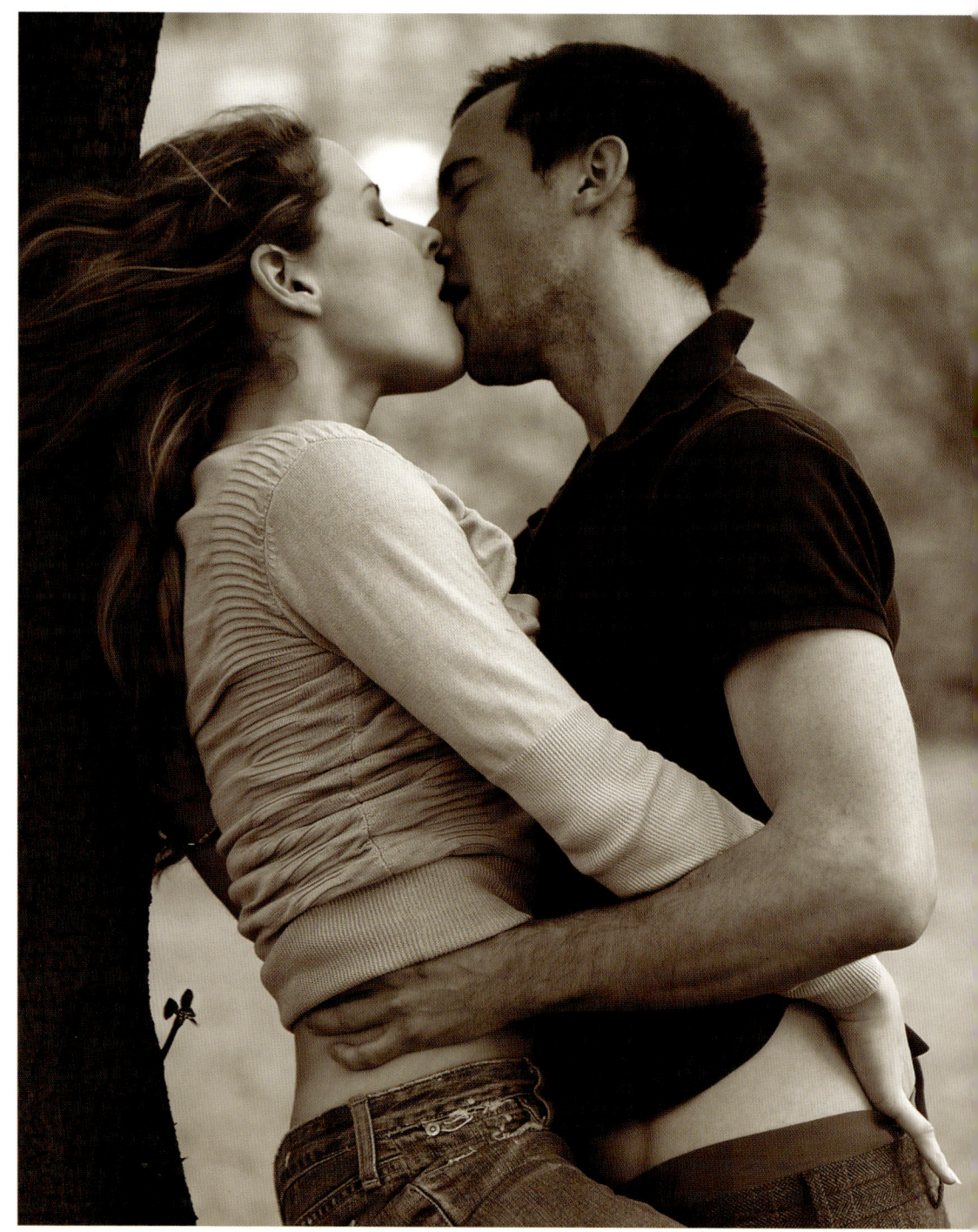

SAUCEN UND BEILAGEN

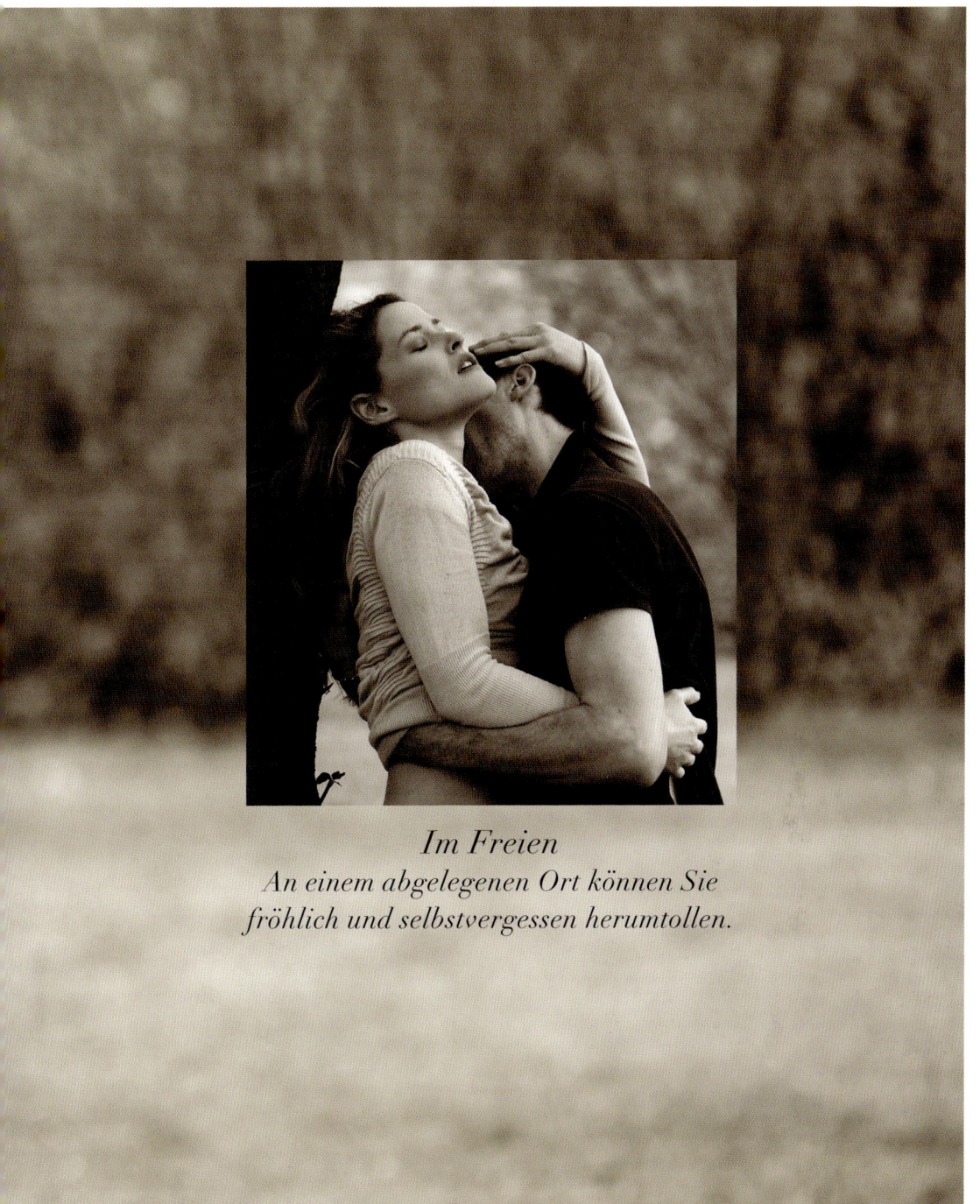

Im Freien
**An einem abgelegenen Ort können Sie
fröhlich und selbstvergessen herumtollen.**

Fernsteuerung

Es ist eine alte Geschichte. Angeblich können Sie einen ganz unschuldigen Menschen verführen, der keine Ahnung hat, was Sie meinen, indem Sie den Daumen in die Faust oder zwischen die Lippen stecken und hin und her schieben. Allerdings wissen die meisten Leute, bei denen dieser Trick wirkt, durchaus Bescheid.

Mit den Lippen klappt es besser – Fingernagel nach unten und richtiger Rhythmus. Sie spürt es, wo sie es spüren soll, und sie kann die gleiche Methode anwenden, zum Beispiel beim Essen. Sobald sie an diese Signale gewöhnt sind, kann man manche Menschen per »Fernsteuerung« in Erregung versetzen und Erektion oder Orgasmen auslösen, sogar durch das Reiben des Ohrläppchens. Denken Sie daran, wenn Sie mehrere Plätze entfernt an einem Tisch sitzen oder sich an der anderen Seite eines Zimmers oder in einer Theaterloge befinden, die einer anderen gegenüberliegt. Hoffentlich geht es Ihnen nicht so wie dem Mann, der zwar merkte, wie die Frau in seinen Armen reagierte, dies aber seinen Reizen zuschrieb, während die Signale in Wahrheit vom Liebhaber der Dame kamen, der abseits saß.

Heute gibt es natürlich auch echte, technische Fernsteuerungen, deren Vorbild die Lustmaschine in *Barbarella* und das Orgasmatron in *Der Schläfer* ist: Vibratoren, die durch Handys eingeschaltet werden, Teledildonics für den Internetsex und so weiter. Und das dürfte erst der Anfang sein, wenn man bedenkt, wie viele Menschen heutzutage ihre Beziehung aus der Ferne pflegen müssen.

Voyeure

Diese Bezeichnung sei jenen vorbehalten, für die Sex ein reiner Zuschauersport ist. Jeder aktive Spieler schaut seinem eigenen Spiel vermutlich fasziniert zu, sofern die Spieler es wert sind. Zweifellos sind echte Paare schön anzuschauen; aber die halb erigierten Teilnehmer in Pornofilmen lohnen nur selten die Mühe. Das echte Paarungsverhalten des Menschen ist ebenso interessant wie das der Vögel und der anderen Tiere und viel lehrreicher.

Heutzutage ist es aber ungewöhnlich, echte Paare zu beobachten, denn wir pflegen bei Sex die Rollläden zu schließen. Gelegentlich werden diese Rollläden auf »Real-Sex«-Websites mit Webcams geöffnet. Außerdem gibt es Sex an halböffentlichen Orten, zur Freude der Passanten (im Englischen »Dogging« genannt, abgeleitet vom Euphemismus »Ich geh mal kurz mit dem Hund raus, Schatz!«). Diese Praktiken sind zwar oft illegal, aber sie bieten wenigstens ein gewisses Maß an Leidenschaft.

Rollläden mögen zum Schutz des Individuums und im Interesse der gesellschaftlichen Bequemlichkeit notwendig sein. Aber wir verlieren in dieser Gesellschaft viel, weil es unüblich ist, sich in Gegenwart anderer zu lieben. Würden wir das tun, müssten weniger Bücher wie dieses geschrieben werden.

Erotika

In der ersten Auflage dieses Buches hieß dieses Kapitel »Pornographie«, und es begann mit den Worten: »Bezeichnung für jede sexuelle Literatur, die jemand zu unterdrücken versucht.« Die Zeiten haben sich geändert. Was 1972 unterdrückt wurde, heißt jetzt erotische Literatur und steht nicht mehr auf dem obersten, sondern auf dem mittleren Brett des Bücherregals. Angeblich erzielte die Sexindustrie im Jahr 2006 weltweit einen Umsatz von 97 Milliarden Dollar, zweimal so viel wie Microsoft. Zielpersonen sind Männer und Frauen.

Einiges gilt aber immer noch als inakzeptabel, und das mit Recht: Wahre Liebende haben kein Verständnis für Gewalt, Erniedrigung und Ausbeutung. Abzulehnen sind Erotika auch dann, wenn ein Partner durch sie das Selbstvertrauen verliert oder den anderen nicht mehr beachtet. Allerdings belegen neuere Studien, dass die Sucht nach Erotika oft auf eine Depression hindeutet und daher eine Therapie angezeigt ist, keine Scheidung. Wenn ein Partner nach Feierabend keine Energie mehr für ein Gespräch hat, aber sechs Stunden lang im Internet surft, sollte man untersuchen, welche seelischen Probleme dazu geführt haben, dass ihm das Internet wichtiger ist als die Liebe oder das Leben.

Sinnvoll und einvernehmlich genutzt, können Erotika jedoch das Liebesband stärken. Erotische Bilder helfen dem Betrachter, eine Stellung oder einen Gegenstand zu visualisieren – deshalb ist dieses Buch illustriert. Heterosexuelle Paare können Erotika konstruktiv nutzen, sofern sie praktikable, akzeptable und lustvolle Aktivitäten beschreiben, die beide genießen würden – oder Fantasien, die zwar unrealistisch sind, aber die Partner erregen. Für viele Menschen sind Sexbücher eine echte Hilfe, weil sie Appetit auf mehr machen – im Bett. Sie sagt: »Betrachte Erotika nicht als Konkurrenten, sondern als Verbündete. Wenn du sie zu einem Bestandteil deines Repertoires machst, hast du viel größere Chancen zu verhindern, dass sie dich verdrängen.«

Zuerst müssen Sie Ihre Erotika auswählen. Es ist nicht wahr, dass sie nur Männer heiß machen, aber es stimmt, dass Frauen vor allem von Texten angesprochen werden, die empfindsam geschrieben sind und auch auf weibliche Gefühle eingehen. Denken Sie aber daran, dass viele Erotika eine Traumwelt vorgaukeln und daher bei beiden Partnern Minderwertigkeitsgefühle auslösen können. Deshalb sollte nicht nur die Erregung, sondern auch die Selbstachtung ein Auswahlkriterium sein; andernfalls könnte die Erregung ausbleiben.

Hier sind einige Klassiker: das *Kamasutra* und der *Duftende Garten* für traditionell Gesinnte, *Die sexuellen Phantasien der Frauen* von Nancy Friday für modern Denkende, *Das Delta der Venus* von Anaïs Nin und *Die Geschichte der O* von Pauline Réage für Leute, die etwas Ausgefalleneres mögen. Was Filme anbelangt, können sinnliche Kinostreifen sogar wirksamer sein als die anzügliche Ware der Videotheken, zumindest bei Frauen. Beispiele sind Sharon Stone, die in *Basic Instinct* auf Michael Douglas reitet, sowie Julie Christie und Donald Sutherland, die sich in *Wenn die Gondeln Trauer tragen* als Ehepaar lieben. Sicherlich haben Sie Ihre eigenen Favoriten.

Natürlich können Sie für den privaten Gebrauch als Paar Ihre eigenen Erotika kreieren, um Ihre Fantasien auszudrücken. Wenn Sie Fotos oder Videos machen, sollte sie (und

SAUCEN UND BEILAGEN

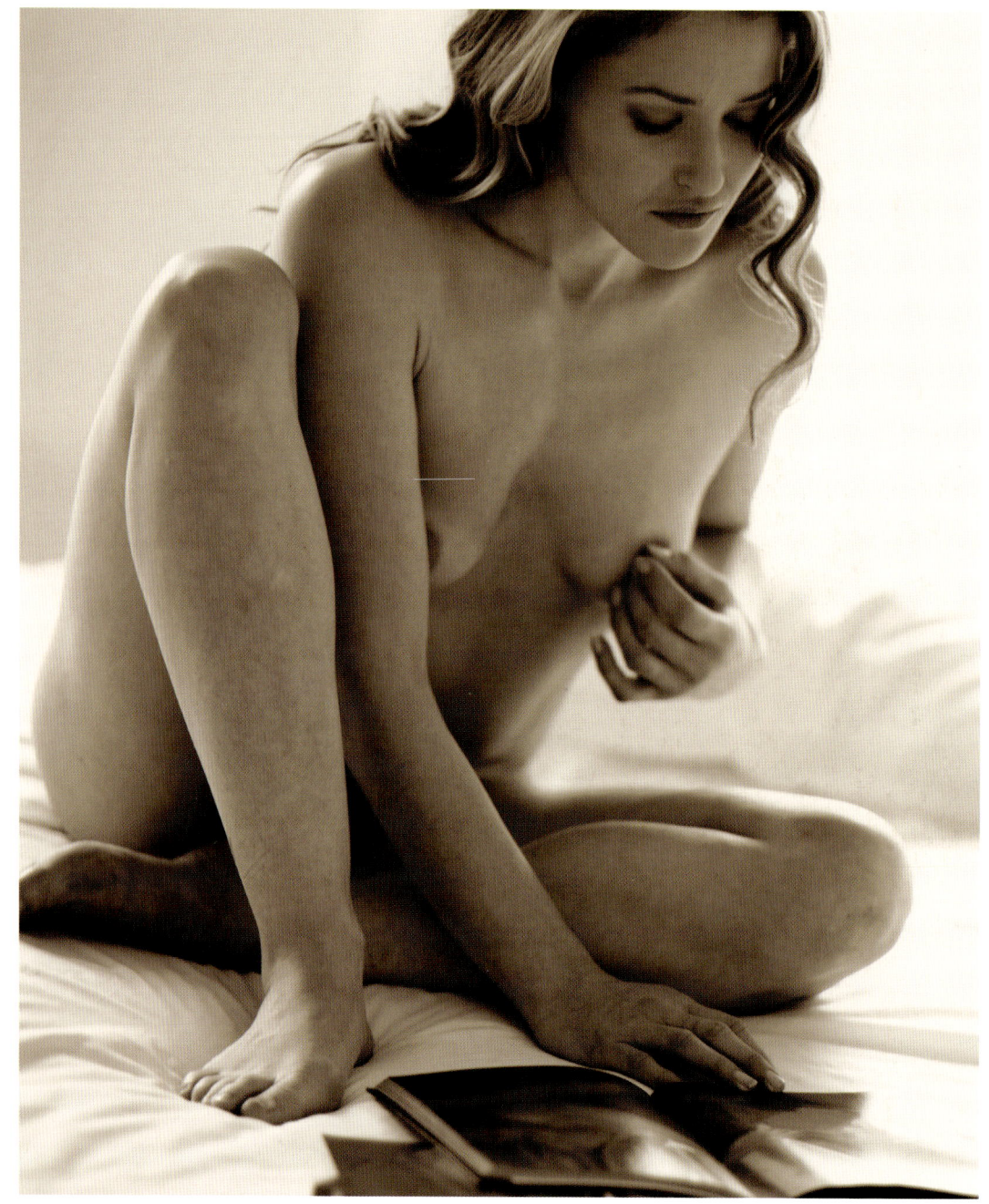

Erotika
machen Appetit auf mehr – im Bett.

sogar er) ein Make-up tragen und das Licht und die Kamera über dem Schauplatz anbringen, damit die Winkel schmeichelhafter werden. (Es ist übrigens beruhigend, wenn Sie von einem Foto oder Video nur ein einziges Exemplar besitzen – und zwar gemeinsam –, das Sie rituell vernichten können, sollten Sie sich trennen.)

Viele angesehene Schriftsteller und Künstler, darunter Rodin, haben Erotika für sich selbst geschaffen und entweder gar nicht oder nicht unter eigenem Namen veröffentlicht. Das ist eine von mehreren Möglichkeiten, sich mit Fantasien auseinander zu setzen, die Sie nicht ausleben können oder wollen – eine Art Ergänzung für Träume und Spiele. Wenn Ihnen nichts zum Schreiben einfällt, dann schildern Sie zunächst die beste Liebesszene, die Sie jemals gemeinsam gehabt haben oder gerne haben würden (*siehe* Fantasie, Seite 115–117).

Sexshops

Wie die »Pornographie« erlebten auch sie vor kurzem eine dramatische Rehabilitation. Einst galten sie als unmoralisch und wurden in dunklen Gassen versteckt; heute gibt es in den meisten Hauptstraßen Sexshops, und eine Suche im Internet ergibt bis zu 2,5 Millionen Treffer. Der Verkauf von Sexprodukten ist völlig normal, und das ist vernünftig. Die besten Shops bieten Informationsblätter, Hotlines, Websites und Workshops an und ergänzen die Sexualerziehung und -therapie.

Seien Sie dennoch vorsichtig. Manche Produktbeschreibungen sind zu schön, um wahr zu sein. Es gibt derzeit keine Mittel, die den Penis oder die Brüste vergrößern, und keine Apparate, die eine Erektion oder einen Orgasmus garantieren – das wäre ein Thema für die Schlagzeilen. Hüten Sie sich auch vor Geschäften, die Klischees verbreiten, zum Beispiel: Er muss immer zum Sex bereit sein, und sie sollte dafür dankbar sein. Keine gute Einstellung.

Prüfen Sie das Angebot zuerst online. Selbst Shops in der Hauptstraße haben eine Website, und einige bieten nicht nur Produkte an, die Sie haben wollen, sondern teilen auch Ihre Auffassung von Liebe und Sex und behandeln Kunden so, wie sie behandelt werden möchten. Mit einem Telefongespräch finden Sie heraus, ob man sie höflich und fachkundig berät.

Es ist am besten, wenn Sie gemeinsam in einen Sexshop gehen, denn nur so erfahren Sie, was Ihnen beiden gefällt. Verlegenheit könnte ein Problem sein; aber das Personal hat bestimmt schon alles gesehen und ist sehr daran interessiert, dass die Kunden zufrieden sind – nur dann bekommen die Verkäufer eine Provision und behalten ihren Job. Wenn sie aufdringlich sind, bitten Sie einfach darum, sich allein umsehen zu dürfen, und wenn Sie Rat brauchen, sprechen Sie das Personal an. Nehmen Sie sich Zeit, das Angebot zu prüfen, Fragen zu stellen und buchstäblich zu spielen. Das ist sinnvoller, als wenn Sie ohne Blickkontakt hineinplatzen und gleich wieder verschwinden.

Erektionsverstärker

Wenn sie funktionieren, können sie den Koitus verbessern, indem sie eine teilweise Erektion verstärken. Sie drücken auf die Venen des Penis, so dass weniger Blut abfließt.

Chinesen und Japaner banden dünnes Leder um das ganze Glied oder um seine Wurzel. Die Japaner bevorzugten Lochmusterhüllen für den ganzen Penis. Sie wirken, weil sie Druck auf die Basis ausüben und den Schaft und den Intimbereich rauer machen. Moderne Modelle bestehen meist aus Gummi oder weichem Plastik und passen um die Basis des Schafts. Manche kitzeln die Klitoris, die Hoden, den Damm oder den After. Es gibt auch vibrierende Hüllen mit oder ohne Fernsteuerung.

Keine dieser Vorrichtungen garantiert eine Erektion, und die meisten wirken nur, wenn der Mann keine Angst vor Impotenz hat. Eine von ihnen, der Blakoe-Ring, hüllt die Peniswurzel und teilweise das Skrotum ein. Er wird mit Klammern befestigt, sorgt für angenehme erotische Empfindungen und hebt das Selbstvertrauen. Manche Männer benutzen stattdessen ein Stück Schnur oder ausgeklügelte Bänder, die auf die Wurzel drücken, die Hoden trennen und den Penis in einer gekrümmten Position festhalten, was sich etwa wie dauerhaftes Saugen anfühlt.

Natürlich ist Vorsicht geboten. Wenn der Druck zu stark ist oder zu lange andauert (20 Minuten sind mehr als genug), kann die Harnröhre verletzt werden. Schlafen Sie also nicht ein, und benutzen Sie solche Vorrichtungen nicht, wenn Sie Kreislauf- oder Nervenprobleme haben, Diabetiker sind oder Gerinnungshemmer oder Blutverdünner (zum Beispiel Aspirin) einnehmen. Metallringe müssen oft in einer Ambulanz entfernt werden, weil sie an einem erigierten Penis feststecken. Ein Mann löste mit einem solchen Ring den Metalldetektor im Flughafen aus. Er behauptete, er trage den Ring aus religiösen Gründen.

Penispumpen

Ursprünglich die ärztlich verordnete Lösung für Erektionsstörungen. Auch heute ist die Penispumpe noch zu empfehlen, wenn die »kleine blaue Tablette« und ähnliche Medikamente nicht helfen. Insofern ist sie nützlich; aber als Spielzeug, das in Sexshops angeboten wird, verspricht sie oft zu viel. Ignorieren Sie alle Behauptungen, diese Inflatoren könnten das Glied dauerhaft vergrößern. Außerdem ist die Gefahr eines Missbrauchs groß. Seien Sie also vorsichtig, legen Sie viele Pausen ein, befolgen Sie die Anleitung, und achten Sie darauf, dass das Gerät einen Vakuumbegrenzer hat.

Hüten Sie sich vor Apparaten aus dem Baumarkt. Autoren mögen untersuchen, ob Haushaltsgeräte die Lust steigern können; aber Sie sollten nie mit Staubsaugern und ähnlichen Dingen herumspielen. Eine Luftpumpe aus der Garage kann den Darm zerreißen, wenn sie knapp über dem After betätigt wird. Wir kennen einen solchen Fall – es sollte ein Scherz sein. Es kommt erstaunlich oft vor, dass ein Penis mit einem Staubsauger verletzt wird, und es ist sehr schwierig, den Schaden zufriedenstellend zu reparieren.

Penisverlängerung

Diese Vorrichtungen werden dem echten Ding aufgesetzt oder über ihm angeschnallt. Aber man kann nicht oft genug darauf hinweisen, dass die Größe des Penis nichts mit den Lustgefühlen zu tun hat. Ein großes Glied verstärkt allenfalls die Vorfreude (*siehe* Größe, Seite 60–61). Eine große, harte Verlängerung kann sogar Schaden anrichten. Seien Sie also vorsichtig. Bestenfalls stärken diese Hilfsmittel das Selbstvertrauen des Mannes; aber vermutlich möchte er damit genauso wenig überrascht werden wie mit einem Brusthaartoupet.

Karezza

Die Alice-Stockham-Therapie: Die Partner machen immer weiter und weiter und schieben den Orgasmus hinaus. Die wegweisende Gynäkologin des 19. Jahrhunderts führte diese Methode jedoch nicht als Mittel gegen vorzeitige Ejakulationen ein, sondern weil sie für einen langen Liebesakt und Zärtlichkeit zwischen Partnern sowie für die Gleichberechtigung der Frau eintrat und gefährdete Ehen retten wollte. Sie riet dem Mann davon ab, nur zu stoßen und möglichst schnell den Orgasmus zu erreichen, und sie empfahl den Paaren lange, liebevolle Pausen.

Karezza bedeutet »liebkosen«. Verwechseln Sie es nicht mit den alten tantrisch-taoistischen Lehren, die dem Mann rieten, seinen Samen – der spirituelle Energie sei – nicht zu vergeuden und stattdessen »Kraft« von der Frau zu empfangen. Schon bei einer Ejakulation könne diese Kraft verloren gehen. Deshalb wurden viele sexuelle Yogastellungen entwickelt, in denen Bewegungen schwierig waren. Sie ermöglichten der Frau mehrere Orgasmen, während der Mann entweder keinen hatte oder dabei nicht ejakulierte, also seinen Samen für sich behielt. Im Grunde handelte es sich dabei um sexuelle Meditation. Erfahrenen Yogis gelang es nach einigem Üben, in die Blase zu ejakulieren. Das ist eine unbefriedigende Technik, die dazu führt, dass das Sperma mit dem Urin ausgeschieden wird. Gelegentlich geschieht das spontan bei bestimmten Störungen, und es ist schwer, diesen Trick zu verlernen. Das erklärt, warum die meisten ausgeklügelten indischen Stellungen für den Mann wenig lustvoll sind. Wenn Sie den Koitus als Meditationstechnik benutzen wollen, können Sie natürlich damit experimentieren; aber hüten Sie sich davor, die Ejakulation vollständig zu unterdrücken.

Philosophisch gesehen steht die Oneida-Gemeinschaft zwischen Stockham und den Mystikern. Sie empfiehlt einen langen Liebesakt und Zurückhaltung des Mannes. Als Verhütungsmittel ist ihre Methode unzuverlässig, weil Sperma auch ohne Ejakulation in die Vagina gelangen kann. Angeblich hatte ein exzentrischer französischer Priester die gleiche Idee, weil der Vatikan die Geburtenverhütung ablehnt. Seine Methode, die er *continence conjugale* (Coitus reservatus) nannte, setzt voraus, dass der Mann seine Bewegungen vollständig im Griff hat. Die Frau bewegt sich nur innerlich, und ihr Partner begnügt sich mit leichten Stößen, die seine Erektion aufrechterhalten. Sobald die Spannung zunimmt, hört er auf. Diese Idee setzte sich jedoch nicht durch.

Wenn Sie die Lust gelegentlich verlängern und das Liebesband stärken wollen, dann versuchen Sie es mit der originalen Stockham-Methode, also mit langsamen, sanften Bewegungen und langen Pausen. Sobald Sie die Plateauphase (*siehe* Seite 183) erreichen, bewegen Sie sich heftiger und erreichen einen gemeinsamen Orgasmus, zu dem die Frau dann wirklich bereit ist.

Ligottage

Bondage oder, wie die Franzosen sagen, Ligottage, nennt man das sanfte Fesseln des Sexpartners – nicht, um Widerstand zu brechen, sondern, um den Orgasmus zu verstärken. Viele Menschen finden diese unkonventionelle Sextechnik extrem erregend und halten sie für eine hervorragende Methode der Luststeigerung. Wenn man sich nicht bewegen kann, ist ein langsamer Orgasmus eine markerschütternde Erfahrung für jeden, der sich nicht vor seinen eigenen Emotionen fürchtet und es probiert.

»Jede Einschränkung der Muskelaktivität und der Emotionen«, schrieb der Arzt Havelock Ellis Ende des 19. Jahrhunderts, »fördert die sexuelle Erregung.« Männer und Frauen fanden es ohnehin immer erregend, den anderen zu unterwerfen, und erotische Fesselspiele waren immer ein beliebter Scharfmacher. Alle Volksheldinnen und die meisten Volkshelden, die etwas auf sich halten, müssen von Zeit zu Zeit an Händen und Füßen gefesselt und dann gerettet werden.

Über Fantasien dieser Art wurde viel geschrieben (meist sind sie völlig unrealistisch und sollen gesehen, nicht gefühlt werden), und diese Literatur kann eine Ersatzbefriedigung für Menschen sein, die sich zurücklegen und ohne Schuldgefühle genießen wollen. Die meisten von uns haben solche Bedürfnisse ansatzweise und wollen ab und zu symbolisch »dominant sein« oder »unterworfen werden« (das gilt für *beide* Geschlechter). Selbst beim sanftesten Liebesakt übernehmen wir die Verantwortung für die sexuelle Lust des Partners oder übertragen ihm die Verantwortung für unsere Lust. Varianten wie diese erweitern lediglich das Repertoire. Enthusiasten nennen das »Machtaustausch«.

Fesselspiele sind ein guter Ausgangspunkt, wenn Sie dieses Gebiet erkunden wollen. Die ersten Versuche sind oft schmerzhaft oder unbeholfen, und manchmal wird eine Erektion vergeudet, und er versprüht sein Sperma im Zimmer. Aber mit etwas Übung werden Sie geschickter und schneller. Viele Leute – auch solche, von denen man es nicht glauben würde – schwören auf Bondage als gelegentliche Einlage, und sei es nur, weil eine raffinierte langsame Masturbation nur in gut gefesseltem Zustand möglich ist (*siehe* Langsame Masturbation, Seite 269–273).

Viele Frauen genießen es, vorübergehend hilflos und dem Partner ausgeliefert zu sein. Aber es ist noch interessanter, wenn sie ihn mit Bondage traktiert. Er hat das überaus erregende Gefühl, ein riesiger Penis zu sein, und braucht überhaupt nichts zu leisten. Sie darf das Tempo und die Art der Erregung vollständig steuern, vielleicht zum ersten Mal. Zum

Teil sind diese Sexspiele deshalb so beliebt, weil sie dem Partner die Angst nehmen, vom anderen unterworfen zu werden; denn sie nutzen die Angst als Quelle für intensivere körperliche Lust. Jeder genießt die gespielte Bösartigkeit des anderen. Echte Bösartigkeit hat damit nichts zu tun, weder bei ihm noch bei ihr. Manche Fans gehen so weit, Kapuzen, Körpersäcke und Mumifizierung zu benutzen; aber sie sind nie grausam oder egozentrisch (*siehe* Risiken, Seite 260–261). Totale Gleichberechtigung ist eine Möglichkeit, dafür zu sorgen, dass alles ein Spiel bleibt.

Raffinierte Fesselspiele haben eine durchschlagende Wirkung auf die meisten Männer, die nicht schüchtern sind, einerlei, ob sie Geber oder Empfänger spielen. Wie bei jedem Trick, der sowohl Stimulation als auch Symbolik einschließt, sieht ein ordentlich gefesselter »Gefangener« sexy aus und fühlt sich auch so an. Das Gleiche gilt für ziemlich viele Frauen, sobald sie auf den Geschmack gekommen sind. Männer wie Frauen brauchen vielleicht eine behutsame und ausgiebige Vorbereitung, wenn die Symbolik sie ängstigt; aber solche Fantasien sind nur für jene Menschen Furcht erregend, die eine übersteigerte Vorstellung von Zärtlichkeit haben. Manche Leute haben das Bedürfnis, gelegentlich »überwältigt« zu werden. Andere wollen von Anfang an dominant sein.

Fesseln Sie Ihren Partner fest, aber bequem an Händen und Füßen, so dass er sich nicht befreien kann, einerlei, wie sehr er sich anstrengt. Dann bringen Sie ihn zum Orgasmus (*siehe* Fesseln, Seite 256–257). Das löst nicht nur heftige Lustgefühle aus, sondern ermöglicht es vielen Menschen, sich völlig gehen zu lassen, auch wenn ihnen das sonst nicht gelingt. Vielleicht schreien sie sich im entscheidenden Moment die Seele aus dem Leib – aber es gefällt ihnen. Sie müssen lernen, zwischen Lauten, die echtes Unbehagen ausdrücken (verdrehte Handgelenke, Krämpfe und Ähnliches), und dem normalen Prostest in der Ekstase zu unterscheiden. Erstere bedeuten: »Hör sofort auf!«, der Letztere bedeutet: »Mach um Gottes Willen weiter, bis ich explodiere!«

Spiele dieser Art sind ein gelegentliches Extra neben den Sexspielen und dem Koitus; denn Sie können den gefesselten Partner küssen, masturbieren, reiten oder einfach zum Orgasmus stimulieren. Sie wirken bei beiden Geschlechtern besonders gut, wenn langsame, geschickte Hände unerträglich intensive Empfindungen auslösen. Der Gefesselte kann seine Muskeln arbeiten lassen, aber er kann den Gang der Dinge, den Rhythmus und das Tempo (der Psychoanalytiker Theodor Reik sprach vom »Spannungsfaktor«) kaum beeinflussen. Wenn er aktiv ist, kann er die Partnerin unerträglich lange auf den Höhepunkt warten lassen, und wenn sie das Kommando hat, kann sie ihn verrückt machen, indem sie sich Zeit lässt.

Augenbinden

Ein Werkzeug, das ein Sinnesorgan blockiert, so dass die anderen vier schärfer werden. Wenn Sie ein Typ sind, der zu viel denkt, bewahrt eine Augenbinde Sie ganz bestimmt vor dieser Versuchung. Dieses Hilfsmittel spielt traditionell bei der Ligottage eine große Rolle (*siehe* Seite 252–253). Vertrauen ist unerlässlich. Legen Sie dem Partner nicht ohne Absprache eine Augenbinde um, und bereiten Sie ihm keine unangenehmen Überraschungen, wenn er geblendet ist. Andernfalls verderben Sie nicht nur den Abend.

Ein leichter Schal oder eine Schlafmaske, wie man sie bei Langstreckenflügen verwendet, eignet sich als symbolische Augenbinde. Für totale Dunkelheit brauchen Sie eine dickere Binde aus einem Sexshop. Legen Sie einem Neuling immer wieder beruhigend die Hände auf, und erklären Sie ihm, was Sie tun. Ist der Partner erfahrener, können Sie den Angstpegel erhöhen, indem Sie zwischendurch eine Weile schweigen und auf Körperkontakt verzichten. Arbeiten Sie mit Düften und Aromen, schildern Sie flüsternd Fantasien. Der wichtigste Sinn ist jedoch der Tastsinn. Berühren Sie den Partner in unregelmäßigen Abständen. Bewegen Sie sich leise und langsam, um ihm keine Hinweise zu geben. Nutzen Sie den Mund und die Genitalien, aber auch Federn, Sexspielzeug, Eis und prickelnde Cremes. Wenn die Augenbinde abgenommen wird, ist es Zeit für eine enge, tröstende Umarmung.

Das andere Extrem ist tiefer Blickkontakt. Bei einer wissenschaftlichen Studie verliebten sich Menschen ineinander, wenn sie sich vier Minuten in die Augen sahen, obwohl sie einander fremd waren und man die Paare ausgelost hatte. Benutzen Sie Ihre Augen nicht nur, um vor dem Sex eine Verbindung herzustellen, sondern auch, um den Liebesakt zu intensivieren. Es kann fast überwältigend sein, beim Orgasmus die Augen offen zu halten.

Ketten

Diese klirrenden Fesseln sehen auf nackter Haut gut aus. Manche Frauen schätzen sowohl die Kühle als auch die Symbolik. Sie sollten diese zuerst aneinander ausprobieren, um die richtige Länge zu finden. Ketten sind unbequem und entfalten nur eine symbolische Wirkung, wenn Sie wollen, dass der Partner wirklich still hält; aber sie sehen grimmig aus, und manche Leute finden sie erregend. Helle, klirrende Gegenstände locken nicht nur Elstern, sondern auch Menschen an (*siehe* Ohrläppchen, Seite 65).

Harnesse

Eine Schnellfessel für Leute, die keine Knoten binden können, von Stricken blaue Flecke bekommen oder den Anblick solcher »Apparaturen« mögen. Erhältlich in einfachen und komplizierten Ausführungen und für alle Stellungen. Hüten Sie sich vor teuren Produkten, die eigentlich für Softpornos gedacht sind. Harnesse sind der Hauptartikel der Fetisch-Shops. Sie liegen sehr eng an und üben eine Menge Druck auf die Haut aus. Manche betonen die Pferdesymbolik.

SAUCEN UND BEILAGEN

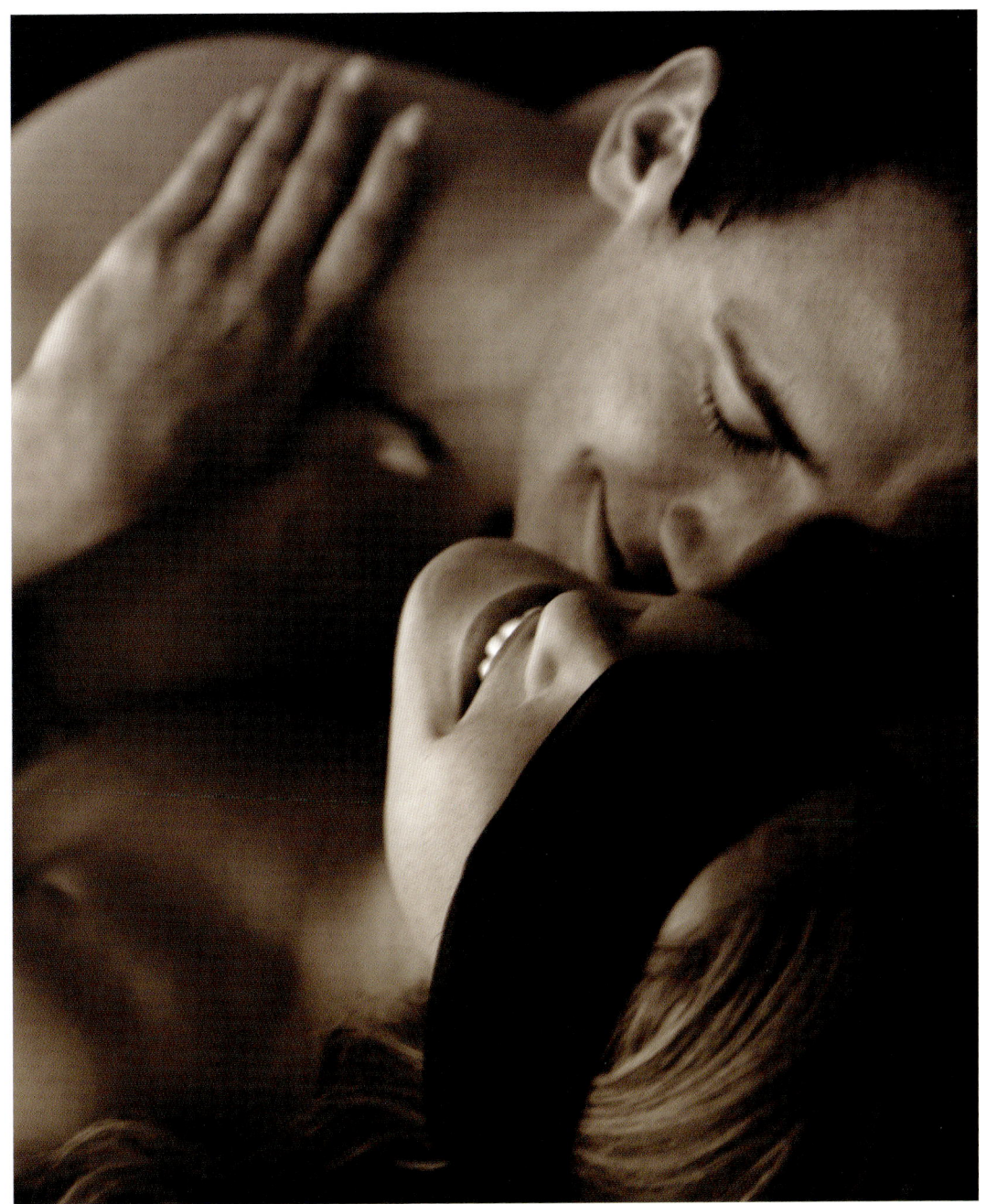

Augenbinden
Spielen Sie mit Düften und Aromen, schildern Sie flüsternd Ihre Fantasien.

Knebel

Einige energische Menschen lassen sich gerne knebeln. Eine Frau erklärte: »So bleiben die Bläschen im Champagner.« Es erregt viele Menschen, zu knebeln und geknebelt zu werden, und der erotische Ausdruck der Überraschung im Gesicht eines gut geknebelten Partners, der nur noch wimmern kann, ist für die meisten unwiderstehlich. Abgesehen von der Symbolik und dem Gefühl der Hilflosigkeit, spricht noch etwas für den Knebel: Wer ihn im Mund hat, kann beim Orgasmus kreischen und beißen und sich wirklich gehen lassen. Das wäre ansonsten unmöglich, es sei denn, Sie haben eine Nashornhaut und eine schalldichte Kammer. Wer geknebelt ist, kann keine Wünsche äußern und muss sich dem Partner unterordnen. Die meisten Männer, die solche Spiele aufregend finden, möchten gründlich geknebelt werden. Frauen, die nicht gerade zaghaft sind, mögen das Spiel oft, nachdem sie es einige Mal probiert haben, sofern sie gerne beißen oder das Gefühl der Hilflosigkeit genießen. Andere verabscheuen Knebel und erreichen damit keinen Orgasmus. In diesem Fall sollten sie es gar nicht erst versuchen. Einige Leute wollen gleichzeitig (oder stattdessen) eine Augenbinde tragen.

Es ist schwierig, jemanden so zu knebeln, dass er völlig stumm ist. Nur in Filmen kann der Held ungehört an der Heldin vorbeischleichen, deren Gesicht mit einem dünnen Seidenschleier verhüllt ist. Ein langes Stück Stoff, mehrfach gefaltet und zwischen die Zähne geschoben, oder ein Gummiball aus dem Sexshop, mit einem straffen Band befestigt, ist brutal genug. Auch Klebeband ist geeignet, aber die Entfernung ist schmerzhaft.

Der Gefangene muss immer imstande sein, Zeichen zu geben, wenn etwas nicht stimmt. Alles, was im Mund steckt, muss fest sein; es darf nicht die Atmung behindern und muss sich schnell entfernen lassen, wenn der Geknebelte Gefahr signalisiert – Atemnot, Übelkeit oder irgendein anderes Unbehagen. Verzichten Sie auf Knebel, wenn der Partner ohnehin Atemprobleme hat. Vereinbaren Sie vorher ein »Stoppsignal«, das Sie keinesfalls missbrauchen oder ignorieren dürfen (*siehe* Risiken, Seite 260–261). Die Strafe für unbefugten Gebrauch sind zwei weitere Orgasmen.

Fesseln

Damit die Ligottage (*siehe* Seite 252–253) gelingt, sollten die Fesseln haltbar, aber nicht schmerzhaft oder gefährlich sein. Das setzt Geschick und Umsicht voraus. Darum geben wir hier einige praktische Tipps.

Auf jedem Bett mit vier Pfosten können Sie einen Partner an einem oder zwei Pfosten festbinden. Bei manchen Menschen wird durch diese Streckung der Orgasmus verzögert. Viele spüren mehr, wenn die Beine gespreizt, aber die Handgelenke und Ellbogen hinter dem Rücken gefesselt sind. Andere genießen es, an einen Stuhl oder aufrecht an einen Pfosten gebunden zu sein. Die kritischen Stellen, an denen Druck die sexuelle Lust verstärkt, sind Handgelenke, Knöchel, Ellbogen (führen Sie diese nicht gewaltsam hinter dem

Rücken zusammen), Fußsohlen, Daumen und große Zehen (geschickte Partner hören mitten im Spiel auf und binden sie mit einem ledernen Schnürsenkel zusammen – wenn Sie skeptisch sind, probieren Sie es!). Die Japaner gehen einen Schritt weiter und machen aus dem Fesseln eine Kunst. Wenn Sie daran Interesse haben, finden Sie Informationen im Internet.

Es gibt verschiedene Ansichten darüber, was man zum Fesseln benutzt, selbst wenn wir Zwangsjacken und andere Extreme außer Acht lassen. Manche Paare verwenden Leder- oder Gummiriemen, Bänder, Tuchstreifen, Pyjamakordeln, Bondage-Klebeband, Klettverschlüsse oder dicke, weiche Stricke. Riemen sind die einfachsten Fesseln, wenn Sie keine Kreuzknoten binden können oder das Opfer nicht sehr stark ist. Bohren Sie mehrere Löcher hinein. Handschellen tun weh, wenn man darauf liegt; aber sie lassen sich am schnellsten entfernen. Tragen Sie aus Sicherheitsgründen nur geschlossene Handschellen, und halten Sie unbedingt die Schlüssel bereit. Die meisten Paare haben gute Erfahrungen mit einem Stück Wäscheleine aus Baumwolle gemacht. Schneiden Sie fünf oder sechs etwa einen Meter lange und einige doppelt so lange Stücke zurecht, und wickeln Sie das Seil mehrere Male fest um die Hände oder Füße. Waschen Sie es aber vor dem Gebrauch mit Weichspüler.

Sie können Bondage ganz ohne Requisiten spielen, wenn Ihnen nur die Symbolik wichtig ist. Weisen Sie den Partner an, still zu liegen und alles zu »erdulden«, was Sie ihm antun. Das kann eine spektakuläre Wirkung haben, weil er gegen seinen Wunsch, sich zu sträuben, ankämpfen muss, um den Befehl zu befolgen. Andererseits machen der Kampf gegen die Fesseln und die Empfindungen auf der Haut und in den Muskeln bei den meisten Bondage-Fans (das sind viele), mindestens den halben Lustgewinn aus. Es hilft ihnen auch, das kulturelle Tabu zu überwinden, mit dem intensive nichtgenitale Lust behaftet ist.

Striemen verschwinden meist innerhalb weniger Stunden, wenn Sie behutsam waren. Brandwunden und blaue Flecken entstehen, wenn Sie die Fesseln ungeschickt abnehmen. Sägen Sie nicht durch die Haut, aber binden Sie den Partner schnell los. Er sollte nach dem Orgasmus keine steifen Muskeln bekommen, und sie möchte bequem in seinen Armen liegen. Männer und Frauen können angemessen und symbolisch hart sein, ohne bösartig oder unbeholfen zu sein und dadurch den Spaß zu verderben (*siehe* Risiken, Seite 260–261).

Die richtige Mischung bei allen Sexspielen lautet: hart und zärtlich. Wenn Sie nicht wissen, wie hart Ihr Partner es haben will, dann fragen Sie. Ziehen Sie aber mindestens 20 Prozent ab, um zwischen Fantasie und Wirklichkeit zu unterscheiden. Jedes Paar, das Freude an wilden Liebesakten hat, sollte lernen, einander gelegentlich und auf sanfte, schnelle und wirksame Weise hilflos zu machen. Das ist weder verrückt noch beängstigend, sondern menschlich. Über die Krönung des Ganzen, nämlich die langsame Masturbation, erfahren Sie auf Seite 269–273 mehr.

SAUCEN UND BEILAGEN

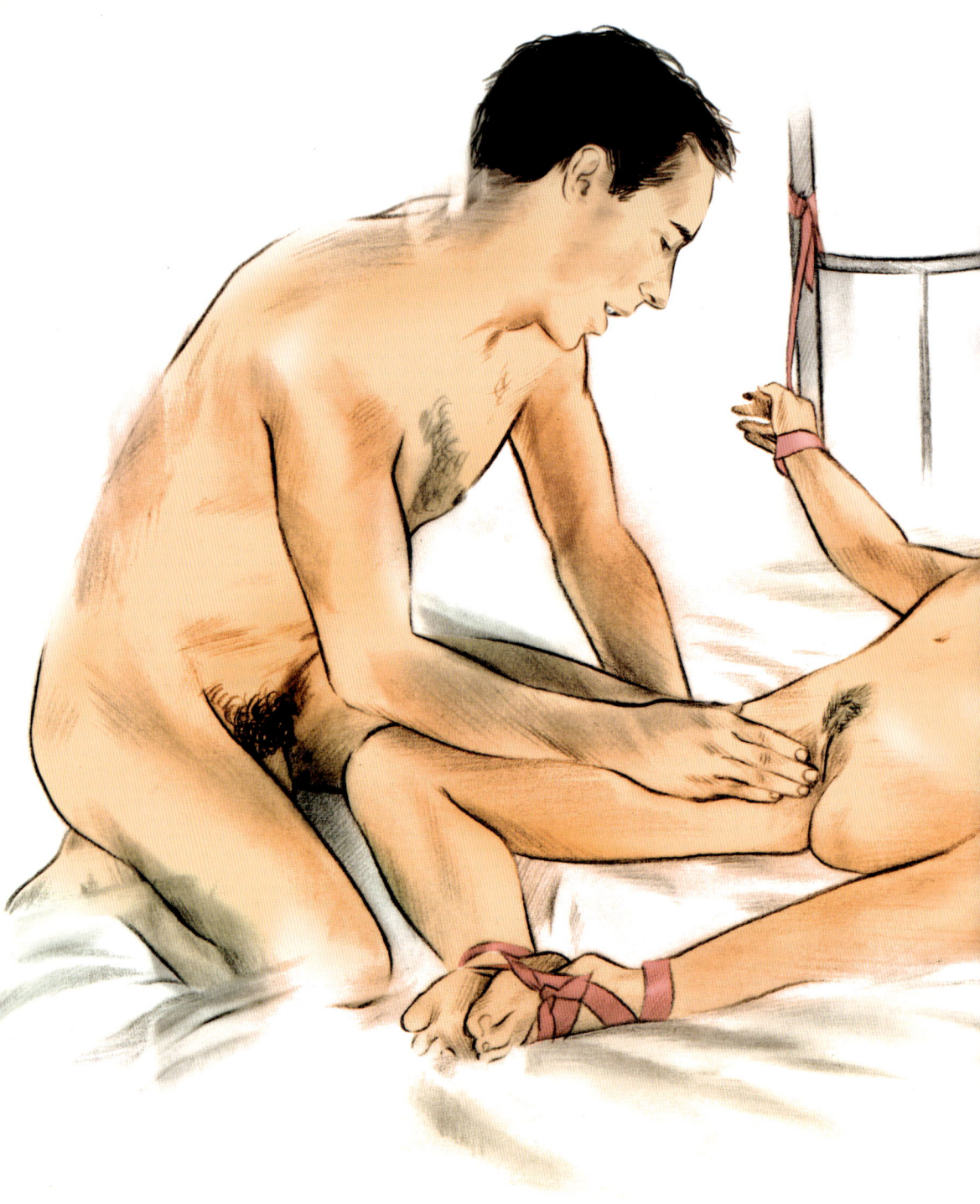

SAUCEN UND BEILAGEN

Fesseln
*Die richtige Mischung lautet:
hart und zärtlich.*

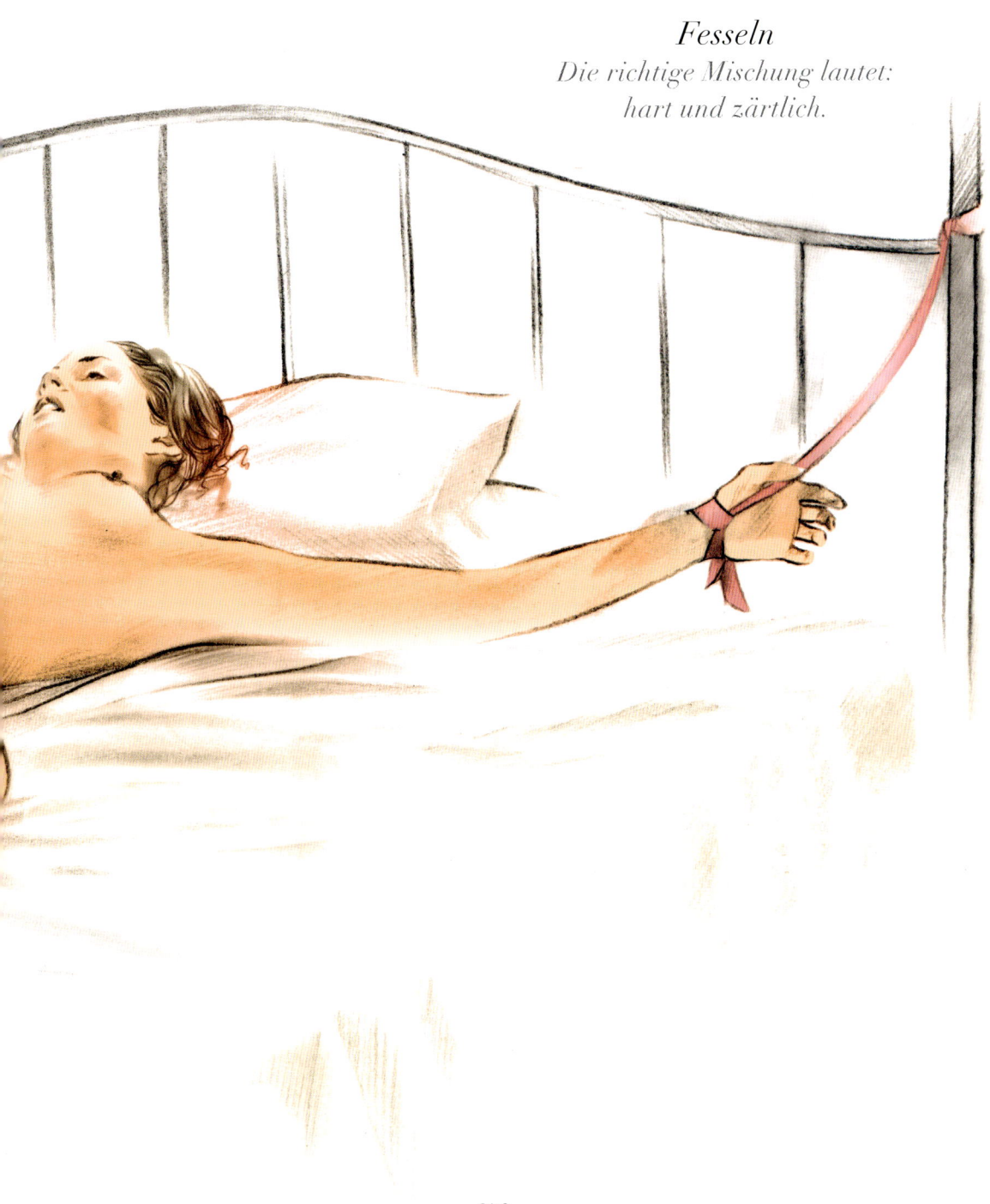

Risiken

Ein Liebesakt für Gourmets muss keine exotischen Zutaten enthalten. Aber es kommt vor, dass ein Partner mehr will oder sich nicht ganz im Griff hat. Das kann gefährlich sein. Deshalb ist ein »Sicherheitscode« zu empfehlen:

• Fangen Sie langsam an, und sprechen Sie sich vorher ab. Tun Sie nichts, worüber Sie nicht reden können, und tun Sie nie etwas, was Ihre Selbstachtung untergräbt. Kombinieren Sie Sex nie mit Drogen, Frustration, Wut oder zu viel Alkohol.

• Wenden Sie Safe-Sex-Methoden an (*siehe* Seite 96–98), außer Sie haben beide einen AIDS-Test gemacht. Beim Analverkehr müssen Sie immer geschützt sein. Beugen Sie Infektionen durch Sauberkeit vor, und bringen Sie Körperteile oder Sexspielzeug, das den After berührt hat, nie in die Nähe anderer Körperöffnungen.

• Vereinbaren Sie ein »Sicherheitswort«, das Sie normalerweise nicht benutzen und das Sie nicht mit einem Lustschrei verwechseln können. Beispiele: »Bernstein« für »Mach weiter, aber langsamer«; »Rot« für »Hör sofort auf!«. Wenn ein Partner geknebelt wird, behelfen Sie sich mit Gesten. Sie können zum Beispiel eine Murmel fallen lassen, wenn Sie »Stopp« sagen wollen.

• Fesseln Sie den Partner behutsam, und überprüfen Sie die Fesseln regelmäßig. Lassen Sie einen körperlich oder seelisch hilflosen Partner nie allein, auch nicht für kurze Zeit, schon gar nicht, wenn er mit dem Gesicht nach unten oder neben weichem Bettzeug liegt. Lassen Sie ihn nicht gefesselt liegen, wenn Sie schlafen wollen, vor allem nicht, wenn Sie Alkohol getrunken haben. Niemand sollte länger als eine halbe Stunde gefesselt sein. Alle Knoten müssen sich leicht öffnen lassen (*siehe* Fesseln, Seite 256–257).

• Blockieren Sie nie die Atmung Ihres Partners. Stecken Sie ihm nichts Lockeres oder Weiches in den Mund, und legen Sie ihm solche Objekte nicht auf das Gesicht. Binden Sie ihm nichts um den Hals, auch nicht locker und auch dann nicht, wenn er darum bittet. Knebel müssen sich leicht entfernen lassen (*siehe* Knebel, Seite 256).

• Würgen Sie den Partner nie, vor allem nicht beim Orgasmus. Wer teilweises Strangulieren genießt, kann die gleichen Empfindungen gefahrlos auslösen, indem er den Kopf beim Sex nach unten hängen lässt (*siehe* Atmung, Seite 117, und Umkehrung, Seite 161).

• Wenden Sie nie Gewalt an, wenn Knochen, Venen oder Arterien knapp unter der Haut liegen. Probieren Sie alle Utensilien vorher an sich selbst aus, und drücken Sie nicht zu fest – in der Haut darf nur eine kleine Delle entstehen. Klemmen dürfen nie länger als 15 Minuten angelegt bleiben (*siehe* Brustwarzen, Seite 52–53, und Schmerzen, Seite 264–265).

- Pusten Sie nie in die Vagina. Das kann zu einer Luftembolie und dadurch sogar zum Tod führen. Leiten Sie auch nie Wasser unter Druck in die Scheide ein; es kann in die Eileiter eindringen und sie beschädigen.

- Vermeiden Sie Grausamkeit aller Art. Tun Sie nichts, was dem Partner Angst macht, und hängen Sie ihn nie an irgendeinem Körperteil auf. Alles, was Sie tun, muss gefahrlos und gesund sein und einvernehmlich geschehen.

Es gibt beim Sex so viele Möglichkeiten, dass dumme Experimente völlig unnötig sind. Wenn Sie einigermaßen behutsam vorgehen, sind Sexspiele bei weitem der sicherste Sport – immerhin kann ein Golfball töten.

Ersatzvaginen

Sie bestanden früher meist aus einem Behälter mit warmem Wasser und einer Scheide aus Gummi oder Plastik. Heute gibt es sie in vielen pulsierenden Varianten, die alternative Öffnungen bieten und manchmal sogar den Genitalien von Stars nachempfunden sind. Man kann sie auch an einer aufblasbaren Kunststoffpuppe anbringen. Ihr Nutzen ist zweifelhaft, denn nichts kann eine Partnerin aus Fleisch und Blut ersetzen. Es gibt nur einen einzigen Grund, solche Vorrichtungen (oder das traditionelle Loch in einer Wassermelone) zu benutzen: wenn die Partnerin den Anblick oder Gebrauch erregend findet.

Dildos

Das sind künstliche Penisse mit unterschiedlicher Raffinesse. Manche sind für den G-Punkt bestimmt, andere bestehen aus Stahl und lassen sich erhitzen oder kühlen. Dildos gab es schon in der ältesten Zeit. Die modernen Versionen haben eine hervorragende Oberflächenstruktur. Die meisten Frauen führen bei der Selbstbefriedigung kein Objekt in die Vagina ein; dennoch bekamen die Damen in den türkischen Harems angeblich »keinen Rettich und keine Gurke zu essen, es sei denn in Scheiben«. Einig erfahrene Frauen benutzen einen Dildo, und allein dieser Anblick macht manche Männer heiß. Er kann die Partnerin gleichzeitig mit seinem Penis verwöhnen. Anschnalldildos oder Dildos mit zwei Enden werden heute nicht mehr allein von Lesben benutzt; sie eignen sich auch für Rollenspiele, wenn sie wissen will, wie es ist, einen Penis zu haben, oder wenn er wissen will, wie eine Penetration sich anfühlt (*siehe* Postillionage, Seite 172). Wählen Sie die Form und Größe aus, die Sie bevorzugen. Wenn er für sie einkauft, sollte er nicht den Dildo nehmen, den sie seiner Meinung nach braucht, sondern einen kleineren. Männer übertreiben hier gerne.

Vibratoren

Ein durchaus nicht peinliches Hilfsmittel für Einsame und Unerfahrene, wichtig für den Sex allein oder zu zweit. In verschiedenen Varianten erhältlich: für den Penis, die Klitoris, den G-Punkt oder den After; in Eiform, mit zwei Enden, in Handtaschengröße, für Fingerspitzen, als Penisring, zum Umschnallen, zum Tragen unter dem Slip und so weiter. Außerdem gibt es Handys, die als Dildos verwendbar sind. Manche Menschen sprechen nicht darauf an, andere glauben, dass Vibratoren sie abstumpfen oder abhängig machen. Wenn Sie Spaß daran haben, kann eine stabile Beziehung Vibratoren und anderes Sexspielzeug mit Sicherheit einbeziehen, ohne dass die Partner sich davon bedroht fühlen.

Um herauszufinden, ob Sie Vibratoren mögen, können Sie einen Test mit einer elektrischen Zahnbürste (mit neuem Kopf) machen. Sie ist auch nützlich, wenn Sie einmal vergessen, Ihren Vibrator einzupacken. Sobald Sie wissen, was Sie wollen, gehen Sie in einen Sexshop. Dort können Sie die Geschwindigkeit und die Wirkung eines Vibrators an der Nase oder Handfläche testen (*siehe* Sexshops, Seite 249). Überlegen Sie, wofür Sie den Vibrator brauchen. Geräte für den G-Punkt sind gekrümmt, Analvibratoren sind an einem Ende ausgestellt, damit sie nicht im Darm verschwinden. Die Form ist meist belanglos; entscheidend sind die Schwingungen. Viele Männer kaufen automatisch penisförmige Vibratoren; aber die Frau hat meist mehr von einem Gerät, das sie gut halten und benutzen kann. Wenn sie es einführen will, sollte sie vorher die Gebrauchsanleitung lesen, da manche Vibratoren dafür ungeeignet sind. Langsame Vibratoren aus Silikon sind leiser, aber Sie können das Geräusch auch dämpfen, indem Sie ein Kissen an die Leiste drücken. Manche Materialien lösen Allergien aus oder bringen die Hormone durcheinander. Ein guter Sexshop informiert Sie über die neuesten Entwicklungen.

Pflegen Sie den Vibrator wie anderes Sexspielzeug. Säubern Sie ihn vor und nach dem Gebrauch, benutzen Sie ein Gleitmittel (*siehe* Seite 65) und ein Kondom, wenn Sie den Vibrator mit jemandem teilen, der nicht getestet wurde (*siehe* Safe Sex, Seite 96–98). Ansonsten gibt es keine Regeln. Verwenden Sie den Vibrator, um die Haut zu stimulieren, dann die Lippen, die Brustwarzen und beide Seiten der unteren Wirbelsäule, ehe Sie sich den Genitalien zuwenden.

Traditionell ist der Vibrator ihr Instrument. Sie kann es benutzen, um ihm zu zeigen, was sie braucht, oder um sich mit einem ersten Orgasmus aufzuwärmen. Sie drückt den Vibrator an die geschlossenen Labien und öffnet sie dann, um ihn an ihren U-Punkt zu pressen (*siehe* Triggerpunkte, Seite 153) und die Vagina zu stupsen. Die meisten Frauen stimulieren aber die Klitoris. Wenn die Wirkung zu stark ist, muss sie langsam anfangen (stellen Sie eine niedrige Geschwindigkeit ein, oder legen Sie ein Handtuch auf die Vulva) und danach knapp hinter der Eichel fester aufdrücken. Wenn er sie verwöhnt, muss er wissen, was er beim Orgasmus zu tun hat. Manche Frauen brauchen eine dauerhafte Stimulation; aber vielen ist ein gnadenloser Vibrator an der geschwollenen Klitoris zu viel. In diesem Fall muss er den Druck etwas lindern oder den Vibrator weglegen und sie rasch mit der Zunge zum Höhepunkt bringen.

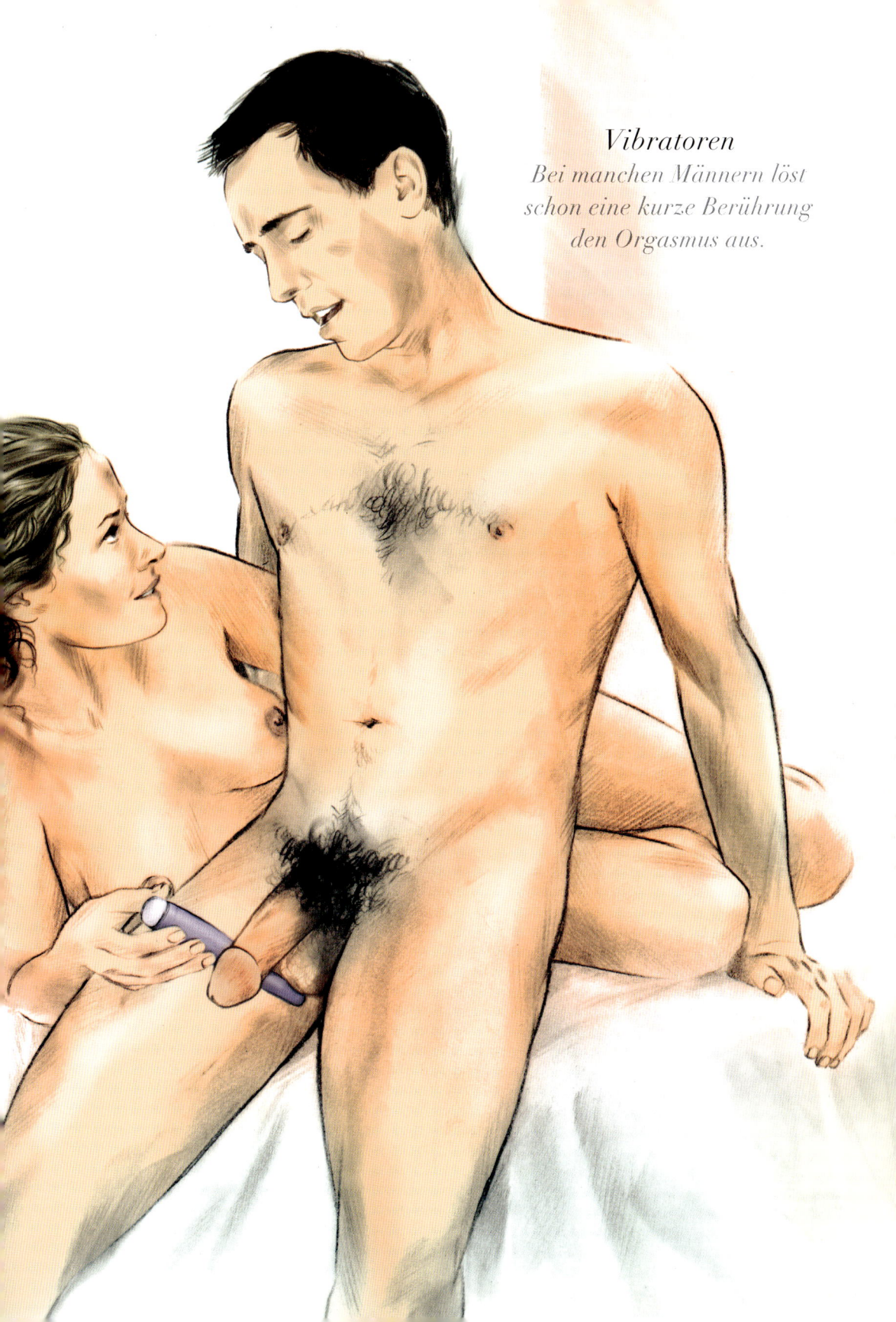

Vibratoren
Bei manchen Männern löst schon eine kurze Berührung den Orgasmus aus.

Dem Mann hat der Vibrator ebenso viel zu bieten, auch wenn es der Tradition widerspricht. Ansatzpunkte sind die Hoden (behutsam), die Unterseite des Penis, der Damm und vor allem die Eichel und das Bändchen, wo bisweilen schon eine kurze Berührung den Orgasmus auslöst. Sie kann ihn auch oral stimulieren und gleichzeitig über das Frenulum züngeln und den Vibrator an ihre Wange drücken, um den Reiz zu verstärken. Oder er legt einen Ringvibrator um die Penisbasis – die Wirkung auf beide Partner ist erstaunlich.

Es gibt viele Kombinationen: Vibrator plus Hand- und Mundarbeit, mehrere Vibratoren oder ein Mehrzweckvibrator, der in die Vagina eindringt und gleichzeitig die Klitoris stimuliert. Probieren Sie auch einen eiförmigen Vibrator in der Vagina und einen zweiten an der Klitoris und als Abwechslung eine Analpenetration mit gleichzeitiger Stimulation der Klitoris oder der Eichel. Arbeiten Sie zusammen. Er kann zum Beispiel einen Vibrator in ihre Scheide einführen und einen zweiten an ihren After halten, während sie zwischen den Beinen einen Fingerhutvibrator benutzt. Oder er masturbiert, während sie den Vibrator benutzt (*siehe* Postillionage, Seite 172).

Eine Fernsteuerung erhöht den Reiz, denn sie ermöglicht Sexspiele in der Öffentlichkeit, etwa wenn sie einen Vibrator trägt und er die Fernsteuerung betätigt. Im Schlafzimmer kann ein Partner damit das Tempo bestimmen; der andere muss möglicherweise gefesselt sein (*siehe* Langsame Masturbation, Seite 269–273).

Eine amüsante Anmerkung: Der Vibrator ist keine Erfindung der sexuellen Revolution; er wurde 1869 entwickelt, damit Ärzte und Hebammen »hysterische Frauen« behandeln konnten, indem sie ihnen klitorale Orgasmen verschafften. Man nannte ihn Schultermasseur, und er war angeblich das fünfte Elektrogerät, das zum Haushaltsgegenstand wurde. Selbstverständlich nur für medizinische Zwecke.

Schmerzen

Schmerzen sind kein sexuelles Stimulans an sich. Aber mit der Erregung steigt auch die Schmerzschwelle, weil mehr Endorphine gebildet werden, und schließlich tragen auch stärkere Reize, die normalerweise unangenehm wären, zur Erregung bei. Das kann auch in anderen Lebensbereichen geschehen – etwa wenn Sie beim Sport einen Zahn verlieren und es erst später merken –, aber durch sexuelle Erregung kann der Schmerz sogar zur Lust werden oder sie zumindest steigern, sofern er nicht zu stark ist.

An irgendeinem Punkt wirkt eine übermäßige Stimulation jedoch abschreckend. Dann bricht die Erregung zusammen. Die Schmerztoleranz nimmt umso mehr zu, je näher Sie dem Orgasmus sind. Kurz vor dem Höhepunkt vertragen wir beispielsweise ziemlich harte Schläge. Aber das ändert sich mit dem Orgasmus. Verzichten Sie also danach auf schwierige Stellungen und starke Reize. Manche Menschen sprechen überhaupt nicht auf Schmerzen an. Wenn Sie nichts weiter als Schmerzen empfinden, ist der Reiz entweder zu stark, oder er kommt zu früh – oder Sie haben nach dem Orgasmus weitergemacht. Sie müssen lernen, welche Reize die Lust steigern und welche sie dämpfen. Das ist eine Kunst. Andererseits müssen Sie unbedingt auf Ihre Sicherheit achten (*siehe* Risiken, Seite 260–261).

Wenn ein Teil des normalen Liebesaktes schmerzt (zum Beispiel weil die Haut aufgeschürft ist oder ein inneres Organ geprellt wurde), sind Sie entweder unbeholfen, oder etwas stimmt nicht. Gehen Sie zum Arzt, wenn die Schmerzen länger als ein paar Tage andauern. Der erste Koitus und der Koitus nach längerer Enthaltsamkeit können für beide Partner ein wenig schmerzhaft sein. Aber wenn sie vor dem Akt genügend erregt sind, bilden sich natürliche Gleitmittel, und die Schmerzschwelle steigt bei den meisten. Eine Frau, die wundgescheuert ist oder gar blutet, sollte die Wunden jedoch vor dem nächsten Sex abheilen lassen. Experimentieren Sie mit verschiedenen Stellungen, wenn der Sex wegen einer Krankheit oder Behinderung schmerzhaft ist. Auch warme Bäder, Massage sowie Schmerzmittel können helfen.

Es ist nicht ungewöhnlich, dass Menschen nach seelischen oder körperlichen Schmerzen als sexuelle Stimuli lechzen. Oft ist die Idee in ihrer Fantasie aufregend, aber in der Realität ernüchternd; es sei denn, die Fantasie ist nicht zu extrem und der aktive Partner ist so geschickt, dass er die Schmerzschwelle langsam steigen lässt. Viele Männer, die ihre Partnerin dazu überredeten, sie »hart zu schlagen«, weil die Idee sie erregte, wollten dieses Erlebnis nicht wiederholen. Wenn Ihr Partner solche Fantasien hat, sollten Sie im Rahmen seiner Schmerztoleranz bleiben und von seiner Fantasie mindestens 20 Prozent abziehen. Bei den meisten Menschen sorgen Vernunft, ein wenig Rollenspiel und die allmähliche Anhebung der Schmerzschwelle dafür, dass sie normale Fantasien ausleben können.

Wenn Sie über die Normalität hinausgehen wollen, sollten Sie eines der klassischen Bücher zu diesem Thema lesen und sich von erfahrenen Paaren beraten lassen.

Disziplin

Ein Codewort für Prügel als sexuelles Stimulans. Nach einem altehrwürdigen Aberglauben, der unter englischen Privatschülern entstand, sind Schläge eine Art sexueller Tabasco – das heißeste erotische Gewürz –, und keine wilde Party kann darauf verzichten. Das liegt zum Teil daran, dass Spezialisten auf diesem Gebiet nicht unter den Einschränkungen leiden, mit denen der normale Sex oder beispielsweise die »69« (*siehe* Seite 143) zu kämpfen haben. Schläge gelten als anständig, sogar in der Kirche, Sex nicht.

Schläge sind ein Scharfmacher, der entweder funktioniert oder nicht. Im Gegensatz zu Fantasten und Schwätzern, die viel mehr von ihren Ideen als von der Wirklichkeit angetan sind, reagieren manche Menschen heftig auf Schläge. Andere brauchen sie vielleicht, um in Fahrt zu kommen. Die Stimulation der Haut und der gelegentliche Klaps zur rechten

SAUCEN UND BEILAGEN

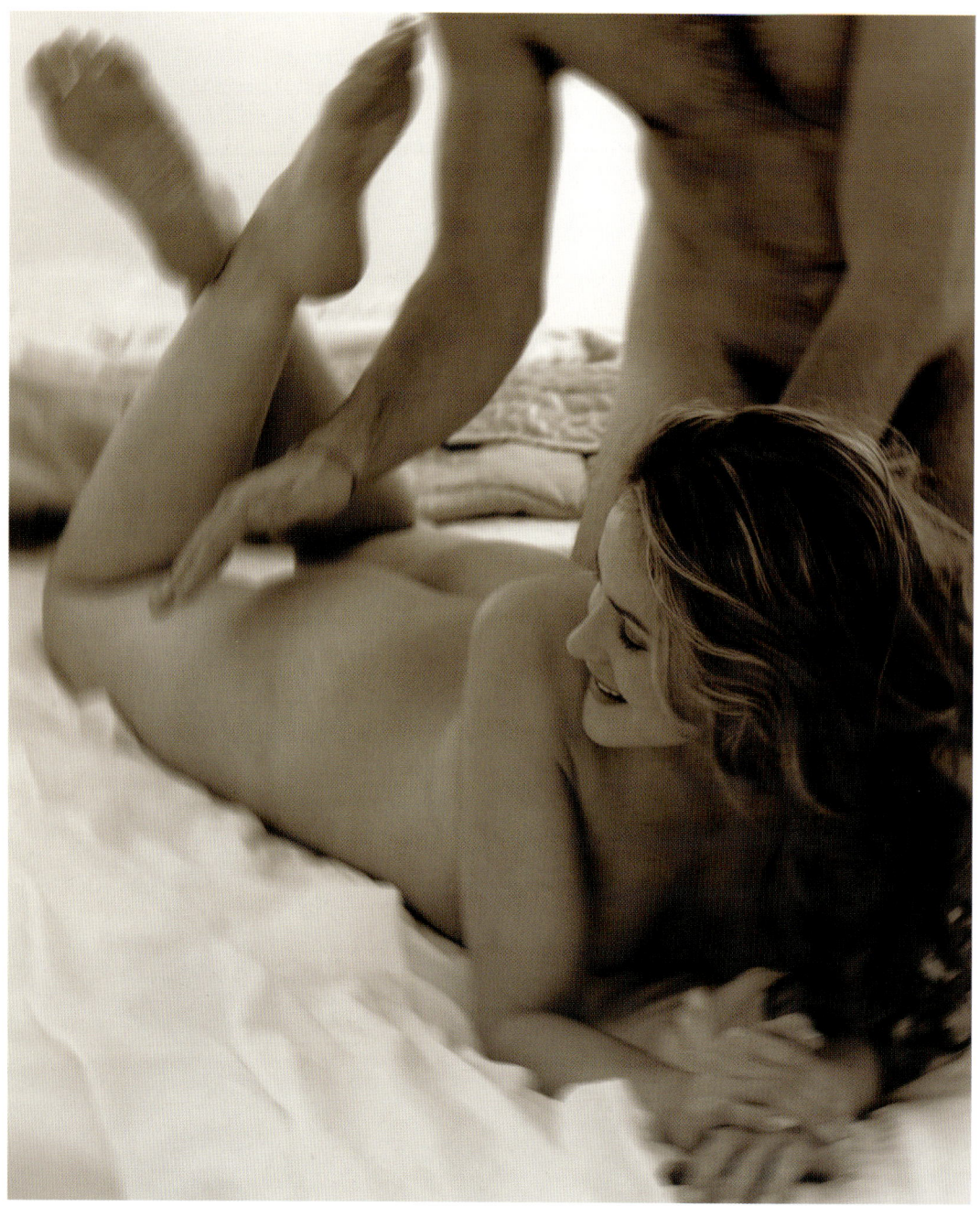

Disziplin
Manche Menschen geraten dabei in Ekstase.

Zeit passen gut ins Repertoire der meisten Leute. Und die meisten finden, dass alles, was darüber hinausgeht, eher enttäuschend ist. Wenn ein Liebespartner auf Disziplin steht und der andere mitspielt, muss er nicht befürchten, zur Bestie zu werden. Will ein Partner den anderen schlagen und lehnt dieser ab, gibt es nichts zu verhandeln – wir brauchen wohl nicht darauf hinzuweisen, dass »Disziplin« nicht mit Missbrauch verwechselt werden darf.

Eines ist klar: Wenn Sie solche Fantasien haben, aber nicht darüber reden können, sollten Sie kein Paar bleiben. Spielen Sie die Idee einige Male beim normalen Sex mit Worten durch (*siehe* Vogelgesang am Morgen, Seite 194–195), und schreiten Sie dann zur Tat. Wenn das Ritual der erregende Teil ist, dann machen Sie daraus eine große Show. Scheuen Sie sich nicht, darum zu bitten oder die aktive Rolle zu übernehmen. Das Spiel ist wichtig. Also spielen Sie ein unartiges Kind oder Herrin und Sklave oder was auch immer. Falls Sie die Fantasie Ihres Partners nicht aufregend finden, machen Sie daraus ein Spiel und genießen seine Reaktion. Wenn es Ihnen um die körperlichen Empfindungen geht, sind Rhythmus und Stil offensichtlich viel wichtiger als Gewalt.

Beginnen Sie mit leichten Schlägen im Abstand von ein bis zwei Sekunden, nicht mehr. Warten Sie, bis die Schmerzschwelle gestiegen ist (*siehe* Schmerzen, Seite 264–265), bevor Sie richtig loslegen. Steigern Sie die Intensität dann allmählich, bis ihr Partner zufrieden ist und Sie bittet weiterzumachen. Bei einem Doppel sollten der Kampf und das Resultat sexy sein und aussehen, nicht grausam. Verletzen Sie nie die Haut, und schlagen Sie nie auf den Hals, die Wirbelsäule oder andere Knochen. Beschränken Sie sich auf den Po, oder bearbeiten Sie den ganzen Körper: Rücken, Bauch, Brüste (nur ganz leicht), Penis (vorsichtig!) und Vulva (sie liegt auf dem Rücken, die Füße sind über dem Kopf an die Bettpfosten gefesselt, die Beine weit gespreizt; Sie beginnen mit dem Po und verabreichen ihr dann einen oder zwei leichte Hiebe auf die Oberschenkel und die Vulva, damit sie den Orgasmus erreicht). Oder binden Sie die Hände über dem Kopf an die Duschdüse, und beklopfen Sie den Partner unter fließendem Wasser.

Die traditionellen Birkenzweige sind nicht immer verfügbar, aber in Sexshops bekommen Sie Peitschen und Paddel, die viel Lärm machen, aber keinen Schaden anrichten. Probieren Sie die Werkzeuge zuerst an sich selbst aus, ehe Sie den Partner damit traktieren. Entscheidend bleibt aber, was er hart und zu hart findet. Oder benutzen Sie einfach die Hand. Ein Schlag mit der hohlen Hand hört sich brutal an, ist aber nicht sehr schmerzhaft, während die flache Hand die Haut zum Brennen bringt (streichen Sie hinterher mit einem Eiswürfel darüber). Benutzen Sie keinen Bambusstock – er schneidet wie ein Messer –, und spielen Sie nie mit einem Fremden. Liebende hören aufeinander, so dass selbst das wildeste Spiel nicht ausufert. Und verwechseln Sie rein erotische Schläge nie mit echter Wut oder übler Laune (*siehe* Risiken, Seite 260–261). Ein Spiel ist ein Spiel und sollte es bleiben.

Gruppensex

Als dieses Buch zum ersten Mal erschien, bezeichnete es offene sexuelle Beziehungen mit mehreren Partnern als »anthropologisch wichtige Idee ... die in unserer Gesellschaft allmählich leichter zu verwirklichen ist«. Als die nächste Auflage herauskam, hatten alle Angst vor AIDS, und das gleiche Verhalten galt nun als »selbstmörderisch«. Heute würden beide Kommentare als extrem gelten; aber die meisten Leute befürworten Sex zwischen zwei Partnern und halten alles andere für ein aufregendes Abenteuer, eine Torheit oder Betrug.

Bei Paaren gehen die Meinungen oft auseinander: Ein Partner will Gruppensex und schlägt ihn vor; der andere stimmt zu, um kein Spielverderber zu sein. Bald meldet sich die Eifersucht, und alles bricht zusammen. Es spricht einiges dafür, sich mit Fantasien zu begnügen. Wenn Sie aktiv werden wollen, dann reden Sie miteinander und vereinbaren Sie, dass beide jederzeit aussteigen dürfen. Selbst dann müssen Sie mit Schwierigkeiten rechnen. Dennoch ist Gruppensex eine der häufigste Fantasien bei beiden Geschlechtern, und seine Befürworter behaupten, er mache die Täuschungsmanöver überflüssig, die mit der normalen Untreue einhergehen. (Etwas anderes ist die »freie Liebe«, die Gruppenorgien einschließt; sie entspringt meist dem Wunsch, ohne Regeln zu leben oder der Hahn im Hühnerstall zu sein.)

Die Details sind in jeder Kultur und bei jedem Menschen unterschiedlich. Die meisten Angebote findet man im Internet, wenn man gründlich sucht: private Anzeigen von Singles und Paaren, die Sex mit mehreren Partnern bevorzugen, Sexpartys in der Umgebung und Swingerclubs mit Themenabenden. Ein männliches Single gehört zur großen Mehrheit und hat es nicht leicht, akzeptiert zu werden. Ein weibliches Single gehört zu einer winzigen Minderheit und muss viele Bewerber abweisen. Paare, die sich über die Regeln geeinigt haben, kommen oft besser zurecht als Singles, weil sie einander buchstäblich an der Hand halten können.

Wenn Sie auf eine private Anzeige antworten, dann halten Sie sich an die üblichen Regeln bei Verabredungen: Antworten Sie Leuten, die Ihnen gefallen, und sagen Sie den anderen höflich ab. Telefonieren Sie zuerst, und treffen Sie sich dann bei einem Drink. Wenn Sie einander sympathisch finden, sprechen Sie über die Grundregeln und vereinbaren ein weiteres Treffen. Am besten ist ein sinnlicher Abend zu Hause, vielleicht mit einem Essen, dann gemeinsame Nacktheit, eine Unterhaltung, Entspannung. Sex folgt erst, wenn alle sich mit der Idee wohl fühlen. Vergessen Sie nicht Ihre Sicherheit (*siehe* Moderne Technik, Seite 100).

Wenn Sie sich für eine organisierte Party oder einen Club interessieren, prüfen Sie zuerst die Website. Die meisten haben nicht nur Kontaktseiten, sondern informieren auch über die Regeln und haben besondere Angebote für Neulinge. Sie können auch darum bitten, mit erfahrenen Mitgliedern sprechen zu dürfen und die »ungeschriebenen Regeln« kennen zu lernen (ist nur Zuschauen erlaubt oder auch Anfassen und Mitmachen?). Trinken Sie sich vorher keinen Mut an – das ist meist unerwünscht und trübt Ihr Urteilsvermögen. Viele Partys dieser Art finden in Privatwohnungen statt, und der Ablauf kann festgelegt sein. Einzelne Zimmer sind womöglich bestimmten Aktivitäten vorbehalten. Bei den Clubs ist es ähnlich, aber in größerem Maßstab und mit zusätzlichen Angeboten – vielleicht Zimmer für Paare, private Salons, Sauna mit Whirlpool, Räume für Gruppen und so weiter. Wenn Sie mitmachen wollen, ist es üblich, sich in die Nähe eines aktiven Paares oder einer Gruppe zu setzen, interessiert auszusehen und zu warten, bis man Sie zur Teilnahme einlädt. Wie immer gilt: Ein Nein bedeutet nein, und Safe Sex ist unumgänglich.

Diese Richtlinien sollen nur andeuten, was Sie vielleicht erwartet. Wie bei allen Arten der Befriedigung ist die Qualität unterschiedlich, und es kann sein, dass Sie sich einige Zeit umsehen müssen, um zu finden, was Ihnen zusagt. Aber die meisten Fans heißen Neulinge willkommen und sind gerne bereit, ihnen beim Lernen zu helfen. Wenn nicht, suchen Sie sich andere und freundlichere Spielkameraden.

Langsame Masturbation für ihn

Um damit Erfolg zu haben, müssen Sie Ihren Partner richtig fesseln (*siehe* Seite 256–257), und ihm muss es Spaß machen, gegen die Fesseln anzukämpfen. Das klappt bei sehr vielen Menschen. Traditionell ist dabei die Frau dominant; aber es geht auch umgekehrt. Sie brauchen viel Platz und einen völlig hilflosen Partner. Falls Bondage für Sie eher eine Lustbremse ist, können sie es auch ohne Fesseln versuchen; aber das Ergebnis ist ganz anders, und Sie erreichen damit nicht viel. Der Trick besteht darin, auf dem Partner wie auf einem Instrument zu spielen und ihn abwechselnd zu erregen und zu frustrieren (*siehe auch* Entspannung, Seite 205–207).

Zuerst fesselt die Frau den Mann gründlich. Er liegt entweder gestreckt und nackt auf dem Rücken, oder er öffnet die Knie, und sie bindet ihm die Hände auf dem Rücken zusammen und fesselt die gekreuzten Knöchel. Dann »markiert« sie ihn mit ihrem Duft (*siehe* Cassolette, Seite 43–44): Sie kniet über ihm, wendet sich ihm zu und zieht sich bis auf den Slip aus. Dann packt sie sein Haar und reibt mit der Achselhöhle und den Brüsten fest über seinen Mund. Danach schließt sie die Beine behutsam um seinen Hals und presst ihre bedeckte Vulva auf seinen Mund. Zum Schluss streift sie auch den Slip ab und gibt ihm einen genitalen Kuss – zuerst flüchtig, dann offen und lang. Wenn er eine Vorhaut hat, zieht sie diese zurück und stellt sich einige Augenblicke neben ihn, bis er erregt ist. Wenn sie geschickt war, kann er sich nicht bewegen, und der Kuss sorgt dafür, dass er ihren Duft nie vergisst. Nun beginnt sie von vorne, verstärkt seine Erektion, wenn nötig, mit der Hand und mit dem Mund und kommt dann zur Sache.

Zwei Körperpartien sind wichtig: sein Mund und sein Penis. Während dieses Aufwärmens sollten beide ständig beschäftigt sein, ohne dass er ejakuliert. Die Möglichkeiten sind offensichtlich: eine Hand auf Mund und Penis, eine Hand auf dem Mund und die andere oder die Vulva auf dem Penis, zwischendurch eine Berührung mit den Brüsten, mit der

Achselhöhle oder sogar mit dem Haar. Zwischen den beiden Polen streicht sie mit den Fingerspitzen, der Zunge und der Vulva über seine empfindlichsten Stellen (*siehe* Pattes d'araignée, Seite 110), ohne langsamer zu werden. Wenn seine Erektion abklingt, hört sie auf, bindet seine Hände an den Daumen zusammen, sofern sie stark genug ist, um ihn mühelos umzudrehen (*siehe* Fesseln, Seite 256–257), und macht ihn wieder steif. Dann beginnt sie mit dem eigentlichen langsamen Masturbieren.

Dies ist so ziemlich die umwerfendste (und, solange sie andauert, die frustrierendste) sexuelle Erfahrung, zu der die meisten Männer fähig sind. (Wenn Sie immer noch wissen wollen, warum wir empfehlen, den Partner zu fesseln, dann probieren Sie es einige Augenblicke ohne Fesseln.) Sie sitzen entweder auf seinem Brustkorb mit dem Po an seinem Kinn und legen die Knöchel in eine seiner Kniekehlen, oder Sie sitzen mit gebeugten Knien auf ihm und schieben die Waden unter seine Arme. Halten Sie die Wurzel des Penis mit einer Hand, und ziehen Sie mit der anderen die Vorhaut so weit wie möglich zurück (Ihr Daumen zeigt dabei zu Ihnen). Dann bewegen Sie Ihre Hand rasch und jäh auf und ab, aber nicht öfter als einmal pro Sekunde. Nach etwa 20 Bewegungen folgen zehn sehr schnelle. Dann kehren Sie zum langsamen Tempo zurück. Und so weiter.

Wenn Sie glauben, dass er gleich ejakuliert (mit etwas Erfahrung spüren Sie das), drosseln Sie das Tempo und machen weiter, so lange er es Ihrer Meinung nach aushält. Die Erregung ist weniger einseitig, als man glauben könnte, denn die Reaktion des Partners macht die meisten Frauen heiß. Zudem können Sie Ihre offne Vulva fest auf sein Brustbein drücken, um Lustgefühle auszulösen. Allerdings sollten Sie mit den Gedanken nicht abschweifen. Mehr als zehn Minuten halten die meisten Männer nicht durch. Wenn er schlaff wird, helfen Sie ihm aus seiner Misere: Entweder masturbieren Sie ihn mit dem Mund schnell zum Höhepunkt, oder Sie drehen sich um und reiten auf ihm. Nach seinem Orgasmus befreien Sie ihn so schnell wie möglich; sonst bekommt er steife Muskeln wie nach einem harten Ballspiel.

Dies ist die spezielle japanische Massagetechnik – die Einzige, wenn die Frau nicht zu schwer ist. Die Japaner sind Künstler, und ihre Knoten sehen so hübsch aus wie ihre Gerichte. Japanische Masseusen sind so klein, dass sie sich auf die Brust eines Mannes setzen können, ohne ihn umzubringen. Wenn sie schwer ist, kann sie versuchen, seine gespreizten Beine zu fesseln und ihr Gewicht auf die Knie zu verlagern. Dabei liegt ihre Vulva auf seinem Mund. Wir haben die Version für zierlichere Frauen beschrieben.

SAUCEN UND BEILAGEN

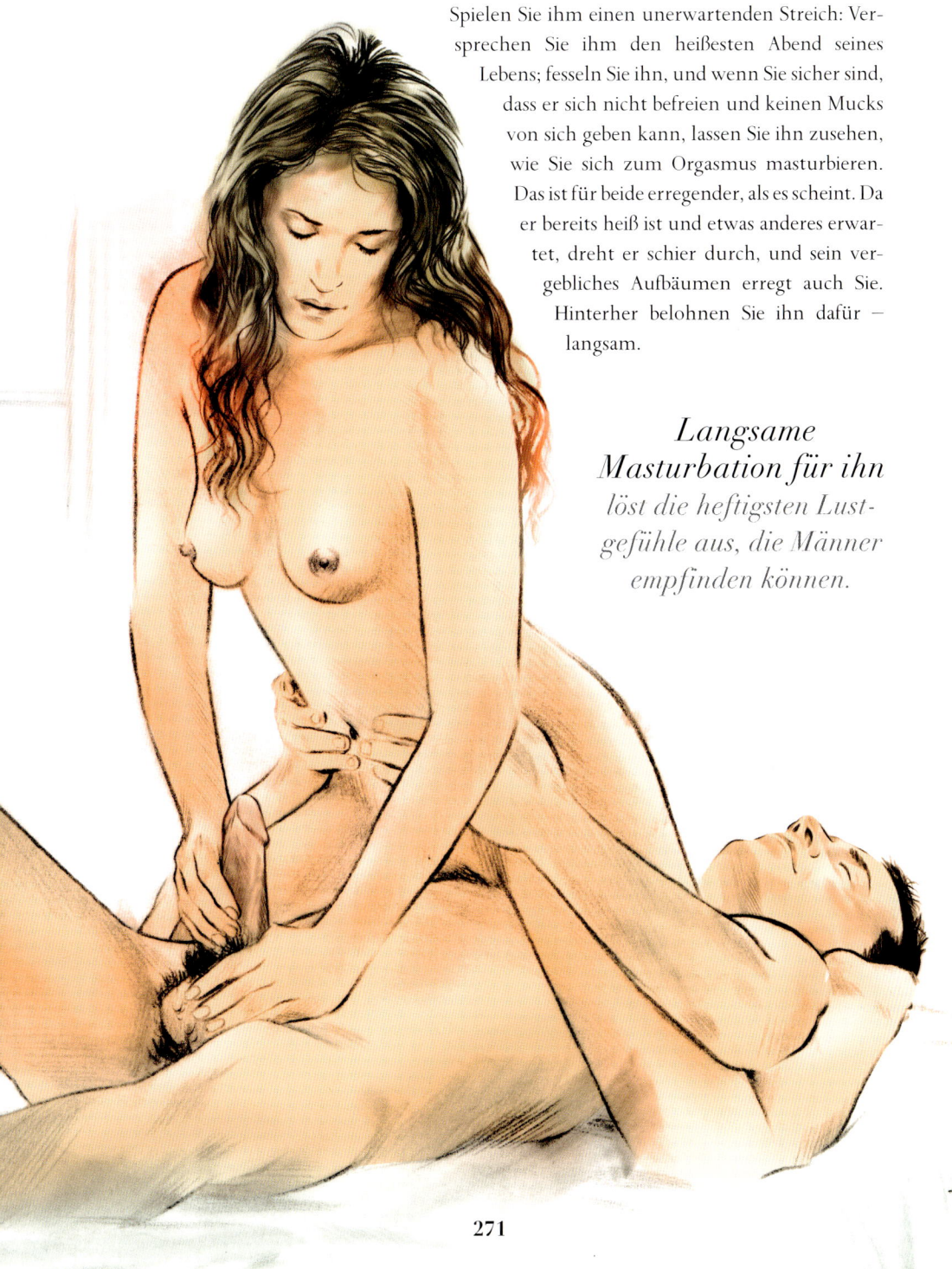

Spielen Sie ihm einen unerwarteten Streich: Versprechen Sie ihm den heißesten Abend seines Lebens; fesseln Sie ihn, und wenn Sie sicher sind, dass er sich nicht befreien und keinen Mucks von sich geben kann, lassen Sie ihn zusehen, wie Sie sich zum Orgasmus masturbieren. Das ist für beide erregender, als es scheint. Da er bereits heiß ist und etwas anderes erwartet, dreht er schier durch, und sein vergebliches Aufbäumen erregt auch Sie. Hinterher belohnen Sie ihn dafür – langsam.

Langsame Masturbation für ihn löst die heftigsten Lustgefühle aus, die Männer empfinden können.

SAUCEN UND BEILAGEN

Langsame Masturbation für sie

Die umgekehrte Version der eben beschriebenen Technik eignet sich gewöhnlich nur für eine Frau, die zuverlässig zum Orgasmus kommt und die es nicht stört, wenn es schneller oder langsamer geht. Er muss sich auf drei Stellen konzentrieren: Mund, Brüste und Klitoris. Zuerst fesselt er die ausgestreckte Partnerin, dann beginnt er wie sie mit der »Duftmarke«: Er streicht mit der Hand erst über ihre Cassolette (*siehe* Seite 43–44), dann über

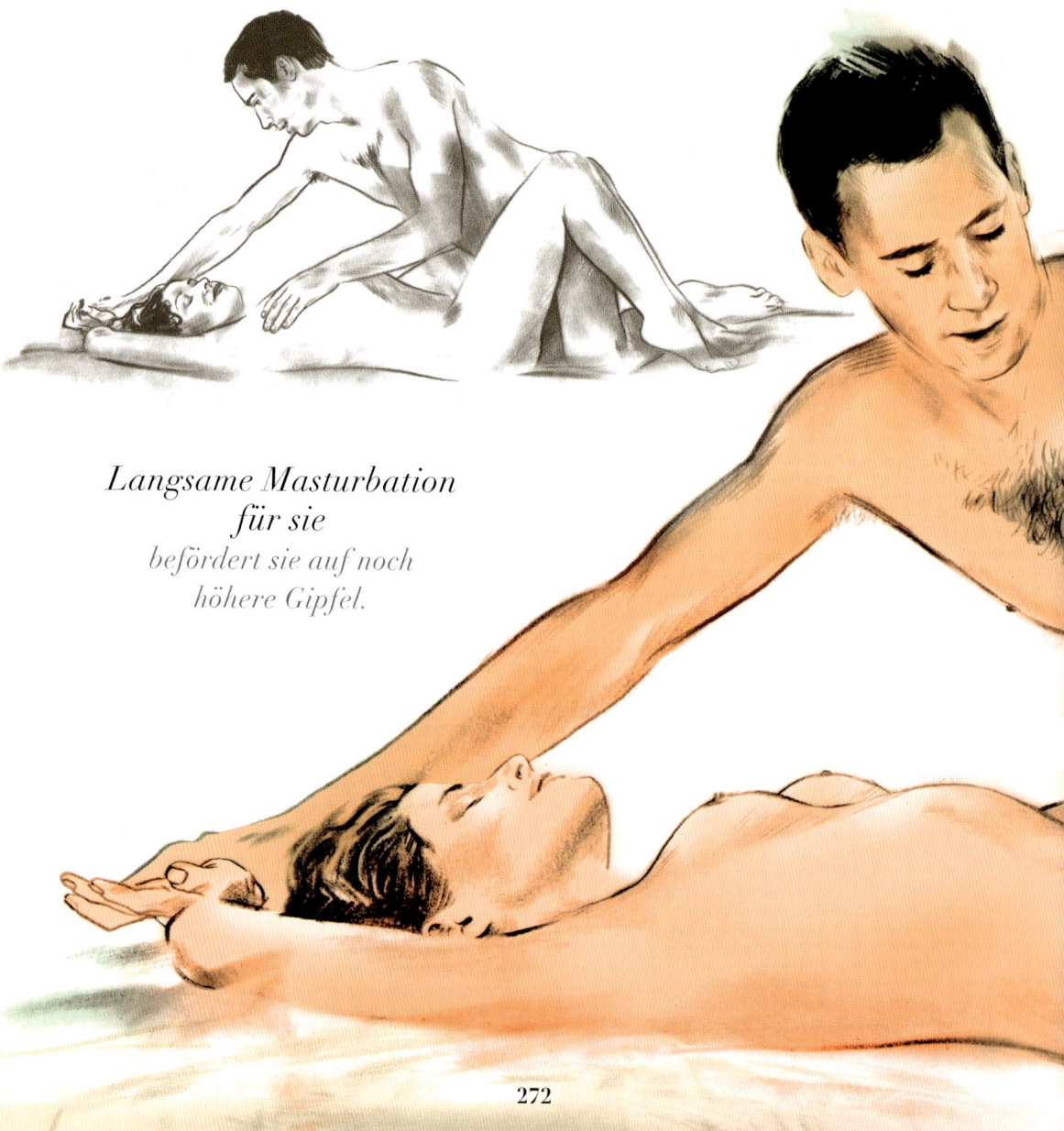

Langsame Masturbation für sie befördert sie auf noch höhere Gipfel.

SAUCEN UND BEILAGEN

ihren Mund, um sie mit ihrem eigenen Duft zu erfreuen. Anhand ihrer Laute und Bewegungen muss er herausfinden, wie stark er ihre Klitoris stimulieren darf. Er benutzt entweder die Mehrfingertechnik und macht sie langsam heiß, oder er bringt sie so schnell wie möglich zum Orgasmus. Wenn sie gut darauf anspricht und keine Angst hat, stellt sie seine Fesselungskünste mit Sicherheit auf die Probe. Er kniet über ihr, setzt sich aber nicht auf sie und drückt sie nicht nach unten – sie sollte ohnehin hilflos sein.

Zum Schluss – eine erfahrene Partnerin ist inzwischen halb bewusstlos – bearbeitet er sie kurz mit der Zunge, damit sie feucht wird; dann folgt ein heftiger Koitus, der sie auf noch höhere Gipfel trägt, während er seinen Orgasmus schnell erreicht. Er sollte spüren, wann er aufhören muss; denn dies hat nichts mit dem normalen Wimmern und Zappeln zu tun, dass kurz vor dem Höhepunkt sein Maximum erreicht. Danach befreit er sich sofort geschickt und schmerzlos, damit sie, still in seinen Armen liegend, wieder zu sich kommt.

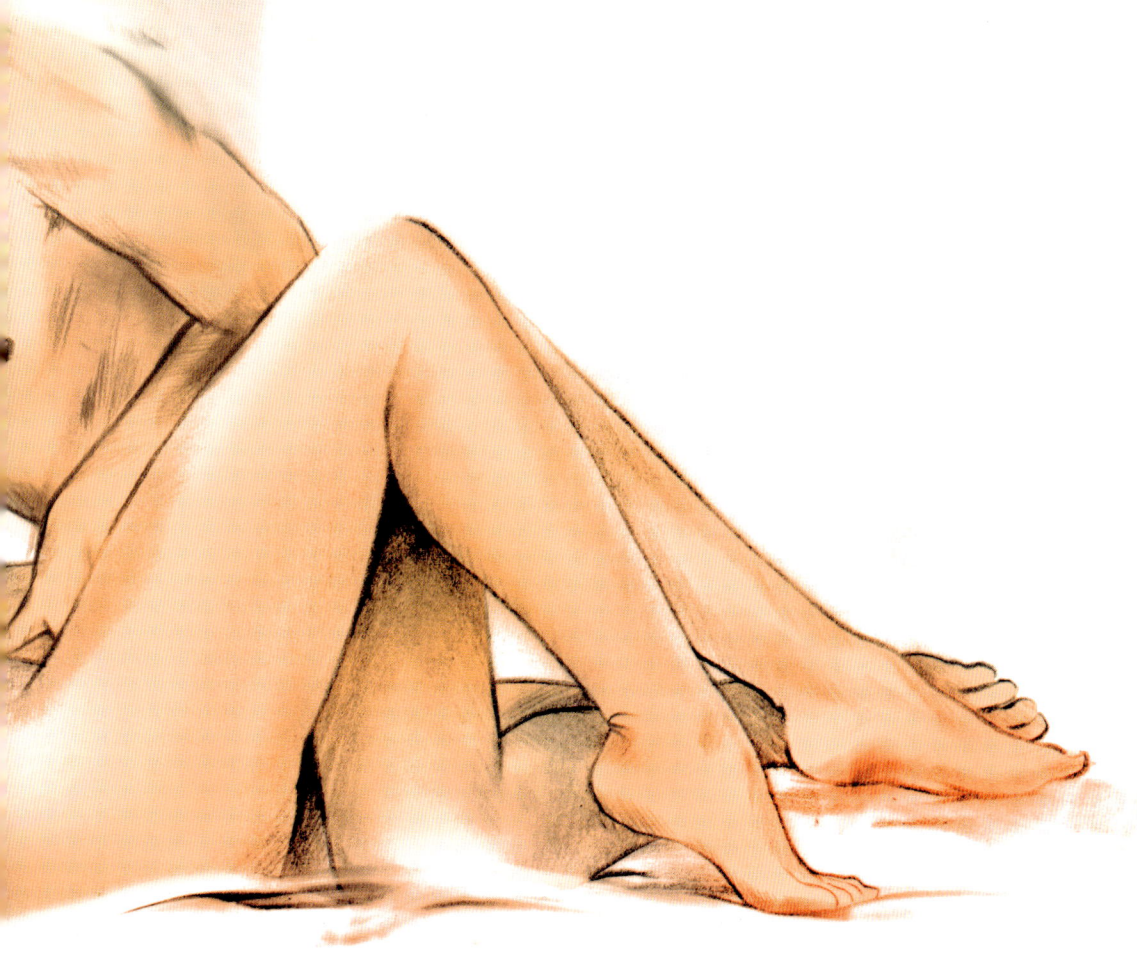

Freude

Vom Standpunkt der Evolution aus betrachtet, hat die Freude am Sex ein eingebautes Verfallsdatum. Menschen sind hormonell so programmiert, dass sie Lust empfinden, bis ihre Gene sich vereinigt haben. Dann unterstützen sie einander, bis das Kind geboren wird und sich selbst versorgen kann. Danach wird der genetische Druck nicht mehr benötigt. Die Natur setzt für Paare nach der Entbindung keine erotischen Ziele, es sei denn, um weitere Nachkommen zu zeugen. Dennoch muss das nicht alles sein. Menschen sind mehr als eine Ansammlung von Genen und biologischen Trieben. Wir können fühlen, wir können treu sein, wir können lieben. Und darum können wir unser sexuelles Potenzial bis zum Lebensende weiterentwickeln.

Der erste Schritt ist der Entschluss, kein Mittelmaß zu akzeptieren. Manchmal geraten Sie in Versuchung, sich mit einem schlichten Liebesakt (»Tu dies, tu das«) zu begnügen, der bisher immer brauchbar war und es auch künftig sein wird. Das ist gelegentlich erlaubt, etwa wenn Sie müde sind; aber ein ernsthaftes Liebespaar sollte dieses Gericht nicht regelmäßig servieren. Fordern Sie die Routine heraus – im Alltag und beim Liebesakt –, und wehren Sie sich gegen den Irrglauben, dass Sie beim Sex nicht wagemutiger sein »sollen« oder »dürfen«. Sie sind nie zu alt, zu bieder oder zu lange zusammen.

Sexberater empfehlen Spielzeug und Kostüme. Das hört sich simpel an, aber es enthält ein Körnchen Wahrheit. Die Anthropologin Helen Fisher weist darauf hin, dass neue Erfahrungen ähnliche Hirnzentren stimulieren wie die Leidenschaft. Wenn Sie frischen Wind in Ihr Sexleben bringen, wecken Sie also alte romantische Gefühle. Seien Sie bereit, das Vorspiel und die Stellungen zu ändern, Spiele auszuprobieren, Herausforderungen anzunehmen sowie Hilfsmittel und Requisiten zu benutzen. Probieren Sie immer wieder etwas Neues, und setzen Sie sich neue Ziele. Die Japaner hatten *shunga* (erotisch-fantastische »Kissenbücher«) für den Fall, dass die Inspiration nachließ. Sie können nichts falsch machen, wenn Sie dieses Buch in die Nachttischschublade legen.

Außerdem müssen Sie eingestehen, dass Sie etwas Neues und Anderes tun wollen, über die Requisiten hinaus. Ihre erste, prägende Erfahrung mit dem Körper des Partners liegt vielleicht viele Jahre zurück, und wenn Sie sich inzwischen geändert haben – wir alle ändern uns –, haben sich auch Ihre Bedürfnisse und Neigungen geändert. Was Sie vor zwei, fünf oder 20 Jahren erregte, wirkt heute vielleicht nicht mehr. Sie brauchen Mut für diese Einsicht und noch mehr Mut, um es dem Partner zu gestehen, denn es kann Unsicherheit und Widerstand auslösen. Aber es ist sehr wichtig. Sexuelle Weiterentwicklung setzt voraus, dass Sie neue Wünsche eingestehen und sie dann allein und mit dem Partner befriedigen. Auch dieses Buch verfolgt das Ziel, Ihnen ein Menü der Möglichkeiten anzubieten, damit Ihre Wünsche sich erfüllen.

Wie also können Sie die Freude am Sex bewahren? Indem Sie immer wieder zu Ihrem Partner sagen: »Ich möchte wirklich gerne, dass du ...« und ihm immer wieder antworten: »Ja ...«

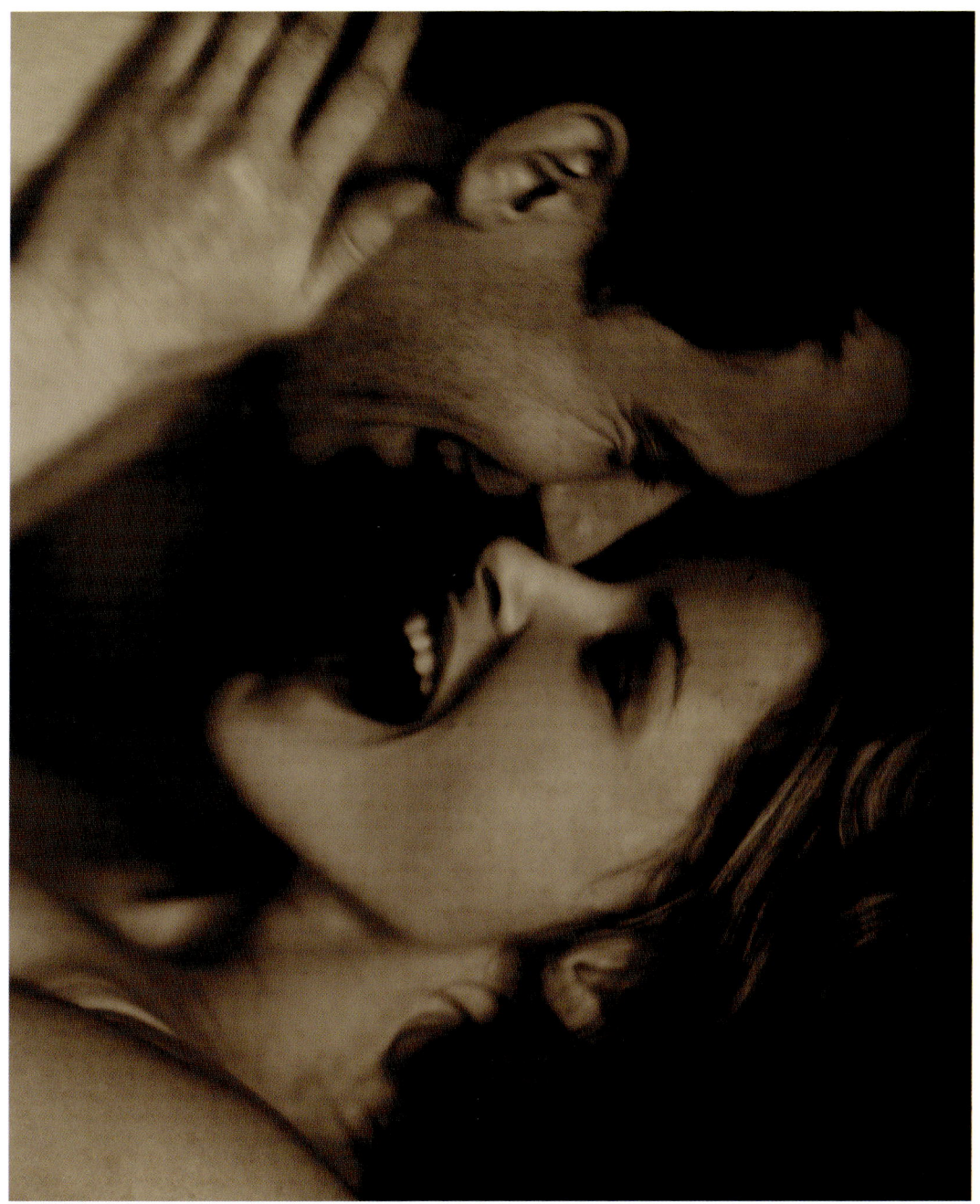

Freude
Probieren Sie immer wieder etwas Neues, und setzen Sie sich neue Ziele.

Bücher & nützliche Anschriften

Altern

Dr. Ruth Westerheimer
Silver Sex
Campus Verlag, 2006
Stellt auf ungewohnt, unverblümt sympathische Weise die schönste Nebensache der Welt dar – auch im Alter.

Günter Gerhardt; Beatrice Wagner
Wieder Lust an der Lust
Verlag im Kilian, 2001
Sexualität ist keine Frage des Alters – so die Autoren, die konkrete und auch ungewöhnliche Ratschläge geben.

Beziehungen

Ulrich Clement
Guter Sex trotz Liebe
Ullstein Verlag, 2006
Ein Buch für Paare in langjährigen Beziehungen, denen das sexuelle Interesse verloren gegangen ist. Praxisnah mit vielen Übungen und Tests.

Sarah Litvinoff
Happy End – und was kommt dann?
MVG, 2005
Praktischer Leitfaden für bessere und befriedigende Beziehungen.

Esther Perel
Wild Life. Die Rückkehr der Erotik in die Liebe
Pendo Verlag, 2006
Ein Buch über das Dilemma von Vertrautheit und Erregung. Viele Fallbeispiele.

Susan Quilliam
Der kleine Liebes-Berater
Marion von Schröder, 2002
Viele Tipps zur Lösung von Paarkonflikten.

Pro familia
www.profamilia.de
Die Sexualberatung bietet professionelle AnsprechpartnerInnen für Fragen und Schwierigkeiten im persönlichen und partnerschaftlichen Erleben der Sexualität.

Anti Violence Awareness
Häusliche Gewalt – Infos für Betroffene
www.gewaltschutz.info
Informationen und viele hilfreiche Tipps bei häuslicher Gewalt, abgefasst in mehreren Sprachen und mit vielen weiterführenden Links.

BIG Bei häuslicher Gewalt gegen Frauen
BIG Hotline 030 – 611 03 00
(Täglich von 9–24 Uhr)
Die Hotline ist ein Unterstützungsangebot für alle Frauen, die in ihrer Beziehung Gewalt erleben oder Übergriffen ausgesetzt sind. Arbeitet mit Dolmetscherinnen in der Sprache, die benötigt wird.

Bisexuelle, Schwule, Lesben und Transsexuelle

Dr. Alex Vass
Schwuler Sex, schwule Gesundheit
Bruno Gmünder, 2006
Informationen, die helfen, das Schwulsein zu verstehen und Beschreibung von Erfahrungen schwuler Männer.

Celeste West
Von der Kunst, Frauen zu lieben
Krug und Schadenberg, 2001
Ein feinsinniger, höchst vergnüglich zu lesender Ratgeber für lesbische Frauen.

Gay-web
www.gay-web.de
gay-web.de ist das bedeutendste nicht kommerziellen Internetportal für Schwule und Lesben im deutschsprachigen Raum mit vielfältigen regionalen Informationen und Links zu bundesweiten Verbänden und Netzwerken.

Essstörungen

Monika Gerlinghoff; Herbert Backmund
Wege aus der Essstörung
Selbsthilfe-Leitfaden zur Unterstützung der Therapie.
Trias Verlag, 2004
Dieses Buch ist von zwei Ärzten konzipiert, die seit Jahren Patientinnen mit Magersucht und Bulimie behandeln. Das von ihnen entwickelte Therapiekonzept gilt als eines der erfolgreichsten. Der Ratgeber spricht sowohl Betroffene als auch Angehörige und Freunde an.

Bundeszentrale für gesundheitliche Aufklärung
www.bzga.de-essstoerungen.de
Informationen für Betroffene, Angehörige, Fachleute und allgemein Interessierte.

Bulemie-Online
www.bulimie-online.de
Informationen bei Bulemie (Bulimia nervosa) von Betroffenen für Betroffene.

Frauen und Krebs

Ursula Goldmann-Posch; Rita Rosa Martin
Überlebensbuch Brustkrebs
Schattauer, 4. aktualisierte Auflage 2008
Verständlich und kompetent werden die Grundlagen der Brustkrebsmedizin und die heutigen Behandlungsmethoden dargestellt. Die beiden Autorinnen, selbst an Brustkrebs erkrankt, ermutigen dabei die betroffenen Frauen zu einem selbstbewussten Umgang mit der Krankheit und mit ihren offenen Fragen.

Deutsches Krebsforschungszentrum – Brustkrebs/Gebärmutterhalskrebs
www.krebsinformationsdienst.de
Hotline: 0800 420 30 40
Informationen und Hilfe für alle, die an Brustkrebs oder Gebärmutterhalskrebs erkrankt sind und ihre Familie.

Männer und Krebs

L. Weißbach; E. A. Boedefeld
Diagnose: Prostatakrebs
Zuckerschwerdt GmbH, 2. Aufl. 2007
Informationen und Hilfe für alle, die an Prostatakrebs erkrankt sind und ihre Familie. Prostatakrebs ist die häufigste Krebserkrankung bei Männern.

Deutsches Krebsforschungszentrum – Prostatakrebs
www.krebsinformationsdienst.de
Hotline: 0800 420 30 40
Informationen und Hilfe für alle Prostatakrebspatienten und deren Familien.

Bundesverband Prostatakrebs Selbsthilfe e.V.
www.prostatakrebs-bps.de
Dem Bundesverband Prostatakrebs Selbsthilfe gehören 206 Prostatakrebs-Selbsthilfegruppen an (Stand: Dezember 2008). Der BPS ist damit europaweit die größte und weltweit die zweitgrößte Organisation von und für Prostatakrebspatienten.

Massage

Bailey, Nicole
Erotische Massage für sie und ihn
Südwest Verlag, 2008

Bailey, Nicole
Erotische Massagegeheimnisse
Südwest Verlag, 2008

Stanway, Dr. Andrew
Erotische Massage-Geheimnisse
Südwest Verlag, 2006

Orgasmus

Steve & Vera Bodansky
Orgasmus XXL. Lustvoll lange Höhepunkte
Mosaik bei Goldmann, 2007
Obgleich der Titel eher abschreckend wirkt, ist das Buch sehr praktisch und sympathisch geschrieben und viel entspannter, als der Titel vermuten lässt.

Nicci Talbot
Orgasmus total
Südwest Verlag 2008
Dieses Buch redet Klartext über den Orgasmus vor allem der Frau. Informativ, praktisch und anschaulich.

Sexualtherapie

David Schnarch
Die Psychologie sexueller Leidenschaft
Klett Cotta, 2006
Eines der profundesten und besten Bücher zur Sexualtherapie überhaupt. Theoretisch brillant, gute Fallbeispiele.

www.netzwerk-sexualtherapie.de
Informationen und Hilfe bei der Suche nach Beratern in der Umgebung und Links zu ähnlichen Organisationen.

Sexuelle Gesundheit

Bundeszentrale für gesundheitliche Aufklärung
www.bzga.de
Rat und Hilfe rund um sexuelle Gesundheit.

Sexualität der Frau

Doris Christinger
Auf den Schwingen weiblicher Sexualität. Eine Liebesschule für Frauen
Pendo Verlag, 8. Aufl. 2004
Stark an Tantra und einem energetischen Ansatz orientiert, esoterisch angehaucht, aber unideologisch. Guter körperorientierter Ansatz.

Nancy Friday
Befreiung zur Lust. Frauen und ihre sexuellen Phantasien
Goldmann Verlag, 1994
Berichte von Frauen, die genau wissen, was sie wollen – auch wenn es um ihre Sexualität geht.

Beatrix Gromus
Was jede Frau über weibliche Sexualität wissen will. Ein Ratgeber zu sexuellen Problemen für Frauen und ihre Partner
Hogrefe-Verlag, 2005

Ein sachliches, gutes Aufklärungsbuch ohne großartiges Pathos.

Shere Hite
Das sexuelle Erleben der Frau
Bertelsmann Verlag, 1989

Sexualität des Mannes

Shere Hite
Das sexuelle Erleben des Mannes
Bertelsmann Verlag, 1989

Ian Kerner
She comes first. Der Sex-Guide nur für echte Männer
Mosaik bei Goldmann, 2006
Mit erotischen Details über die weibliche Anatomie, den besten Positionen und wirkungsvollen Verführungstipps lehrt der Sexologe seine Leser die Sprache der Lust.

Prof. Med. Frank Sommer; Michael Schophaus
Steh Deinen Mann! Die besten Tipps für Gesundheit, Glück und Sex
Kösel Verlag, 2007
Gesundheit für Männer jeden Alters.

Verhütung

Silvia Knöpfel
Verhütung. Welche Methode passt zu mir?
Trias Verlag, 2002

Pro familia
www.profamilia.de
Informationen über Verhütung – auch danach.

Wechseljahre

Onken
Feuerzeichenfrau. Ein Bericht über die Wechseljahre
C.H. Beck Verlag, 7. Aufl. 2006
Nach schmerzhaften Umstellungsprozessen lernt die Autorin die Wechseljahre als Auftakt für eine neue schöpferische Lebensphase verstehen. Humorvoll und offen berichtet sie von ihren eigenen Erfahrungen, informiert sachlich über die körperlichen Veränderungen in der Lebensmitte und gibt aus ihrer psychologischen Praxis heraus Hilfestellungen für einen einfühlsamen Umgang mit sich selbst.

Dr. Miriam Stoppard
Die Wechseljahre. Symptome. Ärztlicher Rat. Selbsthilfe. Ernährungstipps
Urania Verlag, 2002
Tipps für Gesundheit, Wohlbefinden und ein aktives Sexualleben.

Rat und Hilfe

Wenn Sie gelegentlich wenig Freude am Sex haben, finden Sie überall in diesem Buch nützliche Anregungen. Bei ernsten Schwierigkeiten brauchen Sie zusätzliche Hilfe.

Aber in unserer Gesellschaft fällt es vielen immer noch schwer, sich beraten zu lassen. Vielleicht kommt Ihnen ein Problem zu groß, zu klein oder zu peinlich vor. Dennoch sollten Sie etwas unternehmen, nicht nur, weil es heute viel weniger Tabus gibt, sondern auch, weil viel mehr Unterstützung angeboten wird. In den vergangenen 50 Jahren haben sich die Medizin und die beratenden Therapien enorm entwickelt, und die Chancen für eine Lösung sind sehr gut, wenn Sie krank sind, an einem seelischen Trauma leiden oder Ihr Wissen erweitern, Ihre Kommunikation verbessern, falsche Einstellungen überwinden oder eine gefährdete Beziehung retten wollen.

Sollen beide Partner Hilfe suchen? Im Idealfall ja, aber nicht immer. Wenn einem geholfen wird, kann sich das durchaus auf den anderen auswirken. Aber unter Liebenden ist es üblich, den Partner an der Hand zu halten, wenn es um Sex oder sexuelle Probleme geht. Lösen Sie also Probleme gemeinsam, wenn Sie können – lesen Sie ein Selbsthilfebuch, oder machen Sie eine Therapie.

Hier sind einige allgemeine Tipps, wenn Sie Rat brauchen. Welche Möglichkeiten zur Verfügung stehen, ist in jedem Land und in jeder Kultur verschieden.

Selbsthilfebücher Vorschläge finden Sie auf Seite 276–279. Meiden Sie Bücher, die übertriebene Behauptungen aufstellen, deren Autoren für kommerzielle Unternehmen arbeiten oder die Wunder versprechen. Wunder gibt es nicht. Ein Lehrbuch zu einem sexuellen Problem oder ein Buch eines Akademikers mag trockener sein, aber es ist wahrscheinlich verlässlicher als ein populäres Buch.

Organisationen Für die meisten Probleme gibt es nationale oder internationale Organisationen, die Informationen, Leitfäden, Hotlines, Chatrooms, Netzwerke, schriftliche Beratungen, Listen von Therapeuten, Trainingskurse und Konferenzen anbieten.

Fast alle angesehenen Organisationen sind heute im Internet erreichbar (*siehe* Bücher und nützliche Anschriften, Seite 276–279). Wenn Sie eine Einrichtung in Ihrer Nähe finden wollen, suchen Sie am besten nach der Bezeichnung des Problems und fügen Schlüsselwörter wie »Symptome … Therapien« hinzu. Der Vorteil des Internets ist, dass Sie sofort Zugang zu den besten Websites haben; der Nachteil ist, dass diese durchaus mit den schlechtesten vermischt sein können. Um die Spreu vom Weizen zu trennen, sollten Sie daran denken, dass gemeinnützige Organisationen glaubhafter sind als Firmen, die ihre Produkte verkaufen wollen. Auch Sites für landesweite oder lokale Projekte sind hilfreicher als die Sites einzelner Therapeuten.

Hotlines Viele Organisationen haben Hotlines eingerichtet, die eine anonyme und schnelle Beratung anbieten. Gute Einrichtungen sind über sexuelle Probleme informiert und geben gerne Informationen und Ratschläge. Erwarten Sie aber keine medizinischen Diagnosen und tiefschürfende oder langfristige Beratungen. Notieren Sie vor dem Anruf Ihre Symptome oder Probleme und Ihre bisherigen Therapien und anderen Maßnahmen.

Gesundheitsberufe Die Konsultation Ihres Hausarztes ist ein erster wichtiger Schritt bei jedem sexuellen Problem, nicht nur, weil eine Krankheit oder die Nebenwirkung einer Therapie die Ursache des Problems sein kann, sondern auch, weil die Medizin heute häufiger helfen kann als früher. Wenn ein Arzt ablehnend reagiert oder Ihr Anliegen als peinlich empfindet, wechseln Sie den Arzt. Für alle Dienstleistungen gilt: Hören Sie sich zuerst um.

Persönliche Beratung Wenn Sie gesund sind oder den Verdacht haben, dass die Ursache Ihres Problems eine psychische Störung oder ein Beziehungsproblem ist, empfehlen wir fachkundige Beratung. Es gibt verschiedene Wege zu einem Therapeuten, aber bei einer landesweit aktiven Organisation, die sich mit Ihrem Problem befasst, bekommen Sie oft eine Liste mit Anschriften. Auch Ihr Arzt kann möglicherweise weiterhelfen.

Am besten rufen Sie den Therapeuten zuerst an, um Vorfragen zu klären, zum Beispiel wo die Praxis ist und was die Behandlung kostet. Dann vereinbaren Sie einen Termin zum Kennenlernen und erkundigen sich, wie viel Erfahrung er hat und welche Methoden er anwendet. Wichtig ist auch, ob die »Chemie« zwischen Ihnen stimmt. Ausbildung und Qualifikation sind wichtig; aber der Erfolg hängt nachweislich mehr davon ab, wie viel Erfahrung der Therapeut hat und ob er sich auf Sie einstimmen kann.

Übungen Viele Berater empfehlen Ihnen, nicht nur bei ihnen, sondern auch zu Hause über Ihre Probleme zu reden und sexuelle Übungen zu machen. Vielleicht werden Sie aufgefordert, alleine oder gemeinsam zu masturbieren, einander bewusst zu berühren und mit seiner Erektion und ihrem Orgasmus zu experimentieren. Kein Therapeut oder Arzt darf Sie aber jemals auffordern, mit ihm oder vor seinen Augen Sex zu haben oder sich ohne Anstandsperson vor ihm auszuziehen. Übungen sind ein wichtiger Bestandteil vieler Therapien; aber Sie sollten nur mitmachen, solange Sie sich dabei wohl fühlen. Das gilt für alle obigen Tipps. Wann immer Sie Bedenken haben, sollten Sie anderswo Hilfe suchen, einerlei, wie qualifiziert, populär oder glaubhaft Ihre Quelle ist.

Register

Kursive Zahlen beziehen sich auf Illustrationen.

A

Abreibung 112–113
Abstriche 48
Abwechslung 157
Achselhöhle 46, 68, *69*
Achselhöhlen-Sex 68, 71
Adrenalin 117
Aggression 28, 37, 127, 221
Ägypter, alte 124
Ai no Corrida (Film) 117
AIDS 96, 268
Alkohol 90–91, 102, 149, 182, 213, 230, 260, 268
Allende, Isabel 99
Alter 76–77, 201
Amylnitrat 114
anale Verspannung 185
Analperlen 172
Analpfropfen 172
Analverkehr 96, 173
Andersen, Hans Christian 41
Angst 28, 74
Anspannung 204–207
Aphrodisiaka 114
A-Punkt 153
Aretino, Pietro: *Stellungen* 6
Aristoteles 214
Arnika 123
arrangierte Ehen 80
Atmung 65, 117
Aufwachen 208–209, *209*
Augenbinden 228, 254, *255*
Auslöser 217
Austen, Jane 233
Ausziehen 217
Autos 242–243

B

Baden 75, 103, 104, *104*
Barbarella (Film) 246
Barfußarzt (Stephen Russell) 103
Basic Instinct (Film) 247
Bauch-an-Bauch-Atmung 117
Beckenbodenmuskeln 188, 224
Beckenentzündung 150
Behinderung 25, 74, 265
Beleuchtung 236
Ben-Wa-Bälle 224, 237
Beratung 100, 228, 280, 281
Beschneidung
  der Frau 49
  des Mannes 56
Betten *106*, 107–108, 233, 236, 256
Beziehungskrisen 84, 185
Bisexualität 219, 228
Bisse 122–123, *123*
Blakoe-Ring 250
Blasen (Pusten) *120*, 121
Blickkontakt, tiefer 254
Blindekuh 231
Bondage 69, 107, 131, 214, 225, 236, 252–253, 256–257, *259*
Brantôme, Abbé 194
Brücke 191–192
Brüste 50, *51*
Brüste, Sex zwischen den 50, *51*, 68, 71
Brustwarzen 52–53, *53*
  Klemmen 53
Bücher und nützliche Anschriften 276–279
Burlesque 217, 227
Burton, Sir Richard: *Ananga Ranga* 188
Byron, George Gordon: *Don Juan* 117

C

Casanova, Giacomo 102, 114
Cassolette 43–44, *45*, 138, 269, 272–273
CAT (Coital Alignment Technique) 190, *192*, 193, 202
Chesser, Eustace: *Liebe ohne Furcht* 6
Chicago, Judy: *The Dinner Party* 46
Chippendales 226
Chlamydia 96
Choreographie 152
Christie, Julie 247
Coitus reservatus 145, 251
Comfort, Alex: *The Joy of Sex* 6, 8
Comfort, Nicholas 8, 288
Continence conjugale (Coitus reservatus) 251
Cremes 185
Croupade 160, *174*, 175
Cuissade 160, 166, 176, *176*, *176*
Cummings, E. E. 10
Cyber-Affären 100

D

Damm 46, 62
Darwin, Erasmus 50
Daumenfessel 257, 270
Deodorants 43, 138
Depression 81, 84, 149, 201, 247
Diaphragma 104, 144
Dildos 126, 172, 229, 261
Diligence de Lyon, La 158
Disziplin 55, 265, *266*, 267
Dominanz 37, 56, 60, 252
Dopamin 114
Douglas, Michael 247
Drehung, Stellungen mit 180, *181*
Dreier 116–117
Drogen 102, 260
Drohungen, milde 217

Duft 43–44, *45*, 138, 219, 220, 269, 273 *siehe auch* Geruch
Duftende Garten, Der 152, 191, 247
Duschen 43, 103

E

Ehe
    Abstinenz vor der 93
    arrangierte 80
    Handbücher 27
Eichel
    Form 56
    Masturbation 134
    Oberschenkelsex 93, 94
    Piercing 230
    Vorhaut 57
Eichel, Edward 193
Eifersucht 79, 80
Eindringen *siehe* Penetration
Eis 229, 254
Eis und Feuer 229
Ejakulation
    und Alter 76
    der Frau 48, 153, 190
    und Fruchtbarkeit 101
    und Kondome 145
    und Masturbation 124
    Menge 62
    und Oralsex 139, 141, 143
    schubweise 188
    Steuerung 251
    Versuch, nicht zu ejakulieren 184, 215
    vorzeitige 184, 185, *187*
Ellis, Havelock 252
E-Mail 100
Endometriose 150
Endorphine 264
Entbindung, Sex nach der 182–183
Enthaaren 68
Entspannung 205–207

Erektion
    und Alkohol 90–91
    und Aussehen 42
    und Baden 104
    Hilfen 250
    und Masturbation 149
    Priapismus 148, 201
    spontane 76, 148
    steife 158, 185
    und Stimmung 38
    Störungen 40, 75, 76
    vollständige 131, 132, 200
Erektionsverstärker 250
ero manga 214
erogene Zonen 63, 65
Erotika 100, 116, 214, 247, *248*, 249, 274
Ersatzvaginen 261
Essen 90–91, *91*
Euripides 114
Exzesse 201

F

Fantasie 115–117, *115*, 127, 131, 195, 219, 232, *235*, 236, 241, 247, 249
    Bondage 252, 253
    Disziplin 267
    Homosexualität 41
    Schmerzen 265
Faustsex 133
Federn 52, 110, *112*, 113, 121, 230, 254
Feedback 25–26
Fellatio 143
Fernsteuerung 93, 246
Fesseln 236, 256–257, *259*, 269, 270
Fetische 224, 232–233
Fetisch-Shops 254
Filzläuse 96
Fisher, Helen 274
FKK 35

Flanquette 160, *164*, 166, 182
Flitterwochen 216
Flugzeuge 242
Fotos *235*, 236, 249
Frauen
    sie für ihn 36–37
    Auslöser 36
Freud, Sigmund 48, 72
Freude 274, *275*
Friday, Nancy: *Die sexuellen Phantasien der Frauen* 247
frivole Gespräche 99, 100
Fruchtbarkeit 76, 131
Fünffingerhandschuhe 110, 230
Füße 69

G

Ganz oder gar nicht (Film) 226
Gebärmutterhalskrebs 48, 96
Geburt 182
Gegenseitigkeit 36
genitaler Kuss 27, 38, 44, 109, 136, 138–141, 143, 220, 269
Geruch
    Cassolette 43–44, *45*
    Geruchssinn 37
    siehe auch Duft
Gesundheit 74–77, 98, 148, 201
Gewalt 27, 32, 37, 257
Gleichberechtigung 7, 37
gleichgeschlechtlicher Sex 41
Gleitmittel 5, 57, 65, 77, 104, 133, 150, 172, 173, 183, 216, 236, 262, 273
Gonorrhö 96
G-Punkt 153, 179, 188, 194, 261, 262
große Zehe 71, *71*, 256
Gruppensex 268–269
G-String 219, 220–221, 236
Gummi 63, 224, 225

REGISTER

H
Haar 46, 72, *73*
Haartrockner 121
Handarbeit
   als Beginn 157
   beim ersten Mal 216
   Druck 32
   für ihn 134–135, *135*
   für sie 133
   gegenseitige 202
   gute 56
   unbeholfene 32
   Varianten 37
Handschellen 257
Handschuhe 96, 110, 221, 229, 230
Harnesse 254
Häufigkeit 101
Haut 63, *63*
Hautspiele 103
Hefepilze 91
heiße Bäder 103
Hepatitis 96, 98, 172
Heranwachsende 41, 78
Herpes 57, 96, 98
Heterosexualität 41
Hilfe bei Problemen 280–281
Hillingdon, Alice 84
Hite, Shere 142
Hitzewallungen 76
HIV 96, 98, 172, 173
Hoden 60, 62, 264
höfische Liebe 81
Holstege, Gert 190
Homosexualität 173, 228
Hormone 40, 52–53, 144
   Injektionen 144
   nach dem Koitus 207
   Therapie 149
   Störungen 150
Hormontherapie 76
Hotlines 100, 276–279

Hunter, John 139
Hymen 216

I
Immunsystem 201
Implantate 144, 149
indischer Stil 215, 251
Inflatoren 250
Injektionen 149
Internet 100, 103, 149, 233, 246, 256, 280
Intrauterinspirale 144

J
Jadeflöte (Stellung) 139
japanische Stiche 214
japanischer Stil 214
Johnson, Virginia E. 126, 183
Jungfräulichkeit 216

K
Kamasutra 114, 117, 180, 215, 247
Kameras 236
Karezza 251–252
Kaskadenstellung 138
Kegelübungen 60, 184, 188
Kerzen 229, 236
Ketten 254
Kinder 28, 102, 209, 236
Kinsey, Alfred 202
Kinsey-Institut 101
Kissen 107, 171, 233, 236, 237, 256
Kissenbücher (*shunga*) 274
Kleidung 63, 217, *218*, 219–220, 232
kleiner Tod 198, 237
Klemmen 53, 260
Klinikpersonal 98
Klitoris 48–49, 133, 262
   klitorale Lust 142
   Penishüllen 230
   Reiben 133

Knebel 256, 260
Knien, Stellungen im *178*, 179
Koffein 52
Kofferdam 96
Kokashastra 215
Komm noch mal 199–200, *199*
Kompatibilität 80–81
Kondome 56, 57, 65, 74, 91, 93, 97, *97*, 98, 104, 144–145, *146*, 172, 173, 224, 243, 262
Körperbild 42, 217
Körperfarben 229
Korsett 219, 220
Kostüme 28, 221
Krätze 96
kroatischer Geschlechtsverkehr 120
Kummer 114
Küsse *108*, 109, 122

L
LA Law (Fernsehserie) 194
Labien
   Dehnung 47
   »Richten« 47
Lachen 238, *238*
Lady Chatterleys Liebhaber (Lawrence) 99
Lapdance 226, 227
Lecktuch 96
Leder 63, 217, 219, *224*, 225, 232
Leifer, Carol 49
Leistung 148–149
Leopard, Der (Lampedusa) 194
Lesben-Hotlines 41
Liebe 84–85
   auf den ersten Blick 26
   Bedeutung 25
   Definition 26
   Knutschflecken 122–123
   Liebesbisse 215
   Liebesschläge 215
   Liebesschreie 215

Liebesringen 127
Ligottage 205, 252–253, 256
Lüsternheit als »göttliche Gabe« 38, 39, 134

M

Machtaustausch 252, 254
MacLaine, Shirley 78
Männer
　er für sie 37–39, *38*
　Auslöser 37–38
Maraîchignage 109
Masken 212, 231
Masters, William 126, 183
Masturbation 124–126, *125*
　eigenhändige 124–125, 271
　gegenseitige 27, 157, 243
　Gleitmittel 57
　langsame 133, 134, 206, 252
　für ihn 269–271, *271*
　für sie 272–273, *272*
　in der Schwangerschaft 182
　sie für ihn 134–135, *135*
　Spiegel 241
　zwischen den großen Zehen 71
Matratzen 107
Menstruation 40, 95, 124
Mile High Club 242
Missionarsstellung 28, 148, 153, *154*, 156–157, 158, 160, 180
Money, John 78
Montezuma 114
Moulin Rouge, Paris 226
Müdigkeit 75
Mundarbeit
　als Anfang 157
　gute 56
　für ihn 139, 141, *141*
　für sie 136, *136*, 138
　bei Rückenmarksverletzungen 75
　Varianten 37

N

Nabel *66*, 67
Nacktheit 35, *35*, 217, 229, 238
Neunundsechzig 138, 143, 161, 202, 265
Nin, Anaïs: *Das Delta der Venus* 247

O

O'Connell, Helen 48
Oberflächenstrukturen 219, 220
Oberschenkelsex 93–94
Ohrläppchen 65, *65*, 246
Ohrringe 65
Oneida 251
Online-Beratung 100
Oralsex 125
　und Herpes 57
　und Infektionen 96
Organisationen 280
Orgasmus
　allein 27
　Atmung 117
　Brüste 50, *51*
　der Frau 36, 49, 56, 190–191
　entspannter 205
　gegenseitiger 28
　gemeinsamer 202
　Lärm beim 194–195
　des Mannes 28, 184
　trockener 184
　vorbereitender 136
Orientierung, sexuelle 41
Östrogen 40
Ovulation 76
Oxytocin 40

P

Paddel 267
Papillom 96
Paradis Charnel, Les 135
Pattes d'araignée 110, *111*
Peepshows 226

Peitschen 267
Pellets 149
Pelz 63
Penetration 150, *151*, 152
　Erregung und 60
　und Infektionen 96
　tiefe *178*, 179
Penis 56–57, *57*
　als gemeinsamer Besitz 36, 56
　Größe 56, 60, 251
　und Klitoris 48
　Masturbation 134–135, *135*
　Pflege 57
　Ring 224
　Staubsauger 250
　Symbolik 56
　Verlängerung 251
　als Zentrum der Gefühle 38
Penishüllen 230
Perlenhalsband 50, 172
Pessare 144
Pferd 214, 219, 254
Pflaster 144
Pheromone 43, 68
Pille 8, 40, 144
Plateauphase 183
Po 55, *55*
Pompoir 188, *189*, 215
Pornographie 247
Postillionage 172, 173
Priapismus 148, 201
Prioritäten 101–102
Projektoren 236
Prolaktin 40, 207
Prostata 62, 172, 185

Q

Quickies 202, *203*, 204

REGISTER

R

Rama 215
Regeln für guten Sex 28
Reich, Wilhelm 202
Reik, Theodor 253
Reiterin 158, *158*
Reitstellung 158
Reizschwelle 32
Rhythmusmethode 145
rin-no-tama 224, 237
Risiken 260–261
Rodin, Auguste 249
Rollenspiele 29, 117, 212, 214, 216, 219
Romano, Giulio 6
Rötung beim Sex 191
Rückenbeschwerden 161, 171
Rückenmarksverletzungen 75

S

S & M 214, 225
Safe Sex 94, 96, *97*, 98, 103, 136, 144, 260, 269
Saint-Exupéry Antoine de 81
Saugen 50, 57, 149
Saxonus 188
Schamhaare 72, 74
Schamhügel 49
Schaukeln 237
Schaukelstuhl 237
Schiffe 242
Schlaf
    nach dem Sex 36, 40
    Schlafverhalten 208, *208*
Schläfer, Der (Film) 246
schlechter Atem 43
Schmerzen 75, 264–265
    Brustwarzen 53
    beim Eindringen 150, 152
    Verlust der Schmerzempfindung 32
Schmerzmittel 75, 265
Schmuck 35, 65
Schnarch, David 84
Schopenhauer, Arthur 72
Schuhe 221, 232
Schwangerschaft 145, 156, 166, 171, 182–183
Schwulenhotline 41
Screw the Roses, Send Me the Thorns (Miller und Devon) 265
Selbstbild 219, 231
Selbsthilfebücher 280
Selbstvertrauen 42
Serotonin 185
Sex
    im Freien 243, *245*
    in Kleidern 94–95, *95*
    richtiger 88–89, *88*
    vor der Ehe 94
Sexbücher 247
Sexkarten 78
Sexobjekte 38
Sexraum 236
Sexshops 113, 121, 172, 188, 249, 256, 262, 267
Sexspielzeug 65, 96, 98, 100, 103, 149, 172, 182, 188, 254, 260, 262
Sexsucht 191
Sexualerziehung 78
Sexualmoral 85
Sexualtherapie 191
Sexuarium 233
sexuell übertragbare Krankheiten 57, 96, 98, 172
sexueller Erfolg 38
Sex-Yogis 206
Sicherheitswort 260
Sitzen, Stellungen im 179
Skrotum 62, 74, 134
Slips 221
Soli, sexuelle 26–27
Soor 96
Spanische Fliege 114
Spannung 204–207
Speichel 57, 65, 120, 135
Sperma 50, 62, 113, 124, 139
Spermizide 104
Sperry, Laurence 242
Spiegel 236, 241, *241*
Spiel, Spiele 28, 39–40, 91, 100, 212–214, *213*, 219, 229, 230–231, 274
Stangentanz 226
Stehen, Sex im 166, *167*, 169, 215
Stellungen 130–132, *130*, *132*
Stellungen ohne Kissen 143
Steppdecke 107
Sterilisation 145
Stiefel 221
Stillen 36
Stockham, Alice 251
Stone, Sharon 247
Stoppsignal 256, 260
Strangulieren, teilweises 260
Streit 114, 126–127
Stress 40, 149, 228
Stringtanga 220
Strippoker 231
Stripshows 226
Striptease 217, 226–228, *227*, 269
Strümpfe 221, 228, 232
Strumpfhosen 221
Stühle 236, 237
Superhaut 217, 219, 224, 225
Sutherland, Donald 247
Syphilis 96

T

Tallensi in Ghana 179
Tampopo (Film) 90
Tantra 215
Tanzen *92*, *93*, 226
Täuschung beim Sex 191
Technik 100
Teledildonics 100, 246

Telefonsex 99, 100
Tennov, Dorothy 81
Testosteron 40, 77, 114, 115
tibetischer Tantra 204
Tickler 230
tiefer Zungenkuss 109
Tissot, Samuel-Auguste 125
Tom Jones (Film) 90
Transsexuelle 228
Transvestismus 228
Treue 79–80, *79*, 98
Trichomoniasis 96
Triggerpunkte 153

U
Übungen 281
Umkehrung 161, *162*
Unfruchtbarkeit 96
Unterwürfigkeit 37
Untreue 79, 80, 81
U-Punkt 46, 153, 200, 262

V
Vagina 48
   Größe 60
   Luft, Wasser in der 261
   Masturbation 133
   Operation 60
   Trockenheit 76, 77
Vaginalspülung 48, 145
Vaginose, bakterielle 96
van der Weck Erlen 233
Vanity Fair (Zeitschrift) 229
Vasektomie 145
vatikanisches Roulette 145
Venus-Schmetterling 194
Verführung 102–103
Vergewaltigung, simulierte 214
Verhütung 76, 77, 93, 95, 144–145, *146*, 183
   im Notfall 96, 144

Verlangen 40, 81, *82*, 84, 114
   nachlassendes 40, 74, 75, 114
Verzögern 204
Viagra 75, 148–149, 201, 250
Vibratoren 46, 75, 100, 110, 126, 153, 190, 224, 236, 246, 262, *263*, 264
Videos 249
Virenhepatitis 96
Vishnu (hinduistische Gottheit) 215
Vogelgesang am Morgen 194–195, *197*
von hinten 55, *168*, 169, *170*, 171
   à la paresseuse 148, 171
   Analverkehr 173
   Croupade 160, *174*, 175
   Cuissade 160, 166, 176, *176*
   Postillionage 172, 173
von vorne 160–161, *160*
Vorhaut 57, 61, 269
vorzeitige Ejakulation 184, 185, *187*
Voyeure 246
Vulva 46–47, *47*, 133

W
Warzengeschwülste 96
Wasser, Sex im 103–104
Wasserbetten 107–108
Watts, Alan 207
Webcams 100, 246
Websites 100, 233, 236, 246, 249, 268
Wechseljahre 76
Wechseljahre des Mannes 76
Whirlpool 103
Wiener Auster 181
Würgen 260
Wut 126, 260

X/Y
X-Stellung 165, *165*
Yoga 215

Z
Zärtlichkeit 26, 28, 32, *32*, 36, *88*, 127, *259*
Zigaretten 182
Zubehör 233, *235*, 236
Züge 242
Zungenbad *119*, 120

Danksagungen

Zuerst danke ich Nick Comfort von Herzen – er unterstützte und ermutigte mich unermüdlich, als ich das Buch neu erfand, das sein Vater geschrieben und er überarbeitet hatte. Ebenso dankbar bin ich allen Freunden und Kollegen, die mir bei der Arbeit halfen, besonders Barbara Levy für ihre anhaltende berufliche und persönliche Hilfe, Joy Haughton für ihre Intelligenz, ihre Ideen und ihre Ausdauer, Laura Bates für ihre angenehme Einstellung zur Arbeit und vor allem für ihr Talent beim Brainstorming, Clare Button für ihre Gabe, winzige Informationspartikel geradezu unermüdlich zu ordnen, Colin Marsh für seine tatkräftige Hilfe bei der Buchhaltung, Sara Nazzerzadeh für ihr interkulturelles Fachwissen und all den großartigen Menschen bei Mitchell Beazley, die das Buch zu seiner triumphalen Reife brachten. Last but not least danke ich dem Shaft of Darkness Club, der selbst die abseitigsten Fragen beantwortete.

Susan Quilliam

Der Verlag dankt allen, die oben erwähnt werden, und außerdem Amanda Llewellyn (Model), Alli Williams (Frisuren und Make-up) sowie Lynne Brown (fotografische Beratung).